DIE ARABISCHEN AUGENÄRZTE

NACH DEN QUELLEN BEARBEITET

VON

J. HIRSCHBERG
J. LIPPERT UND E. MITTWOCH

ERSTER THEIL

LEIPZIG
VERLAG VON VEIT & COMP.
1904

ALI IBN ISA

ERINNERUNGSBUCH
FÜR AUGENÄRZTE

AUS ARABISCHEN HANDSCHRIFTEN

ÜBERSETZT UND ERLÄUTERT

VON

J. HIRSCHBERG UND J. LIPPERT

LEIPZIG
VERLAG VON VEIT & COMP.
1904

Druck von Metzger & Wittig in Leipzig.

DEN HERREN

H. DIELS UND ED. SACHAU

ZUGEEIGNET

VON DEN HERAUSGEBERN

Inhalt.

Zweites Buch.

Drittes Buch.

Abkürzungen.

P. Handschrift der Tadkira in der National-Bibliothek zu Paris.
F. Handschrift der Laurent. Bibliothek zu Florenz.
D. Handschrift der Kgl. Bibliothek zu Dresden.
G. Handschrift der Herzogl. Bibliothek zu Gotha.
Kh. Handschrift der Khedivialen Bibliothek zu Kairo. (Copie.)
L. Lateinische Uebersetzung, Jesu Hali de oculis, Venet. p. Bonet. Locatell. 1500.
L. I u. II. Die erste und die zweite lat. Uebersetzung aus Memoriale oculariorum q. c. Ali b. Isa, p. P. Pansier, Paris 1903.
[ ] Einschiebsel in einzelnen der arabischen Handschriften.
⟨ ⟩ Hinzufügungen in unsrer deutschen Uebersetzung.
( ) Erläuterung eines übersetzten Wortes oder Begriffs.
K. Kanon des Ibn Sina, nach unsrem Buch „Die Augenheilkunde des Ibn Sina", Leipzig 1902.
R. A. Rases ad Almansorem, Venet. 1497, p. Bonet. Locatell.
R. C. Rasis Continens, Venet. 1506, Ausg. von Salius Faventin.
G. d. A. Gesch. der Augenheilk. i. A., von J. Hirschberg, Leipzig 1899.
A. M. Abu Mansur's Pharmakologie, in Kobert's histor. Studien, III, Halle 1893.[1]
I. al-B. Traité des simples par Ibn al-Beithar, p. L. Leclerc, Paris, Impr. Nat., 1877—1883, III. B. 4°.
Nağm, Le livre de l'art de traitement de Najm ad-dyn Mahmoud. Remèdes composés. Texte, traduction, glossaires ... par le docteur P. Guigues. Beyrouth, 1903.
Drag. Dragendorff, Heilpflanzen, Stuttgart 1898.[1]
Wü. Wüstenfeld, Gesch. d. arab. Aerzte, Göttingen 1840.
Lecl. Lucien Leclerc, Hist. de la médecine arabe, Paris 1876, II B.
St. hebr. Steinschneider, Die hebräische Uebersetzung des Mittelalters, Berlin 1893.
St. arab. Steinschneider, Die griechischen Aerzte in arabischen Uebersetzungen, Virchow's Arch., B. 124, 1891.
Bro. Brockelmann, Gesch. d. arabischen Literatur, I. Weimar 1898, II. Berlin 1902.

(Die von uns benutzten Ausgaben der griechischen Aerzte sind im Anhang verzeichnet.)

---

[1] Seine Schreibung arabischer Namen von Heilmitteln haben wir gelegentlich unverändert gelassen.

Einleitung.

Das Werk, dessen deutsche Uebersetzung wir dem wissenschaftlichen Publicum vorlegen, das Handbuch der Augenheilkunde von Ali b. Isa, ist vor etwa 900 Jahren in arabischer Sprache geschrieben worden und hat in kulturgeschichtlicher Hinsicht eine hohe Bedeutung. Denn, da von den fünf berühmten griechischen Werken über Augenheilkunde (des Herophilos, Demosthenes, Soranos, Galenos, Alexandros) leider keines bis auf unsre Tage gekommen[1]; so stellt unser arabisch geschriebenenes Werk das älteste Handbuch dieses Zweigs der Heilkunde dar, welches wir vollständig und in der Ursprache besitzen.[2] Da nun die arabische Heilkunde ganz und gar aus der griechischen hervorgegangen ist und viele wichtige Quellen benutzen konnte, welche für uns unwiderbringlich verloren sind; da ferner der Verfasser unsres Werks ausdrücklich hervorhebt, dass er die Schriften der Alten[3], d. h. der Griechen,

---

[1] Bruchstücke aus denselben besitzen wir, besonders in den Compendien von Aëtios und Paulos; ferner einzelne Abhandlungen zur Augenheilkunde bei Galenos u. A. Vgl. G. d. A., S. 352 und a. a. O.

[2] Das um 150 Jahre ältere Werk des Ḥunain besitzen wir nur in den recht mangelhaften lateinischen Uebersetzungen des Demetrius und des Constantinus. (Vgl. J. Hirschberg, Sitz.-Ber. d. K. Pr. Akad. d. W. 1903, XLIX.) Sein kürzeres (theoretisches) Werk über das Auge, auf dem Wege der Frag' und Antwort ist uns in arabischer Umarbeitung erhalten. (Ms. 1377, Leyden.)

[3] „der wegen ihrer Geschicklichkeit berühmten Alten und besonders des so hervorragenden Galenos, und ferner des (Arabers) Ḥunain, welcher die Blüthen aller Schriften der geschicktesten Aerzte vor und nach Galenos gesammelt hat."

durchforscht, und dass er seinen Grundriss der Augenheilkunde „erschöpfend" hergestellt habe, um das Nachschlagen andrer umfangreicherer Werke unnöthig zu machen: so kann man wohl behaupten, dass wir in dem Rahmen dieser Schrift eine Uebersicht dessen besitzen, was den Griechen auf dem Gebiet der Augenheilkunde bekannt gewesen ist. Es handelt sich hier um ein systematisches Werk eines erfahrenen, ausübenden Augenarztes, das aus einem Guss herrührt und uns vollständig erhalten ist, während die griechischen Abhandlungen der Compendien-Verfasser Aëtios und Paulos nachweislich wesentliche Lücken erkennen lassen. Wenn es z. B. immer noch unverbesserliche Geschichts-Forscher gibt, welche behaupten, dass die Griechen und Römer Zerstreuungsgläser gegen Kurzsichtigkeit und Sammelgläser gegen Weit- und Altersichtigkeit angewendet haben; so kann jeder Urtheilsfähige hier von der Grundlosigkeit dieser Ansicht von Neuem sich überzeugen.

Aber, wenn auch unsre Schrift, wie jede arabische über Heilkunde, auf griechischen Krankheits-Erklärungen und Heil-Verfahren beruht; so enthält sie doch manches — wie der Verfasser selber voller Bescheidenheit sagt, weniges, — was er öffentlich von den Lehrern seiner Zeit gelernt und was er persönlich in der Ausübung seiner Kunst erfahren. Somit dürfen wir auch einiges erwarten, was über die Kenntnisse der Griechen hinausgeht. Dazu kommt die geordnete, ganz systematische Gliederung und Darstellung, welche gegen die mittelmässige Anordnung und ungleichmässige Behandlung des Stoffs bei Aëtios und Paulos vortheilhaft absticht. Ali b. Isa gibt jeder wichtigen und häufigen Krankheit, wie der Bindehaut-Entzündung, der Körnerkrankheit (Trachoma), dem Star, ein ausführliches Kapitel; die Anordnung ist eine streng anatomische, nach dem damaligen Stande der Wissenschaft.

Das allermerkwürdigste aber ist das Folgende. Wir haben hier die erste Schrift vor uns, in welcher bei den länger dauernden, schmerzhaften Operationen (z. B. des Flügelfells) die allgemeine Betäubung des Kranken (durch Einathmung narkotischer Stoffe) anempfohlen wird; während bei denjenigen Eingriffen, die als schmerzlos bezeichnet werden, wie bei dem Star-Stich, davon nicht die Rede ist. Von keinem griechischen Arzt besitzen wir die Beschreibung einer bestimmten Operation, bei welcher die Betäubung des Kranken angerathen wird.

Man könnte billig sich wundern, dass dies von uns so gelobte Werk bei den europäischen Gelehrten bisher so wenig Anerkennung, ja überhaupt nur Beachtung gefunden. Die arabischen Handschriften desselben sind ja allerdings nur wenigen Europäern in die Hand gekommen, aber in lateinischer Uebersetzung liegt es seit 400 Jahren gedruckt vor: Choulant[4] erwähnt sogar drei Ausgaben dieser lateinischen Uebersetzung (Venet. 1497, 1499, 1500), von denen wir die letzte benutzt haben. Ihr Titel lautet: Cyrurgia parva Guidonis, C. Abulcasis . ., Tractatus de oculis Iesu Hali, Tract. de oculis Canamusali. Venetiis p. Bonetum Locatellum . . . . MCCCCC. Aber der erste europäische Schriftsteller über Geschichte der Heilkunde, welcher die arabischen Aerzte überhaupt berücksichtigt, Johannes Freind[5] (1750) sagt von unsrem Autor nebst mehreren andren: cum nihil memorabile in se habeant. In seiner berühmten Bibliotheca chirurgica erklärt der so sorgsame Albrecht von Haller[6] (1774): nihil reperi proprium. Die fleissigen Quellen-Forscher Ackermann[7] und K. Sprengel[8] erwähnen ihn gar nicht. Auch in den neuesten und ausführlichsten Werken über Geschichte der Heilkunde im allgemeinen und der Augenheilkunde im besonderen findet sich nichts Thatsächliches aus dem Inhalt des Werks: Haeser[9] führt den Titel an; A. Hirsch[10] erklärt das Werk für eine reine Compilation, indem er die oben erwähnte, bescheidene Aeusserung in der Vorrede Ali b. Isa's unrichtig und unvollständig wiedergibt;

---

[4] Bücherkunde f. d. ältere Medizin, Leipzig 1841, S. 339.

[5] Historia medicinae, Lugd. Batav. 1750, S. 266.

[6] Basileae, 1774, I, S. 140.

[7] Institutiones hist. med., 1792.

[8] Pragmat. Gesch. d. Arzneikunde, II. Th., 1800.

[9] Lehrbuch d. Gesch. d. Medizin, dritte Bearbeitung, 1875, I, S. 582.

[10] G. d. Augenheilk., S. 228, 1877. Es ist ihm nicht gelungen, den lateinischen Text zu lesen. Er citirt: non narro aliquid ex me nisi aliquod a medicis nostri temporibus. Gedruckt steht: nisi aliqua invidia (Studie, L. I que vidi) a medicis nostri tpis et pmia (praemia) in operationibus istius artis, d. h. Errungenschaften in meiner Praxis. Vgl. unsre Uebersetzung des arabischen Textes und die von Hille, die gleichfalls richtig ist.

Schrutz[11] bestätigt, dass es nur ein Compilations-Werk hauptsächlich nach Galen und Ḥunain sei.

Die Sache liegt einfach so, dass diese lateinische Uebersetzung unverständlich und unlesbar ist. Die barbarisch-lateinischen Uebersetzungen arabischer Aerzte sind doch nicht alle gleich schlecht. Das als Lehrbuch im Mittelalter benutzte neunte Buch des Razi an Almansur bereitet in der von Jo. Marinelli[12] verbesserten Ausgabe des Jo. Arculanus dem Leser keine besondere Schwierigkeit. Wie grosse Mängel der von Gerard aus Cremona im 12. Jahrhundert zu Toledo hergestellten Uebersetzung des Kanon von Ibn Sina anhaften, haben wir erst kürzlich auseinandergesetzt[13]. Aber immerhin lässt sich auch diese Uebersetzung noch lesen, bis auf einzelne, wenn auch zahlreiche Ausdrücke oder Sätze, die absolut unverständlich bleiben. Hingegen enthält die Uebersetzung unsres Werks nur einzelne Sätze, welche man verstehen kann; das Ganze ist und bleibt unverständlich.

Dass Gerard von Cremona auch unser vorliegendes Werk in's Lateinische übersetzt habe, ist reine Vermuthung, bei Haeser. Im Gegentheil, da in der sogenannten Venetianischen Sammlung der Chirurgie (Bl. 42ᵃ) bei der zweiten Abhandlung (von Abulqasim) ausdrücklich steht „explicit liber cyrurgie qē trāstulit magr̄ Gerard⁹ cremonensis in tolleto de arabico in latinū"; während ein solcher Zusatz bei unsrer, der dritten Abhandlung fehlt: so möchten wir schliessen, dass Gerard nicht ihr Uebersetzer gewesen, zumal der Styl des letzteren, soweit von einem solchen gesprochen werden kann, weit besser ist; und da in der uns erhaltenen Liste[14] von Gerard's Uebersetzungen aus dem Arabischen dieses Werk nicht erwähnt wird. Angefertigt ist unsre lateinische Uebersetzung in Spanien, bezw. von einem, welcher der spanischen Sprache sich zu bedienen pflegte. Nicht bloss

---

[11] Handb. d. Gesch. d. Med., herausgegeben von Neuburger und Pagel, 1902, I, S. 611. Nur H. Magnus hat in seiner Geschichte des grauen Stars (Leipzig 1876) einige Stellen aus dem lateinischen Jesu Hali, Venet. 1499, angeführt.

[12] Venet. 1560.

[13] Die Augenheilk. des Ibn Sina, Leipzig 1902, S. 8.

[14] L. Leclerc, hist. de la méd. arabe II, S. 389 fgd.

die Orthographie spricht dafür (x für arabisch š, z. B. xernat für širnaq), sondern auch solche Worte, die wohl nur aus dem Spanischen zu erklären sind, wie picecarolus = pico de cuervo, Rabenschnabel⟨-Pincette⟩. Uebrigens verstand er — oder sein Helfer — die arabische Sprache vollkommen, bis zu den letzten Feinheiten der Grammatik.

Wieso ist nun doch die Uebersetzung so ganz unbrauchbar geworden? Zum Theil liegt dies an der damaligen Art der unvollständigen Uebersetzung. Eine gewaltige Zahl von Kunstausdrücken wurde eben nicht übersetzt, sondern nur in lateinische Buchstaben umgeschrieben; und diese Worte, sei es bald, sei es später, so verdorben, dass sie fast völlig unkenntlich werden, wie z. B. elūdineg für wardinağ. Das Meiste liegt aber an der mangelhaften Pflege der lateinischen Handschrift und endlich an der Nachlässigkeit des Druckers, der nicht das geringste Verständniss des Inhalts besass. Nicht nur bietet der lateinische Text den Ausfall von ganzen Kapiteln und sogar von mehreren hintereinander (II, c. 56—58), sondern überall, an vielen Hunderten von Stellen, fehlen Sätze oder Theile von solchen, dergestalt, dass der Sinn des übriggebliebenen vielfach in das grade Gegentheil des ursprünglichen Textes verkehrt scheint. Die Interpunction und Abtheilung des Textes ist gradezu irreleitend. Dazu kommen noch viele Hunderte solcher Fehler, wie oclor. majora für odora majoranum, caput für caprae, tunicis für tinnitus, pediculos für nubeculae u. s. w., die wir nur bei der lückenlosen Vergleichung des arabischen Textes mit dem lateinischen auffinden und verbessern konnten. Somit ist die lateinische Uebersetzung für sich unbrauchbar, alle etwa daraus gezogenen Schlüsse sind werthlos. Aber bei der an sich schwierigen Anfertigung unsrer deutschen Uebersetzung aus den drei zunächst zu unsrer Verfügung stehenden arabischen Handschriften, die ja keineswegs fehlerfrei sind, hat doch an manchen Stellen das so verstümmelte Latein uns eine gewisse Hilfe geleistet, die wir in den Anmerkungen erwähnen werden.

Eine neue Periode der Werthschätzung unsres Schriftstellers schien angebahnt zu sein, als gegen die Mitte des vorigen Jahrhunderts der arabische Text in die Hände gebildeter, für Geschichte der Wissenschaft begeisterter europäischer Aerzte gelangte. Aber es schien nur so. Drei Männer haben versucht, das arabische Werk in eine moderne oder allgemein verständliche Sprache (französisch oder gut-lateinisch) zu übersetzen. Keiner von ihnen ist zum Ende gekommen. Nur einer hat überhaupt einen Theil fertig gebracht.

Dies war der vortreffliche Carl August Hille, der, 1821 zu Marklissa in Schlesien geboren, schon als Student der Heilkunde zu Leipzig bei Prof. Fleischer Vorlesungen über Arabisch hörte, dann 1845 in seiner Dissertation (De medicis Arabibus ocularils prolegomena ad Alii Ben Isa monitorium ocularlorum) eine für die damalige Zeit bemerkenswerthe Abhandlung über die arabischen Augenärzte lieferte und im folgenden Jahr das erste Buch der Schrift unsres Ali b. Isa, welches von der Anatomie des Auges handelt, in einer neu angefertigten lateinischen Uebersetzung herausgab. (Alii ben Isa monitorii oculariorum s. compendii ophthalmiatrici ex cod. arab. mst. Dresdens. latine redditi specimen, praemissa de medicis Arabibus ocularils dissertatione edidit Carolus Aug. Hille, med. et chir. Doct. Dresdae et Lipsiae, sumptibus Arnoldi, MDCCCXLV.)

Dr. Hille begab sich bald darauf (1845 und 1846) mit einer selbstgefertigten Abschrift des Dresdener Codex nach Paris, um den dort in der National-Bibliothek aufbewahrten zu vergleichen und eine kritische Ausgabe des arabischen Textes nebst Uebersetzung vorzubereiten, wie uns J. Sichel (Journal Asiatique, 1847, No. 16) mittheilt. Leider kam dieser Plan nicht zur Ausführung. Dr. Hille wandte sich andren Arbeiten zu, wurde Arzt am Königl. Krankenstift zu Dresden und ist daselbst 1888 verstorben.[15]

[15] Unbegreiflicher Weise enthält das biographische Lexicon der hervorragenden Aerzte von A. Hirsch (Wien u. Leipzig 1884—1888) keine Zeile über diesen verdienten Arzt, dem wir auch das Werk verdanken: Skizzen, gesammelt auf einer wissenschaftlichen Reise durch Deutschland, Frankreich und England. Leipzig 1849. — Sein Sohn, Herr Prof. Dr. Hille in Dresden, hatte die grosse Güte, die in den hinterlassenen Papieren seines Vaters vorgefundenen arabischen Handschriften uns zu leihen. Sie enthalten aber weder eine Abschrift des Dresdener Codex noch den Vergleich mit dem Pariser, sondern nur die Augenheilkunde von al-Qaisī und den Anfang derjenigen von Ṣalāḥ ad-dīn.

Der Augenarzt J. Sichel[16] hatte gleichfalls die Absicht, eine Geschichte der arabischen Augenärzte zu schreiben und mit einer Uebersetzung des Werks von Ali b. Isa, nach dem Pariser Codex, zu beginnen; doch gab er den Plan auf, als Hille nach Paris kam. Obwohl er richtige Ansichten hatte über wörtliche Wiedergabe des arabischen Textes, Vergleich der hebräischen und selbst der barbarisch-lateinischen Uebersetzungen, sowie der griechischen Quellen, unter Zugrundelegung der realen Kenntnisse von den beschriebenen Augen-Krankheiten und Operationen; so zeigt doch die als Probe gegebene Uebersetzung eines Kapitels (II, c. 8), dass er namentlich den dritten Hebel (den Vergleich der griechischen Quellen) nicht genügend zu handhaben in der Lage war, und darum eine mangelhafte Uebersetzung lieferte.

Endlich haben wir noch des Dr. Lucien Leclerc zu gedenken. 1816 geboren, hatte er, als französischer Militär-Arzt in Algier, um die Mitte des vorigen Jahrhunderts, noch Gelegenheit, die arabische Medicin in ihrer praktischen Bethätigung kennen zu lernen. In seiner französischen Uebersetzung der „Chirurgie des Abulcasis“ (Paris 1862) citirt er wiederholentlich eine Handschrift des Marokkaners Ben Azzuz, der vielleicht um 1600 n. Chr. gelebt hat. In der Vorrede aber gesteht er zu, dass er durch den oben erwähnten Artikel Sichel's (im Journal asiatique) aufmerksam gemacht, in seiner Handschrift die längst bekannte Augenheilkunde des Ali b. Isa wieder erkannt habe, dass er die Uebersetzung dieses Werks herausgeben wolle und bereits (1861) drei Viertel fertig gestellt habe. Erschienen ist diese Uebersetzung nicht; und auch mit Hilfe seines Verlegers, — der Verf. ist bereits verstorben, — nicht mehr aufzufinden.

Nach 15 Jahren aber hatte Leclerc bereits vergessen, was er zuerst gesagt, indem er in seiner Histoire de la médecine Arabe (Paris 1876, I, S. 503) erklärte, „die marokkanische Handschrift, die er vor 20 Jahren für das Werk des Ali b. Isa gehalten, sei diesem zwar sehr ähnlich, aber nicht damit iden-

[16] Journal asiatique 1847, No. 16; Annal. d'Ocul., B. XVIII, S. 230 bis 238, 1847.

tisch". Im II. Band S. 307 desselben Werks erklärt er, dass die Augenheilkunde am Ende der Handschrift des Ben Azzuz eine Nachahmung und zuweilen eine buchstäbliche Wiedergabe der Schrift der Ali b. Isa darstelle.

Wenn Leclerc dem Werk von Ali b. Isa „einen geringeren Werth beimisst, als ihn mehrere arabische Schriften der gleichen Gattung besitzen"; so hätte er doch sagen können, welche er damit meint.

Unsre Annahme, dass der 1499 gedruckte Text der mittelalterlich-lateinischen Uebersetzung unsrer Taḏkira bei der Drucklegung ganz besonders schlecht behandelt worden ist, hat vollständige Bestätigung gefunden durch ein Werk, das erst vor Kurzem, während der Drucklegung des unsrigen, erschienen ist, nämlich durch „Memoriale oculariorum q. c. Ali b. Isa, par P. Pansier, Paris 1903". Der Herr Verf. hat die Handschriften 17847 und 7131, ancien fonds latin de la Bibl. Nationale de Paris, beide aus dem 14. Jahrhundert, dazu benutzt, um einen besseren Text zu schaffen; und diesem gegenüber, aus Handschrift 1399 du nouveau fonds latin de la Bibl. Nat., vom Jahre 1428, eine zweite mittelalterlich-lateinische Uebersetzung des Erinnerungsbuches abgedruckt, welche offenbar aus einer hebräischen Uebersetzung des arabischen Textes angefertigt worden ist.

Herr Pansier erklärt, dass „durch Vergleich des gedruckten Textes mit den Handschriften die Fehler sich ausgleichen, die Lücken verschwinden". Gewiss viele, die Nachlässigkeitsfehler des alten Drucks vom Jahre 1497; aber zahllose sind geblieben. Wenn er meint, einen „präsentablen Text" erlangt zu haben, so stellt er nur geringe Ansprüche an Klarheit des Sinnes und passende Wahl des Ausdrucks. Kaum eines der mehr als 120 Kapitel, jedenfalls keines der wichtigen, gibt uns die Meinung des Arabers in richtigem Sinn und klarem Ausdruck. Von den Lücken, die der Leser nicht ergänzen kann, ganz abgesehen, finden sich zahllose Fehler, die er auch nicht sofort verbessern kann: wie et firmitatis für firmamenti, dolores für colores, modum für nodum, sanie für tensione, meditatio für medicatio, officium für arteficium, sume für sue, rubefactio für putrefactio, oculum für locum, nitrum für vitrum, indicatum für indicum, pillorum für pollicis u. A. Dazu kommt, dass Interpunction und Satzgefüge gradezu irreleitend sind. Gelegentlich ist sogar ein richtiger Text des alten Drucks mit Hilfe der Handschriften in einen unrichtigen umgewandelt. (S. 258a, Z. 2 u. 3; S. 285, Z. 17; S. 288, Z. 6 v. u.) Hätte er Hille's vortreffliches Stück benutzt, so wäre (I, c. 20) die Lehre vom Seh-Geist verständlich geworden.

Sehr merkwürdig ist sein zweiter lateinischer Text, der offenbar aus einer hebräischen Uebersetzung stammt. Der unbekannte Verf. der letzteren zeigt nicht blos, was in den mittelalterlichen Uebersetzungen arabischer Schriften über Heilkunde öfters vorkommt, grosse Unkenntniss in dieser Wissenschaft; sondern auch, was wir sonst noch nicht gefunden haben, — in der arabischen Sprache. Er verwechselt das arabische Wort ramād „Asche" mit dem andren ramad „Augen-Entzündung" und spricht an zahllosen Stellen, wo Ophthalmie gemeint ist, von morbus cineris; fügt auch gelegentlich hinzu „dictus effori ebraïce": allerdings bedeutet das hebräische epher „die Asche". Das Kapitel vom Thränen-Abscess (ġarab) hat durchweg scabies (ǵarab). Für bajāḍ, Weissfleck, setzt er Hagelkorn (barad). Ferner übersetzt er Ali b. Isa's Worte, dass das Kollyr (Zäpfchen) lang sein muss, um es von andren gleichfarbigen zu unterscheiden, mit stet diu. Alles dies ist Herrn Pansier entgangen. Es ist verlorene Liebesmühe, aus den mittelalterlich-lateinischen Uebersetzungen ein richtiges Bild der arabischen Heilkunde zu gewinnen. Sie zeigen nur die Rückseite des Teppichs. Wer die Vorderseite Andren vorweisen will, darf die Mühe nicht scheuen, die arabischen, noch nicht herausgegebenen Handschriften richtig in eine moderne Sprache zu übersetzen.

Unmittelbar vor der Drucklegung unsrer Uebersetzung ist dann noch eine französische „Uebersetzung" des ersten Buchs der Taḏkira von Herrn Dr. Arif Arslan aus Beirut im Janus (Arch. internat. pour l'hist. de la médecine, Sept. 1903) veröffentlicht worden. Aber diese „zum Ruhm der alten arabischen Augenärzte" unternommene Veröffentlichung ist keine Uebersetzung, sondern nur eine willkürlich zugestutzte Umschreibung, mit Versetzung der Kapitel, Auslassung vieler Sätze und ganzer

Abschnitte, so des geschichtlich ebenso wichtigen wie sprachlich schwierigen über den Sehgeist (I, c. 20). Obwohl Verf. ausdrücklich das Arabische als seine Muttersprache rühmt, hat er doch — hauptsächlich aus Unkenntniss in der Geschichte der Heilkunde — zahlreiche Uebersetzungs- und Deutungs-Fehler begangen, deren Richtigstellung kaum verlohnen möchte. Wie wenig vorbereitet er für solche Aufgaben ist, folgt aus seinem Satz (Janus, Dez. 1903): l'arabe des manuscrits scientifiques est fortement mêlé du vulgarisme. Dies trifft ja für solche Schriften aus der klassischen Zeit der Araber, wie unsre Taḏkira, überhaupt nicht zu.

Nachdem wir somit alles angeführt haben, was bisher in Europa über die Augenheilkunde des Ali b. Isa veröffentlicht ist, kommen wir zu unsrer eignen Arbeit. Natürlich haben wir uns mit den Lebensbeschreibungen, die Wüstenfeld, Leclerc, Brockelmann geliefert, und von denen dies und jenes in die Werke über Geschichte der Heilkunde übergegangen ist, nicht begnügt, sondern die arabischen Quellen aufgesucht.

Der Name des Verfassers hat das Missgeschick erfahren, dass er uns in den Handschriften sowohl wie in den biographischen Nachrichten in doppelter Gestalt entgegentritt, einmal als 'Alī b. Isā, dann umgekehrt als Isā b. 'Alī. Die erstere Form wird durch die Handschr. von Dresden, Kairo, Gotha (am Schluss) geliefert, ferner durch Ḥaǧǧī Ḫalfa und Ibn Abī Uṣaibi'a (bei diesem mit dem Zusatz, dass auch Isā b. 'Alī gesagt würde); die letztere Form durch die Hss. von Gotha (am Anfang), Paris, die alte lat. Uebersetzung und durch Ibn al-Qifṭī. Von den Neueren lassen Wüstenfeld und Leclerc die Frage offen, ob 'Alī b. Isā oder Isā b. 'Alī; Brockelmann entscheidet sich für Isā b. 'Alī unter ausdrücklicher Abweisung der andren Form. Ob mit Recht, mag die folgende Ueberlegung lehren.

Die Unsicherheit in der Namensform ist hervorgerufen durch den Umstand, dass zwei zeitlich um etwa 150 Jahre auseinander liegende Männer verwechselt worden sind: 1. Isā b. 'Alī, ein Schüler Ḥunain's, und 2. der Verfasser unsrer „Taḏkira", 'Alī b. Isā. Name und Persönlichkeit des ersteren sind durch die Artikel im Fihrist (297, 19) und bei Ibn Abī Uṣaibi'a

(I, 203, 3) gegen jeden Zweifel sicher gestellt; er soll ein tüchtiger Arzt[17] und auch in der Philosophie beschlagen gewesen sein und zwei Werke verfasst haben: 1. Buch der Nutzen, die aus den Gliedern der Thiere gewonnen werden, 2. Buch der Gifte, in zwei Büchern. Wie Brockelmann (I, 233) ihn bei dieser Sachlage zu einem 'Alī b. Isā machen kann, ist unerklärlich.

Die Berühmtheit dieses Mannes einerseits, die Namensähnlichkeit mit dem Verf. der „Tadkira“ andrerseits machen es begreiflich, dass die „Tadkira“ entweder auch dem früheren und bekannteren Isā b. 'Alī zugeschrieben wird, wie das Ibn al-Qifṭī thut, der s. v. Isā b 'Alī die Werke beider Männer als die einer Persönlichkeit aufführt; oder dass bezüglich des Namens Zweifel obwalten, wie der erwähnte Zusatz bei Ibn Abī Uṣaibi'a lehrt. Dass aber dieser sorgfältige Forscher die Form 'Alī b. Isā als die richtige Namensform des Verfassers der „Tadkira“ ansah, können wir gelegentlich eines Citates constatiren, wo er den Mann als 'Alī b. Isā al-Kaḥḥāl[18] bezeichnet (I, 240, 26); und diese Form wird auch uns trotz des ausdrücklichen Widerspruchs von Brockelmann als die richtige zu gelten haben. Auch in den augenärztlichen Schriften von al-Ġāfiqī, Ḫalīfa b. Abi'l Maḥāsin und Ṣalāḥ ad-dīn wird unser Augenarzt als 'Alī b. Isā citirt.

Was nun die Zeit des Verf.'s anlangt, so sagt Brockelmann, dass er um 350 d. H. gelebt hat; Leclerc, „qu'il a prolongé sa carrière jusqu'au commencement du XI. siècle“.[19] Es will uns scheinen, dass auch Leclerc seine Lebenszeit noch nicht weit genug herunterrückt. Eine Handhabe für die Zeitbestimmung bietet uns eine Bemerkung bei Ibn Abī Uṣaibi'a (I, 240, 26), wonach unser 'Alī, ebenso wie Ibn Sīnā, ein Schüler des Philosophen und Galen-Erklärers Abu'l-Faraǵ b. aṭ-Ṭajjib gewesen ist, der als Professor an dem von Sultan 'Aḍud ad-Daula in Bagdad gegründeten Bimaristān (Kranken-

---

[17] Er war Leibarzt des Chalifen Mutawakkil (847—861), bei dem er in hohen Ehren stand.

[18] Kaḥḥāl, Augenarzt, wörtlich der Schminker (στιμμίζων), von Kuḥl, Kollyr. Das letztgenannte Wort heisst auch „Augenheilkunde“.

[19] Unser Jahr 1000 entspricht dem Jahr 390 d. H.

haus) thätig war. Da dieser Abu'l-Farağ in den zwanziger Jahren des 5. Jahrh. d. H. (nach anderen 435/1043) gestorben sein soll (Ibn al-Qifṭī 223, unten); so muss die Lebenszeit unsres 'Alī b. Isā mit Nothwendigkeit in die erste Hälfte des 5. Jahrh. d. H. fallen, mit möglichem Spielraum nach unten. Und damit stimmt, was uns Ibn Abi Uṣaibi'a über sein Todesjahr mittheilt, nur dass hier nach dem Jahrhunderts-Datum (400 d. H. = 1009 bis 1010 u. Z.) die nähere Bezeichnung nach Zehnern und Einern leider ausgefallen ist.

Ueber den Wohnsitz unsres 'Ali werden wir nicht unterrichtet; doch scheint es, dass er in Bagdad seine Praxis ausgeübt hat, wo er ja auch seinen Studien obgelegen hatte. Jedenfalls zählt ihn Ibn Abī Uṣaibi'a zu den 'iraqischen Aerzten. Dass er, wie sein Lehrer Abu'l-Farağ, Christ gewesen, erfahren wir aus Assemani, der uns mittheilt, dass 'Alī aus der Secte der Nestorianer ausgetreten sei und der griechischen Kirche sich angeschlossen habe. (Lecl. I, 501).

Zur Charakteristik des Mannes sagt Ibn Abī Uṣaibi'a in seiner Aerztegeschichte, dass er ein geschickter Arzt gewesen sei, und dass die Aerzte sich nach seiner Lehre gerichtet hätten. An der Schriftstellerei scheint 'Alī keinen grossen Gefallen gefunden zu haben, wie er denn das einzige Buch, das wir von ihm kennen, eben das vorliegende „Handbuch für Augenärzte" erst auf Bitten eines Freundes[19a] verfasst hat. Es hat aber so grosse Anerkennung gefunden, dass, wie Ibn Abī Uṣaibi'a sagt, die Aerzte sich unter Vernachlässigung ähnlicher Werke lediglich auf dieses Buch beschränkten. Und Ibn al-Qifṭī bestätigt dies, wenn er sagt: „Danach arbeiten die Aerzte dieser Disciplin zu aller Zeit". Für die gesunde Kritik des Ibn Abī Uṣaibi'a in der Beurtheilung des Werks spricht noch seine ganz richtige Bemerkung, dass der praktische Theil darin besser sei, als der theoretische.

Dass die Taḏkira des Ali b. Isa von späteren arabischen Augenärzten wiederholentlich citirt wird, haben wir schon vorher erwähnt. Ja, er wird gelegentlich in wichtigen Kapiteln, wie z. B. dem des Star-Stichs, fast wörtlich ausgeschrieben.

[19a] Doch finden wir solche Bemerkungen auch in andren arabischen Lehrbüchern.

Aus dem Kāfī des Ḫalīfa[20] b. Abi'l Maḥāsin, der ihn gleich nach Ḥunain und dessen Neffen Ḥubaiš bei den Hauptwerken über Augenheilkunde anführt, erfahren wir noch zwei Thatsachen: 1. Ein gewisser Daniel hat einen Commentar zu der Taḏkira des Ali b. Isa verfasst. 2. Ein gewisser Mansur hat ein Buch über Augenheilkunde, — offenbar später, als Ali b. Isa, — geschrieben und demselben gleichfalls den Titel Taḏkira beigelegt. Zu erwähnen ist hier noch die Tübinger Handschrift, M. A. No. 74, Klein-Quart 47 Blatt, geschrieben 1262 d. H., d. h. 1845/6 u. Z., und einst im Besitz von Ḥamza al-Kaḥḥāl. „Dieser drusische Arzt wurde im Jahre 1860, wegen überwiesenen Christen-Mordes bei der Katastrophe vom 9. bis 29. Juli, in Damascus durch den Strang hingerichtet.“ So lautet die Anmerkung, welche Wetzstein auf dem ersten Leer-Blatt der eigenhändigen Namens-Schrift des Besitzers hinzugefügt hat. Es ist diese Handschrift keineswegs, wie Seybold[21] annimmt, „eine allerdings moderne Abschrift der wohl ältesten Ophthalmologie“, sondern im grössten Theil seines Inhalts eine in Frag' und Antwort aufgelöste Umschreibung der Taḏkira unsres Ali b. Isa. Der Anfang lautet: „Brief des Ibn Ḥunain, Frage und Antwort in der Augenheilkunde. Im Namen Gottes . . .

Mit der Sammlung dieses Buchs hat sich befasst Ḥunain ibn Isḥāq und sein Ziel darin ist, den Anfänger zu unterrichten. . . . Welches sind die acht Hauptsachen für jedes Buch? Der Zweck, der Nutzen, die Art und die Eintheilung und die Anordnung, der Name des Verfassers und zu welcher Wissenschaft es gehört, und die Methode der Belehrung, die darin angewendet ist. . . .

Was ist sein Nutzen? Es ist ein Erinnerungsbuch des Wissenden und des Lernenden und eine Erklärung für den Lehrenden dessen, was erklärt ist in der Taḏkira al Kaḥḥālin, und in drei Bücher eingetheilt. . . .

Wie ist der Name des Verfassers? Ali b. Isa.“

---

[20] Im 13. Jahrhundert u. Z.

[21] Orientalische Literatur-Zeitung, Oct. 1903. — Durch die Güte des Hrn. Directors der Tübinger Universitäts-Bibliothek sind wir in den Stand gesetzt worden, diese Handschrift No. 74 zu studiren.

Nun folgt in Frage und Antwort eine Umschreibung des Inhalts aller Kapitel unsrer Taḏkira mit theils scholastischen, theils allgemein pathologischen Zusätzen, von denen manches aus Ḥunain's Einleitung in die „Kunst" des Galen entnommen zu sein scheint, und in gekünstelter, dabei farbloser Redeweise. Dies füllt den grösseren Theil der Schrift. Vor ihrem Schluss, den die Aufzählung der Heilmittel ausmacht, stehen noch einige Seiten, die der Verf. hinzugefügt hat „von dem, was noch nicht berücksichtigt ist, aus den Fragen des Ḥunain". Somit ist dies Buch aus unsrer Taḏkira und aus dem kleineren Buch Ḥunain's „über das Auge in Frag' und Antwort" zusammengeschweisst. Durch die unvermittelte Angabe von drei Verfasser-Namen — Ibn Ḥunain, Ḥunain ibn Isḥāq, Ali ibn Isa — bleibt ein unlösbarer Widerspruch bestehen.

Endlich soll noch die Thatsache erwähnt werden, dass das Werk des Ali b. Isa in der arabischen Welt bis auf unsre Tage als Lehr- und Handbuch benutzt worden ist. Die Tübinger Handschrift (Wetzstein'sche Sammlung 138, 1), welche einen Auszug aus unsrer Taḏkira darstellt, auf den wir sogleich zurückkommen werden, stammt aus der Bibliothek des eben erwähnten Ḥamza al-Kaḥḥāl, der 1860 seinen Tod gefunden hat.

Von arabischen Handschriften unsrer Taḏkira erwähnt Wüstenfeld (S. 39): 1. Florenz No. 251, 2. Dresden No. 244, 3. Paris 1100 [N. O. 3480]. Brockelmann (I, S. 236) fügt noch hinzu 4. Gotha No. 1992. Wir können diese Liste ergänzen zunächst durch 5. Khediviale Bibliothek zu Kaïro (B. II, S. 9, No. 24 des Katalogs).

Alle diese fünf Handschriften standen zu unsrer Verfügung: I. Die Khediviale liessen wir uns in Kaïro abschreiben.[22] Sie enthält 82 Blätter, also 164 Seiten, zu 22 Zeilen und ist wenig vocalisirt. Im letzten Kapitel des dritten Buchs von den Augenheilmitteln besteht eine grössere Lücke, die zum Glück in den andren Handschriften ausgefüllt ist. II. Die Dresdener

[22] Hrn. Dr. Kern, und Dr. M. Sobernheim, die in Kaïro die Abschrift besorgen liessen, sprechen wir an dieser Stelle unsren besten Dank aus.

Handschrift ist von Hille (Specimen, S. 38) folgendermaassen beschrieben: Exstat autem codex hicce Arabicus chart. orient. fol. 154, 4. min., charact. neschi scriptus in bibliotheca regia Dresdensi (S. p. 36, No. 244) et prae multis aliis cod. mst. magna quadam manus, qua scriptus est, munditie excellit, quamquam descriptoris Turcae inscitiam literariam non ita rara et desideranda et peccata prodant. Der Güte des Directors der Königlichen Bibliothek zu Dresden, des Herrn Geheimrath Dr. Schnorr zu Carolsfeld, verdanken wir die längere Ueberlassung dieses wichtigen Codex. Aus diesen beiden Handschriften wurde zunächst eine wortgetreue deutsche Uebersetzung angefertigt, welche aus einer allein nicht vollständig gelungen wäre. III. Die Gothaer Handschrift, welche wir der Güte des Hrn. Dr. Ehwald, Dir. der herzogl. Bibl. der Friedensteinschen Sammlungen verdanken, wurde vor der Reinschrift der Uebersetzung bei allen wichtigen, schwierigen oder unklaren Stellen verglichen. Sie hat auch eine grosse Lücke, die gegen Ende des zweiten Buchs beginnt und bis zum 23. Kapitel des dritten Buchs sich erstreckt. Der Schluss des Werks ist von andrer Hand ergänzt. Die Handschrift ist aus dem Jahre 828 der Hiǵra (1424 u. Z.). IV. u. V. Nach der Fertigstellung der Uebersetzung gelang es uns, durch gütige Unterstützung des Auswärtigen Amts und des Kaiserlichen Botschafters zu Paris, Sr. Durchlaucht Fürst Radolin, von der Direction der National-Bibliothek zu Paris die dort aufbewahrte Handschrift nach Berlin gesendet zu erhalten; schliesslich auch noch durch die Güte des Hrn. Prof. Dr. Guido Biogi, Director der Laurentianischen Bibliothek zu Florenz, den dort aufbewahrten Codex[23], der übrigens nicht vocalisirt, also nur zum Vergleich mit den andren, nicht für sich bequem zu benutzen ist. So waren wir in der Lage, die Uebersetzung noch mit diesen Texten zu vergleichen und Abweichungen, bezw. Verbesserungen[23a] anzumerken.

Wir verfehlen nicht allen den Behörden und Herren, welche unsre wissenschaftliche Arbeit unterstützt haben, namentlich

---

[23] Derselbe ist im Jahre 903 d. H., d. h. 1497/8 u. Z. geschrieben.

[23a] Hr. Dr. E. Mittwoch hat noch die Druckbogen mit Kh., bezw. D. verglichen.

auch dem General-Director der Königlichen Bibliothek zu Berlin, dem Wirkl. Geh. Ober-Reg.-Rath Hrn. Dr. Wilmanns, unsren gehorsamsten Dank an dieser Stelle auszudrücken.

Es gibt übrigens noch mehr Handschriften der Taḏkira. Aber, nachdem wir durch Vergleich von IV. und V. mit unsrer aus I. bis III. gefertigten Uebersetzung keine wesentliche Förderung mehr gewannen, glaubten wir auf den Vergleich der andren verzichten zu dürfen, wenngleich eine kritische Ausgabe des arabischen Textes wohl alle berücksichtigen müsste. Jedenfalls wollen wir nicht unterlassen, die andren Handschriften hier namhaft zu machen: VI. Vatican, No. 318. VII. Ambrosianische Bibliothek No. 296. VIII. Aus Janus, Arch. internat. p. l'hist. de la méd. VIII, 9 (15. Sept. 1903), folgt das Vorhandensein einer Handschrift in der Bibliothek der franz. Universität zu Beirut. Nach der einen Probe scheint der Text mit dem der Pariser Handschrift übereinzustimmen. IX. Ueber Leclerc's Handschrift des Ben-Azzuz haben wir uns schon geäussert. Sie scheint übrigens verschollen zu sein. X. Nach Pertsch (d. orient. Handschr. d. herz. Bibl. zu Gotha, 1881, IV, 28) und nach C. F. Seybold (Oriental. Literatur-Zeitung, Oct. 1903) hätte man auch in Tübingen (Wetzstein'sche Sammlung No. 138, 1) eine Handschrift der Taḏkirat al-Kaḥḥālīn von Ali b. Isa.

Aber diese Handschrift, welche wir noch während der Drucklegung unsres Buches durchgesehen, enthält nicht das vollständige Werk des Ali b. Isa, sondern nur einen Auszug. Im Star-Kapitel wird die Operation wohl genannt, aber nicht beschrieben. Einen grösseren Theil des Textes (von S. 22ª bis zum Ende, S. 35ᵇ) bilden Recepte. Auf dem Titel-Blatt (1ª) steht: Das ist das Buch Taḏkirat al-Kaḥḥālīn, welches genannt wird der auserwählte Kāfī. Auf Seite 1ᵇ: Ich nenne es Kāfī. Das Ende lautet: „Zu Ende ist Taḏkirat al-Kaḥḥālīn. Gott weiss es am besten.“

Immerhin kann sowohl diese Abkürzung als auch die Umschreibung (Tübingen No. 74) zur Richtigstellung des Textes mit herangezogen werden.

Der Inhalt der von uns benutzten fünf Codices stimmt im wesentlichen überein. Hie und da kommt in einem oder dem andren ein wenig wichtiges Einschiebsel vor, das ziemlich leicht als solches zu erkennen ist, namentlich auch die Hinzufügung eines Receptes oder auch eines einzelnen Mittels in einem solchen; oder es findet sich im Gegentheil eine kleine Auslassung. P. und D. stimmen, trotz einiger Abweichungen in Einzelnheiten, soweit überein, dass sie, wie schon Sichel erkannt, als Copien eines Originals angesehen werden können. Doch möchten wir die genauere Erörterung des Verhältnisses, in dem die verschiedenen Codices zu einander stehen, dem späteren Veranstalter einer kritischen Text-Ausgabe[24] der Taḏkira anheimstellen.

Vier von den fünf benutzten Codices (G., Kh., P., F.) haben Lücken, die theils grösser, theils kleiner und nicht identisch sind.

Alle fünf Codices sind recht fehlerhaft. An zahlreichen Stellen konnte nur durch Vergleichung von mehreren der richtige Sinn gefunden oder erschlossen werden. Mitunter mussten selbst Citate aus andren arabischen Handschriften, z. B. von Ṣalāḥ ad-dīn[25] zu Hilfe genommen werden.

Gar nicht so selten haben erst die griechischen Parallel-Stellen uns den Sinn einer arabischen Stelle enthüllt, deren Worte ganz richtig überliefert waren. Beiläufig sei erwähnt, dass auch einige Verbesserungen (oder Sicherungen) griechischer Texte[26] durch unsre arabische Handschrift uns an die Hand gegeben sind. Ist die Ausbeute auch nur bescheiden, so verdient dieses Feld doch weitere Bearbeitung; denn weit ältere Handschriften der griechischen Texte, als uns heute zur Verfügung stehen, liegen den arabischen Uebersetzungen zu Grunde, die mitunter eine erstaunliche Genauigkeit erkennen lassen.

Wir haben den einzelnen Sätzen des Ali b. Isa — grade wie unsrer Augenheilkunde des Ibn Sina — die griechischen Parallel-Stellen, die man als wirkliche oder mögliche (wenngleich nur abgeleitete) Quellen ansehen kann, sorgfältig beigefügt, mit

---

[24] Diese wäre durch unsre Uebersetzung wesentlich erleichtert. Unsre Abschrift des Khed. Codex würden wir zur Verfügung stellen.

[25] Vgl. II, c. 73, Anm. 68.

[26] Vgl. I, c. 20, Anm. 3; II, c. 1, Anm. 24 (beide betreffen Galen). Ferner II, c. 1, Anm. 44 (Hippokr.); II, c. 5, Anm. 1 (Paul.); II, c. 15, Anm. 2 (Aët.); II, c. 34, Anm. 34 (Paul.); II, c. 73, Anm. 78 (Paul.).

gelegentlichen Verbesserungen des überlieferten griechischen Textes.

Die griechischen Schriftsteller, welche Ali b. Isa citirt, sind am Schluss in einem besondren Register aufgeführt worden. Es sind Hippokrates, Dioscurides, Galenos, Oreibasios, Paulos.

Ueber den thatsächlichen Inhalt des Erinnerungsbuches für Augenärzte können wir uns kurz fassen. Im ersten Buch wird die Anatomie des Auges besprochen, die zwar ganz und gar von der Galen's abgeleitet, aber doch lesbarer und praktischer ist, als diejenige, welche wir wenigstens heutzutage in dessen Werk vom Nutzen der Theile besitzen. Das zweite Buch handelt von den sinnfälligen Krankheiten des Auges und beginnt mit denen der Lider. Es spricht für die Erfahrung und den Scharfsinn des Ali b. Isa, dass er das Trachom (ǵarab = Krätze) an die Spitze seiner praktischen Erörterung stellt und ihm ein gründliches Kapitel widmet. Bei veralteten Fällen hilft nur das Reiben mit dem Eisen, im Anfang aber die scharfe Arznei. Hagel- und Gersten-Korn, Lid-Verwachsung und Ausstülpung werden genau besprochen. Die Haarkrankheit wird durch fünf Verfahren beseitigt, durch scharfe Arznei, Klebmittel, Brennen, Einfädlung, Empornähung oder (bei messerscheuen) durch Abschnürung. Bei dem Wimper-Ausfall und auch sonst hat Ali b. Isa von dem ungeheuren Recept-Ballast der meisten Griechen und Araber wenigstens einigermaassen sich frei gehalten, und zwar mit Bewusstsein. Entzündung des Lidrands, Blase, Balggeschwulst, Erschlaffung, Brausche sind die folgenden Kapitel.

Von den Erkrankungen des Thränenwinkels sind die wichtigsten Abscess und Fistel; ihre Behandlung geschieht mit Arzneien, Brennung, Durchbohrung. Vergrösserung des Thränenwärzchens (Caruncula) bewirkt Thränen-Stauung; Verkleinerung desselben, Ueberfliessen der Thränen, — nach griechischen Mustern.

Von den 13 Krankheiten der Bindehaut wird die Ophthalmie (ramad) auf das Gründlichste abgehandelt. Sie hat, wie bei den Griechen (taraxis, phlegmone, chemosis) drei Arten. Die Reizung schwindet durch Beseitigung der Ursache. Bei den andren beiden Arten passt Aderlass, Abführung: örtlich im

Anfang nur Eiweiss, Milch u. dgl., mit betäubenden Mitteln, allenfalls Zink-Asche; wenn die Absonderung geringer geworden, zusammenziehende Kollyrien. Das sind Grundsätze, die wir eigentlich noch heute befolgen. Dauert die Ophthalmie an, so besteht Trachom: eine sehr richtige Bemerkung. Blutfleck und Fremdköper finden eine kürzere Besprechung.

Das Flügelfell wird entweder fortgeätzt; oder, wenn grösser, abgetragen. Ein Federkiel wird zur Abhäutung empfohlen. Pannus (sabal) ist nicht von den Griechen, sondern erst von den Arabern beschrieben. Die eine Form sitzt tiefer. Die oberflächliche entsteht auch aus altem Trachom: diese ist übertragbar, ja erblich. Das sind gute Beobachtungen. Bei der chronischen Form nützt nur die Abtragung. (Diese Operation hat Furnari 1862 als tonsura conjunctivalis beschrieben, d. h. den Arabern — entlehnt.)

Die Phlyktaene (wadaqa) wird hier zum ersten Mal genau geschildert, auch die perlschnur-artige und die bei weissem Augapfel. Krankheiten der Hornhaut gibt es dreizehn. Die Geschwüre werden in ihren sieben Unterarten nach griechischem Vorbild, sogar mit den griechischen Namen, beschrieben. Ebenso die Pusteln, die je nach ihrem Sitz zwischen zwei der vier Schichten der Hornhaut unterschieden werden.

Bei den Hornhaut-Narben wird als örtliches Mittel auch das Moschus-Pulver erwähnt, das ja bekanntlich von den Griechen nicht erwähnt ist. Dagegen gelten zur Färbung von Hornhaut-Narben die griechischen Mittel. Das schmutzige Geschwür (Abscess) der Hornhaut wird besser, als bei den Griechen, vom Krebs der Hornhaut unterschieden. Letzterer ist unheilbar, wie Aussatz, erheischt aber Linderungs-Mittel. Verfärbung, Durchfeuchtung, Vertrocknung der Hornhaut werden dargestellt.

Eiter hinter der Hornhaut hat zur Ursache 1. Hornhautgeschwür, 2. Versetzung der Materie, 3. Ophthalmie. Die Behandlung geschieht mittelst reifender, dann lösender Mittel, nöthigenfalls mit der Punction. Unter den Erkrankungen der Traubenhaut wird zwar beiläufig auch die Entzündung derselben erwähnt, aber nur als eine der Ursachen von Pupillen-Erweiterung. Bei der Pupillen-Verengerung wird auch einer erdigen, harten Verstopfung der Pupille gedacht, so dass man das Loch gar nicht mehr wahrnimmt. Die Vorwölbung der Traubenhaut hat vier Arten, die ein wenig anders bezeichnet werden, als bei den Griechen. Verband, nöthigenfalls auch mit Bleiplatte, wird empfohlen; bei alter, nur zur Verschönerung, das Abschneiden oder Abbinden.

Star ist eine Ausschwitzung, welche gerinnt in der Vorderfläche der Pupille; sie bewirkt eine Unterbrechung zwischen Krystall und dem austretenden Licht. Der Anfang ist schwer zu erkennen. Wenn der Star sich befestigt, geht das Sehen verloren, und die Farbe der Pupille ändert sich. Es gibt elf Farben, acht Ursachen; dazu fünf Prüfungen des operablen. Nur der Star-Anfang wird geheilt durch Diät, Einstreichen von Gallen-Salben u. dgl. Die Star-Operation wird genau beschrieben.

Neu gegenüber den griechischen Texten ist die (für den Araber einnehmende) Vorschrift, nach dem Eindringen der Nadel dem Kranken gütig zuzureden, dass seine Angst sich lege.

Das dritte Buch — von den nicht sinnfälligen Augenkrankheiten — beginnt mit dem Unterschied derjenigen Gesichts-Erscheinungen, welche vom Star, und derjenigen, welche von Magen- und Hirn-Leiden herstammen. Hierauf folgen die sieben Erkrankungen der Eiweiss-Feuchtigkeit und die dreizehn der Krystall-Feuchtigkeit. Verschiebung der letzteren nach rechts oder links bewirkt das Schielen der Kinder, die nach oben oder unten aber Doppeltsehen. Eintrocknung derselben verursacht Verbläuung (Glaucoma) und Erblindung. Die Veränderungen des Sehgeistes werden nach griechischen Mustern abgehandelt, ebenso Tag- und Nachtblindheit.

Von den Krankheiten des Glaskörpers und der Netzhaut werden eigentlich nur die Cadres angeführt. Verstopfung, Pressung, entzündliche Anschwellung des Sehnerven, Vorfall und Schrumpfung des Augapfels sind Kapitel mit merkwürdigen Beobachtungen.

Die Krankheiten der Ader- und Lederhaut beruhen, nach unsrem Verf., meist auf Vermuthung. Krampf und Lähmung der Bewegungsmuskeln werden streng systematisch abgehandelt. Das Schielen der Kinder soll durch Geradrichtung des Blicks behandelt werden. Gegen Schwäche der Sehkraft wird neben richtiger Lebensweise auch die Anwendung von Kollyrien empfohlen. Nach einem ausführlichen Kapitel über die Erhaltung der Gesundheit schliesst das Werk mit einer Aufzählung der einfachen Augenheilmittel, 141 an der Zahl, und ihrer specifischen Wirkung auf das Auge: darunter sind ganz gute und wirksame, wie Bleiweiss, Zink-Asche, Blut-Eisenstein, Grünspan, Vitriol, Opium, Bilsenkraut; und neue, den Griechen noch unbekannte, wie Ambra, Kampfer, Moschus. Die Ordnung ist nach dem arabischen Alphabet. Der nach dem griechischen Alphabet geordnete Auszug des Paulos (S. 228—259) aus Galenos' Werk von den einfachen Heilmitteln sowie die Heilmittellehre des trefflichen Dioscurides standen dem Araber — in arabischen Uebersetzungen[27] — zur Verfügung. Trotzdem war die Um- und Ausarbeitung nicht so einfach, vielleicht aber dadurch schon erleichtert, dass eine nach dem arabischen Alphabet geordnete Liste der einfachen Augenheilmittel dem Ali b. Isa bereits vorlag, aber von ihm erweitert und durch Bezugnahme auf die einzelnen Augenkrankheiten vervollständigt wurde. Im Continens ist bereits das Vorhandensein einer solchen Liste angedeutet.[28]

Gegen achtzig Recepte von zusammengesetzen Augenheilmitteln finden sich in unsrer Tadkira; wir haben ein Register derselben am Schluss unsres Buches gegeben. Sie sind sehr genau beschrieben, einfacher und vernünftiger benannt, als bei den Griechen und bei dem Theoretiker Ibn Sina; gleichfarbige von verschiedener Schärfe werden durch die Form des Kollyrs auseinander gehalten.

Zum Schluss kommen wir noch zu der grössten Merkwürdigkeit des ganzen Werks, der Operation unter allgemeiner Bestäubung (Narcose).

---

[27] Steinschneider, Die griech. Aerzte in arab. Uebersetzungen, Virchow's Arch. B. 124, 1891, S. 115, 268, 455 fgd.

[28] Fol. 29ª: De virtutibus medicinarum oculorum. — Die Liste der hier angeführten Mittel ist ungefähr nach dem arabischen Alphabet geordnet gewesen. Einzelne Sätze, z. B. über Akakia, stimmen mit den entsprechenden des Paulos überein.

1. II, c. 10 heisst es bei der Operation der Einfädelung, gegen überschüssige Haare: Nunmehr lass den Kranken vor dir einschlafen, hebe sein Lid empor u. s. w. In demselben Kapitel, bei der Spaltung des Lids (Empornähung): Du musst den Kranken vor dir schlafen lassen, das Lid umstülpen u. s. w.

2. II, c. 21 heisst es bei der Operation der Blase (Hydatis, širnāq) des Lids: Alsdann lass den ⟨Kranken⟩ vor dir sitzen und stelle einen Mann hinter ihn, um ihm den Kopf zu halten. Falls aber ⟨der Kranke⟩ zu denen gehört, die nicht still halten können, und er dir Mühe macht, so schläfere ihn ein vor dir[29]; ⟨dann⟩ soll ein Mann seinen Kopf halten, ein andrer seine beiden Hände.

3. II, c. 41, bei der Operation des Flügelfells: Dann bringe den Kranken in Schlaf.

4. II, c. 45, bei der Operation des Pannus (sabal): Darauf bringst du den Kranken in Schlaf vor dir.

Das arabische Wort tanwīm, welches hier gewählt ist, heisst einschläfern, in Schlaf bringen. Die lateinische Uebersetzung hat richtig „facias patientem dormire coram te". Keiner der berühmten Schriftsteller (Freind, A. v. Haller, A. Hirsch, Schrutz), welche nach dem Studium des lateinischen Textes dem Ali b. Isa jede Orginalität abgesprochen, hat bemerkt, dass hier von chirurgischer Betäubung die Rede ist.[30] Und doch hat kein Grieche bei der Beschreibung der Operationen 1, 2, 3 von einer solchen gesprochen; auch nicht Aëtios[31], welcher bei der des Flügelfells feigen Kranken einen stumpfen Haken unter das Oberlid einzuführen anräth. Kein andrer Araber, ar-Razī, Ibn Sina, Abul-Qasim oder ein späterer, spricht bei den genannten oder bei andren Augen-Operationen von der Betäubung — es sei denn, dass er einen der oben erwähnten

[29] In der schon zwei Mal erwähnten Handschrift oder Abschreiberei des Ben-Azzuz heisst es noch „bis zum Verlust des Bewusstseins und der Empfindung".

[30] Nur L. Leclerc, welcher des Marokkaners Ben-Azzuz (vom Jahre 1600) arabische Handschrift studirte, hat diesem Abschreiber die Darstellung der chirurgischen Betäubung zugesprochen! Vgl. La chirurgie d'Abulcasis, 1861, S. 74.

[31] c. 62, S. 148.

Sätze unsres Autors wörtlich anführt. Bei der Star-Operation, welche Sitzen des Kranken erforderte und nicht schmerzhaft war, wird auch von Ali b. Isa nicht der Betäubung gedacht; sondern nur bei länger dauernden, schmerzhafteren Operationen, zumal solcher Kranken, die nicht still halten können. Das ist etwas Neues in der Chirurgie, zum mindesten diese bestimmte Indications-Stellung. Dabei sagt Ali b. Isa nirgends, dass er dies erfunden oder eingeführt habe. Allerdings[32] steht ja bei Dioscurides und Plinius, dass einige Aerzte Mandragora-Abkochung eingeben, um Unempfindlichkeit für das Schneiden oder Brennen hervorzurufen; aber die chirurgische Betäubung wird sonst bei keinem der uns erhaltenen griechischen Aerzte erwähnt, auch nicht bei den beiden, die uns ein einigermaassen vollständiges chirurgisches System hinterlassen haben, Celsus und Paulos.

Natürlich muss der Geschichts-Schreiber berücksichtigen, dass die Alten für ihre praktischen Bedürfnisse, nicht für unsre Forschung geschrieben haben. Wir finden Lücken, die uns seltsam scheinen. Ali b. Isa hat nicht gesagt, wie man den Kranken einschläfern soll, während er doch sonst so genau in der Angabe von Recepten ist. Dies kann zwei Gründe haben. Entweder brauchte er es nicht zu sagen, weil es den ausübenden Wundärzten seiner Zeit und Gegend bekannt war; oder er wollte es nicht sagen, um Missbrauch durch Pfuscher zu verhüten, da die Sache doch immerhin ihre Gefahren hatte. Die Mittel, die ihm zu Gebote standen, sind allerdings an andren Stellen seines Werkes angedeutet. I.) II, c. 38: das Einnehmen von Mohnsyrup bringt in Schlaf. II.) ebendaselbst: verschaffe dem Kranken Schlaf, dadurch, dass du ihn etwas von den betäubenden Mitteln riechen lässt, wie Mandragora und Opium u. dgl.[33] III.) III, c. 27, Mandragora. . . . ihre trocknen Schalen bewirken Betäubung und bringen in Schlaf. Uebrigens folgt aus II, c. 21 („ein Mann halte die beiden

[32] Vgl. G. d. A., § 141.

[33] Dies kannten auch die Griechen und wandten es an bei Augenschmerz (*ἐπὶ τῶν περιωδυνώντων*). Galen XII, S. 794, 795: *εἰ δὲ ἀγρυπνοῖεν, Μανδραγόρου ῥίζαν καὶ ὀπὸν, μήκωνος φύλλα καὶ ἀλφίτων ἴσα ὡς μᾶζαν ποιήσας ὄσφραινε καὶ ὑπνώσονται.*

Hände des Kranken",) dass es sich wohl nur um Antäubung handelt, die gegen Ende der Operation schon aufhört (II, c. 10, Anm. 26a) — recht im Gegensatz zu der Bemerkung von Dioscurides, dass, wer von der andren Mandragora eine Drachme eingenommen, 3 bis 4 Stunden schläft, in derjenigen Stellung, die er eingenommen hatte. In neuester Zeit[34] hat man wieder Versuche gemacht, das Scopolamin, das dem Mandragorin verwandt ist, mit Morphin zur Betäubung zu benutzen. Im Anschluss an diese chirurgische Betäubung möchte ich noch kurz der Einschläferung nach der Operation, und zwar der Stars, gedenken, was wir ja auch heutzutage so vielfach üben. Ṣalaḥ ad-dīn citirt folgenden Ausspruch des Ṯābit b. Qurra: Die Operation soll auf dem Rande des Teppichs geschehen, auf dem du ihn einschläferst. (Auch hier ist das Wort tanwīm gebraucht.) Die chirurgische Betäubung bei den Arabern ist den ärztlichen Schriftstellern über Geschichte der Heilkunde ganz unbekannt geblieben.[35] Die erste Sonderschrift über Betäubung bei Augen-Operationen ist aus dem Jahre 1850, von Jüngken.

Werfen wir einen Rückblick auf den Inhalt der Taḏkira von Ali b. Isa, so können wir wohl begreifen, dass die arabischen Aerzte dies als das vornehmliche, ja fast ausschliessliche Lehrbuch der Augenheilkunde betrachtet haben. Nachdem wir es im Urtext genau studirt, müssen wir es weit über die uns erhaltenen Darstellungen der Augenheilkunde von Aëtios und Paulos stellen; auch über die betreffenden Abschnitte im al-Ḥawī und im Kanon, endlich auch über die andren uns bekannten arabischen Lehrbücher der Augenheilkunde, von denen das Ausführlichste, Nūr al-'ūjūn von Ṣalāḥ ad-dīn

[34] Schneiderlin-Korff'sche Narcose, allerdings durch Einspritzung unter die Haut. Vgl. Münch. med. W., 1901, No. 29; Dumont, Handb. d. allg. u. localen Narcose, 1903, S. 162.

[35] In Gurlt's Gesch. d. Chir. III, S. 622 (1898) wird behauptet, dass bei den Arabern keine Andeutung über chirurg. Anästhesie zu finden sei. Kappeler (Anaesthetica, deutsche Chirurgie, Lief. 20, 1880) gedenkt der Araber überhaupt nicht; dagegen erwähnt er einen Bericht (über Anästhesie bei Operationen) „des Origines" auf einem Concil der englischen Kirche zu Exeter vom Jahre 1287. Wer das Original nachsieht, findet — eine Predigt, in welcher der alte Kirchenvater Origenes citirt wird!

(1296), vielfach so eng an unser Werk sich anschliesst, dass ihm Selbständigkeit[36] der Ausarbeitung nur in einigen Kapiteln zugestanden werden kann.

Wie gross die „Originalität" der Taḏkira zu veranschlagen ist, das würden wir genauer zu beurtheilen in der Lage sein, wenn wir die auf das erste arabische Lehrbuch der Augenheilkunde des Ḥunain (809—873) folgenden besässen, nämlich ta'rīf amrāḍ al-'ain[37] von seinem Neffen Ḥubaiš sowie al-Bāṣīr[38] von Ṯābit b. Qurra (826—901), der zwar nicht bei unsrem Ali b. Isa, wohl aber bei späteren Augenärzten vielfach citirt wird. Gegen Ḥunain's Werk bedeutet das von Ali b. Isa einen ungeheuren Fortschritt. Ja, (wenn wir, wie billig, von dem eng an ihn sich anschliessenden Werk des Ṣalāḥ ad-dīn absehen), können wir behaupten, dass in den folgenden 800 Jahren kaum ein andres Lehrbuch der Augenheilkunde geschrieben ist, das dem seinigen gleichkommt oder dasselbe übertrifft. Jedenfalls hätte die Augenheilkunde im Abendland während dieser Zeit einen höheren Stand gehabt und mehr zum Nutzen der Menschheit leisten können, wenn die frühzeitig von seinem Werk verfertigte lateinische Uebersetzung brauchbarer und dem entsprechend auch verbreiteter gewesen wäre. Freilich nützt ein Lehrbuch der Augenheilkunde nichts ohne Schule, mündliche Ueberlieferung und praktische Unterweisung! Immerhin müssen wir bis zum Anfang des 18. Jahrhunderts herabsteigen, wo die von Kepler vollendete Lehre der Dioptrik des Auges und der Gläser auch den Aerzten geläufiger zu werden anfing, und ferner der heftige Kampf um den Sitz des Stars zu Gunsten der Wahrheit entschieden worden, um bessere Bücher über Augenheilkunde zu finden, als unsre Taḏkira gewesen. Das ist die kulturgeschichtliche Stellung des Ali b. Isa.

---

[36] Originell ist muntaḫab (Auswahl) des 'Ammār b. Alī al-Mausilī (um 1020), aber von den immer auf Vollständigkeit bedachten Arabern i. A. nicht so geschätzt, wenn gleich von Einzelnen gepriesen.

[37] d. h. Bekanntmachung der Augenkrankheit.

[38] d. h. der Sehende.

Aber den Aerzten und Augenärzten unsrer Tage hoffen wir durch unsre Uebersetzung eine Darstellung des Inhalts der arabischen Augenheilkunde an die Hand zu geben, die besser und richtiger ist, als das, was bisher dafür gegolten hat, während die Freunde arabischer Literatur ein vollständiges Lehrbuch aus dem Gebiet der Heilkunde vorfinden, das noch dazu bei den Arabern als klassisch gegolten, und jetzt, was wohl bei ärztlichen Schriften überhaupt erst selten geschehen, aus noch nicht herausgegebenen arabischen Handschriften — und zwar aus fünf von den acht bekannten — möglichst genau und kritisch übersetzt und so weit erläutert worden ist, dass nach dem Erscheinen des arabischen Textes auch für die Sprachkunde ein nicht unbeträchtlicher Gewinn erhofft werden darf. Die Klarlegung der Krankheits- und Arznei-Namen haben wir uns schon jetzt angelegen sein lassen.

In dem zweiten (Schluss-) Bande der arabischen Augenärzte, welcher bereits fertig gestellt ist, werden wir noch die folgenden Werke erläutern:

1. Muntaḫab fī 'ilāǵ al-'ain (Auswahl von Augenkrankheiten), von Abu'l Qāsim 'Ammār b. 'Alī al-Mauṣilī.

2. Natīǵat al-fikar fī'ilāǵ amrāḍ al-baṣar (Ergebniss des Nachdenkens bezüglich der Behandlung der Augenkrankheiten), von Qadi Fatḥ ad-dīn Abu'l 'Abbās Aḥmad b. Ǵamāl ad-dīn Abī 'Amr 'Uṯmān al-Qaisī.

3. Kāfī fi'l-Kuḥl (Das Genügende in der Augenheilkunde), von Ḫalifa b. Abi'l-Maḥāsin al-Ḥalabī.

4. Nūr al-'ujūn wa-ǵāmi' al-funūn (Licht der Augen und Sammlung der Abtheilungen), von Ṣalāḥ ad-dīn.

Das erstgenannte Werk soll vollständig, von den andren die wichtigsten Theile übersetzt werden. Dadurch hoffen wir, das Wesentliche unsrer Aufgabe gelöst zu haben.

SENDSCHREIBEN

VON

ALI,[1] DEM SOHN DES ISA,[2] DEM AUGENARZT,

DURCH WELCHES DERSELBE,
ALS EINER SEINER FREUNDE UNTERWEISUNG ÜBER DIE KRANKHEITEN, BEHANDLUNGS-ARTEN UND HEILMITTEL DES AUGES VON IHM VERLANGTE,
DIESEM SEINEN WUNSCH ERFÜLLT HAT.

[1] Dass der Name des Vf.'s Ali b. Isa und nicht Isa b. Ali lautet, haben wir in den Vorbemerkungen nachgewiesen.

[2] P. hat Isa b. Ali al-Kaḥḥāl (der Augenarzt); D. (auf dem Rande) Kaḥḥāl; G. mutaṭabbib (Arzt); Kh. hingegen keinen Titel des Vf.'s. Dass Ali b. Isa ausübender Augenarzt gewesen, folgt nicht nur aus den Citaten späterer arabischer Augenärzte und aus Uṣaibi'a's Geschichte der Aerzte, sondern auch aus der ausdrücklichen Angabe des Vf.'s in der Einleitung seines Werkes und aus dem ganzen Inhalt des letzteren. — Der Anfang von F. lautet: Im Namen Gottes, des barmherzigen Erbarmers; bei ihm suchen wir Hilfe. Sendschreiben (risāla) des Ali b. Isa [des Augenarztes, steht auf dem Rand], als Antwort auf das, um was ihn einer seiner Brüder bat, nämlich zu erklären die Krankheiten des Auges, ihre Behandlung, ihre Arzneien. Angekommen ist dein Brief. . . .

⟨Vorrede.⟩

Ausgezeichneter Freund, den Gott in seiner Gnade behüten und in seiner Barmherzigkeit zur Wahrheit führen möge.

Es ist dein Brief in meine Hände gelangt, in welchem du mich über die Grundsätze der Bücher *Galen's*[3] von den Augenkrankheiten und deren Behandlung befragst, da die *Alexandriner*[4] zwar die *Zahl* der Augenkrankheiten mitgeteilt, aber nicht ihre Behandlungs-Arten erwähnt hätten.

Deshalb schien es mir gut, für dich, den Gott beglücken möge, ein Werk über das Auge zu verfassen, in welchem ich alles das, worüber du mich befragt hast, in gedrängter *Kürze* auseinandersetzen werde. Denn, wenn ein *Grundriss dreierlei* ⟨in sich⟩ vereinigt, 1. die grösste Sorgfalt in der Beschreibung, 2. die vollkommene Klarheit des Sinnes, 3. die Kürze der Darstellung; so kommt ihm ein ganz besonderer Nutzen zu.

Ich theile diesen Grundriss in *drei Bücher* und nenne ihn *Erinnerung⟨s-Buch⟩*[4a] *für Augenärzte*. Ich erläutere darin nämlich alles, was bei der Behandlung der Augenkrankheiten erforderlich ist, und zwar in der Absicht, dass, da doch bisweilen die Nothwendigkeit ⟨uns⟩ entgegentritt, Bücher über Behandlung irgend einer Krankheit nachzuschlagen, ⟨ihr⟩ durch

---

[3] Vgl. G. d. A., S. 316—318.

[4] *Herophilos* hat ein Werk περὶ ὀφθαλμῶν verfasst. (G. d. A., S. 352.) Uebrigens müssen die *späteren* Alexandriner doch auch die *Behandlung* der Augenkrankheiten dargestellt haben, wie wir aus *Celsus* ersehen, der aus ihnen geschöpft hat. Allerdings ist das alles verloren gegangen. Bei *Wellmann* (*Susemihl*, griech. Lit. d. Alexandriner-Zeit, 189 $^{1}/_{2}$) finden wir nichts über diesen Gegenstand.

[4a] *Paul.* in der Einleitung zu seinem Werk: τὸ παρὸν σύνταγμα τοῖς μὲν, ὡς εἰκὸς, ἔχειν αὐτὸ βουλομένοις ὑπόμνημα γενησόμενον. . . .

diesen Grundriss so weit genügt werde, dass es nicht nöthig wird, ⟨noch ausserdem⟩ umfangreichere Werke nachzusehen. Derselbe wird auch für die Reise passen; denn er wird den Zwang, viele Bücher mitzuschleppen, ⟨ganz⟩ beseitigen.[5]

Ich habe darin alle ärztlichen Verfahren erwähnt, die man in der Behandlung der Augenkrankheiten gebraucht, zugleich mit den Anzeichen und den Ursachen, und die Heilung aller ⟨Augen⟩krankheiten, sowohl derjenigen der gleichartigen Theile, wie der organischen und der Zusammenhangs-Trennungen.

Uebrigens flehe ich zu Gott, dem Allgütigen und Allmächtigen, dass er mir zur Vollendung dessen, was ich soeben angegeben, seine Hilfe angedeihen lasse.

Im ersten Buch werde ich nun ⟨das folgende⟩ auseinandersetzen: die Begriffs-Erklärung des Auges, seine Zergliederung, seine Zusammensetzung, die Zahl der Häute, der Feuchtigkeiten, der Nerven, der Muskeln; ferner, woher jede Haut hervorwächst und anfängt und wo sie hingeht; wo ⟨eines jeden⟩ Stelle im Auge ist, was sein Nutzen ist, woher seine Ernährung stammt, wozu es gebildet ist.

Im zweiten Buch werde ich von den sinnfälligen Augenkrankheiten die Zahl, die Ursachen, die Zeichen, die Behandlungs-Art angeben, so dass du dies leicht lernen kannst.

Im dritten Buch werde ich von den nicht sinnfälligen[6] Augenkrankheiten die Zahl, die Ursachen, die Zeichen, endlich

[5] Hier und an andren Stellen (z. B. II, c. 3) betont Ali b. Isa die Vollständigkeit seiner Schrift über die Augenkrankheiten. Da ihm die wichtigsten Quellen der Alten, von denen für uns vieles unwiederbringlich verloren scheint, noch fast vollständig vorgelegen haben, wenngleich wohl nur in Uebersetzungen; so hat sein Werk kulturgeschichtlichen Werth. Was er nicht erwähnt, dürfte den alten Griechen, soweit Augenheilkunde in Frage kommt, auch nicht bekannt gewesen sein.

[6] Die älteste Unterscheidung zwischen *νοσήματα φανερά* und *ἄδηλα* finden wir in der hippokratischen Schrift *περὶ τέχνης* c. 9, 10, 11, die von Theod. Gomperz (Die Apologie der Heilkunst, Wien 1890) dem Protagoras zugeeignet wird. Unser Ali b. Isa dürfte aus Galen geschöpft haben, der an mehreren Stellen diese Unterscheidung, auch besonders für Augenkrankheiten, gemacht hat. Vgl. Galen VIII, S. 221: *ἴδια πάθη τῶν κατὰ τὸν ὀφθαλμὸν μορίων, ἀφανεῖς ἔχοντα τοὺς πάσχοντας τόπους*. Ferner I, 354: *ἐν τοῖς ἀδήλοις τῇ αἰσθήσει*. Endlich I, 355 unterscheidet er *τὰ ταῖς αἰσθήσεσιν ὑποπίπτοντα* von den *μὴ φαινόμενα*.

die Behandlung angeben, sowie ein kurzes Verzeichniss der Augenheilmittel.

Durchforscht habe ich aber, um dieses Buch zu verfertigen, die Schriften der Alten[7], und von meinem eigenen nur weniges hinzugefügt, was ich öffentlich von den Lehrern unsrer Zeit gelernt, und was ich ⟨persönlich⟩ in der Ausübung dieser Kunst erfahren habe.

Zu stande gekommen ist dies ⟨mein Werk⟩, nachdem ich viele von den wegen ihrer Geschicklichkeit berühmten Alten eingesehen habe, besonders von den Schriften des so hervorragenden Galenos, und ebenso auch von den Schriften des Ḥunain.[8] Denn der letztere hat in denselben die Blüthen aller Schriften gesammelt[8a], welche die geschicktesten Ärzte vor und nach Galenos verfasst haben.[8b]

Aus ihnen ⟨beiden⟩ sammelte ich ⟨hinwiederum⟩ alles das beste, was ich darin fand; und dies ist nicht tadelnswerth, da ja auch der so treffliche Galenos in seinen Werken vieles aus den Angaben der Dioscurides mittheilt. Und ebenso hat es Joannes Ibn Serapion gemacht; [denn er hat vieles aus den Pandekten des Paulos übernommen und es in seinem Buch verwerthet.][9] Dies wollte ich also als Quelle und Regel meiner

---

[7] Er meint natürlich die Griechen, die ihm, wenigstens in Uebersetzung, zur Verfügung standen.

[8] 809—873, zu Bagdad. Ausser einem Grundriss der Heilkunde, einer Einleitung in die kleine Kunst des Galen und einem Buch über die Zeichen verfasste er das Werk der zehn Bücher über das Auge, dessen arabischer Text verloren ist, bis auf Bruchstücke im al-Ḥāwī; dessen lateinische Uebersetzung aber im sogenannten liber de oculis Galeni und im gleichnamigen des Constantinus vorliegt. (Vgl. Hirschberg, Sitz.-B. d. K. Pr. Akad. d. W., 1903, XLIX). Endlich auch noch ein Werk über das Auge in Frag' und Antwort, in drei Büchern. (Wir werden noch genauer auf Ḥunain's Schriften eingehen.)

[8a] Vgl. Paul. in d. Einleitung: Ὀρειβασίῳ καὶ αὐτῷ ἀπανθίσαντι βίβλον.

[8b] Wir möchten erwarten: ⟨und aus Galenos selber⟩; wenigstens wimmelt Ḥunain's Werk von Galenischen Gedanken.

[9] Der [eingeklammerte] Satz findet sich in D., aber nur als Rand-Bemerkung; er fehlt in G. u. Kh., während P. eine kürzere Fassung hat: von der Rede des Diosc., und Ibn Serapion von der Rede des Paulos.

Alle vier bisherigen Übersetzungen des 1. Buches der taḏkira haben diese Stelle falsch wiedergegeben. a) L: Gal. compilavit in libris suis

Schrift hinstellen. Damit du aber leichter das suchen kannst, was du ⟨gern⟩ finden möchtest[10] zur Zeit des Bedarfs, habe ich den Stoff in Kapitel eingetheilt.

---

de dictis Dya. et filii Serapionis et de dictis Pauli. b) Pansier, II: Gal. libros suos ex l. Diasc., Serapionis et Poli compilavit. c) Hille: Galenus multa a Dioscoride et filio Serapionis et Paulo dicta in libris suis conjunxit. d) Dr. Ariff Arslan (Janus, 15. Sept. 1903): Galien a introduit dans ses livres les opinions de Dioscoride, de Sérapion d'Alexandrie et de Paul d'Égine."

Zwar hatten die Araber nur undeutliche Kenntnisse von der Geschichte der Griechen und Römer. Aber einen so groben Fehler hat der treffliche Ali b. Isa nicht begangen, den Sohn des Serapion und Paulos von Aegina vor Galen anzusetzen. Der Fehler liegt auf Seiten der Uebersetzer. (Vgl. Hirschberg, Janus, 15. Oct. 1903.)

[10] Wir würden lieber sagen „damit du leichter finden mögest, was du suchst." Die Kapitelangaben am Anfang jedes Buches bei dem Araber ersetzen unsre Inhaltsangaben am Schlusse des Werks.

⟨I.⟩

Die Kapitel des ersten Buches sind 21 an Zahl. 1. Ueber die Definition des Auges. 2. Ueber den Nutzen des Auges und seine Verrichtung. 3. Ueber die Natur des Auges und seine Mischung (Temperament). 4. Wie viele Ursachen es gibt für die Schwärze des Auges. 5. Wie viele Ursachen es gibt für die blaue Farbe des Auges. 6. Wie viele Häute des Auges es gibt. 7. Wie viele Feuchtigkeiten, Nerven und Muskeln des Auges es gibt. 8. Was die Krystall-Feuchtigkeit ist, und ihre Thätigkeit. 9. Was die Glasfeuchtigkeit ist, und ihr Nutzen. 10. Was die Netzhaut ist, und ihr Nutzen. 11. Was die Aderhaut ist, und woher sie hervorwächst. 12. Was die harte Haut ist, und ihre Wirkung. 13. Was die spinngewebige Haut ist, und ihr Nutzen. 14. Was die eiweissartige Feuchtigkeit ist. 15. Was die Traubenhaut (Beerenhaut) ist. 16. Was die Hornhaut ist. 17. Was die Bindehaut ist. 18. Wie viele Muskeln und Nerven des Auges es gibt, und wo sie gelegen sind. 19. Ueber die Beschaffenheit des Licht-Nerven (Seh-Nerven) und des Bewegungs-Nerven. 20. Wie der Seh-Geist erzeugt und durch ihn das Sehen bewirkt wird. 21. Ueber die Beschaffenheit der Lider und Wimpern und ihren Nutzen.

Ich beginne das **erste** Kapitel mit ⟨der Bemerkung⟩, dass derjenige, welcher das Auge richtig behandeln will, den Begriff und die Natur des Auges genau kennen muss, da man ja die Krankheiten von einem jeden Organ nur dadurch zu entfernen vermag, dass man eben das Organ zu seiner ursprünglichen Beschaffenheit, der es entfremdet gewesen, zurückbringt. Zweck der Heilkunde ist ja Erhaltung der bestehenden Gesundheit und Wiederherstellung der verlorenen. Somit beginne ich mit der Begriffs-Erklärung des Auges.

Erstes Kapitel.

Von der Begriffs-Erklärung des Auges.

Es ist das Auge, wenn du eine Begriffs-Erklärung desselben verlangst, ein Sinnes-Werkzeug, organisch, sehend, zusammengesetzt aus Häuten und Hüllen und Feuchtigkeiten und Arterien und Venen und Nerven und Muskeln.[1] Dies ist die vollkommenste und vollendetste Begriffs-Erklärung desselben. Da für jedes Ding zwei Begriffs-Erklärungen vorhanden sind, eine wesentliche und eine zufällige, so ist die ⟨eben genannte⟩ Begriffs-Erklärung des Auges als eine wesentliche ⟨zu bezeichnen.⟩

Zweites Kapitel.

Vom Nutzen und von der Verrichtung des Auges.

Der Nutzen des Auges ist der folgende. Es bewahrt den Körper vor den von aussen kommenden Schädlichkeiten und geleitet ihn dahin, wohin er will. Daher ist es in dem obersten Theil des Körpers eingesetzt[1], — wie der Wächter eines Gartens.

Seine Verrichtung aber besteht darin, die Farben, die Gestalten, die Körper, — was davon gross, was klein ist, — zu erkennen.

Drittes Kapitel.

Von der Natur des Auges und seiner Mischung.

Die eigentliche Natur des Auges ist warm, aber seine natürliche Mischung ist feucht. Denn, da es seinen Ursprung

---

K. 1. [1] So P., — am besten. Dagegen Kh. u. G.: aus Häuten und Feuchtigkeiten und Hüllen und Bändern und Venen und Muskeln und Arterien. In D. fehlt „Feuchtigkeiten“. In L. fehlt „Arterien“ und steht „Feuchtigkeiten“ am Ende.

K. 2. [1] Galen, vom Nutzen der Theile, l. X, c. 1 (B. III, S. 759): *Τοὺς δ' ὀφθαλμοὺς, ὅτι μὲν ἐφ' ὑψηλοῦ κεῖσθαι καὶ φρουρεῖσθαι πανταχόθεν ἄμεινον ἦν, ἔμπροσθεν εἴρηται.* Vgl VIII, c. 5.

aus dem Hirn hat, so ist es aus diesem Grunde feucht. Warm aber ist dasselbe, wegen der Menge von Blut- und Schlag-Adern, die es durchdringen. Deshalb ist es auch leicht beweglich.

Bisweilen überwiegt zwar die Kälte in seiner Mischung, aber dennoch ist diese nicht seine eigentliche Natur. Des Auges warme[1] Natur wird erwiesen aus seiner raschen Bewegung und aus der Weite seiner Blutadern und aus seiner rothen Farbe und aus der warmen Berührung. Hingegen ist ein Auge kalter[2] Mischung gekennzeichnet durch langsame Bewegung, Enge der Blutadern und Kälte der Berührung. Die feuchte[3] Mischung eines Auges wird ebenso dargethan durch die weiche Berührung, die Menge der Absonderung aus demselben und durch die grosse Feuchtigkeit desselben. Ein Auge trockner[4] Mischung wird nachgewiesen durch die harte Berührung; denn ein derartiges Auge ist trocken und dürr.

Auch die Farbe des Auges verkündigt seine Mischung. Das blaue Auge ist weniger warm und eher zur Kälte hinneigend, und von geringerer Feuchtigkeit und grösserer Trockenheit. Deshalb sieht es Nachts besser, als bei Tage[5], weil von der Abkühlung der Luft das Auge feucht wird.

Dass das blaue Auge von kalter Mischung ist, wie z. B. das der Slaven[6], wird dadurch bewiesen, dass in ihren Gegenden und in ihren Temperamenten die Kälte überwiegt, und ⟨dabei⟩ ihre Augen blau sind. In ähnlicher Weise wird Kälte des blauen Auges auch dadurch bewiesen, dass die Augen der Greise blau werden, wenn in ihrer Mischung Kälte und Trockenheit überwiegen.

Aber das schwarze Auge ist mehr warm und mehr feucht; und deshalb wird es mehr von dunstigen und wässrigen Krank-

---

K. 3. [1] Galenos (die ärztl. Kunst, c. 9, B. I, S. 329): *ὅσοι μὲν ⟨ὀφθαλμοὶ⟩ ἁπτομένοις ἐναργῶς εἰσι θερμοὶ καὶ κινοῦνται ῥᾳδίως τε καὶ πολλάκις καὶ φλέβας εὐρείας ἔχουσι, θερμοὶ σύμπαντές εἰσι* ... Vgl. K. (III, III) I, 2, S. 17.

[2] Gal. a. a. O.: *ψυχροὶ δὲ οἱ τούτοις ἐναντίοι.*

[3] Gal. a. a. O.: *καὶ ὑγροὶ μὲν οἱ μαλακοί τε καὶ πλήρεις ὑγρότητος.*

[4] Gal. a. a. O.: *ξηροὶ δὲ οἱ αὐχμηροί τε ἅμα καὶ σκληροί.*

[5] Aristoteles, von der Zeugung der Thiere, l. V, c. 1, S. 779^{b} Z. 35: *τὰ μὲν γλαυκὰ μὴ εἶναι ὀξυωπὰ τῆς ἡμέρας.* Vgl. K., S. 98.

[6] Ṣaqāliba. Vgl. Galen, VI S. 21: *ἥ τε τῶν Αἰγυπτίων μελανότης ἥ τε τῶν Κελτῶν λευκότης* ...

heiten befallen. Je schwärzer das Auge, desto wärmer und feuchter ist dasselbe. Den Beweis liefern die Augen der Abessinier[7] und ihre Schwärze, da in ihren Gegenden und in ihren Mischungen die Wärme überwiegt.

Das graue und das gefleckte Auge besitzt eine mittlere Mischung.

Viertes Kapitel.

Wie viel Ursachen es gibt für die Schwärze des Auges.[1]

Sieben Ursachen gibt es für die Schwärze des Auges: 1. Verringerung des Seh-Geistes, 2. Trübung desselben, 3. Verkleinerung der Krystall-Feuchtigkeit, 4. Versenkung derselben in die Tiefe, 5. Vermehrung der eiweissartigen Feuchtigkeit, 6. Trübung derselben, 7. intensive[2] Schwärze der Traubenhaut.[3]

Fünftes Kapitel.

Wie viele Ursachen es gibt für die Bläue des Auges.

Für die Bläue des Auges gibt es gleichfalls sieben Ursachen, welche den eben genannten für die Schwärze des Auges entgegengesetzt sind: 1. Menge des Seh-Geistes, 2. Klarheit desselben, 3. Grösse der Krystall-Feuchtigkeit, 4. Vorlagerung derselben, 5. Verringerung der eiweissartigen Feuchtigkeit,

---

[7] Ḥabaša.

K. 4. [1] Für Kap. 4 u. 5 vgl. Aristot., von der Zeugung der Th. VI, c. 1; Galen, von der ärztl. Kunst c. 9 (B. I, S. 329); Oreibas. B. III, S. 199; Theophilos, von der Einricht. d. menschl. Körp. IV, c. 21. Vgl. K. (III, III) II, c. 34, S. 95.

[2] In Kh. fehlt das Beiwort, welches D. hat.

[3] Galen a. a. O.: *μέλας δ' ὀφθαλμὸς ἢ διὰ τὴν σμικρότητα τοῦ κρυσταλλοειδοῦς ἢ διὰ τὴν ἐν βάθει θέσιν, ἢ ὅτι λαμπρόν τε καὶ αὐγοειδὲς ἀκριβῶς οὐκ ἔστιν, ἢ ὅτι τὸ λεπτὸν ὑγρὸν ἤτοι πλέον ἢ οὐ καθαρόν ἐστιν, ἢ διά τινα τούτων ἢ διὰ πάντα πέφυκε γίνεσθαι· τὸ μᾶλλον δὲ καὶ ἧττον ἐν αὐτοῖς, ὡς ἔμπροσθεν εἴρηται.*

6. Klarheit derselben, 7. Verringerung der Schwärze der Traubenhaut.[1] Das graue und das scheckige Auge entsteht, wenn einige Ursachen von Augen-Schwärze zusammen vorkommen mit einigen von Augen-Bläue.

Die gefleckte Farbe zeigt an, dass der Seh-Geist reichlich und klar ist.

Wenn ich über solche Dinge ausführlicher handeln wollte, so würde meine Darstellung zu lang, und mein Buch zu dick werden, das doch nur ein Grundriss sein soll. Ich muss deshalb schon anfangen, von den Häuten des Auges zu sprechen.

Sechstes Kapitel.

Wie viele Häute des Auges es gibt.

Wisse, das Auge besteht aus sieben Häuten. Die erste heisst die harte[1], die zweite die Aderhaut, die dritte die Netzhaut, die vierte die spinngewebige, die fünfte die Traubenhaut, die sechste die Hornhaut, die siebente die Bindehaut.

Ueber die Zahl derselben herrscht Streit, aber nur in Beziehung auf das Wort, nicht auf den Sinn.[2] Denn einige erklären, es gäbe sechs Häute, da es ihnen nicht gefällt, dass die netzförmige als Haut bezeichnet werde. Sie geben dafür den folgenden Grund an: der Nutzen einer Haut besteht darin, das zu schützen, was sie einhüllt; und so sei es eben **nicht** mit der Netzhaut. Ferner ⟨nennen sie⟩ noch einen andren Grund, — dass sie nämlich nur zur Ernährung des Auges hergerichtet sei.

K. 5. [1] Galen a. a. O.: *γλαυκὸς μὲν οὖν ὀφθαλμὸς ἤτοι διὰ μέγεθος ἢ λαμπρότητα τοῦ κρυσταλλοειδοῦς ἢ προπετῆ θέσιν, ἢ διὰ τὴν τοῦ λεπτοῦ καὶ ὑδατώδους ὑγροῦ τοῦ κατὰ τὴν κόρην ὀλιγότητά τε καὶ καθαρότητα γίνεται· πάντων μὲν ἅμα συνελθόντων, ὁ γλαυκότατος· εἰ δὲ τὰ μὲν αὐτῶν παρείη, τὰ δὲ μή, τὸ μᾶλλόν τε καὶ ἧττον ἐν γλαυκότητι συνίσταται.* Vgl. G. d. A., S. 363.

K. 6. [1] [und diese hängt an dem Knochen], in G., Kh., P. u. D.; aber nicht in L. Dieser Satz kann auf die **Bindehaut** sich beziehen (vgl. Kap. 17); oder er bedeutet: „und diese **grenzt** an den Knochen".

[2] Eine sehr vernünftige Kritik.

Andre ⟨hingegen⟩ nehmen nur fünf Häute an und erklären, das Häutchen über der Hälfte der Krystall-Feuchtigkeit sei keine Haut, — gleichfalls aus zwei Gründen: einmal, weil es einen Bestandtheil des Krystalls selber darstelle, sodann, weil es nur die Hälfte des letzteren bedecke; was aber nicht das ganze Ding bedecke, werde nicht Haut genannt.

Noch Andre erklären, es gäbe nur vier Häute. Diesen beliebt es nicht, die Bindehaut als Haut zu bezeichnen, — aus zweien Gründen: erstlich, weil sie so aussieht, wie ein Band des Auges; zweitens weil sie das letztere nicht bedeckt noch überzieht.

Ferner haben noch Andere erklärt, es gäbe nur drei Häute; denn sie nehmen an, dass Ader- und Trauben-Haut ein und dieselbe Haut bilden. Diejenigen aber, welche ⟨schliesslich⟩ nur zwei Häute annehmen,[3] erklären ⟨noch dazu⟩, dass die harte und die Hornhaut nur eine Haut darstellen.

Aber Galenos[4] und seine Nachfolger erklären, dass sie sieben Häute zählen. ⟨Dabei⟩ nehmen wir in der Hornhaut vier Schichten an.

Siebentes Kapitel.

Wie viel Feuchtigkeiten, Nerven und Muskeln des Auges es gibt.

Feuchtigkeiten des Auges gibt es drei, die Glas-, Krystall- und Eiweiss-Feuchtigkeit. Nerven desselben gibt es zwei, einen

---

[3] Vgl. die sog. Galenische Einführung, Galen, Bd. XIV S. 711: *ὁ δὲ ὀφθαλμὸς συνέστηκεν μὲν καθ' Ἱπποκράτην ἐκ χιτώνων δύο,... κατὰ δὲ τοὺς νεωτέρους ἐκ τριῶν, κατ' ἐνίους δὲ ἐκ τεττάρων.*

[4] Diejenige anatomische Beschreibung des Auges, welche die Jahrhunderte beherrscht hat, bis zum XVIII., verdanken wir Claudius Galenus. Aber Galen's anatomisches Lehrgebäude ist nur unvollständig auf uns gekommen, die eigentliche anatomische Beschreibung des Auges ist verloren gegangen. Da jedoch die arabische Uebersetzung noch vorhanden ist, so dürfen wir hoffen, demnächst seine Beschreibung des Auges wieder zu erhalten, zumal Dr. Simon in Kiel (D. med. Wochschr. 1903) uns die Herausgabe der deutschen Uebersetzung versprochen hat. Vgl. G. d. A., S. 190. Vgl. Ps. Galen, de oculis I, c. 2, Ueberschrift.

zur Sinnes-Empfindung, einen zur Bewegung. Muskeln gibt es neun,[1] die ich mit Gottes Hilfe an ihrem Orte schildern werde.

Achtes Kapitel.

Was die Krystall-Feuchtigkeit ist.

Nachdem ich die Aufzählung der Häute und Feuchtigkeiten erledigt habe, werde ich nunmehr die Darlegung einer jeden von ihnen beginnen: woher ihr Ursprung, wohin sie geht, wo ihr Ort im Auge, was ihr Nutzen ist, und woher ihre Nahrung kommt. Anfangen werde ich mit der Krystall-Feuchtigkeit, da dies der vornehmste unter den Theilen des Auges ist. Denn durch diese erfolgt das Sehen.[1] Die andren Theile des Auges sind nur dazu geschaffen, dass sie jener edlen Feuchtigkeit dienen[2], sei es, dass sie eine Schädlicheit von ihr fern halten, sei es, dass sie derselben einen Nutzen zuführen.

Ich erkläre also: die Krystall-Feuchtigkeit ist farblos, klar, leuchtend[3], rund, — übrigens nicht in vollkommener Kugelgestalt, sondern dabei ein wenig abgeplattet. Ihr Ort ist in der Mitte des Auges, wie der Mittelpunkt, den man sich in einer Kugel vorstellt. Ihre Farblosigkeit und ihr Leuchten ⟨dient dazu⟩[3], dass sie von den Farben[4] afficirt werden kann. Der Beweis liegt darin, dass die klaren, farblosen und leuchtenden Körper, wie klares Glas und Krystall, zur Aufnahme der Farben besonders befähigt sind. Ihre mässige Rundung dient dazu, dass Schädigungen ihr nicht leicht zustossen. Denn jegliche Gestalt, außer der runden, wird leicht verletzt, weil sie Winkel

---

K. 7. [1] Außer den 6 Bewegungs-Muskeln noch 3 Retractores. (Vgl. K. 18.)

K. 8. [1] Galen, v. Nutzen d. Th. X, c. 1: *αὐτὸ τὸ κρυσταλλοειδὲς ὑγρὸν τὸ πρῶτόν ἐστι ὄργανον τῆς ὄψεως.*

[2] Galen, v. d. Urs. d. Sympt. I, c. 2 (B. VII, S. 86): *τὰ δὲ εἰς ὑπηρεσίαν αὐτοῦ γεγονότα σύμπαντά ἐστι τὰ ἄλλα τὰ κατὰ τὸν ὀφθαλμὸν μόρια.* Vgl. G. d. A., S. 322.

[3] Galen, v. Nutz. d. Th. X, c. 1: *λευκῷ δὲ καὶ λαμπρῷ καὶ στίλβοντι καὶ καθαρῷ γενομένῳ τῷ κρυσταλλοειδεῖ, μόνος γὰρ οὕτως ὑπὸ χρωμάτων ἔμελλεν ἀλλοιώσεσθαι. . . .*

[4] [und Formen] D, auf dem Rand, — ein unpassendes Einschiebsel. (Nicht in P.) G. u. Kh. habeu noch schnell.

(Ecken) besitzt.[5] Beweis: das Firmament bleibt ewig ungestört, weil ihm keine Schädlichkeiten zustossen, da es der Winkel ermangelt. Abplattung aber besitzt ⟨die Krystall-Feuchtigkeit⟩, damit sie vielen Theilen der wahrnehmbaren Dinge sich entgegenstellen kann.[5a] Denn wäre sie vollkommen rund oder ganz dünn;[6] so würde sie nur wenigen von denselben entgegentreten. Ein ebener Körper berührt mehr Theile der Dinge, an die er grenzt, als ein kugliger.

Der Grund für ihre in der Mitte des Auges befindliche Lage ist der folgende. Wie ich schon angeführt, ist jeder ⟨andre⟩ Theil im Auge dazu geschaffen, um jener entweder Schaden abzuwenden oder Nutzen zuzuführen; z. B. die Glasfeuchtigkeit bringt ihr Nahrung, die Hornhaut hält von ihr Schädigungen ab, welche von aussen gegen sie vordringen. Darum müssen die andren Theile sie von allen Seiten her umgeben; sie selber aber muss in der Mitte liegen.

Beweis, dass durch ⟨die Krystall-Feuchtigkeit⟩ das Sehen geschieht, nicht durch einen andren der Theile des Auges: wenn ein Star sich einschiebt zwischen jene und den Sehgegenstand, so ist das Sehen aufgehoben; wenn aber der Star von ihr fortgeschoben wird mittelst des Instruments, so kehrt das Sehen wieder.[7]

Die Natur ⟨der Krystall-Feuchtigkeit⟩ ist kalt und trocken, sie selber ähnlich dem Eise. Ihre Ernährung kommt von der Glasfeuchtigkeit, deshalb liegt die letztere in ihrer Nachbarschaft. Die Einrichtung dieser ⟨Glasfeuchtigkeit⟩ werde ich an ihrem richtigen Orte, wenn Gott will, ⟨sogleich⟩ auseinander setzen.

---

[5] Galen, vom Nutzen der Theile I, c. 11: *πρὸς δυσπάθειαν ἀκριβῶς παρεσκεύασται τὸ κυκλοτερὲς, ὡς ἂν μηδεμίαν ἐκκειμένην ἔχον γωνίαν ἀποθραυσθῆναι δυναμένην.*

[5a] Galen, v. Nutzen der Theile X, c. 15: *τὸ μὲν ἀκριβῶς σφαιροειδὲς ἐλάττοσιν ἑαυτοῦ μέρεσι, τὸ δὲ πλατὺ πλέοσι κοινωνήσει τοῖς αἰσθητοῖς.*

[6] daqīqa. Man möchte concav erwarten.

[7] Nach der in Anm. 1 z. Kap. 8 angeführten Stelle fährt Galen fort: *τεκμηριοῖ δὲ ἐναργῶς τὰ καλούμενα πρὸς τῶν ἰατρῶν ὑποχύματα, μέσα μὲν ἱστάμενα τοῦ κρυσταλλοειδοῦς ὑγροῦ καὶ τοῦ κερατοειδοῦς χιτῶνος, ἐμποδίζοντα δὲ τὰς ὄψεις, ἄχρι περ ἂν τύχῃ παρακεντηθέντα.*

Neuntes Kapitel.

Was die Glas-Feuchtigkeit ist.

Mit dem, was unmittelbar hinter dem Krystall liegt, fange ich ⟨jetzt⟩ an und sage: Hinter der Krystall-Feuchtigkeit liegt die Glas-Feuchtigkeit. Die letztere liegt ⟨unmittelbar⟩ an der ersteren. Ihre Natur ist ein wenig zur Wärme hingeneigt.

Sie gleicht dem geschmolzenen Glase[1]; ihre Farbe ist weiss (durchsichtig), doch ein wenig zur Dunkelheit neigend.[2]

Sie ist nothwendig aus zwei Ursachen. Einmal, um dem Krystall Nahrung zuzuführen. Denn jedes Glied des Körpers braucht die erforderliche Nahrung, um das zu ersetzen, was verzehrt wird durch die natürliche Wärme von innen und durch die Wärme der Luft von aussen.

Somit bedarf es ohne Zweifel eines Ersatzes des Verlorenen. Der Verlust wird aber nur ersetzt, wenn der Ersatz ihm ähnlich ist und ähnlich der Natur des Theiles.

Am schnellsten wird etwas einem Dinge einverleibt, wenn es zu ihm schon hinneigt und seiner Natur nahesteht.

Da nun der Krystall nothwendig der Nahrung bedarf; da er aber, wie schon erwähnt, klar und durchsichtig ist: so kann seine Nahrung nicht unvermittelt aus dem Blute stammen.[3] Denn, käme die Nahrung des Krystalls aus dem Blute, unvermittelt; so würde es dem Menschen zustossen, dass er jedes Mal, wenn der Krystall mit Blut ernährt würde, alles in der Farbe des Blutes erblickte. Daher braucht jener ein Mittelglied, welches das Blut umändert zu seiner Natur hin, in welcher er sich selber befindet. Dieses Mittelglied ist die Glas-Feuchtigkeit. Denn sie kommt dem Krystall näher in Farblosigkeit und Reinheit, als die andren inneren Häute. Deshalb ist sie auch dem Krystall benachbart und ihn berührend erschaffen, und der Krystall mit seiner ⟨hinteren⟩ Hälfte in jene

---

K. 9. [1] Galen, vom Nutzen der Theile, X, c. 1: *τὸ δὲ ὑαλοειδὲς ὑγρὸν μὲν, ὥσπερ τις ὕαλος ὑπὸ θερμοῦ κεχυμένη.*

[2] Galen a. a. O.: *ὀλίγου μέλανος λευκῷ πολλῷ κραθέντος.*

[3] Galen a. a. O.: *κατὰ διάδοσιν τρέφεται, τὸ μὲν κρυσταλλοειδὲς ἐκ τοῦ ὑαλοειδοῦς, τὸ δὲ ὑαλοειδὲς ἐκ τοῦ περιέχοντος αὐτὸ σώματος.*

eingetaucht, — wie eine Kugel, die du dir zur Hälfte in Wasser getaucht vorstellst.[4]

Die zweite Ursache ist <ihre Aufgabe>, das Licht zum Krystall zu leiten; wegen dieser Lichtleitung besitzt sie ihre Klarheit. Die Nahrung kommt der Glas-Feuchtigkeit zu aus der sie umgebenden Netzhaut.[3]

Dies sind die nothwendigen Angaben über die Glas-Feuchtigkeit.

Zehntes Kapitel.

Was die Netzhaut ist und ihr Nutzen.

Die Netzhaut[1] ist zusammengesetzt aus zwei Dingen; erstlich aus der Endigung (End-Ausbreitung) des ausgehöhlten <Seh->Nerven[2], zweitens aus Blutadern und Schlagadern.[3] Ihre Natur ist gemässigt; sie ist von geringerer Wärme, als die Aderhaut, und weicher.

Ihr Ursprung ist aus der Endigung des ausgehöhlten Nerven, in dem der Seh-Geist strömt, oder vielmehr ist sie aus der Substanz des letzteren. Sowie dieser Nerv zu der Hinterfläche des Glaskörpers gelangt ist, so macht er hier Halt und zieht von der dünnen Haut, welche ihn umgibt, feine Adern herbei.[3]

Diese Adern gelangen <also> zu ihm und umgeben ihn und vertheilen sich in ihm mit vielen feinen Zweigen und vermischen sich mit der Substanz der Nerven. Schliesslich vereinigt sich der eine Theil mit dem andren, und daraus entsteht die Netzhaut, welche die Glas-Feuchtigkeit umgiebt und mit der Mittel-Linie (dem Aequator) der Krystall-Feuchtigkeit zu-

---

[4] Galen a. a. O., c. 2: *μέσον ὀχεῖται κατ' αὐτὸ <τὸ ὑαλοειδὲς> τὸ κρυσταλλοειδὲς, οἷον σφραῖρά τις ἡμίτομος ἐν ὕδατι.*

K. 10. [1] Galen, v. Nutz. d. Th., X., c. 2 (B. III, S. 762): *καλοῦσιν αὐτό τινες <οὐ> κυρίως ἀμφιβληστροειδῆ χιτῶνα· προσέοικε μὲν γὰρ ἀμφιβλήστρῳ τὸ σχῆμα, χιτὼν δ' οὐδαμῶς ἐστιν.*

[2] Galen, ebendas. X, c. 1: *πλατυνθείσης τῆς ἄνωθεν κατιούσης ἀπ' ἐγκεφάλου μοίρας ἐγένετο.*

[3] Galen, ebendas. c. 2: *μεστὸν ἀρτηριῶν τέ τινων καὶ φλεβῶν.* Diese Zweitheilung der Netzhaut ist ganz richtig. — Galen, ebendas.: *καὶ τοῦ χοριοειδοῦς χιτῶνος λεπταὶ . . . διαφύσεις εἰς τὸ ἀμφιβληστροειδὲς σῶμα διατεταμέναι . . .*

sammenhängt (verwächst) und zwar in der beigefügten Art und Weise.[4]

Zweifachen Nutzen gewährt <die Netzhaut>: einmal den, dass sie die Glas-Feuchtigkeit ernährt, mittelst ihrer Venen und Arterien[5]; zweitens, dass sie die Sehkraft mit ihren Nerven zum Krystall leitet, durch das Mittelglied des Glaskörpers.[6] Deshalb berührt sie auch den letzteren. Ihre Nahrung kommt ihr aus der Aderhaut zu.

Elftes Kapitel.

Was die Aderhaut ist, und ihr Ursprung.

Wisse, das Gehirn ist umgeben von zwei Häuten, welche von den Griechen Meningen[1] genannt werden. Die eine ist zart und weich, und ihr Nutzen ist der, das Gehirn zu ernähren, mit ihren Venen und Arterien. Die andre ist dick und hart und haftet am Schädel; ihr Nutzen ist der, das Gehirn vor dem Knochen zu beschützen. Jeder Nerv, der aus dem Gehirn hervorgeht, wird von diesen beiden Häuten umhüllt, bis er aus dem Knochen hervortritt. So finden wir auch den ausgehöhlten Nerven, welcher den Seh-Sinn leitet, bedeckt von den beiden Häuten. Ihr Nutzen ist der folgende: die innere Haut ernährt den Sehnerven, die äussere schützt ihn vor den Knochen des Schädels. Wenn nun der Sehnerv hervortritt aus dem Knochen, in dem er sich befindet, so erfolgt eine Trennung, indem aus der Substanz des Nerven selber die Netzhaut hervorgeht, wie ich das schon vorher auseinandergesetzt; während aus der zarten Umhüllung, die ihm anhaftet, eine Haut hervorgeht, welche Nachgeburts-Haut[2] genannt wird. Mit

---

[4] Die Abbildung fehlt in allen fünf Handschriften; und auch in L., wo es heisst: sec. illud exemplum, — was ohne das Arabische unverständlich wäre.

[5] Galen, ebendas. c. 2: *διαφέρειν τὴν τροφὴν τῷ ὑαλοειδεῖ.*

[6] Galen a. a. O. *χρεία πρώτη . . . . τῶν ἀλλοιώσεων αἰσθανόμενον τοῦ κρυσταλλοειδοῦς.* Es ist dies ja nicht ganz dasselbe.

K. 11. [1] Das griechische Fremdwort ist deutlich zu erkennen in der arabischen Schreibweise maningis. (S. auch Anm. 2, Kap. 20.) Vgl. Galen, v. Nutzen d. Theile X, c. 2.

[2] *χοριοειδής*, secundina. Galen, ebendas. X, c. 2: *οὐ γὰρ ἂν οὔτ' ἐκάλεσαν αὐτὸν οὔτ' ὠνόμασαν οὕτως <χοριοειδῆ>, εἰ μὴ σύνδεσμός τις ἀγγείων*

letzterem Namen wird sie belegt, weil sie das, was sie umfasst, mit einer Hülle umgibt.[2] Sie verwächst an dem Ort, an welchem auch die Netzhaut anwächst, nämlich an dem Aequator des Krystalls. Ihre Natur neigt mehr zur Wärme und zur Weichheit. Sie besitzt einen zwiefachen Nutzen: erstens die Netzhaut zu ernähren, mittelst der kleineren und der grösseren Venen, welche sie enthält; zweitens die Netzhaut zu schützen gegen die von hinten kommenden Schädlichkeiten.

Sie ist auch nöthig zu einem dritten Nutzen, — dass sie in sich das Blut verfeinere; dann treibt sie dasselbe zur Netzhaut, dort wird es gleichfalls ⟨noch weiter⟩ verdünnt und verfeinert. Hierauf wird es zur Glas-Feuchtigkeit getrieben, dort ⟨noch weiter⟩ verdünnt und verfeinert und schliesslich zum Krystall getrieben.

Aber ihre Nahrung kommt ihr zu aus den Venen, welche sie selber enthält.

Zwölftes Kapitel.

Was die harte Haut ist.

Die harte Haut ⟨des Auges⟩ entsteht und beginnt an der harten Haut, welche auf dem Sehnerven sich befindet.[1] Ihre Natur ist kalt und trocken, ihre Farbe weiss. Ihr Nutzen besteht darin, das Auge vor dem dasselbe umgebenden Knochen zu schützen, damit es nicht von der Härte und Rauhigkeit des letzteren geschädigt werde. Sie ist gewissermassen ein Band des Auges von innen, wie die Bindehaut von aussen. Ihre Nahrung kommt von der Haut, aus der sie entspringt.

Dies ist die Erklärung der drei Häute und der Feuchtigkeit hinter dem Krystall, nach meinem Vermögen, und so kurz, wie ich es vermochte. Jetzt will ich beginnen, mit Gottes Hilfe die Beschreibung der vorderen Häute und Feuchtigkeiten zu geben.

ἣν παμπόλλων, ὥσπερ τὸ χορίον. Also ein wenig anders. Uebrigens ist die Grund-Anschauung, dass die Aderhaut aus der weichen Hirnhaut, die Lederhaut aus der harten, die Netzhaut aus dem Sehnerven selber hervorgeht, durchaus als richtig und begründet aufzufassen.

K. 12. [1] Vgl. Galen, ebendas. X, c. 2: *ὥσπερ κατὰ τὸν ἐγκέφαλον, οὕτω κἀνταῦθα τὸν ἀπὸ τῆς παχείας μήνιγγος χιτῶνα περιβέβληται.*

Dreizehntes Kapitel.

Was die Spinngewebs-Haut ist.[1]

Wisse, unmittelbar vor dem Krystall liegt eine Haut-Hälfte, welche Spinngewebs-Haut heisst, weil sie ⟨eben⟩ einem Spinngewebe ähnlich sieht.[2] Sie wächst hervor aus dem Krystall, oder wie Andre sagen, — aus der Netzhaut.

Ihre Farbe ist weiss, sie selber glatt und wie polirt.[3] Wenn daher Jemand mit seinem Auge in das Auge eines andren blickt, so sieht er das Bild einer menschlichen Gestalt, da er eben sein eignes Bild in ihrem polirten Spiegel erblickt.[4] Ihre Natur ist kalt und trocken, doch weniger trocken als die harte Haut. Ihre Nahrung kommt aus der Krystall-Feuchtigkeit. Nutzen hat sie dreierlei. Erstlich trennt sie die Feuchtigkeiten, nämlich Krystall und Eiweiss, dass sie sich nicht unter einander mischen, und die eine die andre verderbe.[5] Zweitens schützt sie den Krystall vor den Krankheiten, welche die Eiweiß-Feuchtigkeit befallen.[5] Drittens, — so oft Ueberschuss von Nahrung in der Krystall-Feuchtigkeit vorhanden ist, stösst letztere ihn zur Spinngewebs-Haut hin; was vom Krystall ausgespieen ward, das eben wird von der Spinngewebs-Haut aufgenommen. Denn von jenem kommt dieser die Nahrung zu.

Vierzehntes Kapitel.

Was die eiweiss-artige Feuchtigkeit ist.

Die eiweiss-artige Feuchtigkeit liegt vor der Spinngewebs-Haut.[1] Sie ist flüssig, ähnlich dem dünnen Eiweiss der Eier. Ihre Farbe ist weiss, ihre Natur kalt und feucht. Ihre Nahrung

---

K. 13. [1] Vordere Linsen-Kapsel nebst Zonula-Fasern.

[2] Galen, ebendas. X, c. 6: *τῶν λεπτῶν ἀραχνίων λεπτότερός ἐστι καὶ λευκότερος.*

[3] Galen, ebendas.: *καὶ γὰρ δὴ καὶ λεῖός ἐστι καὶ στιλπνὸς ὑπὲρ ἅπαντα τὰ κάτοπτρα.*

[4] Galen, ebendas.: *καὶ δὴ καὶ τὸ τῆς κόρης εἴδωλον οἷον ἐν κατόπρῳ τινὶ [τούτῳ] συνίσταται.* Vgl. G. d. A., S. 198. (Wir wissen ja allerdings, dass jenes Bildchen von der Hornhaut gespiegelt wird.)

[5] Dies ist ganz richtig.

K. 14. [1] Galen, ebendas. X, c. 5: *ἐν τῷ μεταξὺ τοῦ κρυσταλλοειδοῦς*

kommt aus der Traubenhaut. Nutzen hat sie viererlei. Erstlich[2] schützt und befeuchtet sie den Krystall, damit er nicht austrockne, durch die natürliche ⟨Körper-⟩Wärme von innen und durch die Luft-Wärme von aussen. Zweitens befeuchtet sie die Traubenhaut, damit diese nicht austrockne und hart werde durch die natürliche Wärme und den Krystall schädige bei der Berührung.[2] Drittens, da die Traubenhaut an ihrer Innenfläche eine Zottigkeit und Rauhigkeit besitzt, so hindert ⟨die Eiweissfeuchtigkeit⟩ jenen rauhen Körper, dass er nicht die Krystallfeuchtigkeit berühre und mit seiner Rauhigkeit ihre Flüssigkeit aufsauge. Viertens nimmt sie die Sehkraft von innen auf und leitet sie nach aussen; und ebenso nimmt sie den wahrgenommenen Gegenstand, welchen die Sehkraft aussen trifft, auf und leitet ihn nach innen.[3]

Galenos[4] behauptet, dass in keiner der genannten drei Feuchtigkeiten Blutgefässe seien, weder pulsirende noch pulslose.

Oreibasios[5] erklärt im 7. Abschnitt seines Werkes, dass sie auf dem Wege der Ausschwitzung ernährt werden. Merke dir das!

Fünfzehntes Kapitel.

Was die Traubenhaut ist.

Die Traubenhaut liegt vor der eiweiss-artigen Feuchtigkeit.[1] Ihre Natur neigt zur Wärme und Feuchtigkeit. Sie selber ist weich, damit sie nicht den Krystall bei Berührung schädige.

ὑγροῦ καὶ τοῦ ῥαγοειδοῦς χιτῶνος ὑγρότης τις λεπτὴ περιέχεται . . . c. 4: *ὑγρὸν λεπτὸν καὶ καθαρὸν οἷόν περ ἐν τοῖς ὠοῖς ἐστι.*

[2] Galen, v. N. d. Th. X, c. 6: *ἀλλὰ καὶ πρὸς τὸ μὴ καταξηραίνεσθαι τὸ κρυσταλλοειδὲς καὶ τὴν ἔνδον μοῖραν τοῦ ῥαγοειδοῦς. . . .*

[3] Vgl. Galen, ebendas. X, c. 4: *ἡ τῆς ἔνδον αὐγῆς πρὸς τὴν ἔξω κοινωνία τε καὶ κρᾶσις.*

[4] Ebendas. X, c. 1 (B. III S. 761): *οὐκ ἔστι δ' ἐν οὐδετέρῳ τῶν λευκῶν τούτων φλὲψ οὐδεμία, δῆλον οὖν ὡς κατὰ διάδοσιν τρέφεται.* Gemeint sind Krystall und Glaskörper.

[5] Wir finden, dass er im 24. Abschnitt s. ärztl. Sammlungen (B. III, S. 295) die obengenannten Worte des Gal. wiederholt. Der 7. Abschnitt handelt nur von Blut-Entziehungen und Entleerungen. In Synops. und Eupor. spricht er nicht davon. (L. hat übrigens Joannitius, der I, 3 ähnliches hat.)

K. 15. [1] Diese Darstellung beruht auf der irrigen Annahme einer

Sie besteht aus zwei Schichten, wie der Magen. Innen besitzt sie eine Zottigkeit.[2] Diese letztere hat einen zwiefachen Nutzen. Einmal hält sie die eiweiss-artige Flüssigkeit zusammen, da diese ja dünnflüssig ist. Sodann hängt sich an jene Rauhigkeit der Star, zur Zeit der Operation. Aussen ⟨aber⟩ ist ⟨die Traubenhaut⟩ glatt, damit sie nicht bei der Berührung die Hornhaut schädige.

In ihrer Mitte ist ein Loch, das Pupille heisst. Sein Nutzen ist der, daß der Seh-Geist durch dasselbe hindurchtritt, so dass er die Sinnes-Gegenstände erreichen kann.

Ursprung und Nahrung der Traubenhaut stammt aus der Aderhaut. Der ersteren Nutzen ist fünffach.

Erstlich ernährt sie die Hornhaut, mit dem, was sie aus ihren Blut- und Schlag-Adern erhält, da ja die Hornhaut — wegen ihrer Dünne und Durchsichtigkeit — keine Blut- und Schlag-Adern besitzt, die ihr zur Ernährung genügen. Zweitens ernährt sie die eiweissartige Feuchtigkeit. Drittens trennt sie den Krystall von der Hornhaut, dass die letztere dem ersteren durch ihre Härte nicht schade. Viertens sammelt sie in ihrem Loch innen den Sehgeist, dass er sich nicht ⟨gleich⟩ zerstreue.[3]

Beweis: wenn gelegentlich dem Loch der Traubenhaut Erweiterung zustösst, dann wird der Sehgeist zerstreut und das Sehen aufgehoben.[4]

Fünftens hält sie die eiweiss-artige Feuchtigkeit zusammen, dass sie nicht nach aussen abfliesst.

Sechzehntes Kapitel.

Was die Hornhaut ist.

Die Hornhaut[1] liegt vor der Traubenhaut. Sie ist weiss (farblos), klar, hart und dicht. Sie ist farblos geschaffen, dass

---

sehr tiefen hinteren Augenkammer. Diese Annahme erklärt uns manche Ansichten der Griechen und Araber, die sonst unverständlich wären.

[2] Galen, ebendas. X, c. 4: *καλοῦσι γὰρ οὕτως ⟨ῥαγοειδῆ⟩ αὐτὸν, εἰκάσαντες ῥαγὶ σταφυλῆς τήν τε ἐκτὸς λειότητα καὶ τὴν ἐντὸς δασύτητα.*

[3] Galen, ebendas. X, c. 3: *ὅπως μηδὲ διαφορήσῃ τὴν αὐγήν . . .*

[4] Natürlich ist hier Ursache mit Folge verwechselt.

K. 16. [1] Galen, ebendas. X, c. 3: *καί σοι δόξει δεινῶς ἐοικέναι τοῦτο τοῖς*

das Licht durch sie hindurchtreten kann. Sie besitzt 4 Schichten[2], von denen jede ihre eigne Natur und Mischung hat. Die äussere Schicht ist kalt, trocken und hart. Die innerste hat mässige Wärme, und ferner Rauhigkeit, um damit Nahrung aus der Traubenhaut anzuziehen. Die beiden mittleren Schichten sind von mittlerer Mischung.

Ihr Ursprung stammt aus der harten Haut, ihre Nahrung aus der Traubenhaut. Ihr Nutzen ist der, den Krystall zu decken und vor den äusseren Schädlichkeiten zu schützen.[3]

Siebzehntes Kapitel.

Was die Bindehaut ist.

Die Bindehaut ist ein knorpelähnlicher Körper,[1] dick und hart. Ihre Natur ist kalt und trocken. Ihr Ursprung ist aus der harten Haut, die oben auf dem Schädel sich befindet;[1] — denn unterhalb der Kopfhaut liegt ja auf dem Schädel noch eine besondere Haut; von dieser stammt jene ab.

Die Nahrung der Bindehaut stammt von der harten Haut im Auge, da Venen zwischen beiden Häuten sich befinden. Einige behaupten, die Nahrung komme ihr zu von derjenigen Haut, aus welcher sie entspringt.[2] Der Nutzen der Bindehaut ist der, das Auge zu umbinden und zu festigen von aussen.[3]

Sie selber ist mit der Hornhaut verbunden. Darum heisst sie Bindehaut.[1]

κέρασι τοῖς εἰς λεπτὰ τετμημένοις· ὅθεν αὐτοῦ καὶ τὴν προσηγορίαν ... τοῦ κερατοειδοῦς ...

[2] Aët. VII, c. 31 (S. 60): *συνέστηκε γὰρ ὁ κερατοειδὴς ἐκ τεσσάρων οἷον ὑμενωδῶν σωμάτων.*

[3] Galen, v. Nutz. d. Th. X, c. 6: *ἵν᾽ ἀσφαλῶς φρουρῇ.*

Kap. 17. [1] Bezieht sich auf Bindehaut des (oberen) Lids nebst Knorpel und Fascie, die von den Griechen als eine einheitliche Haut aufgefasst und von Periost abgeleitet wurde. Galen, ebendas. X, c. 7: *τὸν περιόστιον ὑμένα καλούμενον ἀπάγουσα καὶ προάγουσα* ... (Vgl. G. d. A., S. 198). Galen (B. XII, S. 711): *καλοῦσι δὲ ἐπιπεφυκότα, διότι ... ἐπιπέφυκεν ἔξωθεν.*

[2] L. [und andere haben dem widersprochen].

[3] Nicht D. u. P., wohl aber G. u. Kh. u. L.: [wie die harte Haut von innen es verbindet].

Das ist die Uebersicht alles dessen, was an Häuten und Feuchtigkeiten im Auge sich findet.

Achtzehntes Kapitel.

Zahl der Muskeln und Bänder des Auges, ihr Ursprung und ihre Lage.

Muskeln gibt es neun. Ihre Natur ist gemässigt, doch mehr zur Kälte neigend, weil in ihnen die Sehnen vorherrschen. Ihre Lagen sind die folgenden.[1] Einer liegt an der Seite des grösseren Augenwinkels; dieser bewegt das Auge nach der Seite der Nase hin. Einer liegt am kleinen Augenwinkel; dieser bewegt das Auge nach der Schläfenseite hin. Einer liegt oben und bewegt das Auge nach oben. Ein andrer liegt unten und bewegt das Auge nach unten.

Zwei sind schief[2]; sie drehen das Auge nach oben und unten, nach rechts und links. Drei[3] befinden sich an der Einmündung des Licht-Nerven, die seinen Mund festhalten und daran hindern, dass er sich erweitere, und so die Sehkraft zerstreut werde. Ausserdem besitzen diese letzteren noch einen andren Nutzen, — sie halten und festigen den ganzen Augapfel.

Es gelangt nun zu diesen Muskeln die Bewegung⟨s-Kraft⟩

---

[1] Galen, vom Nutzen der Theile X, c. 8: *ἐπεὶ τοίνυν αἱ κινήσεις τῶν ὀφθαλμῶν τέτταρές εἰσιν . . . καὶ δὴ γεγόνασι ⟨μῦς⟩ δύο μὲν ἐκ τῶν πλαγίων, εἷς καθ᾽ ἕτερον κανθὸν, ἄλλοι δὲ δύο, κάτωθεν μὲν θάτερος, ἄνωθεν δὲ ὁ λοιπός.*

[2] Galen, v. Nutzen d. Th. X, c. 8 (B. III, S. 797) schreibt den beiden schiefen Muskeln (*δύο μῦς λοξοί*) die Raddrehung zu (*περιστρέφεσθαι τὸν ὀφθαλμόν*).

[3] Galen a. a. O.: *ἄλλος τις μῦς μέγας . . . σφίγγων τὴν τοῦ νεύρου κατάφυσιν . . . τισὶ μὲν τῶν ἀνατομικῶν τριπλοῦς . . . δοκεῖ.* Vgl. G. d. A., S. 199. Es ist der sog. Retractor, der nicht bei Menschen und Affen vorkommt, wohl aber bei denjenigen Säugethieren, bei welchen die Augenhöhle nach der Schläfenseite hin offen ist, z. B. bei den grösseren Pflanzenfressern. Galen erklärt ausdrücklich (z. B. Band II, S. 443), dass er zur Anatomie des Auges grössere Säugethiere benutzt habe. — (Ein mikroskopischer Musculus papillae n. optici aus glatten Fasern ist 1902 beim Menschen beschrieben. Annales d'Ocul. 1902.)

von dem zweiten[4] Nerven-Paar, welches aus dem Gehirn entspringt. Diese ⟨Nerven⟩ vertheilen sich in jenen ⟨Muskeln⟩ und führen ihnen die Kraft der Bewegung zu. Ihren Ursprung aus dem Gehirn werde ich sogleich auseinander setzen.

Neunzehntes Kapitel.

Ueber die Natur des Licht-Nerven und seinen Ursprung, sowie über Natur und Ursprung des Bewegungs-Nerven.

Der Licht-Nerv (Seh-Nerv) entspringt von den beiden Seiten des hinteren Theiles des vorderen Hirn-Ventrikels. Sowie sie ⟨beide⟩ hervorgekommen sind, so schreiten sie nicht gerade aus, sondern krümmen sich zur Mitte des Schädels; darauf verbinden sie sich miteinander, dicht vor der Nasenhöhle, dergestalt, dass ihr beider Hohlraum[1] zu einem sich vereinigt.[2]

Einige haben sogar behauptet, dass durch ihre Vereinigung der Geruch-Sinn entstehe; andere haben erklärt, dass im Gehirn selbst ⟨d. h. in seiner Substanz⟩ der Geruch-Sinn seinen Sitz habe. —

Also, es vermischen sich die beiden ⟨Seh-Nerven⟩ mit einander; darauf aber trennen sie sich sofort wieder nach der Vereinigung: so dass sie diejenige Gestalt annehmen, welche das ch[3] in der Schrift der Griechen besitzt. Das sieht so aus: X.[4]

Schliesslich geht jeder von den beiden Nerven zu demjenigen Auge, welches seinem Ursprung aus dem Gehirn ent-

---

[4] Unsrem dritten (sowie dem vierten und sechsten). Die Alten haben unser erstes Paar, die Riech-Nerven, nicht besonders hervorgehoben. Vgl. G. d. A., S. 203.

K. 19. [1] Galen, v. Nutz. d. Th. X, c. 12: *τῶν ἐπὶ τοὺς ὀφθαλμοὺς ἀπ' ἐγκεφάλου κατιόντων νεύρων τῶν αἰσθητικῶν, ἅ δὴ καὶ πόρους ὠνόμαζεν Ἡρόφιλος, ὅτι μόνοις αὐτοῖς αἰσθηταὶ καὶ σαφεῖς εἰσιν αἱ τοῦ πνεύματος ὁδοὶ* ... Vgl. G. d. A., S. 201.

[2] Gal., ebendas.: *τοὺς πόρους αὐτῶν ἑνώσασα.*

[3] Der Araber schreibt natürlich ḫā, wie bei ihm der Buchstabe ch heisst.

[4] Galen, v. N. d. Th. X, c. 12: *ἔστι μὲν ὁμοιότατον τῷ X γράμματι τῶν νεύρων τούτων τὸ σχῆμα.*

spricht: also der rechte Nerv zum rechten Auge, der linke Nerv zum linken Auge, ohne dass von ihrer Kraft irgend etwas vermindert wird.

Uebrigens sind es weiche[5] Nerven. Aber gerade da, wo sie sich vom Hirn entfernen, wird ihre Hülle verdickt, jedoch nur ein wenig; aber der innere Theil bleibt wie er war, nämlich weich.

Die Endausbreitung des Sehnerven gelangt bis zur Glas-Feuchtigkeit, mit welcher sie in Berührung tritt und sich verwebt und einem Netz ähnlich wird.[6] Deshalb wird dieser Theil die Netzhaut genannt, wie ich im Vorhergehenden schon erwähnt habe. Der genannte Nerv ist der vorzüglichste und vornehmste von allen im Körper.

Der Beweis dafür, dass die beiden ⟨Sehnerven⟩ sich vereinigen, und der Hohlraum von beiden zu einem verschmilzt[7], liegt in dem folgenden: Wenn du dich daran machst, das eine Auge zu schliessen und das andre offen lässt; und deine Aufmerksamkeit auf das geöffnete Auge richtest: so siehst du, dass die Pupille des letzteren sich erweitert hat.[8] Du beobachtest auch gleichzeitig, dass dieses Auge jetzt stärker an Sehkraft ist, als es vorher gewesen. Deshalb findest du auch, dass die Sehkraft dessen, der ein Auge verloren hat, auf dem erhaltenen stärker geworden. Deshalb siehst du auch, dass wenn Jemand auf einen kleinen Gegenstand blicken will, die Natur von selbst dazu neigt, das eine Auge zu schliessen, und mit dem andren zu sehen, so dass sein Blick stärker werde, als er vorher gewesen.[9]

---

[5] Galen ebendas. X, c. 1: *ὡς ἅπασί γε τοῖς τῶν αἰσθήσεων ὀργάνοις ἔδει νεύρων μαλακῶν.*

[6] Vgl. Anm. 1 zu Kap. 10.

[7] Galen a. a. O.: *μηδενὸς ἄλλου χάριν ἢ τοῦ συνάψαι τοὺς πόρους ἐπλήσιασεν.*

[8] Der Text spricht wohl von Selbst-Beobachtung. Diese ist übrigens leicht mit einem Handspiegel auszuführen. Die Griechen (insbesondere Galenos) sprechen nur von der Beobachtung dieser Thatsache an einem andren Menschen. Vgl. Galenos, v. d. Urs. d. Symptome, I, c. 2, B. VII, S. 89. — G. d. A., S. 324. J. Hirschberg, Berl. klin. W. 1901, Nr. 47.

[9] Galen, v. Nutzen der Th. X, c. 13: *τό ἀπ᾽ ἐγκεφάλου παραγινόμενον εἰς ἑκάτερον τῶν ὀφθαλμῶν πνεῦμα, βέλτιον ἦν, εἴ ποθ᾽ ἕτερος αὐτῶν μύσειεν*

Der Nutzen der Vereinigung und Gemeinschaft ist erstlich derjenige, den ich schon genannt, bezüglich der Vereinigung des Lichts: wenn ein Auge fehlt, dann kehrt sich das ⟨ganze⟩ Licht zum andren.[9]

Der zweite Nutzen besteht darin, dass beide ⟨Seh-⟩Nerven gemeinsam vom Hirn ausgehen, auf einer graden Linie[10], damit der Blick vollkommen sei, und der Mensch einen Gegenstand mit seinen beiden Augen ⟨auch als einen⟩ sehe: wäre es nicht so, so würde das eine der beiden Augen ⟨von dem andren⟩ abweichen, und der Mensch würde den einen Gegenstand als zwei sehen.

Aber derjenige Nerv, welcher die Bewegung des Auges bewirkt, hat seinen Ursprung hinter demjenigen des ersten Paares, welches den Sehsinn leitet. Jeder von den beiden Bewegungs-Nerven vertheilt sich in die Muskeln des Auges und führt ihnen die Kraft der Bewegung zu, wie ich es schon beschrieben habe.[11]

Zwanzigstes Kapitel.

In diesem Kapitel werde ich beschreiben, woher der Ursprung des Seh-Geistes stammt, wie er entsteht und wie das Sehen sich gestaltet.[1]

ἢ πηρωθείη τελέως, ὅλον εἰς τὸ ὑπόλοιπον ἰέναι· διπλασιαζομένης γὰρ οὕτω τῆς ὀπτικῆς δυνάμεως ἄμεινον ἔμελλεν ὄψεσθαι.

[10] Galen richtiger „in einer Ebene". Vgl. v. Nutzen d. Theile X, c. 13: *ἀναγκαῖόν ἐστι τοὺς ἄξονας τῶν ὀπτικῶν κώνων ἐν ἑνὶ καὶ ταὐτῷ τὴν θέσιν ἴσχειν ἐπιπέδῳ πρὸς τὸ μὴ διπλοῦν φαίνεσθαι τὸ ἕν. οἱ δὲ δὴ ἄξονες ἡμῖν τὴν ἀρχὴν ἔχουσι τοὺς ἐξ ἐγκεφάλου πόρους.*

[11] Galen, B. II, S. 883; VIII, 236; III, 739; III, 638.

K. 20. [1] Diese Lehre entstammt griechischen Quellen. Zahlreiche Stellen aus Galen lassen sich anführen. Heilsystem XII, c. 5, ist ihm das Hirn die Quelle des *ψυχικὸν πνεῦμα*, Herz und Arterien Sitz des *ζωτικὸν πνεῦμα*, Leber und Venen aber Stätte des *φυσικὸν πνεῦμα*. — Dogmen des Hippokr. u. Plato VII, c. 3: *τὸ μὲν οὖν κατὰ τὰς ἀρτηρίας πνεῦμα ζωτικόν ἐστι, τὸ δὲ κατὰ τὸν ἐγκέφαλον ψυχικόν . . . ὥσπερ δὲ τὸ ζωτικὸν πνεῦμα κατὰ τὰς ἀρτηρίας τε καὶ τὴν καρδίαν γεννᾶται, τὴν ὕλην ἔχον τῆς γεννήσεως ἔκ τε τῆς εἰςπνοῆς καὶ τῆς τῶν χυμῶν ἀναθυμιάσεως, οὕτω τὸ ψυχικὸν ἐκ τοῦ ζωτικοῦ κατεργασθέντος ἐπὶ πλέον ἔχει τὴν γένεσιν.* Vgl. übrigens Wellmann, die pneumatische Schule, S. 137.

Wisse: Wenn die *Leber* die Nahrung verdaut, so steigt ein Dunst von letzterer auf; an diesen macht sich die Natur und bildet ihn zum *natürlichen* Geist; sein Wohnsitz ist die Leber. Darauf macht sich die Natur daran und nimmt den *klaren* Antheil dieses Dunstes, des natürlichen Geistes, und sendet ihn zum *Herzen*; und es wird aus ihm der *Lebens*-Geist, dessen Wohnsitz das Herz ist. Darauf schickt das Herz gleichfalls das *Klare* dieses Lebensgeistes, mit Zumischung der *Luft*, welche von der *Lunge* her zum Herzen gelangt, hin zum Gehirn, in zwei Adern, welche vom Herzen zum Hirn aufsteigen. Wenn diese zum Gipfel des Hirns gekommen sind, so theilen sie sich in verschiedene Zweige; diese verbinden sich, ein Theil fügt sich zum andren, es entsteht aus ihnen eine Haut, ähnlich der Nachgeburt, diese wird *dicke Hirnhaut*[2] genannt. Darauf vertheilen sich von dieser Haut Adern, welche *dünner* sind, als die in jener befindlichen; und die meisten der ersteren gehen zu den *Ventrikeln*; darauf theilen sie sich noch einmal in verschiedene Zweige und verschlingen sich mit einander: es entsteht daraus eine Haut ähnlich einem Fischer-*Netz*, deshalb heisst sie auch Netzgeflecht oder *dünne Hirnhaut*.[2]

Was nun den Nutzen der dicken Hirnhaut anlangt; so schützt sie ⟨einerseits⟩ das Gehirn vor dem Knochen und verdünnt ⟨andrerseits⟩ in ihrer ⟨Substanz⟩ jenen Geist; aber die dünne Hirnhaut ernährt das Gehirn und verdünnt in *ihrer* ⟨Substanz⟩ jenen Geist noch weiter. Dies ist nämlich folgendermassen. Der Lebensgeist kreist herum in der ersten Verflechtung und wird darin verdünnt und verfeinert; danach steigt er zu dem Netzgeflecht hinab, das hinter jener liegt, und kreist darin ebenfalls, bis er hier noch mehr verfeinert wird.

Endlich steigt er zu den beiden Hohlräumen (Ventrikeln) herab, welche in dem vorderen Theil des Gehirns sich befinden,

---

[2] Maningis. Vgl. Anm. 1, K. 11. Gemeint ist *τὸ δικτυοειδὲς πλέγμα . . . πᾶσα ὀλίγου δεῖν ἡ τοῦ ἐγκεφάλου βάσις ὑποτεταγμένον ἔχει τοῦτο τὸ πλέγμα . . . ὡς εἰ καὶ ταῦτα τὰ δίκτυα τῶν ἁλιέων πλείω λαβὼν ἐπ' ἀλλήλοις ἐκτείναις.* (*Galen*, v. Nutzen d. Theile IX, c. 4, B. III, S. 696.) Bekanntermassen findet sich dies Wundernetz (rete mirabile) wohl bei den grossen Säugethieren, aber nicht bei dem Menschen.

und verweilt hierselbst eine Zeit lang und wird noch weiter verfeinert. Die Natur aber sondert ab die ihm beigemischten Unreinigkeiten, zur Nase hin.[2a]

Dies nennt man ⟨also⟩ den seelischen (psychischen) Geist. Aus diesem Grunde sagte der weise Galen[3], dass die Kräfte der Seele der Mischung des Körpers folgen.

Hierauf dringt ⟨nun⟩ der seelische Geist in dem hohlen[3a] Sehnerven zum Auge, und zwar ununterbrochen; dadurch entsteht die Sehkraft. Und das hängt so zusammen. Wenn die Natur einen Stoff vollkommen reifen will, so sucht sie sich ⟨für ihn⟩ einen langdauernden Aufenthalt in denjenigen Organen, in welche er eindringt. Insofern nun dieser seelische Geist einer ⟨vollkommenen⟩ Reifung bedurfte bis zur höchsten Reinheit, so wurden ihm deshalb lange Wege gesetzt und enge Durchgänge, damit er darin vollkommen reife.

Man sieht aber mittelst dieses Sehgeistes dadurch, dass er aus dem Gehirn heraustritt zu den Nerven und dann heraustritt in die Luft, wie ich das schon erwähnt habe, durch die Vermittelung der Krystall-Feuchtigkeit und durch die Lage der Eiweiss-Feuchtigkeit und durch die andren Theile. ⟨Der Sehgeist⟩ verbindet sich mit der äusseren Luft und umfängt den Sehgegenstand.[4]

Darauf kehrt er zum zweiten Mal zurück und macht einen Eindruck auf die Krystall-Feuchtigkeit und vollendet so das Sehen.[5]

[2a] Galen, v. Nutzen d. Theile IX, c. 1.

[3] Wir besitzen eine Schrift von Galen unter dem überlieferten Titel: *ὅτι τὰ τῆς ψυχῆς ἤϑη ταῖς τοῦ σώματος κράσεσιν ἕπονται.* (Galen IV, S. 767 bis 822.) Iwan Müller (Galeni scripta minora, II, 1891) gibt ihr den Titel: *ὅτι ταῖς τοῦ σώματος κράσεσιν αἱ τῆς ψυχῆς δυνάμεις ἕπονται.* Hiermit stimmt der arabische Text überein. Man sieht also, dass die arabischen Handschriften gelegentlich von Wichtigkeit werden können, um griechische Texte festzustellen.

[3a] Vgl. G. d. A., S. 291; Galen II, 823, III, 813, IV, 275, V, 612.

[4] Nicht G., noch Kh., noch P., noch L., wohl aber D. hat hier noch einen Zusatz [durch Theilnahme des äusseren Lichts.]

[5] Dies ist die seltsame „verfeinerte Fühlfadentheorie des Sehens“ (G. d. A., S. 173), wie sie Galen in den Grundsätzen des Hippokr. und Plato (VII, c. 5; A. v. Kühn, B. VII, S. 618, A. v. J. Müller, S. 615 und 625) uns überliefert hat: *εἴπερ οὖν ἡ ὄψις μόνη τῶν αἰσϑήσεων αἰσϑάνεται*

Somit habe ich die Natur des Sehgeistes und seine Entstehung nach meinen ⟨besten⟩ Kräften auseinander gesetzt.[6]

Einundzwanzigstes Kapitel.

In diesem Kapitel werde ich die Verhältnisse der Lider und der Wimpern und ihren Nutzen auseinander setzen.

Im oberen Lid befinden sich drei Muskeln. Einer, der es erhebt bei Tage und es trägt in der Nacht, damit seine Schwere während des Schlafes nicht auf das Auge falle. Seine Lage ist in der Nähe von dem Augenbrauen-Knochen (vom oberen Augenhöhlen-Rand).

Zwei ⟨andre⟩ Muskeln legen das ⟨Lid⟩ nieder in der Nacht beim Schlafen; und, wenn man will, auch am Tage. Der Nutzen davon ist der, dass Staub und Rauch sich nicht auf dem Auge anhäufen und dasselbe schädigen. Die Lage ⟨jener Muskeln⟩ für das obere Lid ist in den beiden Augenwinkeln, und zwar da, wo diese an die Wurzeln der Wimperhaare stossen.[1]

Aber das untere Lid besitzt keine Muskeln.[2] Wenn es sich

τοῦ κινοῦντος αὐτὴν αἰσθητοῦ διὰ μέσου τοῦ ἀέρος, οὐχ ὡς βακτηρίας τινός, ἀλλὰ ὡς ὁμοειδοῦς τε καὶ συμφυοῦς ἑαυτῇ μορίου, καὶ μόνῃ τοῦτο ἐξαίρετον αὐτῇ δέδοται μετὰ τοῦ καὶ διὰ ἀνακλάσεως ὁρᾶν, εἰκότως ἐδεήθη πνεύματος αὐγοειδοῦς ὃ προςπῖπτον τῷ πέριξ ἀέρι καὶ οἷον ἐπιπλῆττον αὐτὸν ἑαυτῷ συνεξομοιώσει.

[6] [Aber die Mischung dieses Sehgeistes ist warm und trocken, weil Ursprung dessen, was mittelst desselben Licht zum Gehirn sendet, eben der Lebensgeist ist.] Diesen Zusatz hat D., nicht G., nicht Kh., nicht P. noch L.

K. 21. [1] Die Darstellung der Lidmuskeln, die wir von Galen in seinem Werk v. Nutzen d. Theile (X, c. 9) haben, ist nicht ganz klar, noch weniger einwandsfrei. Galen nimmt einen Lidheber an, der von der lateralen Hälfte des Lidknorpels zur Augenbraue hin sich erstreckt; und einen Lidsenker, der vom grossen (nasalen) Augenwinkel schräg zu einer Hälfte des Tarsus hinzieht. In seinem Werk von den örtlichen Leiden (IV, c. 2) unterscheidet er einen Lidheber (*ἀνατείνων*) und zwei Herabzieher (*κατασπῶντες*), die zusammen wohl unsrem Orbicularis entsprechen mögen. (Vgl. G. d. A., S. 320.)

[2] Galen, v. Nutzen d. Th. X, c. 9: *τὸ μὲν οὖν κάτω ⟨βλέφαρον⟩ καὶ παντάπασιν ἀκίνητόν ἐστι.* Hier ist der Araber genauer, wenngleich auch er das Richtige nicht erkannt hat.

bewegt, so rührt die Bewegung von den Muskeln der Wange her. Der Nutzen der ⟨Lider⟩ besteht darin, dass sie das Auge zur Zeit des Schlafes vor dem Staub schützen und in der heissen Zeit vor der Hitze der Luft und dem giftigen Winde, damit nicht die Feuchtigkeit der Augen sich verflüchtige.

Aber die Wimpern der ⟨Lider⟩ bringen einen doppelten Nutzen. Der eine besteht darin, dass sie vom Auge die feineren Schädlichkeiten abhalten, wie den Staub u. dgl.[3]; der zweite, dass sie durch ihre Schwärze das Auge stärken.

Somit habe ich nach meinen Kräften die Anatomie[4] des Auges auseinander gesetzt und gehe nunmehr zu der Behandlung der Augenkrankheiten über. Zu Ende ist der erste Abschnitt des Erinnerungsbuches für Augenärzte, mit dem Lobe und der Dank-Preisung Gottes.

---

[3] Galen, v. Nutzen d. Th. X, c. 3: *αἱ δὲ τῶν βλεφάρων ⟨τρίχες⟩ κωλύουσαι μὲν ἐμπίπτειν εἴσω ψάμμον τε καὶ κονίαν. . .*

[4] Es lässt sich nicht leugnen, dass diese Anatomie des Auges, obwohl ganz und gar von der Galenischen abgeleitet, doch lesbarer und praktischer ist, als die, welche wir wenigstens heutzutage in Galen's Werk vom Nutzen der Theile besitzen.

⟨II.⟩

Im Namen Gottes, des Allbarmherzigen. Zweiter Abschnitt. Darin werde ich erörtern die sinnfälligen Krankheiten des Auges, ihre Ursachen, Zeichen und Behandlungen.

Kap. 1. Ueber die Grundsätze und Einzelvorschriften, nach welchen man bei der Behandlung der Augen verfahren soll.

Kap. 2. Ueber die Regeln, welche der Arzt bei jeder Entleerung befolgen muss.

Kap. 3. Ueber die Zahl der Lid-Krankheiten, es sind neunundzwanzig.

Kap. 4. Ueber die Arten der Krätze (ǧarab) und ihre Behandlung.

Kap. 5. Ueber das Hagelkorn (barad) und seine Behandlung.

Kap. 6. Ueber die Steinbildung (taḥaǧǧur) und ihre Behandlung.

Kap. 7. Ueber Verwachsung (iltiṣāq) und ihre Behandlung.

Kap. 8. Ueber die Arten der Lidverkürzung (šatra) und ihre Behandlung.

Kap. 9. Ueber das Gerstenkorn (ša'īra).

Kap. 10. Ueber das überschüssige Haar (aš-ša'r az-zā'id).

Kap. 11. Ueber die Einstülpung der Wimpern (inqilāb aš-ša'r).

Kap. 12. Ueber den Ausfall der Wimpern (intiṯār al-hudub).

Kap. 13. Ueber das Weisswerden der Wimpern und den Ausfall der Brauen (bajāḍ al-hudub wa-ntiṯār al-ḥawāǧib).

Kap. 14. Ueber Läuse (qaml) und breite Läuse und Zecken.

Kap. 15. Ueber die Arten der Chemosis (wardīnaǧ).

Kap. 16. Ueber die Lidrand-Entzündung (sulāq).

Kap. 17. Ueber das Jucken (ḥukka), das dem Lid zustösst.

Kap. 18. Ueber die Lidverhärtung (ǵasā).

Kap. 19. Ueber die Lidverdickung (ġilaẓ).

Kap. 20. Ueber die Blutschwäre (dummal).

Kap. 21. Ueber die Blase (širnāq) und ihre Behandlung.

Kap. 22. Ueber die Maulbeere (tūta), die im Lid auftritt, und ihre Behandlung.

Kap. 23. Ueber das Emphysem (kumna) im Lid und seine Behandlung.

Kap. 24. Ueber die Quaddel (šarā) im Lid und ihre Behandlung.

Kap. 25. Ueber die Ameise (namla), welche im Lid entsteht und ihre Behandlung.

Kap. 26. Ueber die Lidrand-Abschuppung (sa'fa) und ihre Behandlung.

Kap. 27. Ueber die Warzen (ṯa'ālīl), welche im Lid entstehen, und ihre Behandlung.

Kap. 28. Ueber die Lidanschwellung (intifāḫ) und ihre Behandlung.

Kap. 29. Ueber Zerfressung und Geschwüre (at-ta'akkul wa-l-qurūḥ), welche im Lid entstehen, und ihre Behandlung.

Kap. 30. Ueber die Balggeschwulst (sala') im Lide und ihre Behandlung.

Kap. 31. Ueber die Erschlaffung (istirḫā) des Lides und ihre Behandlung.

Kap. 32. Ueber das abgestorbene grüne Blut, das dem Lid zustösst (fi maut ad-dam wa'l-ḫuḍra fi'l-ǵafan), und seine Behandlung.

Kap. 33. Ueber die Zahl der Krankheiten der Augenwinkel (mu'q).

Kap. 34. Ueber die Thränengeschwulst (ġarab) und ihre Behandlung.

Kap. 35. Ueber die Geschwulst des Thränenwärzchens (ġudda) und ihre Behandlung.

Kap. 55. Ueber die Narben und den Weissfleck (āṯār wa'l-bajāḍ) und seine Behandlung.

Kap. 56. Ueber die Färbung der Narben und das blaue Auge (ṣabġ al-āṯār wa-zurqat al-'ain).

Kap. 57. Ueber die Abschilferung (salḫ), die der Hornhaut zustösst, und ihre Behandlung.

Kap. 58. Ueber das schmutzige Geschwür (dubaila) in der Hornhaut und seine Behandlung.

Kap. 59. Ueber den Krebs (saraṭān) der Hornhaut und seine Behandlung.

Kap. 60. Ueber die Grube (ḥafar) in der Hornhaut und ihre Behandlung.

Kap. 61. Ueber die Veränderung (taġajjur) der Hornhautfarbe und ihre Behandlung.

Kap. 62. Ueber die Durchfeuchtung (ruṭūba) der Hornhaut.

Kap. 63. Ueber die Vertrocknung (jabas) der Hornhaut und ihre Schrumpfung (tašannuǵ).

Kap. 64. Ueber den Eiter (kumnat al-mādda) hinter der Hornhaut.

Kap. 65. Ueber den Unterschied zwischen Vorwölbung (nutū') der Hornhaut und zwischen der Pustel.

Kap. 66. Ueber die Lösung des Zusammenhangs (inḥilāl al-fard), welche die Hornhaut zerstört.

Kap. 67. Ueber die Zahl der Krankheiten der Traubenhaut ('inabīja).

Kap. 68. Ueber die Erweiterung (ittisā') der Pupille.

Kap. 69. Ueber die Verengerung (ḍīq) der Pupille.

Kap. 70. Ueber die Vorwölbung (nutū') der Traubenhaut.

Kap. 71. Ueber die Zerreissung der Pupille (inḫirāq al-ḥadaqa), d. i. die Lösung des Zusammenhangs, die die Traubenhaut zerstört.

Kap. 72. Ueber den Unterschied zwischen der Vorwölbung der Traubenhaut und zwischen der Pustel der Hornhaut.

Kap. 73. Ueber den Star (mā') und seine Operation.

Erstes Kapitel.

Ueber die Grundsätze und Einzelvorschriften, nach welchen man bei der Behandlung der Augenkrankheiten verfahren soll.

Wer die Heilung von Augenkrankheiten beabsichtigt, muss ⟨zuvörderst⟩ die Arten der letzteren kennen. Es giebt deren drei. Entweder handelt es sich um eine einfache, für sich bestehende Krankheit; oder um eine organische, zusammengesetzte; oder um eine Lösung des Zusammenhangs.[1]

Man macht aber auch die folgende Aufstellung[2]: entweder ⟨sitzt die Störung⟩ allein in der Kraft, welche das Sehen bewirkt; oder in dem Werkzeug, durch welches das Sehen hervorgebracht wird; oder in der Sinnes-Empfindung und in der Bewegung: und zwar sind dabei zwei Gattungen zu unterscheiden, eine wesentliche und eine zufällige, — mit ihren Arten, deren es viele giebt. Auch muss man die Beschaffenheit der einfachen Krankheiten kennen und ihre Arten und die der zusammengesetzten und ihre Arten.

Wisse, geheilt werden die Krankheiten durch ihr Gegentheil[3]; aber die Gesundheit dauert durch das gleiche und entsprechende[4], — nur des Auges andauernde Gesundheit er-

---

K. 1. [1] Galen unterscheidet in seiner allgemeinen Pathologie des Seh-Organs (von den Ursachen der Symptome I, c. 2, B. VII, S. 86 ff.): 1. Erkrankungen der gleichartigen Theile, Dyskrasien; 2. organische Erkrankungen; 3. Lösung des Zusammenhangs. In der Schrift v. den örtl. Leiden (IV, c. 2) unterscheidet er: I. materielle Erkr., 1. des ganzen Organs, 2. seiner gleichartigen Theile; II. reine Functionsstörungen. Vgl. G. d. A., S. 322, 318.

[2] arab. „Und es wird ebenfalls gesagt." Bei dieser zweiten Eintheilung würden wir die erste Art als reine Functions-Störung, die zweite als organische Erkrankung bezeichnen, während wir die dritte nicht so einfach einzuordnen vermögen. Bei diesen Sätzen werden wir daran erinnert, dass Uṣaibiâ den Ali b. Isa mehr wegen seiner praktischen als wegen seiner theoretischen Auseinandersetzungen gelobt hat.

[3] Allgemein, Hippokr., Sprüche II, 22: . . . *ἰῆται* . . . *ἡ ὑπεναντίωσις*. (Ferner Galen, VII, 746. Vgl. Anm. 4 dieses Kap.) Besonders, in Beziehung auf das Auge, Galen, System der Heilkunst, II, c. 22 (B. X, S. 939): *ἐνδεικνυμένην δὲ θεραπείαν ἐναντίαν ἑαυτῇ*. Aehnlich K., I, c. 4, S. 21.

[4] Wegen dieses geistreichen Ausspruches könnte man den Araber

folgt durch das, was seine Feuchtigkeiten austrocknet und dasselbe kräftigt. Wenn das ⟨Auge⟩ stark ist, stösst es die Krankheiten zurück und verharrt in der Gesundheit. Darum sagt Galen[5]: Dem Auge schaden die ihm gleichartigen Dinge und die entgegengesetzten nützen ihm.

Merke dir auch die Definition der Krankheit[6]: Krankheit ist eine Schädigung der Wirksamkeit an sich. Du musst auch die Kennzeichen lernen, durch welche die für sich bestehende, einfache Krankheit erkannt wird: es sind das Warme und das Kalte und das Feuchte und das Trockne und das aus ihnen Zusammengesetzte.[6a]

Ferner ⟨musst du kennen⟩ die Krankheit, welche mit Materie verbunden ist, und die ohne Materie. Kein Unterschied besteht zwischen Zufall und Zeichen, ausser durch den ⟨Sprach-⟩ Gebrauch: was für den Kranken ein Zufall ist, dasselbe ist für den Arzt ein Zeichen.[6b]

Ferner soll man wissen, wie die Materie in einem Organ hervortritt. Es geschieht dies aus fünf Ursachen: entweder wegen der Kraft des ausstossenden Gliedes, oder wegen der Schwäche des aufnehmenden, oder wegen der ⟨absoluten⟩ Menge der Materie, oder wegen der Schwäche der ernährenden Kraft, oder wegen der Erweiterung der ⟨zuführenden⟩ Gänge. Es geschieht aber auch ebenfalls, wenn das Glied tiefer liegt, wenngleich seine Gänge eng sind.

Man muss ferner auch die Krankheits-Ursache betrachten und darauf hinwirken, dieselbe zu vertreiben. Man muss auch

---

loben, wenn — das Ganze nicht aus Galen entnommen wäre! Vgl. Galen, von der Dyskrasie, c. 6 (VII, S. 746): *ἡ μὲν τῆς ὑγιείας φυλακὴ διὰ τῶν ὁμοίων, ἡ δὲ τῶν νοσημάτων ἀναίρεσις διὰ τῶν ἐναντίων.*

[5] V. d. ärztl. Kunst, c. 9 (B. I, S. 329): *καὶ βλάπτονται μὲν ⟨ὀφθαλμοὶ⟩ ὑπὸ τῶν ὁμοίων αἰτιῶν τῇ κράσει ῥαδίως, ὠφελοῦνται δὲ ὑπὸ τῶν ἐναντίων τῇ ἐμμέτρῳ χρήσει.*

[6] Galen, Hygiene, c. 5 (B. VI, S. 21): *τὴν δὲ νόσον διάθεσιν παρὰ φύσιν ἐνεργείας βλαπτικήν.* Ferner VII, S. 50: *Τὸ νόσημά ἐστιν ἡ βλάβη τῆς ἐνεργείας.* Der arabische Zusatz „ohne Vermittlung" soll wohl „spontan" bedeuten oder „an sich". Vgl. Galen XV, S. 111: *Ἡ νόσος διάθεσίς τίς ἐστι ... πρώτως βλάπτουσα τὴν ἐνέργειαν.* VII, S. 43.

[6a] Vgl. G. d. A., S. 318, Galen VII, S. 409, Oreibas. III, S. 1.

[6b] Galen VII, S. 50, X, S. 70.

bei den Augenkrankheiten in Betracht ziehen die Menge der Materie und die Geringfügigkeit derselben, die Schärfe ihres Beissens, die Röthe des Auges, die Menge des Blutes in seinen Adern oder seine Geringfügigkeit, die Farben, welche in dem Auge auftreten, die Rauhigkeiten in den Lidern, die Art des Schmerzes.

Ebenfalls muss der Augenarzt, wenn er die Gesundheit zu fördern beabsichtigt, die Materie der Gesundheit kennen. Diese beruht auf zwei Arten. Die eine davon, in welcher die Gesundheit besteht, umfasst das Auge und den Körper in seiner Gesamtheit. Die andre enthält das, wobei die Gesundheit entsteht durch Arzneien und durch die übrigen Werkzeuge zu ihrer Beförderung.

Somit bist du gezwungen zur Kenntniss der Arzneien, durch welche die Krankheiten, die im Auge entstehen, geheilt werden, und zur Kenntniss ihrer Kräfte, und in welcher Krankheit jede von ihnen angewendet wird, und ihrer Arten und Gattungen.

Ihrer Arten gibt es sieben[7]: verstopfende, öffnende, abwischende, Fäulniss bewirkende, zusammenziehende, reifende, betäubende. Die ⟨Mittel⟩, welche verstopfen, thun es auf zwei Arten. Die einen sind erdig-trocken, die andren feucht-klebrig. Die trocknen nützen zur Austrocknung beim dünnen, scharfen Fluss, ganz besonders bei Complication mit einem Geschwür, nach der Entleerung des Körpers und des Kopfes[8], und nach dem Kupiren der Materie.

Hierher gehören Stärke, Bleiweiss, Galmei, gewaschene Tutia (Zink-Asche), gebranntes Blei, samische Erde[9]: denn diese trocknen, ohne zu beissen. Anwenden muss man sie erst dann, wenn die Materie abgeschnitten ist: falls man sie vorher an-

---

[7] Offenbar nach Paul. (VII, c. 16): *ἐμφρακτικά, ἐκφρακτικά (καὶ κενωτικά), ῥυπτικά, σηπτικά, στυπτικά, πεπτικά (καὶ διαφορητικά).* Aber die *ναρκωτικά* fehlen bei Paul. an dieser Stelle. — Galen, v. d. örtl. Mitteln (IV, B. XII, S. 699 ff.), aus dem Paul. geschöpft, hat kleine Abweichungen in der Benennung. Vgl. G. d. A., S. 238.

[8] Paul. a. a. O.: *οἷς χρηστέον προκενωθείσης τῆς κεφαλῆς.* Galen a. a. O.: *προκεκενωμένης δηλονότι τῆς κεφαλῆς ἅμα τῷ παντὶ σώματι.*

[9] Paul. a. a. O.: *καθάπερ πομφόλυξ, σπόδιον, ἄμυλον, μόλιβδον, σάμιος ἀστὴρ, καδμία.*

wendete, würden sie die Lösung hindern, und den Schmerz verstärken, weil die Häute des Auges sich ausdehnen, wegen der Menge der Feuchtigkeit, mitunter auch reissen oder ⟨wenigstens⟩ angefressen werden.[10]

Eine Ausnahme gibt es ⟨von dieser Regel⟩, wenn es sich um Geschwüre der Hornhaut und um Zerfressung derselben handelt: alsdann ist man zu ihrer Anwendung gezwungen, weil sie hier ⟨einerseits⟩ grossen Nutzen stiften, ⟨andrerseits⟩ durch kein andres Mittel ersetzt werden können.

Aber die klebrige Feuchtigkeit wird bei Augenkrankheiten angewendet aus vier Ursachen. Erstlich, weil sie nicht beisst[11], zweitens, weil sie durch ihre Leim-Aehnlichkeit die Rauhigkeit verklebt, welche von der Schärfe erzeugt wird, und sie abwäscht. Drittens, weil sie länger im Auge verbleibt, als eine wässrige Feuchtigkeit[12]; man braucht aber ihr Verweilen im Auge, damit man nicht, wegen der Häufigkeit der Lid-Oeffnung, zum Verband gezwungen werde. Viertens ist das Auge ein sehr empfindliches Organ. Die meisten Arzneien, mit denen man dasselbe behandelt, sind steinig; und da man wünscht, dass sie drin bleiben, und doch alles rauhe, wenn es ein empfindliches Organ trifft, demselben schadet[13]: so haben die Aerzte deshalb es vorgezogen, zu den Augenmitteln etwas hinzuzufügen, was die Rauhigkeit mildert und zart ist, wie das Weisse des Eies und die Abkochung von Bockshorn-Klee und Milch und Gummi-Wasser und Traganth.[14] Jedes von diesen letzt-

---

[10] Paul. a. a. O.: *εἰ γὰρ εἴη πεπληρωμένα, κίνδυνος ὑπὸ τῆς διατάσεως ῥαγῆναι τοὺς χιτῶνας τῶν ὀφθαλμῶν.*

[11] Die Ueberschrift des betreffenden Kapitels bei Galen heisst *περὶ ἀδήκτων φαρμάκων.*

[12] Noch heute werden zu diesem Behuf die Alkaloïd-Salze (wie schwefelsaures Atropin) in Vaselin-Salben gelöst, oder Atropin in Oel; und so eingestrichen.

[13] Aët. VII, c. 11 (S. 28): *περὶ τοῦ λευκοῦ τοῦ ὠοῦ ... καὶ γὰρ ἡ τῶν κολλυρίων οὐσία ὅπως ἂν ᾖ λεπτομερὴς ὑφιζάνουσα τοῖς τε χιτῶσι τῶν ὀφθαλμῶν καὶ τοῖς βλεφάροις φέρει τινὰ τραχύτητα· καὶ ταύτην προσπελάζουσαν τῷ ὀφθαλμῷ οὐκ ἀγαθὴν νομιστέον.*

[14] Galen XII, S. 718: *ἀδήκτων δὲ τῶν τριῶν ὑγρῶν, ὧν τὸ μὲν ἀφέψημα τῆς τήλεως ἦν, τὸ δὲ γάλα, τὸ δὲ ἐν τοῖς ὠοῖς τὸ ὑγρὸν τὸ λεπτόν .. τό τε κόμμι καὶ τραγακάνθην.*

genannten hat eine andre Wirkung. Das Zarte des Eiweisses[15] spült aus die Absonderungen ohne Beissen, leimt zusammen und mildert die Rauhigkeiten, ohne dabei zu erwärmen oder zu erkälten, oder Ausschwitzung zu bewirken oder in die Poren ein zudringen. Aber die Bockshorn-Abkochung[16] besitzt lösende und mässig erwärmende Kraft; hingegen hat die Milch[16a] reinigende Kraft, wegen ihrer Wässrigkeit.

Die Arzneien, welche zur zweiten Gattung gehören, ich meine diejenigen, welche Verstopfung eröffnen und lösen, nützen bei den Pusteln und dem Eiter, welcher hinter der Hornhaut sich birgt, wenn er chronisch geworden, und die reifende Arznei ihn nicht löst. Hierher gehören[17] Asant (Asa foetida), Sagapen-Harz, Wolfsmilch (Euphorbium); Zimmt, Kalmus u. dgl.

Zu denjenigen Mitteln dieser Gattung, welche bei Star nützen, gehören die Gallen[18], Fenchelwasser und überhaupt alles, was eine starke Erwärmung bewirkt, jedoch im Auge keine Rauhigkeit hervorruft.[19]

Die Arzneien der dritten Gattung, ich meine die abwischenden (reinigenden), umfassen <erstlich> die wenig abwischenden.[20]

---

[15] Gal. a. a. O.: <τὸ> ὑπόλεπτον ὑγρὸν τὸ ἐν τοῖς ᾠοῖς, ἔχον ἐκ περιττοῦ τὸ ἀποπλύνειν τὰς ὑγρότητας, ἐπαλείφειν τε τὰ τραχυνθέντα.

[16] Gal. a. a. O.: ὁ μέντοι τῆς τήλεως χυλὸς ὅσον μὲν ἐπὶ τῇ γλισχρότητι παραπλήσιός ἐστι τῇ λευκῇ τῶν ᾠῶν ὑγρότητι, διαφορητικῆς δέ ἐστι δυνάμεως. Die wichtige Rolle, welche dieses Mittel (βούκερας der Hippokratiker, τῆλις des Dioscur. und Galen, foenum graecum des Scribon. Larg., arabisch ḥabb al-ḥulba) bei den Alten spielte, erkennt man leicht aus Dioskurides I, c. 124, Galenos (B. X, S. 934 und B. XII, S. 700), Oreibasios (B. II, S. 38), Aët. (S. 38) u. A. Vgl. Gesch. d. Augenheilk. im Alterth., S. 212, Anm. 2.

[16a] Aët., c. 12. Τινὲς βουλόμενοι . . . γλυκᾶναι τὴν δριμύτητα . . . γάλακτι ἐγχυματίζουσιν. Er verwirft dies Mittel.

[17] Paul. a. a. O.: ὥσπερ οἱ ὀποὶ κυρηναϊκός τε καὶ μηδικὸς καὶ σαγαπηνὸν καὶ εὐφόρβιον. Das letztere wird in Kh. aforbiūn, in D. farfiūn geschrieben. Zimmt und Kalmus fehlen bei Paul. wie bei Galen. Ersteres wird arabisch als dār-ṣīnī bezeichnet. (Das ist Laurus Cinamomum. Vgl. A. M. 205, Drag. 239.)

[18] Auf diese kommen wir noch zurück.

[19] Galen a. a. O. (XII, S. 701): καὶ ἁπλῶς εἰπεῖν ἡ τῶν θερμαινόντων σφοδρῶς ἄνευ τοῦ τραχύνειν.

[20] Die Darstellung des Arabers ist geordneter, als die seines Originals,

Diese nützen gegen Narben, welche nicht sehr dick sind, und gegen Geschwüre. Hierher gehört Galmei[21] und Weihrauch und Hirschhorn und Aloë. Galmei ist gemässigt zwischen Wärme und Kälte und wenig abwischend; deshalb passt er zur Erzeugung des Fleisches in den Geschwüren. Zweitens gehören dazu auch die stark abwischenden. Diese nützen gegen Flügelfell und ⟨Lid-⟩Krätze (Trachoma) und gegen die dicken Narben, weil sie dieselben dünn machen und abwischen. ⟨Es sind dies solche Mittel⟩[22], wie Kupferhammerschlag [und Kupfer-Erz] und Kolkotar (Kupfer-Eisen-Vitriol) und Ammon'sches Steinsalz und gebranntes Kupfer: alle diese ⟨Stoffe⟩ sind beissend.

Die Arzneien der vierten Gattung, ich meine die Fäulniss erregenden, nützen zur Ausrottung der Rauhigkeiten und der ⟨Lid-⟩Krätze, wenn sie eingewurzelt und hart geworden, und zur Ausrottung des harten Flügelfells. Hierzu gehören Grünspan und Vitriol.[23]

Die Arzneien der fünften Gattung sind die zusammenziehenden. Zu ihnen gehören ⟨erstlich⟩ die mässig zusammenziehenden[24], die zur Austreibung des Flusses dienen bei der Augen-Entzündung und den Pusteln und den Geschwüren, wie die Rosen und ihr Samen und ihr Saft und die Narde und Zimmt und Safran und Schöllkraut und Saft vom Bocksbart (Hypocist) und Pulver vom Weihrauch und Granat-Aepfel. Aber Akazie und Saft unreifer Trauben sind schon stärker[25] in der

---

Galen. Nicht S. 701, B. XII, sondern erst S. 718 hat letzterer: *τῶν ἐπ' ὀλίγον ῥυπτόντων ὁποῖα φάρμακά ἐστι ῥόδα τε καὶ λιβανωτός.*

[21] iqlimia, K., S. 175.

[22] Galen XII, S. 701: *τρίτη δὲ ἐπὶ ταῖς εἰρημέναις ἐστὶ ἰσχυρὰ δύναμις ἡ τῶν ῥυπτικῶν φαρμάκων, ὁποία χαλκοῦ τε λεπίς ἐστι καὶ ἡ κεκαυμένη χαλκῖτις ὅ τε κεκαυμένος χαλκὸς ὥσπερ δὴ καὶ τὸ ἄνθος αὐτοῦ καὶ τὸ μίσυ καὶ τὸ σῶρυ καὶ τὸ στίμμι.* Paul. ebenso. Hier ist nur theilweise Uebereinstimmung zwischen Griechen und Araber.

[23] Noch weniger Uebereinstimmung ist für die vierte Gattung, wo die Griechen Arsen, Realgar, Kalkstein-Blüthe anführen.

[24] Gal. XII, S. 702: *τὰ δὲ μετρίως στύφοντα χρησιμώτατα μέν ἐστι ταῖς καλουμέναις ὀφθαλμίαις καὶ ταῖς ἄλλαις σχεδὸν ἁπάσαις διάθεσιν ἑλκῶν τε καὶ φλυκταινῶν καὶ ῥευμάτων. ἔστι δὲ τοιαῦτα ῥόδων φύλλα καὶ ἄνθη καὶ χύλος ἐρείκης τε καρπὸς ὅ τε νάρδου στάχυς, ἔτι δὲ τοῦ μαλαβάθρου φύλλον ὅ τε κρόκος καὶ τὸ λύκιον ἤτε ὑποκυστίς.*

[25] Galen fährt fort: *σφοδροτέρας δὲ τούτων στύψεως ἥ τε ἀκακία*

Zusammenziehung, als die ebengenannten; jedoch fliessen diese Säfte ⟨wieder⟩ schnell aus dem Auge.

Zweitens gehören dazu ⟨Stoffe⟩, welche kräftiger zusammenziehen. Aber diese werden nur selten angewendet, weil ihr Schaden ⟨fast⟩ grösser ist, als ihr Nutzen. Sie bewirken nämlich Rauhigkeit im Auge. Doch wird von ihnen ein wenig in manche der Arzneien, welche den Blick schärfen, hineingethan, damit sie die Substanz des Blickes sammeln und ihn stärken.[26] Diese Mittel rotten ⟨auch⟩ die Rauhigkeiten der Lider aus. Hierher gehören die Blüthen des Granatapfels[25] und Galläpfel und Kalmus und Weihrauch-Rinde.

Die Mittel der sechsten Gattung[27] sind diejenigen, welche Abscesse des Auges zur Reife bringen. Sie werden angewendet bei Abscessen und Geschwüren und den übrigen Krankheiten des Auges, welche mit Ausschwitzung verbunden sind, bei Pusteln, und bei dem Eiter, der hinter der Hornhaut sich birgt, und zwar im Anfang und am Ende. Hieher gehören Myrrhe, Safran, Bibergeil, Weihrauch, indische Narde, persisches Gummi, Mutterharz[28] und Steinklee. Alle diese ⟨Mittel⟩ besitzen lösende Kraft, aber die Myrrhe am meisten.[29]

Die Arzneien der siebenten Gattung sind die betäubenden.[30] Sie werden angewendet, wenn der Schmerz des Auges

---

μετέχει καὶ τὸ ὀμφάκιον ... καὶ τὸ βαλαύστιον τε καὶ οἱ κύτινοι καὶ αἱ κηκίδες αἱ ὀμφακιτίδες ...

[26] Galen XII, S. 702: *μίγνυτα δέ ποτε χρησίμως αὐτῶν ὀλίγον ταῖς καλουμέναις ὀξυδερκέσι δυνάμεσι συνάγοντα καὶ σφίγγοντα τὴν οὐσίαν τῶν ὀφθαλμῶν.* (Vielleicht ist es nicht übel, nach dem arabischen Text hier *ὄψεων* zu lesen. — Allerdings hat Razi im Continens II, § 914, substantiam oculi.)

[27] Galen, XII, S. 702: *πεπτικὰ δὲ φλεγμονῶν τε καὶ τῶν ἄλλων διαθέσεών ἐστι φάρμακα, σμύρνα καὶ κρόκος καὶ καστόριον καὶ λιβανωτὸς ὅ τε τῆς τήλεως ἑψηθείσης χυλός.*

[28] barezd (persisch). Vgl. Anm. 9, Kap. 9 dieses Buches. Rein arabisch qinna. Doch kommt auch ḫalbanī vor, die Umschreibung von *χαλβάνη*, Galban-Harz. Vgl. A. M., S. 391 und K., S. 178 unter qinna.

[29] Galen a. a. O.: *καὶ μάλιστα ἡ σμύρνα.*

[30] An den oben angeführten Stellen spricht weder Paul. noch Galen von den betäubenden Mitteln. Letzterer hat nur die kurze Anm. (XII, S. 714): *χυλοί τινες . . . καὶ τὰς σφοδροτάτας ὀδύνας πραΰνειν δυνάμενοι καθάπερ ὁ τοῦ μανδραγόρου.* Ueber betäubende Augenmittel bei den

überhandnimmt, so dass man für den Kranken Untergang befürchtet[31], zumal wenn das seine Ursache hat im Fressen und in der Schärfe der Geschwüre. Doch sei man vorsichtig mit diesen Arzneien, weil sie die Sehkraft schwächen und öfters sogar zerstören.[32] Deshalb darf man sie nur im äussersten Nothfall anwenden. Auch rathen wir, dieselben in mässiger ⟨Gabe⟩ zu gebrauchen. Hierher gehört Opium und Abkochung des Liebes-Apfels (Mandragora).

Dies ist die Gesammtzahl der Gattungen von den Augenheilmitteln. Aber ihre Arten sind sehr zahlreich.

Auch die Zeiten[33] der Krankheit muss man kennen. Es

Griechen vgl. G. d. A., S. 219. Diosc. (m. m. IV, c. 65, B. I, S. 557) empfiehlt Opium zu örtlichen Mitteln gegen Augenleiden. „Erasistratos [vgl. Plin. n. h. XX, 76] giebt an, dass Diagoras seine Anwendung bei Augen-Entzündung . . . missbillige, da es Sehstörung . . . verursache. Andreas sagt, dass, wenn es nicht verfälscht wäre, die damit eingestrichenen erblinden würden. Alles dies ist falsch, wie die Erfahrung beweist.“ Uebrigens erklärte nach Diosc. noch Galen die Kollyrien aus Opium, Mandragora und Hyoscyamus für schädlich, da sie Amblyopie, Star, Mydriasis, Phthisis verursachen. (B. X, S. 171, 868.) An einer andren Stelle behauptet er, dass die Kollyrien aus Opium Amblyopie hinterlassen. (XII, S. 533. Vgl. auch noch XVIII^{a}, 48.) Alex. Trall. (II, S. 5) erklärt sie für schädlich. Paul. (III, c. 22, S. 72) will ihren Gebrauch auf den Nothfall eingeschränkt wissen. — Es ist eine Fabel, dass die Araber erst die betäubenden Kollyrien eingeführt hätten. In Wirklichkeit haben sie dieselben ebenso schüchtern angewendet, wie die Griechen. Dies folgt aus der genauen Angabe Ali b. Isa's. Ebenso aus K. I, c. 9 (S. 45) und c. 13 (S. 53).

[31] Gal. XII, 532: *ὀλιγάκις μὲν ἀναγκαζόμεθα χρήσασθαι τοῖς δι᾽ ὀπίου φαρμάκοις, ὅταν ὑπὸ σφοδρότητος ὀδύνης ὁ ἄνθρωπος ἀποθανεῖν κινδυνεύῃ.* Es ist also im arabischen Text Untergang des Lebens (nicht des Auges) gemeint.

[32] Galen fährt fort: *οὕτω καὶ τὰ δι᾽ ὀπίου κολλύρια πολλοὺς ἔβλαψεν, ὡς ἀσθενῆ τε τὸν ὀφθαλμὸν ἀποδεῖξαι καὶ τὴν καλουμένην ἀμβλυωπίαν ἐργάσασθαι.*

[33] Diese Lehre war den arabischen Aerzten der Blüthezeit ganz geläufig. Sie wird in der mit unsrer tadkira fast gleichzeitigen Augenheilkunde des ʿAmmār fast mit denselben Worten vorgetragen: diese konnte sogar zur Verbesserung unsres Textes benutzt werden. Ziemlich ähnlich ist auch die Darstellung in Ibn Sina's Cantica. (Vgl. Avicennae Op.. Venet. 1564, II, S. 378.)

Dass diese Lehre von den Griechen stammt, steht ausser Zweifel.

sind ihrer vier: erstens der Anfang, zweitens die Zunahme, drittens die Höhe, viertens die Abnahme.

Die Definition des Anfangs ist die ⟨folgende⟩: die natürlichen Verrichtungen sind ⟨dabei⟩ von einer Schädigung befallen, und die natürliche Kraft hat noch nicht begonnen, die Krankheit-wirkende Ursache zu reifen.

Die Definition der Zunahme ist die ⟨folgende⟩: die Krankheit nimmt ⟨dabei⟩ zu und wird stärker; die Kraft wird geschwächt durch jener Vermehrung; die Natur hat bereits angefangen in der Krankheit zu wirken, nur dass ihre Wirkung nicht in Ordnung und Rhythmus verläuft.

Die Definition des Höhezustands ist die ⟨folgende⟩: Die Krankheit steht ⟨dabei⟩ und nimmt nicht weiter zu, während die Kraft schon Zeichen erkennen lässt, welche auf die Bedrückung der Natur von Seiten der Krankheit hinweisen.

Die Definition des Abfalls ist die ⟨folgende⟩: die Krankheit nimmt bereits ab und löst sich; die Natur hat mit der Reifung der Krankheit die letztere abgestossen und ihren Knoten gelöst.

Behandeln muss man jede Krankheit in jeder einzelnen ihrer Zeiten nach deren Besonderheit: d. h. beim Anfang soll man nur das anwenden, was zurücktreibt; und beim Ende — wenn die Hitze sich besänftigt, und das Zarte sich gelöst hat und nur das Dicke übrig geblieben, — soll man nur das anwenden, was löst und lockert; aber in den beiden dazwischen liegenden Zeiten soll man solche Arzneien anwenden, die gemischt sind,

---

Zahlreiche Stellen aus Galen lassen sich anführen: 1. Von der vorzüglichsten Sekte, c. 32, B. I, S. 193: *καὶ καιροὺς τῶν νοσημάτων εἶναι τέσσαρας, ἀρχὴν ἐπίδοσιν ἀκμὴν καὶ παρακμήν.* 2. Von den Zeiten der Krankheit, c. 2, B. VII, S. 410. 3. Von den Zeiten der ganzen Kr., c. 1, B. VII, S. 440. 4. Von den Krisen, c. 2, B. IX, S. 551. Aber nach einem Text, der dem unsrigen ganz gleich ist, suchen wir bei ihm vergebens, da er immer sofort zu besonderen Fällen der Krankheit (Fieber, Phlegmone, Ophthalmie) übergeht, nicht für die Krankheit im Allgemeinen die vier Stadien definirt. Immerhin finden wir in dem Beispiel vom Fieber einige Anklänge: 5. Comment. zur Hippokrat. Schrift von den Säften, I, 3, B. XVI, S. 10. So hat denn auch Gorraeus (def. med., p. 203, Francofurti a. M. 1578) nur ziemlich farblose Definitionen der vier Zeiten der Krankheit im Allgemeinen.

aus zusammenziehenden und aus lösenden, mit der Maassgabe, dass das zusammenziehende mehr beim Aufsteigen vorherrsche, und weniger auf der Höhe.

Jede einzelne von diesen ⟨vier⟩ Zeiten hat noch drei Stufen, die erste, die letzte und die mittlere: und die Arzneien sollen der Stufe entsprechen. Z. B., wenn die Krankheit im Anfangs-Stadium sich befindet, dann geschehe die Behandlung auf der ersten Stufe des Anfangs-Stadiums durch dasjenige, was abkühlt und zusammenzieht und betäubt; und auf der mittleren Stufe durch das was kühlt, aber weniger als auf der ersten; und auf der letzten Stufe der Anfangszeit soll die Behandlung durch das geschehen, was noch weniger kühlt, und nicht mehr mit dem, was betäubt: es sei denn, dass die Zunahme eine Ueberfüllung anzeigt. Mitunter verhindert der Schmerz, wenn er ganz übermässig stark ist, die Anwendung der zusammenziehenden Mittel im Anfang; oder ein Umstand zwingt uns zur Anwendung der beruhigenden Mittel: wenn aber der Schmerz nicht übermässig ist, soll man diese nicht anwenden.

Du musst auch wissen, dass einige Augenheilmittel aus dem Pflanzen-Reich stammen, andre aus dem Stein-Reich, einige aus dem Thier-Reich.

Aus dem Pflanzen-Reich stammen solche, wie die Gummi-Arten, z. B. Asant und Sagapen und Wolfsmilch. Ferner gehören dazu ⟨ausgepresste⟩ Säfte, wie der von Schöllkraut und Akazie. Weiter gehören dazu Früchte, wie Gall-Aepfel; und Blätter, wie Betel; und Hölzer, wie Kassien-Zimmt.

Zu denjenigen Mitteln, welche aus dem Stein-Reich stammen, gehören Blut-Eisenstein, Zink-Asche, Salz, Steinsalz, Salpeter, Arsen.

Von den Mitteln aus dem Reich der Thiere stammt ein Theil aus ihren Feuchtigkeiten, wie die Gallen, die Milch-Arten, das Eiweiss; ein Theil aus ihren Gliedern, wie die Hörner und das Bibergeil.

Ich werde noch die Kraft einer jeden von diesen Arzneien und ihre specifische Wirkung und ihren Nutzen und ⟨überhaupt⟩ alle Heilmittel, welche für das Auge passen, am Schluss meines Buches auseinandersetzen.

Ich habe aber ⟨hier⟩ noch zu erwähnen, wie man jede

einzelne von diesen Arzneien anwenden und wie man sie zerkleinern, auch zu welcher Zeit man diese Augenheilmittel einsammeln und wie man sie am besten zubereiten soll.

Ich erkläre also: alles, was ich von den mineralischen Stoffen angewendet wissen will, wie Blut-Eisenstein und Zink-Asche und gebranntes Kupfer und Feuerstein (Markasit) und Spiessglanz (Antimon), — alles dies muss gut zerrieben und durch ein Seidentuch gesiebt und mit Wasser gepflegt und zu wiederholten Malen ausgelaugt werden. Was davon steinig ist, wie der indische Stein[34] und Galmei und die Vitriole sollen nur angewendet werden, nachdem sie in einem neuen Topf gebrannt und ferner lange zerrieben und ausgelaugt worden; denn das ist besser.

Was aber die Muscheln anlangt, die Austern und die Schnecken u. dgl., so verbrenne sie ebenfalls in einem neuen Gefäss, zerreibe sie gut, feuchte sie mit Wasser an und lauge sie aus.

Das Bleiweiss zerreibe und wasche es mit Wasser, damit nichts Kreidiges drin bleibe. Den Kupfer-Hammerschlag wasche mit Wasser zu verschiedenen Malen, und zwar mit gesundem.

Die Perlen zerreibe recht gründlich mit Wasser und ebenso das gebrannte Kupfer.[35]

Die Narde wird mit der Scheere zerschnitten und mit dem Stössel im Mörser zerrieben. Moosflechte[36] wird mit der Hand gründlich zerrieben, bis ihre schwarze Rinde sich abschält, und sie weiss wird, dann in einen Mörser gethan; und es wird Wasser darauf gegossen, und sie wird zerstossen, bis sie markähnlich wird, ⟨dann⟩ getrocknet und noch einmal zerrieben.

Aber den Grünspan wende nicht viel an, denn er zerstört die Augenhäute und zerfrisst sie, besonders die Augen der Frauen und Kinder. Man soll ihn überhaupt nur gebrauchen in einer Mischung mit sehr viel Bleiweiss.

Ueberhaupt soll man im Frühjahr[37] die Kollyrien kneten

---

[34] siwār al-hind. Es ist das Erzeugniss einer Pflanze, Isora corylifolia oder Helicteres Isora. Drag. 431, A. M. 398.

[35] rūsaḫtaǵ, cuivre brûlé ou calciné (Dozy). In L. calcecumeno = *χαλκὸς κεκαυμένος*.

[36] Ušna, muscus arboreus. (A. M. 149, Drag. 46.)

[37] Antyllos bei Oreibasios B. II, S. 434: *Σκευάζειν δὲ τὰ κολλύρια ἔαρος*. Vgl. G. d. A., S. 239.

(herstellen); dies ist die beste Zeit. Auch die Pulver und Augen-Pulver sollen am Ende des Frühlings zerrieben werden, und zwar bis zur äussersten Feinheit[38]; wenn man es anders macht, wird der Schaden grösser, als der Nutzen.

Aber von denjenigen ⟨Arzneien⟩, welche gepflegt (eingeweicht) werden mit dem Wasser unreifer Trauben und mit dem Fenchel-Wasser, muss man das Wasser auspressen und ⟨den Rückstand⟩ in die Sonne stellen, damit er klar werde; diese Arzneien sollen mit dem Wasser zu verschiedenen Malen gepflegt werden.

Doch die Gummi-Sorten, wie das Ammon'sche und Sagapen, soll man einweichen und im Mörser mit der Keule zermahlen, bis sie gut zerrieben sind, und durchsieben. Arabischen Gummi und Traganth soll man in Wasser einweichen und durch ein Tuch seihen. Mit ihnen knetet man die Arzneien. Ihr Nutzen in den Arznei⟨-Mischungen⟩[39] besteht darin, dass sie die Theile vereinigen, — ausser in der weissen Salbe, denn bei dieser liegt ein Selbstzweck im Gummi und Traganth, nämlich zu kühlen und zu leimen und die Rauhigkeiten der Ophthalmie zu lindern. Man muss sie beide also gründlich zerreiben und durchsieben und in einen Mörser thun und dünnes Eiweiss darüber giessen, so viel, dass damit die übrigen Arzneien geknetet werden können, und mit dem Reiber (Pistill) ⟨alles⟩ zermahlen, bis dass die Arzneien aufgelöst und verfeinert werden und man den Rest der Mittel hinzufügt.

Opium muss geröstet[40] werden, indem man eine Kupfer-Platte nimmt und sie erhitzt und das Opium, in kleine Stückchen zerbrochen, darauf wirft. Nicht aber soll ⟨das Rösten⟩ über glühenden Kohlen geschehen. Hüte dich, dass ja nicht das Opium verbrennt; denn dies würde seine Wirkung zerstören.

---

[38] Wörtlich „bis zur Grenze des Staubes". Anders Antyll. b. Oreib. a. a. O.: *οὐδὲ λίαν ξηροτριβεῖν τὰ φάρμακα.*

[39] Antyll. bei Oreib. II, S. 435: *μετὰ δὲ τὸ αὐτάρκως ἔχειν τῆς λεάνσεως κόμμι προςβάλλεται τοῖς κολλυρίοις ὑπὲρ τοῦ συναγαγεῖν καὶ μετὰ τὸ ξηρανθῆναι ἀῤῥαγῆ παρέχειν τὰ κολλύρια· ἰδίαν γὰρ δύναμιν οὐδεμίαν ὀφθαλμοῖς ἐπιτήδειον ἔχει τὸ κόμμι.*

[40] Diosc. (m. m. IV, c. 65, B. I, S. 556): *Φώγνυται δὲ εἰς τὰ ὀφθαλμικὰ ἐπ' ὀστράκου καινοῦ, ἕως ἂν μαλακὸς καὶ κιῤῥὸς φανῇ.*

Wenn[41] du eine Arznei mischen willst, so must du den Nutzen derselben kennen und auch gegen welche Krankheit sie nützt. Gehört sie zu denjenigen Arzneien, deren Nutzen gross, und ist sie herrlich von Wirkung, wie die Zink-Asche aus Indien und andre ⟨derartige Mittel⟩; so musst du davon eine grosse Menge verwenden. Ist ihr Nutzen gering, so soll wenig davon genommen werden, wie bei dem Gummi. Ist das Mittel scharf und von kräftiger Wirkung, wie Grünspan und Ammon'sches Salz; so soll man eine mässige Menge davon nehmen. Ist es schwach an Wirkung, wie Bleiweiss, so soll man viel davon nehmen.

Die einfachen Mittel werden in die zusammengesetzte Arznei eingefügt, — aus verschiedenen Gründen. Einiges wird hinzugethan wegen der Krankheit, gegen welche das Heilmittel zusammengesetzt wurde, wie z. B. Sagapen und Asant in die Gallen-Salbe, denn sie besitzen eine kräftige Wirkung zur Auflösung des Stars.

Andres ⟨wird hinzugefügt⟩ in der Absicht, die Arznei zu verstärken: so ist es, wenn Fenchel-Wasser in die Gallen-Salbe gethan wird.

Bei andren hat man die Absicht, dass sie die Arznei rasch in die Augenhäute eindringen[42] lassen: zu diesem Behuf wird Moschus in die Augenmittel gethan. Bei noch andren beabsichtigt man ein Festhaften[42] der Arznei im Auge: dazu wird Campher in die Augenmittel gemischt. Bei einigen wird eine Erhaltung der Arznei-Kraft[42] beabsichtigt: deshalb wird z. B. Opium in die abwischenden Arzneien hineingethan. Bei noch andren hat man die Absicht, die Schärfe der Arznei zu brechen: zu diesem Behuf wird Bleiweiss zu Grünspan gemischt.[42]

---

[41] Einige der jetzt folgenden Regeln der Arznei-Bereitung, die übrigens recht vernünftig sind, findet man nicht bei den Griechen. Mehrere von den erwähnten Mitteln, wie Moschus und Campher, sind den Griechen unbekannt geblieben und erst von den Arabern in die Heilwissenschaft eingeführt. S. Berendes, Die Pharmacie der alten Kulturvölker II, 131, 1891.

[42] Die Grundsätze, die diesen Erörterungen inne wohnen, werden noch heute befolgt.

Auswählen musst du zu den Arzneien, was gut und frisch, nicht alt und nicht verfälscht ist. Jede von ihnen soll für sich allein zerrieben werden; dann wäge von dem geriebenen und gesiebten Mittel das in dem Recept des Heilmittels erwähnte Gewicht ab. Aber nicht darfst du ⟨mit dem ersten⟩ die übrigen Mittel vereinigen und zusammen verreiben. Das wäre ein Fehler. Denn es gibt einige Arzneien, die ein langes Reiben erheischen, wie die Mineralien[43]; und andre, die ein geringes Reiben erfordern, wie die getrockneten Pflanzen-Säfte.

Unter diesen letzteren gibt es einige, welche, wenn sie über die Gebühr gerieben werden, ihre Natur verändern und eine Schärfe gewinnen, wie z. B. die Stärke, weshalb man diese erst zum Schluss hinzufügt: dann mische und reibe mässig, um eine ⟨vollkommene⟩ Mischung zu erlangen. Gehört die Arznei zu denjenigen, die man kneten muss, damit sie ⟨zum Kollyr⟩ trocknen; so soll man Wasser darüber giessen, nach und nach[44], und zerstossen und die übrigen Arzneien hinzumischen, eine nach der andren, und alles zu einem ordentlichen Brei zusammenkneten und ihm das Wasser entziehen und es trocknen, im Schatten[45], damit nicht die Kraft der Arznei in der Sonne sich verflüchtige.

Wenn du das Auge mit einer scharfen Arznei behandelst, so sollst du warten, bis ihr Schmerz und ihre Nachwirkung vollkommen aufgehört hat.[42] Dann erst komm' nach mit einer andren Sonde ⟨voll Arznei⟩. Dies ist wirksamer und besser, als dass du eine ⟨Sonde⟩ der andren folgen lässt.

Die Sonde sei massiv, dick und glatt. Hüte dich aber, eine scharfe Arznei ⟨auf das Auge⟩ anzuwenden, während im Kopf Anfüllung besteht; vielmehr sei er rein von schlechten

---

[43] Oreibas. II, 435: *Τὰ μὲν δὴ διὰ μεταλλικῶν σκευαζόμενα κολλύρια λεαίνεται χρόνῳ πολλῷ, τὰ δὲ διὰ χυλῶν ὀλιγημέρου δεῖται τρίψεως.*

[44] *παραχέαντας τὸ ὕδωρ οὐκ ἀθρόον.* Paul., S. 279. Ganz ähnlich Oreibas. II, S. 435.

[45] So auch schon öfters in griechischen Augen-Recepten. Gelegentlich werden aber organische Bestandtheile von Kollyrien, z. B. Harn oder Blut, in der Sonne getrocknet; und auch anorganische. (Aët., c. 22, S. 44 und c. 79, S. 179. Vgl. Ali b. Isa, in diesem Kap., nach Anm. 38, ferner III, c. 22, nach Anm. 16, und III, c. 23, nach Anm. 9.)

Feuchtigkeiten.[46] Denn Hippocrates[47] sagt, dass du unreine Körper jedesmal, wenn du sie ernährst, am Schlimmen zunehmen lässt.

So oft du die Augen ⟨vor der Reinigung⟩ mit scharfer Arznei behandelst, schaffst du dem Kranken grosses Unheil.

Willst du Arznei in's Auge hinein thun, so öffne das rechte Auge mit dem Daumen deiner linken Hand und mit dem Zeigefinger deiner rechten; fasse die Sonde mit dem Daumen und Mittelfinger ⟨der letzteren⟩; und lege die Sonde ⟨an⟩ vom grossen Augenwinkel bis zum kleinen: hierauf entferne den Zeigefinger ⟨der rechten⟩ und erhebe den Daumen der linken Hand über das Augenlid, lege die Sonde hinein in das Auge und drehe und wälze dieselbe. Dies ist das richtige Verfahren.[48]

Das linke Auge werde eröffnet mit dem kleinen oder Mittel-Finger ⟨deiner⟩ rechten und dem Daumen ⟨deiner⟩ linken; du legst die Sonde ein vom kleinen Augenwinkel zum grossen hin und drehst dieselbe ⟨hin und her⟩.

Was das Umdrehen des Lids[49] anlangt, so fasse die

---

[46] Antyll. bei Oreibas. II, 938: *Δεῖ δὲ καὶ πάντα μὲν τὰ ὀφθαλμικὰ φάρμακα . . . τῆς καταλλήλου χρήσεως τυγχάνειν· κεφαλῆς ἀσυμπληρώτου. . . .* Ebenso Paul., S. 280; Galen XII, S. 706 und an andren Stellen.

[47] Sprüche (Aphor.) II, 10: *Τὰ μὴ καθαρὰ τῶν σωμάτων, ὁκόσῳ ἂν θρέψῃς μᾶλλον, βλάψεις.* Einige Handschriften haben *ὁκόσον*.

[48] Es ist Massiren des Lids auf der eingesalbten Sonde, wie wir es auch heute noch üben. Aus der vorgeschriebenen Haltung der Finger folgt, dass nur das untere Lid gemeint sein kann. Das Massiren des oberen Lids folgt sogleich im Text.

Der Araber ist offenbar praktischer, als Antyllos, der (bei Oreibas. II, S. 437) die derartigen Verfahrungsweisen tadelt. *Αἱ δὲ ἐξ ὑποβολῆς ἐγχρίσεις καὶ αἱ κατὰ ἐκτροπὴν θεατρικὸν μέν τι ἔχουσιν, ἀνίατρον δέ.* Die Worte *ἐξ ὑποβολῆς* bedeuten, dass die Salbe mit der Sonde unter das Oberlid geschoben wird. Vgl. G. d. A., S. 299, Anm. 5. Das einfache Einstreichen der Salbe auf die Innenfläche des Unterlids erwähnt der Araber nicht, vielleicht hielt er dies für selbstverständlich. Vgl. Antyll. bei Oreib. a. a. O.

[49] Jetzt kommt ein andres Verfahren, das Umstülpen des Lids, um die Innenfläche desselben kräftig einzureiben. Dies ist ein altes Verfahren und wird schon im Plutos des Aristophanes beschrieben. (V. 716 ff.: *κατέπλασεν αὐτοῦ τὰ βλέφαρα ἐκστρέψας.* Vgl. G. d. A., S. 60).

Wimpern des Lids mit dem Daumen und dem Zeigefinger deiner linken Hand und ziehe das Lid zu dir hin und drücke seine Mitte herunter mit dem Stiel der Sonde, bis dass es sich öffnet, und das Auge frei wird, und das Lid sich umdreht: dann reibe das letztere ⟨an seiner Innenfläche⟩ mit Sorgfalt und Ruhe und ohne Eile.

Wenn du das Lid zurückdrehst, so soll dies allmählich geschehen. Lass das Lid nicht von selbst zurückschnellen. Das ist schlecht.

Wenn du ⟨einfach⟩ das Auge öffnen willst, so hebe sanft das ⟨Ober-⟩Lid hoch empor und thue es milde zurück und eile nicht bei dem Zurücklegen.

Willst du Pulver anwenden, so leg' es in die beiden Augenwinkel zwischen die Lider, lass aber nicht die ⟨Oehr-⟩ Sonde gegen die Oberfläche des Auges gleiten[50], sondern meide diese und drehe die Sonde nach unten, damit das Pulver drin bleibe.

Aber niemals darfst du die Sonde in's Auge einführen noch nach unten gegen die Oberfläche des Auges leiten bei der akuten Augen-Entzündung und bei heftigem Schmerz: vielmehr sollst du ⟨dann⟩ die Arznei gewissermaassen hinein tropfen lassen[51]; denn das ist heilsamer.

Hingegen bei dem Ausrotten der Narben sollst du mit der Arznei die Narbe selber angreifen und sie reiben und ⟨die Arznei⟩ darüber hinweggehen lassen: denn das ist wirksamer.

Jede Krankheit, welche Pulsation und kräftigen Schmerz zeigt, heile mit den milden Arzneien, sowohl von den trocknen wie von den feuchten, mag es sich um Augen-Entzündungen, mag es sich um Geschwüre handeln. Jede alte, chronische

---

Dies wurde besonders bei der Körner-Krankheit geübt. Vgl. G. d. A., S. 131—136. Das Verfahren, nach dem Ali b. Isa das Oberlid umzudrehen räth (und II, c. 10, Nr. 5, noch einmal andeutet), ist heute noch üblich. Vgl. Prof. v. Graefe's Vorträge über Augenheilk., herausg. von J. Hirschberg, 1871, S. 15; Vossius, Augenheilk., 1898, S. 11, u. a. m.

[50] Antyll. bei Oreib. II, 436: *τῷ δὲ πυρῆνι τῆς μήλης οὐ ψαυστέον τοῦ ὀφθαλμοῦ.*

[51] Antyll. bei Oreib. II, 436: *Δεῖ δὲ ἐγχυματίζειν ἐπί τε χημώσεως καὶ φλεγμονῶν ἰσχυρῶν.*

Entzündung, die nicht mit Schmerz verbunden ist, — wie ⟨Lid-⟩ Krätze, Hornhautfell, Emphysem, Lidrand-Entzündung, Flügelfell, — behandle mit den abwischenden und reinigenden Arzneien, je nach dem Grade ihrer Stärke und nach ihrem Bedürfniss von kräftigen Arzneien.

Wenn zwei Krankheiten im Auge sich verbinden, z. B. eine akute mit einer chronischen: so beginne mit der akuten, bis diese beseitigt ist; ohne jedoch ⟨mittlerweile⟩ die chronische zu vernachlässigen, damit dieselbe nicht stärker werde; danach gehe über zur Heilung der chronischen Krankheit.

Was aber den heftigen Schmerz[52] im Auge anlangt, welcher in Verbindung mit Entzündung auftritt, so entsteht er entweder von der Schärfe der Feuchtigkeit, welche die Entzündung bewirkt und Beissen im Auge hervorruft; oder von der Anfüllung der Augenhäute und ihrer Spannung; oder von der Ansammlung einer dicklichen Feuchtigkeit; oder in Folge von dunstartigen und aufblähenden Winden (Gasen).

Kommt der Schmerz von der Schärfe der Feuchtigkeit, so muss man die letztere mit abführenden Mitteln entleeren und sie nach dem unteren Theil des Körpers hinziehen und sie ⟨auch⟩ abwaschen mit Eiweiss; sowie man den Körper gereinigt hat, und die Reife des Abscesses zu Tage getreten[53], ist das Bad nützlich für eine derartige Krankheit.

Wenn aber der Schmerz von Anfüllung und Spannung der Häute herstammt, so behandle ihn durch Entleerung des Körpers mittelst des Aderlassens und der Abführung und durch Anziehung der Materie nach unten, durch Massage der unteren Gliedmaassen und ihre Verschnürung; danach durch Bähung des Auges mittelst süssen, lauen Wassers.

---

[52] Ziemlich wörtlich nach Galen, Heilsystem, XIII, c. 22 (B. X, S. 937): *ἤτοι γὰρ διὰ τὸ δάκνεσθαι σφοδρῶς ἐκ τῆς τῶν ἐπιῤῥεόντων δριμύτητος, ἤτοι διὰ τὸ τείνεσθαι πεπληρωμένους τοὺς χιτῶνας αὐτῶν ἢ δι' ἔντασίν τινα παχέων ὑγρῶν ἢ πνευμάτων φυσωδῶν ὀδύναι γίνονται σφοδραὶ κατὰ ⟨τοὺς ὀφθαλμούς⟩.* Vgl. Oreibas., Uebersicht, VIII, 41 (B. V, S. 445, woselbst *ἔνστασιν* statt *ἔντασιν*) und G. d. A., S. 340.

Die Behandlung des Schmerzes bei Ali b. Isa stützt sich zwar auf Galen, ist aber nicht wörtlich aus ihm entnommen.

[53] D. [und er sich gesetzt hat].

Ueberhaupt musst du wissen, dass alle Arten der Ausdehnung zu behandeln sind durch Entleerung des ganzen Körpers und des Kopfes und durch Abwärtsziehen der Materie, danach durch Anwendung der lösenden Arzneien, wie z. B. der Bähung und der Einträuflung von Fenchelwasser: aber vor der Entleerung des Körpers darfst du keine lösende Arznei anwenden; denn dann wirkt sie mehr anziehend, als lösend. Kommt aber der Schmerz her von der Ansammlung einer dicklichen Feuchtigkeit, so musst du die letztere erst verdünnen, danach entleeren.

Für den Schmerz, der von blähenden Winden (Gasen) herkommt, erweisen sich die lösenden Dinge nützlich, wie z. B. das Bad und ähnliches. Mitunter entsteht ein Schmerz im Auge von dickem Blut, das in den Adern des Auges stockt, ohne Plethora im ganzen Körper. Dann musst du die Behandlung einleiten mit reinem unvermischtem Wein[54]; denn ihm wohnt die Kraft bei, zu erwärmen und zu eröffnen und es zu entleeren, durch die Heftigkeit der Bewegung, aus jenen Adern, in welchen es sich angehäuft hatte; und das geschieht nach dem Hineinsteigen in das Bad.

Hast du die Krankheit ⟨richtig⟩ erkannt, und findest du, dass die Heilung nicht rasch von Statten gehe; so bleibe standhaft. Vielleicht hängt dieser ⟨Misserfolg⟩ ab von einem Wind, der eingedrungen ist (sich verfangen hat) in den engen Gängen ⟨des Auges⟩; vielleicht von einer ganz dicken Feuchtigkeit: dann bedarf es eben längerer Zeit zur Erweichung der letzteren und zur Erweiterung der Gänge. Merke dir, das Klystier ist nützlich bei allen Arten von Kopfschmerz[55]; doch soll es kräftig sein.

---

[54] Galen XVIII[a], S. 49: *ὀφθαλμιῶντα ... ἐκέλευσα λουσάμενον ἀκρατεστέρῳ χρῆσθαι τῷ πώματι, οὕτω πειραθῆναι καθυπνῶσαι· καὶ τοίνυν ὕπνος τε βαθὺς αὐτῷ γίνεται καὶ ἀνώδυνος ἕωθεν ἀνέστη καί μοι θάρσος ἐνεποίησεν, ἐφ᾽ ὧν ἐστιν ἔνστασις αἵματος παχέος ἐν τοῖς τῶν ὀφθαλμῶν φλεβίοις ἄνευ πληθωρικῆς διαθέσεως ἐν ὅλῳ τῷ σώματι, οἴνου χρῆσθαι πόσει δυναμένου καὶ κενοῦν τὸ αἷμα καὶ τῷ σφοδρῷ τῆς κινήσεως ἐκφράττειν τὰς ἐνστάσεις.*

[55] Alle Handschriften haben Kopfschmerz, L. aber Anfüllung des Kopfes.

Insofern mit einigen Augenkrankheiten heftiger und ganz deutlicher Kopfschmerz verbunden ist, so behandle eine solche Krankheit nicht eher, als bis die Arterien der beiden Schläfen ausgezogen (ausgeschnitten) sind, und der Kopfschmerz aufgehört hat; d. h. nach der Entleerung des Körpers und nach der Reinigung des Kopfes und der Kräftigung desselben: widrigenfalls ziehst du dem Kranken ein grosses Uebel zu.

Wenn Materien fortgesetzt in's Auge sich ergiessen, dann ist die Behandlung des ⟨Auges⟩ selbst ganz erfolglos. ⟨Vielmehr⟩ musst du zuerst nachsehen, ob jene vom ganzen Körper herkommen, oder besonders vom Kopf. Danach entleere ⟨dem entsprechend⟩ den Körper und den Kopf. Es ergiessen sich aber die Materien in's Auge von den Schlag-Adern und von den Blut-Adern. Dann sei nur auf ihre Entleerung bedacht.

Wenn die Materien an der Aussenseite des Schädels sich ergiessen[56], so reibe denselben mit trocknenden Mitteln ein, als da sind Maulbeer-Wasser und Ammon'sches Harz und Dornstrauch-Saft; und umschnüre ihn mit einer Binde. Falls dies aber nichts nützt, so schneide die Arterien ein, welche in den beiden Schläfen sich befinden.[57]

Wenn jedoch der Erguss an der Innenseite des Schädels erfolgt, — das Zeichen dafür ist schädigendes Niessen und Jucken und Beissen[58], — so musst du zur Ader lassen und Abführung verordnen und Reinigung des Kopfes.[59]

Unter den Augenkrankheiten gibt es solche, bei denen

---

[56] Ueber diese Lehre vgl. G. d. A., S. 285 (Celsus), S. 340 (Galen). Vgl. auch K. I, c. 9 (S. 39) und I, c. 7 (S. 33).

[57] Dies entspricht der berühmten Stelle aus Galen's Heil-System (XIII, c. 22, B. X, S. 940): *διορίζοντες ὡς . . . μηδ' ἐπιρρεῖν . . . τὰ ἔξωθεν ἀγγεῖα . . . χρὴ δὲ ξυροῦντα τὴν κεφαλὴν ἐπιμελῶς ἅπτεσθαι τῶν ὀπίσω καὶ καθ' ἑκάτερον οὖς ἀρτηριῶν καὶ τῶν ἐν μετώπῳ καὶ ⟨κατὰ⟩ τοὺς κροτάφους. ὅσαι δ' αὐτῶν θερμότεραί σοι φαίνονται τῶν ἄλλων καὶ μᾶλλον σφύζειν, ἐκείνας τέμνειν· ὅσαι δὲ μικραί τέ εἰσι καὶ ὑπὸ τῷ δέρματι, κἂν μέρος αὐτῶν ἐκτέμνῃς . . . ἄμεινον ἐργάσῃ — — — εἰ δὲ . . . φαίνοιτό σοι μέγα τὸ ἀγγεῖον . . ., ἀσφαλέστερον αὐτῷ βρόχον περιβάλλοντα πρότερον οὕτως ἐκκόπτειν τὸ μεταξύ.* (Vgl. Paul. Aeg. VII, c. 4: *περὶ ἀρτηριοτομίας.*)

[58] K. I, c. 7 (S. 33). Paul. III, c. 22, § 4: *καὶ πταρμῶν ἔσθ' ὅτε ἐνοχλούντων, ὑποσκύφιον . . . εἶναι τὸ ὑγρόν.*

[59] D. hat am Rande noch „und des Körpers“.

die Reinigung des Körpers unumgänglich ist. Dahin gehören Ophthalmie und Geschwüre und Hornhautfell, wenn Anschwellung und heisse Entzündung damit verbunden ist. Hingegen gibt es andre, bei deren Behandlung die Entleerung des Körpers nicht nothwendig erscheint: wie z. B. die Beseitigung von Narben. Die letzteren bedürfen nur der ⟨örtlichen⟩ Abreibung. Ebenso verhält es sich mit den übrigen Leiden, bei denen weder Anfüllung zu Tage tritt, noch Anschwellung der Blutadern des Auges noch Fülle fliessender Absonderung.[60]

Zweites Kapitel.

Ueber die Regeln, welche der Arzt bei jeder Entleerung befolgen muss.

Derjenige, welcher den Körper entleeren will, auf irgend eine Weise, sei es durch Aderlass oder durch Abführen, muss zehn[1] Dinge beachten: nämlich die Ursache der Krankheit, das Zeichen derselben, das Temperament ⟨des Kranken⟩, das Verhalten des kranken Körpers, das Lebensalter, den Zustand der Atmosphäre, die Jahreszeit, das Land, die Gewohnheit, den Kräftezustand.

Was die Krankheitsursachen betrifft, so passt, falls die Krankheit von Ueberfüllung[2] herstammt, für sie die Ent-

[60] Hier folgt ein Satz, der am Ende des folgenden Kapitels — wohin er eigentlich gehört, — noch einmal steht. Kh. und L. haben ihn nur hier.

K. 2. [1] In diesen minutiösen Eintheilungen übertrafen die Araber fast noch ihre Lehrer, die Griechen.

Ueber die Regeln der Entleerung (*κένωσις*) vgl. Galen XVII[a], S. 97; ferner Oreibas., ärztl. Samml., VII (B. II, S. 1—108), nach Galenos, Antyllos, Apollonios u. A.

Es heisst daselbst S. 4: *Εἰ δὲ κατὰ τὴν ἡλικίαν μήτε παῖδες εἶεν ἔτι, μήτε ἤδη γέροντες, ἐπισκέπτου περὶ φλεβοτομίας, ἀποβλέπων μάλιστα μὲν εἰς πρώτους σκοποὺς τούσδε, τήν τε ποσότητα τοῦ πλήθους καὶ τὴν ποιότητα, καὶ τὴν τῆς δυνάμεως ῥώμην ἢ ἀῤῥωστίαν, ἐφεξῆς δὲ τὴν φυσικὴν ἕξιν ὅλου τοῦ σώματος, ὥραν τε καὶ χώραν καὶ τὴν παροῦσαν κατάστασιν τοῦ περιέχοντος καὶ τὸν προγεγενημένον βίον . . . ἐπὶ δὲ τούτοις ἅπασι, πότερον ἰσχνότερος ἢ παχύτερος ἐγένετο.* Das sind auch zehn!

[2] Galen, v. Aderlass, c. 4, und Oreibas. VII, 1: *τοῦ πλήθους διττῶς γενομένου . . . κενώσεώς ἐστιν ἑκατέρῳ χρεία.*

Galen, Heilsystem, XIII, c. 6 (B. X, S. 891): *ἡ μὲν οὖν πληθώρα διά τε τῆς τοῦ αἵματος ἀφαιρέσεως θεραπεύεται. . .*

leerung; — nicht aber ebenso ⟨im entgegengesetzten Fall⟩, wenn ⟨die Krankheit⟩ von Entleerung herkommt. War die Ursache für die Krankheit reichlich, so muss auch die Entleerung des Körpers reichlich sein[3]; und gering, wenn jene gering war.

Was das Zeichen der Krankheit[4] anbetrifft, — falls es ⟨selber⟩ eine von den Arten der Körper-Entleerung darstellt, wie Abführen und Schweiss u. dgl.; so darfst du nicht ⟨noch dazu⟩ entleeren. Falls es aber nicht eine von den Arten der Entleerung ist, dann entleere du, ⟨wenn es nöthig ist⟩.[5]

Was das Temperament anlangt, — wenn es heiss und trocken, oder kalt und feucht ist; so musst du dem gemäss entleeren.

Was aber die Haltung des Körpers anlangt, — wenn er mager und dünn ist, so entleere nicht, ausser etwa im Nothfall; wenn er aber fett ist und voll, so entleere ihn.

Was aber das Lebensalter anlangt, — wenn es das Kindes- oder Greisen-Alter ist, so entleere nicht, ausser mit einem zarten ⟨Mittel⟩; wenn es aber das Jünglings- oder Mannes-Alter ist, so entleere, wie es gut scheint.

Was aber die Jahreszeit[6] anlangt, — wenn Sommer oder Winter besteht, so entleere nicht durch eine kräftige Arznei; aber, wenn Frühling[6] oder Herbst, so entleere, wie es nöthig ist.

Was aber die Luft (Witterung) in der vorliegenden Jahreszeit anlangt, — wenn sie sehr trocken und heiss ist, so entleere nicht mit einem kräftigen Mittel; wenn sie kalt und feucht ist, ebenfalls nicht mit einem kräftigen Mittel; wenn sie aber gemässigt ist, — dann entleere![7]

---

[3] Galen, v. d. ärztl. Kunst, c. 33: *ἡ δὲ ἄμετρος πλήρωσις ἐν ἀμέτρῳ κενώσει . .*

[4] D. Behandlung, Kh. Zeichen. Ersteres ist ein Schreibfehler, wie aus der Einleitung zu unsrem Kap. hervorgeht.

[5] Dieser Zusatz, der durch den Sinn gefordert wird, fehlt im arab. L. hat: et indiguerit.

[6] Vgl. Hippokr. Sprüche IV, 4; Galen bei Orcibas., B. II, S. 73 und 74; Ruf. ebendas., S. 94: *Κάλλιστον δὲ τῶν ὡρῶν πρὸς τὰς καθάρσεις τὸ ἔαρ, δεύτερον τὸ φθινόπωρον.*

[7] L. hat noch ⟨si expedit.⟩

Was aber das Land (Klima) anbetrifft, — wenn es so heiss ist, wie Abessynien, oder wenn es so kalt ist, wie das Land der Slaven, so entleere nur mit den Mitteln, welche dem Lande entsprechen; wenn es aber gemässigt ist, wie Irak, oder nördlich, so entleere nach Maassgabe des Bedarfs.

Was die Gewohnheit anlangt, — wenn der Kranke an Entleerung gewöhnt ist, so magst du ihn entleeren ohne ⟨besondere⟩ Vorsicht; wenn er aber nicht an Entleerung gewöhnt ist, so entleere nach Maassgabe des Bedürfnisses und mit Vorsicht.

Was die Kraft anlangt, — wenn sie stark ist, so entleere nach Maassgabe des Bedürfnisses; wenn sie schwach ist, so entleere nach ihrer Berücksichtigung, entweder mit einem Mal, oder in zwei Malen, oder in einer Anzahl von Wiederholungen.

Einige entleeren den Körper mit Benutzung von Kunstgriffen, nämlich so: wenn der ⟨Kranke⟩ zu denen gehört, die sich viel Bewegung machen, so braucht man ihn nicht ⟨besonders⟩ zu entleeren, sondern man achtet darauf, die Materie abzuziehen, ohne kräftige Entleerung.[8] Hat der ⟨Kranke⟩ aber wenig Bewegung, so entleert man ihn ohne Bedenken.

Man muss auch darauf achten, die Materie nach der ihrer Neigung entgegengesetzten[9] Richtung hin zu ziehen. Dies hat zwei Seiten. Erstlich zieht man sie nach denjenigen Organen, welche die Materie ausstossen, wenn diese Organe nicht werthvoll sind. Zweitens zieht man sie hin nach solchen Organen, in welchen sich drei Eigenheiten vereinigen: Die eine ist, dass ihr Ort im Körper entgegengesetzt liege zu dem des Organs, von dem die Absonderung gesendet wird: wenn dies Organ oben liegt, soll das Anziehen nach unten geschehen[10], und umgekehrt. Zweitens soll das Glied, welches die Materie zu sich anzieht, in grader Richtung entgegengesetzt sein dem Glied, von welchem her es ⟨die Materie⟩ anzieht: wenn der Erguss von der rechten Seite herkommt, soll die Ausleerung oder Anziehung von der

[8] Galen I, 373: *κίνησις ξηραίνει τὸ σῶμα.* Ferner X, 893: *διὰ γυμνασίων κενοῦν.*

[9] Galen XVI, S. 154: *Ἱπποκράτης δὲ κελεύει ἀντισπᾷν εἰς τἀναντία.*

[10] A. a. O. S. 155: *ἐπὶ τοῖς ἄνω, κάτω· ἐπὶ δὲ τοῖς κάτω, ἄνω.*

linken Seite her geschehen, und umgekehrt. Drittens soll das Glied, das zu sich die Materie hinzieht, in einem Zusammenhang stehen mit dem Glied, von welchem es anzieht, wie ein Zusammenhang besteht zwischen der Gebärmutter und den Brüsten[11], weshalb man, wenn der Erguss durch Blutung von der Gebärmutter ausgeht, Schröpfköpfe auf die Brüste setzt.

Wisse, dies sind die Grund-Regeln, nach denen man zu handeln pflegt. Dies ist zu beachten in Gemässheit dessen, was du siehst. Denn die Nothwendigkeit ruft zur Entleerung, nicht ein Mal, sondern zu wiederholten Malen.

Dies war das, dessen Besprechung ich vorausschicken musste. Jetzt beginne ich mit der Behandlung der Krankheiten, welche dem Auge zustossen, und erkläre: dazu gehören solche, die den Sinnen wahrnehmbar sind, und deren Erkennung leicht ist; und ferner solche, welche nicht den Sinnen wahrnehmbar sind[12], deren Erkenntniss schwierig ist, die aber doch durch Zeichen erkannt werden, seitens des gesunden Nachdenkens und der ärztlichen Diagnose.

Ich fange also an mit denjenigen ⟨Krankheiten des Auges⟩, welche sinnfällig sind, und zwar zuerst mit den Krankheiten der Lider; später ⟨werde ich eingehen auf⟩ die den Sinnen verborgenen Krankheiten.

Drittes Kapitel.

Ueber die Zahl der Lid-Krankheiten.

Es gibt 29 Lidkrankheiten: die Krätze, das Hagelkorn, die Steinbildung, die Verwachsung, die Ausstülpung (Verkürzung) des Lids, das Gerstenkorn, die überschüssigen Wimpern, die Einstülpung der Wimpern, Ausfall der Wimpern, Weisswerden der Wimpern, Läuse, Chemosis, Lidrand-Entzündung, Jucken, Härte, Verdickung, ⟨Wild-⟩Fleisch-Bildung, Blasen, Maulbeere, Emphysem, Oedem, Ameisengeschwulst, Kleien-Absonderung, Warzen, Aufblähung, Erosion, Geschwüre, Erschlaffung, Brausche.[1]

---

[11] Galen XVI, 339: *ἔστι δὲ τοῖς μαζοῖς καὶ τῇ ὑστέρᾳ κοινωνία τις κατὰ τὰς φλέβας.*

[12] Vgl. Anm. 6 der Vorrede des Ali b. Isa.

K. 3. [1] Die Reihenfolge der aufgezählten Krankheiten wechselt in den

Von diesen aufgezählten Krankheiten gehören einige dem Lid allein an, bei andren nehmen noch andre Glieder daran Theil. Die besonders dem Lid angehörigen Krankheiten sind elf an der Zahl. Es sind Krätze, Hagelkorn, Steinbildung, Verwachsung, Ausstülpung (Verkürzung), Gerstenkorn, überschüssige Wimpern, Einstülpung des Haars, Chemosis, Lidrand-Entzündung und Blasenbildung. Aber der Ausfall der Wimpern, ihr Weisswerden und die Läuse, — daran nehmen Theil der Kopf und die Brauen und andre Partien. Das Jucken und die Verdickung und die Anschwellung und Bläulichkeit und Aufblähung und Erschlaffung und Brausche —, dies stösst der Bindehaut zu nebst andren Theilen. Aber die Ophthalmie und die Maulbeere betrifft das Lid und andre Theile. Mein Bestreben war bei der Erwähnung dieser Dinge, dass nicht in meinem Buch eine Lücke bleibe.

Viertes Kapitel.

Ueber die Arten der Krätze (ǵarab) und ihre Behandlung.[1]

Von der Krätze giebt es vier Arten. Die erste Art davon ist Röthung, welche auftritt an der inneren Oberfläche des Lides. Ihr Anzeichen ist folgendes. Wenn du das Lid umkehrst, siehst du darin Körner ähnlich denen der Masern.[2]

---

verschiedenen Handschriften. Hinter „Läuse" findet sich auch noch „Haar-Läuse, Kameel-Läuse". Für Brausche heisst es im arabischen „Tod des Blutes".

K. 4. [1] Es spricht für die Erfahrung und den Scharfblick des Ali b. Isa, dass er (ungleich dem Theoretiker Ibn Sina III, c. 24!) das Trachom an die Spitze seiner praktischen Erörterung stellt und ihm ein so gründliches Kapitel widmet.

Natürlich beruht dies auf den Lehren der Griechen. Vgl. G. d. A., S. 376. — Beachtung verdient, dass von den Arabern das τράχωμα der Griechen als Krätze abgehandelt wird, die ψωροφθαλμία (Augen-Krätze, Blepharitis ulcerosa) als Jucken der Lider. Vgl. II, c. 17.

[2] ḥaṣaf, scabies sicca, morbilli. Vgl. dagegen Severus bei Aët. (S. 108): ὥσπερ τινὰ κέγχριν . . . ὁρᾷς.

Die erste Art beschreibt derselbe folgendermaassen (a. a. O.): ἡ μὲν δασύτης ἐπιπολῆς ἐστι καὶ μετὰ ἐρεύθους.

Diese Art ist geringer an Schmerz und Schwere, als die übrigen drei. ⟨Jedoch auch⟩ mit ihr ist Thränenfluss vorhanden, meist tritt sie auf in Folge von akuter Augen-Entzündung. Ueberhaupt bilden salzige Feuchtigkeiten (Absonderungen) die Ursache für alle Arten der Krätze; die letzteren entstehen auch aus beständigem Verweilen in der Sonne, im Staub und im Rauch; sie entstehen auch ⟨ferner⟩ in Folge schlechter Behandlung[3] bei der Kur der Augen-Entzündung.

Bei der Behandlung der Krätze muss man den Körper reinigen und zur Ader lassen an der Kephalica, wenn dies möglich scheint.

Ruft danach die Nothwendigkeit zum Einnehmen eines ⟨Abführ-⟩Mittels, so geschehe dies mittelst der getrockneten Veilchen nebst Zucker oder mittelst gelber Myrobalanen nebst Zucker. Dies geschehe nach Maassgabe der Kräfte und des Alters. Danach drehe das Lid um und reibe[4] es mit dem scharfen, rothen Kollyr.

Sein Recept ist das folgende; es ist nützlich gegen ⟨Lid-⟩ Krätze, Hornhautfell und Hypopyon[5] und Lidrand-Entzündung: Man nimmt[6] gewaschenen Blut-Eisenstein 6 Drachmen, arabisches Gummi 5, gebranntes Kupfer 2, gebrannten Kolkotar 2, ägyptisches Opium $^1/_2$ Drachme, Aloë aus Sokotra $^1/_2$ Drachme, klaren Grünspan $2^1/_2$ Dr., Safran und klare Myrrhe von jedem $2^1/_2$ Scrupel. Die Zahl der Arzneien ist 9. Die letzteren werden vereinigt, gestossen, gesiebt, geknetet mit altem, gekochtem Wein; oder, falls der letztere nicht zur Verfügung steht, mit gekochtem Fenchel-Wasser. Daraus bereitet man ein Kollyr und wendet es an.

Wenn dies nützt, ⟨so ist es gut.⟩ Wenn nicht, so geh' über zum grünen Kollyr und zu den Lidschminken. Doch

[3] Severus a. a. O.: *ἐκ κακοθεραπείας*.

[4] Vgl. G. d. A., S. 131—138.

[5] Arab. Blässe. Auch von den Griechen wurde dasselbe Mittel gegen Trachom und Hypopyon empfohlen. Vgl. Sever. (b. Aët., S. 110): *ὑγρὰ τραχωματικῇ, ποιεῖ καὶ ὑποπύοις.*

[6] Einigermaassen ähnlich ist, bei Galen XII, S. 775, das *Αἱμάτινον Συνέρωτος τραχωματικόν*, und zwar das zweite der beschriebenen Recepte. Vgl. auch Kapiton's Mittel, aus Hämatit, gegen Krätze, Galen XII, 732.

hüte dich, diese Art der Krätze mit Zucker[7] zu reiben; denn der End-Ausgang ist übel. Zeigt das Auge Reste von Ophthalmie, so drehe das Lid um und reibe es mit dem rothen, milden Kollyr.

Recept des rothen, milden Kollyrs, das nützlich ist beim Ende der Ophthalmie und gegen leichte Krätze und Lidrand-Entzündung und gegen Ophthalmie, welche von Feuchtigkeit herkommt. Man nehme gewaschenen Blut-Eisenstein 10 Drachmen, gebranntes Kupfer 8, Korallen, nicht durchbohrte Perlen, indische Zimmtblätter von jedem 4 Drachmen, arabisches Gummi und Traganth und klare Myrrhe von jedem 2 Drachmen, Drachenblut, Safran, von jedem 1 Drachme.

Die Zahl der Arzneien ist zehn. Dieselben werden vereinigt, gestossen, gesiebt, mit altem Wein geknetet, und daraus ein Kollyr bereitet in langen Stücken[8], damit ein Unterschied bestehe zwischen diesem ⟨milden rothen⟩ und dem scharfen rothen Kollyr. Man wendet dieses ⟨milde rothe Kollyr⟩ an, bis die Hitze[9] und die Reste der Ophthalmie besänftigt sind. Danach kehre man zurück zu den erst⟨genannten⟩ Heilmitteln.

Uebrigens, wenn du das Lid umdrehst, so soll es mit Bedächtigkeit geschehen; lass das Lid auch nicht von selbst zurückfallen, sondern reibe es ⟨erst⟩ sorgfältig und führe es dann ganz allmählich in seine ursprüngliche Lage zurück. Wenn das Auge sich dann von der ⟨Wirkung der⟩ Arznei beruhigt hat, dann thu' mit der Sonde[10] von dem staubförmigen Pulver hinein. Sein Recept folgt sofort.

---

[7] G. d. A., S. 136.

[8] Der Fortschritt, den die Araber gegen die Griechen machten, durch Gründung von öffentlichen Apotheken und durch Herstellung von Pharmakopöen, – vgl. Berendes, die Pharmacie bei den alten Kulturvölk. II, § 145 –, zeigt sich auch auf unsrem Gebiete: 1. durch genauere Bezeichnung der Kollyrien, z. B. das rothe scharfe, das rothe milde; 2. durch die Art der Herstellung, welche eine sichere Unterscheidung ermöglicht. Natürlich finden sich Andeutungen davon auch schon bei den Griechen.

[9] arab. das Fieber.

[10] Im arab. „Sonden vom staubförmigen". Gemeint ist ein Löffel voll von dem Pulver. Die Löffel-Sonde hiess bei den Griechen *μηλωτίς*, ein Löffelchen an dem einen Ende einer gewöhnlichen Sonde *κυαθίσκος μήλης*, eine breite Sonde oder ein breites Ende der Sonde zum Einstreichen von Salben *σπαθομήλη*.

Recept des staubförmigen Pulvers, das nützlich ist gegen Krätze und gegen Hornhautfell und fernhält die Geschwüre des Auges. Man nehme Zink-Asche (Tutia) aus Kirman[11], die gepflegt[12] ist, Blut-Eisenstein, gebrannt und gepflegt, von jedem 10 Drachmen, weissen Zucker 5 Drachmen; man stosse es und wende es an.

Befiehl auch dem Kranken, seine Diät zu regeln.

Man hat auch behauptet: wenn man das Lid umstülpt und staubförmiges Pulver von Galläpfeln aufstreut und dann das Lid drei Stunden umgestülpt lässt, oder noch einen Verband darüber legt, während es umgestülpt ist; so rottet dies ⟨die Krätze⟩ radical aus und das Lid nimmt nachher keine Materie mehr an, — so wirksam sei das Verfahren.[13] Andre behaupten: wenn man mit Gewürznelken-Körnern so verfahre, so schaffe dies heilsamen Nutzen.

Die zweite[14] Art der Krätze zeigt grössere Rauhigkeit, als die erste; mit ihr ist Schmerz und Schwere verbunden: beide Arten bewirken im Auge Feuchtigkeit und Thränenfluss. Bei der Behandlung ⟨der zweiten Art⟩ musst du beginnen mit der Entleerung des Körpers. Darauf stülpe das Lid um und reibe es mit scharfen Arzneien, z. B. mit dem grünen Kollyr und der Königs-Salbe. Wenn du etwas Hitze bemerkst, so hör' auf mit den scharfen Arzneien und thu' Blut-Eisenstein mit

---

[11] In Persien.

[12] d. h. z. B. für eine Nacht mit Milch eingeweicht wurde.

[13] Bei den Griechen finden wir nichts der Art. Nach Rasis continens (fol. 39[c]) stammt diese Behandlung aus dem lib. congregationis: Melior cura scabiei est inversatio palpebre et pulverizetur desuper galla pistata subtiliter sicuti pulvis sine aqua, et paticus procuret tendere palpebram inversatam duabis horis vel tribus, et melius est, ut dormiat etiam cum medicina superposita: quia haec cura omnino removet radices scabiei et non permittit palpebram suscipere aliam materiam.

Die Behandlung erinnert an die belgische aus der Mitte des 19. Jahrhunderts mit gepulvertem Bleizucker. Das arabische Mittel (Galläpfel) ist jedoch besser. Nur scheint es schwierig, das Lid 3 Stunden umgestülpt zu halten.

[14] Sever. (bei Aët., S. 108): ἡ δὲ τραχύτης μείζονα τὴν ἀνωμαλίαν καὶ τὴν ἐπανάστασιν ἔχει μετ' ἀλγήματος ἅμα καὶ βάρους· ἄμφω δὲ τοὺς ὀφθαλμοὺς ἐξυγραίνουσιν.

der Sonde in's Auge. Sowie die Hitze sich beruhigt hat, geh' über zum milden, rothen Kollyr und zum Perlen-Pulver, und danach zum scharfen ⟨rothen Kollyr⟩.

Wenn die Krätze mit Ophthalmie complicirt ist, so heile erst die Ophthalmie mit der ihr zukommenden Behandlung, ohne dabei die Krätze selber zu vernachlässigen, damit diese sich nicht verstärke. Sowie aber die Ophthalmie zur Ruhe gekommen, dann kehre zurück zur ⟨eigentlichen⟩ Behandlung der Krätze.[15] Wenn mit der Krätze ein Geschwür und eine Schärfe verbunden ist, so wende die beruhigenden Arzneien an, die ich im Kapitel der Geschwüre noch erwähnen werde. Es ist das beste, erst die Ophthalmie und die Geschwüre zu heilen und nach ihrer Heilung zur Behandlung der Krätze zurückzukehren.

Wenn ⟨dabei⟩ eine Rauhigkeit des Lides besteht, welche ⟨dem Auge⟩ schadet, dann musst du das Lid umstülpen, dasselbe festhalten und ⟨nur⟩ mit der Sonde reiben[16]: dies geschehe, bis die Schärfe sich beruhigt hat.[16a]

Ich kannte einen erfahrenen Arzt[17], der, wenn die Krätze exacerbirte, das Lid umdrehte und es mit Blut-Eisenstein rieb.[17a] Bei meinem Leben, der Blut-Eisenstein ist wirksam bei Rauhigkeit der Lider. Nimm dich aber in Acht vor der Stärke und dem Antimon, denn beide verursachen[18] Krätze der Lider; und das weisse Pulver sowie das weisse Kollyr ebenfalls.

Zu der besten Behandlung der Krätze gehört es, das Lid

---

[15] Galen XII, S. 709: *Περὶ τραχωματικῶν . . . ἀφλεγμαντοτέρων δὲ γενομένων τῶν ὀφθαλμῶν ἀποῤῥύψαι τὰς τραχύτητας.* [Text: *τῶν κατὰ τῶν ὀ.*]

[16] Galen, v. d. örtl. Heilmitteln IV, B. XII, 709: *τῷ κυαθίσκῳ τῆς σμίλης ἐπιπολῆς ἀποξύοντες.* (Aetzmittel sollen dann vermieden werden.) Vgl. G. d. A., S. 133.

[16a] P. „Dies geschehe bei der Beruhigung der Ophthalmie und der Schärfe.“ Kh. ebenso, ohne „der Ophthalmie und“.

[17] Seltsamer Weise führt Galen a. a. O. auch einen Mann mit einem besonderen Verfahren ein: *εἷς δέ τις τῶν ἐμῶν διδασκάλων καὶ κολλύριον ἐποίησε διὰ κισσήρεως.*

[17a] Paul. (III, c. 22, § 13): *καὶ αὐτῷ τῷ αἱματίτῃ λίθῳ . . . καθ' ὑποβολὴν ὑποσμήχοντα τὸ βλέφαρον.* (Text: *σμύχ.*)

[18] Nach Severus (b. Aët., S. 108) entsteht Trachom auch: *ἐπὶ πολὺ γὰρ τῶν ἰατρῶν ἐγχυματιζόντων*, durch zu viele Einträuflungen. [Wie unsre Atropin-Granulationen!]

umzustülpen und es mit Arzneimitteln zu reiben und zu warten bis die Schärfe seitens der Arznei sich beruhigt hat; dann zum zweiten Mal das Lid umzustülpen und zu reiben; und, wenn dann wieder die Schärfe seitens der Arznei sich beruhigt hat, dann thu' in's Auge 3 Sonden ⟨voll⟩ von dem staubförmigen Pulver, damit der Augen-Körper sich stärke.

Und wenn du das Lid umgestülpt und es gerieben hast mit dem Löffel der Sonde, und es darauf mit der scharfen Arznei und danach mit dem grünen Kollyr behandelst, so ist das noch besser und nützlicher.[19]

Beschreibung des grünen[20] Kollyrs, das nützlich ist gegen Hornhautfell, Krätze und Weissfleck. Man nimmt klaren Grünspan 3 Drachmen, silberfarbigen Galmei und Ammon'sches Harz und arabisches Gummi und Bleiweiss, von jedem einzelnen 2 Drachmen. Es wird zerstossen, gesiebt und geknetet mit Rauten-Wasser und davon ein Kollyr bereitet und angewendet. Die Zahl der Arzneien ist fünf.

Die dritte[21] Art der Krätze ist noch stärker und noch schwerer, als die zweite Art; die Rauhigkeit ist dabei noch grösser. Ihr Zeichen ist ⟨das folgende⟩: du siehst an der inneren Oberfläche des Lids das Bild einer geplatzten Feige; deshalb heisst sie auch die feigenförmige.[21]

Behandlung. Zuerst musst du den Körper entleeren mit der Arznei und[22] dem Aderlass an der Kephalica. Alsdann reinige den Kopf durch Aderlass an dem Thränen-Winkel oder an der Stirn.[23] Darauf wende ⟨noch⟩ das folgende Kopfreinigungs-

[19] „Mit dem grünen Kollyr" nur in D. Doch wird es verlangt, wegen des Folgenden. — Also erst mechanisch reiben, dann die chemisch wirkende Arznei einreiben, wie bereits in der Hippokrat. (?) Schrift von der Sehkraft, § 4. Vgl. G. d. A., S. 130.

[20] κολλύριον χλωρόν bei Galen. XII, S. 763, 764, 765. Die daselbst mitgetheilten Recepte stimmen nicht mit unsrem überein.

[21] Sever. (bei Aët., S. 118): ἡ δὲ σύκωσις λεγομένη ὑψηλοτέρας τὰς ἐξοχὰς ἔχει καὶ οἷον ἐντετμημένας· καὶ τίνι γὰρ ἄλλῳ ἢ σύκῳ ἔοικε κεχηνότι;

[22] D. hat oder.

[23] D. hat hier noch [und mit dem Abführmittel und verbessere das Temperament durch Verordnung von Rosen-Wasser und Baumwoll-Samen und Tamarinden] u. s. w., wohl ein Einschiebsel. — Fehlt auch in P.

Mittel an, welches hilft gegen die Krätze und gegen Flechten[24] und gegen Ausstülpung der Lider[25] und gegen die Fisteln am Auge und gegen Nasen-Polypen. Man nimmt Aloë von Sokotra und Bibergeil und Myrobalanen-Milch[26]), von jedem $^1/_2$ Drachme, persischen Mairan und indischen Dornsaft (Lycium) und Safran und weissen Zucker und Linsen und Myrrhen und persiches Gummi (Sarcocoll), von jedem eine Drachme, Seifenkraut[26a] 5 Drachmen. Die Gesammtzahl der Arzneien beträgt zehn.[27] Sie werden zerrieben, gesiebt, geknetet mit Mairan-Wasser; man bereitet daraus Pillen wie Pfefferkörner. Hüte dich aber, dies anzuwenden, ausser nach dem Aderlass und nach der Reinigung des Körpers durch ein Abführmittel und nach guter Diät: danach erst wende diese Behandlung an. Auch in den übrigen Arten der Krätze muss diese Diät angewendet werden. Wo nicht, schleppst du zum Auge scharfe Materie; der Schaden durch die Behandlung ist dann grösser⟨, als der Nutzen⟩.

Alsdann musst du das Lid umstülpen und reiben, mit der Königs-Salbe und mit dem grünen Kollyr. Wenn ihre Wirksamkeit klar zu Tage tritt, ⟨so ist es gut⟩. Wo nicht, so musst du mit Zucker reiben, oder mit Meeres-Schaum oder mit dem Scalpell[28], und zwar recht sorgfältig, bis das Lid zu seinem Gesundheitszustand, in Beziehung auf Dünne, zurückkehrt[29]: danach träufle in's Auge Wasser von Kümmel und Salz und verbinde das Auge mit Eigelb und Rosen-Oel, um sicher zu sein vor dem Anziehen von Materie. Am zweiten und dritten Tage ⟨nach dem Reiben⟩ thu' in's Auge gewaschenen Blut-Eisenstein, eine Sonde voll, um sicher zu sein vor der Er-

---

[24] sa'fa „ulceris species quod in facie infantis oboriri solet". Also Ekzema, Flechte.

[25] šatra. Vgl. Kap. 8 dieses Buches.

[26] šîr-amlaǵ, Emblica-Milch, A. M. 146, D. 374.

[26a] Kundus.

[27] Im Text steht zehn, doch muss dann eines der Mittel als Einschiebsel gestrichen werden.

[28] qamādîn, in P., wenn auch undeutlich zu erkennen, in den andren Handschriften nicht lesbar.

[29] Also gegen die Sykosis wird ein mechanisch-chirurgisches Verfahren empfohlen, das in seiner Wirkung der heute beliebten Ausquetschung der Körner ähnlich ist.

hitzung des Auges. Wenn aber das Auge doch erhitzt ist, so wende nichts weiter an, als Blut-Eisenstein.

Wenn jedoch die Nothwendigkeit ein Pulver erheischt, so streue ⟨das Auge⟩ ein mit dem staubförmigen und[30] mit dem gelben Pulver. Das Recept des letzteren ist das folgende. Persisches Gummi (Sarcocoll), gepflegtes, 2 Drachmen; Schöllkraut-Kollyr der Mönche[31] 1 Drachme; man reibe es gut und wende es an.

Hat die Schärfe nachgelassen, so muss man das Lid umdrehen und es reiben mit dem linden, rothen Kollyr und mit dem grünen und der Königs-Salbe, bis es gereinigt ist. Mach' auch dünn die Diät.

Recept der Königs-Salbe[32], welche hilft gegen Krätze und Hornhautfell und Flügelfell und Dunkelheit (Amaurose) und Bläuung und Thränenfluss. Man nimmt schwarzen Pfeffer und langen Pfeffer und chinesischen Ingwer und gelbe Myrobalanen und schwarze, nach Entfernung der Kerne, von jedem 5 Drachmen, Aloë aus Sokotra $1^1/_2$ Drachmen, Meeres-Schaum 6 Drachmen, Zinnober 5 Drachmen, Zimmt, Kassie und Nelken von jedem 4 Drachmen, Steinsalz 1 Drachme. Die Gesammtzahl der Arzneien ist zehn.[33] Sie werden zerstossen, gesiebt, gut zerrieben und angewendet.

Die vierte[34] Art der Krätze ist noch schwerer, als die drei ersten Arten, und rauher und gefährlicher und langwieriger,

---

[30] D. oder.

[31] ruhbāni. Die Wörterbücher lassen in Stich. Doch schon in der unechten Schrift von den Hausmitteln, die in der Galen'schen Sammlung überliefert ist, steht ein Mittel *περὶ κεφαλαλγίας Βαρλαμὰ μοναχοῦ*. (B. XIV, S. 548.)

[32] Galen (v. d. örtl. Mitteln IV, B. XII, S. 782) hat ein *Ἰνδικὸν βασιλικὸν ἐπιγραφόμενον*, dessen Recept von dem unsrigen abweicht, und ein Königspflaster, *μάλαγμα βασιλικόν*. (XIII, 184. Vgl. K., S. 174.) Constat ex cera, resina coloph., pice, sevo taurino. (Gorr. def. med., 1578.) Aus Kap. 8 Anm. 9 unsres Buches folgt, dass gelegentlich dieses Königspflaster mit basīlikūn (al-malikī) gemeint ist. Vgl. auch Nāgm, S. 160.

[33] Natürlich ist dann schwarzer und langer Pfeffer nur als eine Arznei gerechnet; ebenso gelbe und schwarze Myrobalanen.

[34] Sever. (b. Aët., S. 108): *ἡ δὲ τύλωσις τραχύτης ἐστὶ χρόνιος ἐσκληρυσμένας ἔχουσα καὶ τετυλωμένας τὰς ἀνωμαλίας.*

als jene; mit ihr ist Schmerz und starke Härte verbunden. Auch kann sie nicht schnell beseitigt werden wegen ihrer Dicke, zumal wenn sie schon eingewurzelt ist. Gelegentlich entsteht bei derselben überschüssiger Wimper-Wuchs (Haarkrankheit).[35] Ihr Zeichen ist: wenn du das Lid umdrehst, so siehst du es dunkel, getrübt, mit Krusten[36] (Narben) bedeckt.

Behandlung. Zuerst musst du den Körper entleeren und den Kopf reinigen durch Gurgeln mit dem heiligen Bittermittel. Oder der ⟨Kranke⟩ nehme Aloë-Pillen an getrennten Tagen.

Alsdann sollst du die Kopfreinigungs-Mittel anwenden, die vorher erwähnt sind, und die Diät dünn machen. Darauf drehe das Lid um und reibe es mit dem Instrument, das Rose[37] genannt wird, oder mit dem Scalpell[38], und zwar recht gründlich.

Scheint es nothwendig, am Ende des Reibens noch mit weissem Zucker zu reiben, so thue dies; und wende an die Vollendung der in der dritten Art vorher erwähnten Behandlung. Auch musst du in allen Arten der Krätze beständig das Bad anwenden, damit es helfe mit zur Lösung der Feuchtigkeit, nach der Reinigung des Körpers.

Ueberhaupt, wenn die Krätze chronisch geworden und veraltet ist, so hilft nichts dagegen ausser dem Reiben mit Zucker und mit dem Eisen.

Wenn sie ⟨noch⟩ dünn und im Anfang ist, so wird sie geheilt durch scharfe Arzneien.[39] Nach einer jeden ⟨Anwendung der⟩ scharfen Arznei wird ⟨nach-⟩behandelt mit

---

[35] Diese wichtige und richtige Bemerkung fehlt in unsren griechischen Quellen. Höchstens kann man eine allgemeine Bemerkung des Sever. (bei Aët., S. 158) herbeiziehen: *γίγνεται . . . ἡ διστιχίασις διὰ πολλὴν ὑγρότητα.*

[36] ḫaškariša. Vgl. Anm. 34 dieses Kapitels.

[37] warda. Es ist ein herzförmiges Blatt, an beiden Seiten scharf. Ḫalīfa hat es im Kāfī abgebildet (Mscr.). — Paul. hat (III, c. 22, § 13) *διὰ τοῦ ὀργάνου τοῦ βλεφαροξύστου καλουμένου.* Sever. (bei Aët., S. 108) einfach *σιδήρῳ.* Celsus (VI, 6, 26) asperato specillo.

[38] D. Kamaditon, Kh. fasadin, am Rande qāmadīn. — Galen (XII, S. 709): *κυαθίσκῳ τῆς σμίλης.* — Cels. (VI, 6, 26) scalpello.

[39] Ganz richtige Grundsätze.

dem staub- und aschenförmigen ⟨Pulver⟩ zur Kräftigung der Häute des Auges selber.

Fünftes Kapitel.

Ueber das Hagelkorn (barad) und seine Heilung.

Vom Hagelkorn gibt es nur eine Art. Seine Ursache ist Ansammlung einer dicken Feuchtigkeit, die im Lid gerinnt.[1] Am häufigsten entsteht es im äusseren[2] Theil des Lids. Sein Zeichen ist eine harte Anschwellung, ähnlich einem Hagelkorn.

Behandlung. Man muss Ammon'sches Harz oder Galban-Harz mit scharfem Essig einweichen und ⟨dann⟩ damit überstreichen. ⟨Zuweilen⟩ mischt man es ⟨noch⟩ mit Rosen-Oel und Wachs und Terpenthin-Harz. Oder man feuchtet Sagapen-Harz mit Wein-Essig an und reibt mit dieser Salbe ein.[3]

Recept einer Salbe[4], welche nützlich ist bei Hagel-

K. 5. [1] Paul. VI, c. 16. *Τὸ χαλάζιον σύστασίς ἐστιν ἀργοῦ ὑγροῦ κατὰ τὸ βλέφαρον.* Ebenso III, c. 22, § 14. Das *ἀργοῦ* dieses Textes könnte ja etwas zweifelhaft erscheinen; doch kommt es (VI, 21) als Beiwort des *ὑπόχυμα* und des *ἀγχίλωψ* (Aët., c. 89) vor. Nach der arabischen Uebersetzung dürfte es mit „unthätig" wiederzugeben sein.

[2] Arab. wie lat. steht „äusseren". Gewöhnlich sitzt aber das Hagelkorn innen, nach Beschreibung der Griechen wie der Araber. Vgl. Aët., c. 83, der ausdrücklich die bohnengrossen Hagelkörner an der Aussenseite der Lider für eine Ausnahme erklärt, und K. III, c. 14. Aber Paulos, aus dem unser Autor hier geschöpft hat, übergeht im III. Buch (c. 22, § 14) die besondere Lage des Hagelkorns ganz; im VI. Buch (c. 16), wo er die operative Behandlung bespricht, stellt er die nach aussen vordringenden Hagelkörner in die erste Reihe, und die innen sichtbaren in die zweite: hieraus ist unser Text zu erklären.

[3] Paul. (III, c. 22, § 14): *ἐφ' οὗ ἀμμωνιακὸν ὄξει λειώσας ἅμα χαλβάνῃ χρίε, ποιεῖ δὲ καὶ ἅμα κηρωτῇ καὶ τερεβινθίνῃ ἀναλαμβομένῃ.*

[4] Es ist das des Oreibas., wie wir aus K. III, c. 17 ersehen. — Von Oreibas. haben wir vollständig die Uebersicht, nicht die Sammlungen. In dieser wird gegen Hagel- und Gersten-Korn nur Sagapen mit Essig empfohlen. Die in unsrem Text beschriebene Salbe ist uns bei Oreibas. nicht erhalten, auch nicht in seiner Kollyr-Sammlung (II, S. 140). Ebenso wenig bei Aët. und Myrepsos, die uns mehrere Heilformeln des Oreibas. aufbewahrt haben.

korn und Gerstenkorn. Man nimmt Weihrauch und Myrrhe, von jedem 1 Drachme, Cist-Harz $^1/_4$ Drachme, Alaun $^1/_4$ Drachme, Armenischen Salpeter $^1/_4$ Drachme. Es wird gemischt mit dem Satz von Lilien-Oel oder von altem Oliven-Oel und damit eingestrichen. Wenn sich ⟨danach das Hagelkorn⟩ auflöst, ist es gut. Wenn nicht, so musst du das Lid spalten[5] mit einer rundköpfigen Lanzette, der Breite nach, und das Hagelkorn mit dem Löffel der Sonde entfernen. Ist der Spalt gross und tief und schlaff bezüglich der beiden ⟨Wund-⟩Lippen, so vereinige die letzteren durch eine Naht in der Mitte[6], und streue gelbes Pulver darüber. Wenn aber die Krankheit im Innern des Lides sitzt[7], so stülpe das Lid um und spalte es innen der Breite nach und nimm das Hagelkorn heraus. Darauf verordne, das Auge mit warmem Wasser abzuwaschen.

Sechstes Kapitel.

Ueber die Steinbildung (taḥaǧǧur) und ihre Behandlung.[1]

Von der Steinbildung gibt es eine Art. Sie entsteht aus einer dicken, schwarzgalligen Absonderung, welche in das Lid sich ergiesst und in demselben gerinnt und zu Stein wird.

Ihr Zeichen ist eine kleine Geschwulst, ähnlich einem

---

[5] Ibn Sina (K. III, c. 17) spricht gar nicht von der Operation des Hagelkorns; wohl aber die Griechen, z. B. Paul. VI, c. 16: *διελόντες ἐγκαρσίως ἔξωθεν σμηλίῳ τὸ βλέφαρον, ἔπειτα μηλωτίδι ... κομισόμεθα τὸ χαλάζιον.*

[6] Paul. a. a. O.: *Καὶ μεγάλης μὲν οὔσης ἢ καὶ σεσηρυίας τῆς διαιρέσεως, ῥαφῇ τὰ χείλη συνάξομεν.*

[7] Paul. a. a. O.: *Εἰ δὲ ἔνδοθεν εἴη τὸ χαλάζιον, ... ἐκστρέψαντες τὸ βλέφαρον καὶ διελόντες ἐγκαρσίως ἔσωθεν αὐτὸ κομισάμενοι.*

K. 6. [1] Vgl. K. III, c. 22. Auch die Griechen haben, neben der unter den Chalazien abgehandelten, noch ein besonderes Kapitel über Steinbildung. Vgl. Galen XIV, 771 und Aët., c. 82: *Περὶ λιθιάσεως ἐν βλεφάροις. Λιθίασιν ἐν βλεφάροις λέγουσιν, ὅταν ἐκστραφέντων τῶν βλεφάρων πώροις ὅμοια περὶ αὐτὰ ὑπάρχῃ λευκὰ καὶ τραχέα ...* In der That gibt es ausser den harten, hagelkorn-ähnlichen Bildungen an der Innenfläche der Lider noch ganz kleine, rauhe Concretionen. Doch werden in unsrem Kap. hauptsächlich seltne Formen des Hagelkorns beschrieben.

kleinen Knötchen[2] und härtlich. Die Ursache für die Versteinerung der Materie ist Erschlaffung der ⟨Schleim-⟩Haut und Porosität derselben, weil ⟨dadurch⟩ die dünne Materie sich auflöst (verflüchtigt), und die dicke zurückbleibt und sich verhärtet, wie das im Nacken und unter der Achsel und in der Schamgegend geschieht, mit Scrofeln und harten Geschwülsten. Man nennt die Krankheit ⟨auch⟩ Linsen-Geschwulst. Sie entsteht aus zwei Ursachen: entweder von dicken Speisen oder von der Unmöglichkeit, die Dünste aufzulösen.

Die Behandlung besteht in folgendem. Man beginne mit dem Aderlass aus der Kephalica, auf der Seite der Krankheit, und[3] reinige den Kopf mit abführenden Arzneien und träufle über ⟨die Steinbildung⟩ warmes Wasser, in welchem Kamillen gekocht sind, und Königskrone und Bockshorn; darauf öle es mit Wachs, im Anfang.

Löst es sich, ⟨so ist es gut⟩. Wenn nicht, so musst du Diachylon-Pflaster[4] auflegen. Denn dieses zertheilt es. Sollte die Zertheilung ausbleiben, so wende das Mittel beständig an, damit ⟨die Bildung⟩ gereift werde und sich sammle. Wenn die Krankheit trotzdem andauert, so stülpe das Lid um[5], und eröffne den Ort mit der Lanzette, die rundköpfig sein muss, der Breite nach, und vertiefe die Oeffnung; sieh' dich aber vor, dass du nicht das Lid zerreissest. Darauf presse es mit deinem Nagel, oder mit der Rundung eines Ringes oder mit dem Sonden-Löffel heraus.[5] Heraus kommt dann aus dem Ort ein Gebilde, wie das, was aus der Luftröhre herauskommt; öfters war es auch eine eitrige Masse.

Fürchtest du Wiederkehr der Krankheit, so nimm die beiden Wundlippen mit den Scheerenspitzen fort, damit ihre

---

[2] ǵudda (glandula similisve nodus in corpore).

[3] So D. Die andren Handschriften (auch P.) haben dafür: und mache warme Wasser-Umschläge auf den Kopf, im Anfang.

[4] Diachylon dicitur emplastrum ex succis quibusdam compositum, ut et de gummis, hincque simplex et cum gummis prostat. Ex *διὰ* et *χυλός* (Zugpflaster). Blancardi lex. med., 1832, I, S. 501. Nágm, S. 169.

[5] Aët., c. 82: *ἐκστρέφοντα τὰ βλέφαρα καὶ σμιλίῳ στενῷ κατὰ τὴν κορυφὴν διαιροῦντα τὸ δέρμα, ἔπειτα ἐκγλύφειν κυαθίσκῳ μηλωτρίδος τὸν ἐγχεόμενον ὄγκον.*

Verwachsung verzögert, und die Materie von hier beseitigt werde. Danach behandle noch lange nach mit warmen Wasser-Umschlägen. Man braucht aber den Ort nicht eher zu öffnen, als bis ⟨der Stoff⟩ sich ansammelt und sichtbar wird. Denn ⟨dann⟩ ist es wirksamer.[6]

Siebentes Kapitel.

Ueber die Verwachsung ⟨der Lider⟩ (iltiṣāq) und ihre Behandlung.[1]

Von der Verklebung (Verwachsung) der Lider gibt es drei Arten: die Verwachsung des Lids mit dem Schwarzen des Auges, diejenige mit dem Weissen des Auges, und die Verklebung der beiden Lider miteinander.[2]

Es entsteht dies aus zwei Ursachen: entweder in Folge eines Geschwürs[3] im Auge, wobei die Lider lange das Auge verschlossen halten; oder aber nach der Behandlung des Flügel- und des Hornhaut-Fells, wenn eben das Auge ⟨dabei⟩ nicht richtig behandelt worden.[4]

Diese Krankheit behindert das Auge an der Leichtigkeit der Bewegung.[5] Bei der Behandlung musst du die Sonde unter das Lid einführen, an der Stelle der Weite des Lids[6], und mittelst der Sonde das Lid emporheben; oder spanne das Lid mit einem Häkchen[7] oder mit zweien: dann löse die Ver-

---

[6] So D. und P.; G. und Kh.: denn dies ist nützlich, wenn Gott will.

K. 7. [1] Paul. VI, c. 15; Aët., c. 66; K. III, c. 10.

[2] Paul. a. a. O.: *Σύμφυσιν ὑπομένει τὸ ἄνω βλέφαρον, ποτὲ μὲν πρὸς τὸν κάτω ταρσὸν, ποτὲ δὲ πρὸς τὸν ἐπιπεφυκότα, ποτὲ δὲ καὶ πρὸς αὐτὸν τὸν κερατοειδῆ.* Aët., c. 66: *Προσφύεται τὰ βλέφαρα τῷ λευκῷ ἢ τῷ μέλανι ἢ πρὸς ἄλληλα.*

[3] Aët. a. a. O.: *ἑλκώσεως προηγησαμένης.*

[4] Ebenso Ibn Sina, K. III, c. 10, während die Griechen diese Ursache nicht erwähnen.

[5] Paul. a. a. O.: *δυσεργῆ τε τὸν ὀφθαλμὸν ἀποτελεῖ τοῦτο τὸ νόσημα.* (Aehnlich Aët.)

[6] Paul. a. a. O.: *Δεῖ οὖν ἢ μηλωτίδα ὑποβαλόντα τῇ εὐρυχωρίᾳ τοῦ βλεφάρου.* — Kh. und G. haben nur: an einer Stelle davon.

[7] Paul. a. a. O.: *ἢ ἀγκίστρῳ ἀνατείναντα.*

bindung ab mit einem Messerchen[8], wie du es beim Flügelfell machst[8], bis die Verwachsung beseitigt ist. Falls das Messerchen dir nicht passt, so löse <sie> mit der Lanzette.[9] Hüte dich aber nach aller Möglichkeit, nicht die Hornhaut zu zerreissen, weil danach Vorfall der Traubenhaut entstehen kann.[10]

Alsdann träufle in's Auge[11] Kümmel-Wasser und Salz und lege zwischen den Spalt Baumwolle, die angefeuchtet ist mit Rosen-Oel und Eigelb; und[12] verbinde auch das Auge mit Rosen-Oel und Eigelb.

Am zweiten Tag träufle <wieder> Kümmel- und Salz-Wasser in's Auge und lege zwischen den Spalt angefeuchtete Watte und wiederhole den Wattebausch mit Eigelb <zum Verband>, nach Vorschrift.

Am dritten Tag wende eine von den fleisch-anbildenden Salben an[13], je nachdem, was du von der Krankheit beobachtest.

Besteht aber die Verwachsung zwischen den Lidern[14] untereinander, so musst du die Sonde unter das Lid einführen, wenn dies möglich; wenn nicht, so spalte vom kleineren Augenwinkel ein wenig, so viel, dass die Sonde unter das Lid hineingeht. Darauf hebe das Lid empor mit der Sonde und spalte es mit

---

[8] mihatt. — Paul. a. a. O.: *πτερυγοτόμῳ τὴν πρόςφυσιν ἀπολύειν.*

[9] qamādīn.

[10] Paul. a. a. O.: *φυλαττόμενον μὴ τρωθῇ ὁ κερατοειδής, ἵνα μὴ προπτώσεως ἐκ τούτου πρόφασις γένηται.* Wir sehen wiederum, wie eng der Araber bei der Operationsbeschreibung an den hochgeschätzten Paulos sich anschliesst. Immerhin sucht er dessen Text zu vervollständigen und zu erweitern.

[11] Paul. hat nur *ἐγχυματίσαντες*, ohne das Mittel zu bezeichnen. Ebenso im Folgenden: *μοταρίοις διαστήσομεν τὰ βλέφαρα.* Der Araber ist genauer.

[12] Paul. a. a. O.: *καὶ ὠοβραχὲς ἔριον ἐπιθέντες.*

[13] Paul. a. a. O.: *μετὰ δὲ τὴν τρίτην τοῖς . . ἀπουλοῦσι χρησόμεθα κολλυρίοις.*

[14] Diesen einfachsten Fall hat Paul. übergangen; Cels. hat ihn beschrieben (G. d. A., S. 274) und ebenso Aët., c. 66: *ὅσαι μὲν οὖν προςφύσεις κατὰ τὸν κανθὸν γεγόνασι τῶν βλεφάρων ἀμφοτέρων, ἀγκίστροις ἀνατείνοντα χρὴ διελεῖν καὶ ἀναστέλλειν μότῳ κἄπειτα θεραπεύειν ὡς τὰ κοινὰ ἕλκη.*

dem Messerchen.[15] Wenn du es aber vorziehst[16], kannst du an Stelle der Sonde die Sichel[17] einführen, welche ähnlich der Sichel für Fisteln hergestellt ist, und damit spalten.

Wasch' auch mit Kümmel- und Salz-Wasser und bringe zwischen die Lider einen Baumwolle-Bausch, der mit Rosen-Oel befeuchtet ist, und Kupferhammerschlag[18] oder Bleiweiss-Salbe.

Verhüte auch die Wiederkehr der Verklebung durch Verstärken der Baumwolle und beständiges Einreiben von Kupferhammerschlag und Lidschminken.

Achtes Kapitel.

Ueber die Lidverkürzung (šatra[1]) und ihre Heilung.

Hiervon gibt es drei Arten[1a]. Die erste ist eine Verkürzung[2] des Oberlids, so dass es nicht mehr das Weisse des Auges bedeckt. Dies entsteht aus zwei Ursachen. Die eine ⟨Unterart⟩ besteht von Geburt her und beruht auf Verminderung des Stoffs, aus welchem das Lid gebildet wird. Die andre entsteht durch einen Zufall. Sie tritt ein in Folge von Lähmung eines der Muskeln, welche das Lid bewegen, oder von Krampf eines derselben, oder aus beiden, oder aus einer Lid-Naht (Operation)[3], die nicht so war, wie sie sein sollte.

Behandlung. Wenn die Lid-Verkürzung von ⟨angeborener⟩ Verringerung des Stoffes herrührt, so ist sie unheilbar.

---

[15] Qamādīn.

[16] Der Araber sagt gewöhnlich in solchen Fällen: Wenn du aber vorziehst . . . zu spalten, so thue es.

[17] minǵal.

[18] Aët. a. a. O.: *χαλκῷ λειοτάτῳ.*

K. 8. [1] Stamm = dissecuit.

[1a] Ebenso Ibn Sina, K. III, 12. Etwas anders 'Ammār.

[2] Paul. VI, c. 10: *Λαγοφθάλμους καλοῦσι τοὺς τὸ ἄνω βλέφαρον ἀνεσπασμένον ἔχοντας. Τοῦτο δὲ γίνεται τὸ πάθος ἢ φυσικῶς ἢ ἐξ οὐλῆς τραύματος· καὶ τούτου ἢ αὐτομάτως ἢ ὑπὸ ἀναῤῥαφῆς ἢ καύσεως ἀφυῶς γεγενημένης.* Weit besser ist wieder der griechische Kanon (Demosthenes), den uns Aët. (c. 75) überliefert hat: *Λαγόφθαλμοι καλοῦνται ἐφ' ὧν ἀνέσπασται τὸ ἄνω βλέφαρον, καὶ ἀνέῳγεν ὁ ὀφθαλμὸς ἐν τῷ καθεύδειν, καθάπερ τῶν λαγωῶν.* Ueber diesen Namen vgl. G. d. A., S. 280.

[3] Vgl. Paul., Anm. 2.

Kommt sie aber von einer Lähmung, oder einem Krampf, oder von beiden; so muss man zuerst wissen, wie die Lid-Verkürzung aus Lähmung entsteht, und wie aus Krampf.

Das ist so.[4] Es gibt im Oberlid drei Muskeln: einer erhebt es, zwei drücken es herunter.[5]

Wenn der Lid-Heber gelähmt wird, so kann das Oberlid nicht gehoben werden. Wenn derselbe von Krampf befallen wird, so deckt das Oberlid nicht ⟨den Augapfel⟩: dann entsteht Lid-Verkürzung (šatra).

Kommt nun die Lid-Verkürzung vom Krampf des Lidhebers; so muss man Mittel anwenden, welche das Lid schlaff machen: wie Salbung mit Oel und Bad und Anfeuchtung.

Wenn andrerseits die beiden Muskeln, welche das Lid herabdrücken, zusammen gelähmt werden; so deckt das Oberlid ⟨den Augapfel⟩ nicht: es entsteht aus diesem Grunde die Lid-Verkürzung (šatra). Meistens tritt diese Lähmung nach einer heissen Entzündung ein, wenn die letztere mit solchen Mitteln behandelt wird, die eine Erschlaffung im Gefolge haben. In diesem Fall musst du also die kräftigenden, zusammenziehenden Arzneien anwenden, wie Akazie, Schöllkraut, Myrrhe, Myrten-Wasser u. dgl. — Werden die beiden ⟨genannten Muskeln⟩ von Krampf befallen, so hebt sich das Lid nicht; dann musst du anfeuchtende Mittel anwenden. Wenn von den beiden Muskeln, welche das Oberlid herunterdrücken, der eine krank ist, während der andre gesund bleibt; so deckt die eine Hälfte des Lids, die andre bleibt gehoben.[6]

Besteht die Krankheit in einer Lähmung des einen von beiden, so tritt Verziehung seiner Lidhälfte nach dem Ort des gesunden hin ein; und besteht die Krankheit des einen von beiden in Krampf, so tritt Verziehung seiner Lidhälfte nach

---

[4] Nach Galen, v. d. örtl. Leiden IV, 2; vgl. G. d. A., S. 320. Weder Paul. noch Aët. behandeln diesen Gegenstand im Kap. des Lagophthalmos.

[5] Nach Galen *ἀνατείνων* und *οἱ κατασπῶντες*. Der erstere ist unser levator palpebrae superioris, die beiden letzteren entsprechen unsrem halbkreisförmigen muscul. orbic. palp. sup. Vgl. auch oben I, c. 21.

[6] Nach Galen, v. d. örtl. Leiden IV, c. 2 und vom Nutzen d. Theile X, c. 9. Vgl. G. d. A., S. 320, Anm. 2. Aber der Araber übertrumpft wieder seinen Lehrmeister in subtiler Gliederung.

dem Orte des kranken Muskels ein. Sind sie beide krank, der eine durch Lähmung, der andre durch Krampf; so ist die Entscheidung so, wie wenn der eine Krampf hätte, und der andre gesund wäre.

Du musst dies diagnosticiren, durch gesundes Urtheil.

Eingerieben wird der Ort des Krampfes mit dem, was lockert; und der Ort der Lähmung mit dem, was zusammenzieht und kräftigt. —

Wenn aber die Lid-Verkürzung von einer ⟨kunstwidrigen⟩ Naht herrührt, so ist Heilung nur in beschränkter Weise möglich.[7] Spalten[8] muss man den Ort der Vernarbung und die beiden Wundlippen durch Baumwolle[8] auseinander halten, die bestrichen ist mit einer Lösung von Wachs in Rosen-Oel, oder mit der weissen Salbe oder mit der Königs-Salbe.[9] Ueberhaupt wende die auflockernden Dinge an[10], wie Einträuflung von Bockshornsaft u. dgl.; wende aber nicht an die zusammenziehenden Dinge, die austrocknen[11], wie die trockne Arznei und das gelbe Pulver.

Die zweite Art[12] [ist eine mässige[12a] Verkürzung des

[7] Paul. a. a. O.: Ἐφ' ἧς καὶ μόνον μετρία δύναται γενέσθαι διόρθωσις.

[8] Paul. a. a. O.: δεῖ γὰρ αὐτὴν τὴν οὐλὴν ἐπιδιελόντα καὶ διαστήσαντα τὰ χείλη διὰ μοτοῦ. Besser Aët., c. 75: μηνοειδῆ τομὴν κατὰ τῆς οὐλῆς ὅλης ἐμβάλλοντα . . . ἔπειτα διαστέλλειν ξύσμασιν ὀθονίων τὴν διαίρεσιν καὶ κατάγειν κάτω τὸ βλέφαρον καὶ ἴσον ποιεῖν τῷ κατὰ φύσιν σχήματι.

[9] Paul. a. a. O.: τὸ βασιλικὸν τετραφάρμακον ἔμμωτον. Vgl. K. 4, Anm. 9. Aët., S. 175: τὴν τετραφάρμακον.

[10] Paul. a. a. O.: Τοῖς χαλαστικωτέροις λιπάσμασιν, οἷός ἐστιν ὅ τε τῆς τήλεως χυλός . . καὶ τὸ βασιλικόν . .

[11] Paul. a. a. O.: μὴ τοῖς ἄγαν ξηραίνουσι.

[12] Hier ist der Text in Unordnung gerathen und wiederholt fast wörtlich die Bemerkungen über die erste Art: „Die zweite Art von šatra ist Verkürzung, die auftritt in den Lidern; und sie entsteht aus zwei Ursachen, entweder von Geburt, wenn der Bildungsstoff der Lider zu gering ist, oder durch Zufall, und zwar von einem Krampf irgend eines Muskels im Lide oder von einer Austrocknung, die ihre Mischung beherrscht. Die Behandlung geschieht durch das, was lockert und feuchtet.“ Der Fehler muss alt sein. Denn in der lat. Uebersetzung heisst es: Secunda species remollitionis accidit a brevitate palpebrae et hoc est a duobus, uno naturaliter u. s. w. Ganz ähnlich bei Pansier, II.

Um diese kranke Textstelle zu heilen, haben wir vorläufig aus Ibn Sina's Kanon (III, III, III, c. 12 u. 13), der die šatra gleichfalls in drei

Oberlids, so dass dasselbe einen Theil des Weissen nicht bebedeckt. Ihre Ursache ist von gleicher Art wie bei der ersten, aber von geringerer Grösse. Die Behandlung ist dieselbe für die zweite wie für die erste Art, je nach dem geringeren oder stärkeren Grade.]

Die dritte[13] Art besteht in der Ausstülpung[14] der Lider nach aussen hin. Sie erfolgt aus zwei Ursachen: entweder kommt sie von einem Geschwür, das in ⟨dem Lid aussen⟩ entstanden ist und seinen Zusammenhang zerrissen hat, so dass Contractur eintritt; oder von wildem Fleisch, welches innen von einem Geschwür des Lids hervorwuchert, so dass davon Ausstülpung eintritt.

Am häufigsten passirt dies im unteren Lid, im oberen nur sehr selten.[15]

Behandlung. Wenn die Ausstülpung von einem Geschwür ⟨an der Aussenfläche des Lids⟩ herkommt oder von einer ⟨kunstwidrigen⟩ Naht-Operation[16]; so musst du den Ort spalten, wie

---

Arten eintheilt und wohl gleichfalls aus Ali b. Isa's Quelle oder aus letzterem geschöpft hat, die entsprechende Beschreibung der zweiten Art aufgenommen. (Durch Handschriften-Vergleichung war kein besserer Text zu erlangen.)

12a In einer andren Handschrift über arabische Augenheilk. theilweise.

13 Dieses Ectropion pflegten die Griechen von dem Lagophthalmos zu trennen, obwohl sie eine gewisse Verwandtschaft zwischen beiden zuliessen. Vgl. die folgende Anm. Aber Ibn Sina hat dieselbe Anordnung, wie Ali b. Isa, nur ist der erstere weniger klar.

14 Paul. VI, c. 12: *Ὥςπερ ἐπὶ τοῦ ἄνω βλεφάρου τὸ λαγόφθαλμον πάθος, οὕτως ἐπὶ τοῦ κάτω τὸ ἐκτρόπιον γίνεται.*

15 Diese durchaus vernünftige Aetiologie der beiden Fälle des Ectropion (des narbigen und des sarcomatösen) findet sich nicht bei Paulos, wohl aber bei Demosthenes, dessen bei Aët. c. 73 uns aufbewahrter Text allerdings durch Auslassung der Worte „der Innenfläche" und „der Aussenfläche" unklar erscheint. *Περὶ ἐκτροπίου· Δημοσθένους. Ἐκτρέπεσθαι ἐπὶ πλέον συμβαίνει τὰ βλέφαρα ἑλκώσεως ⟨ἔνδον⟩ προηγησαμένης καὶ ὑπερσαρκησάντων τῶν βλεφάρων, ποτὲ δὲ ὑπὸ οὐλῆς σκληροτέρας ⟨ἔξωθεν⟩ συνελκομένου τοῦ βλεφάρου καὶ ἐκστρεφομένου.* Sehr dürftig ist, was Simon Januens. uns aus diesem Kap. des Demosth. aufbewahrt hat. Vgl. C. G. Kühn, addit. ad elench. med. VIII. Lips. 1826.

16 Paul. a. a. O.: *ποτὲ δὲ διὰ καταῤῥαφὴν . . . ἄτεχνον.*

ich es für die erste Art angegeben habe.[16a] Kommt sie aber her von wucherndem Fleisch, so musst du dies reinigen mit scharfen Arzneien, wie Grünspan und Schwefel. Hat das Erfolg, so ist es gut. Wo nicht, so musst du das ⟨wilde Fleisch⟩ mit zwei oder drei Haken abheben und darunter eine Nadel durchführen und es ⟨damit⟩ hoch heben und durch Schnitt mit Messer[17] oder Scheere entfernen und es gut ausrotten: dann kehrt das Lid zu seiner früheren Gestalt zurück und neigt nach innen.[18] Danach thu' scharfe Arzneien darauf, aus Besorgniss, dass wieder wildes Fleisch wachsen könne und ein Rückfall eintrete[19]: ⟨dann⟩ musst du es vom Knorpel abschälen, diesen selber aber schonen.

Die scharfen Arzneien werde ich in Bälde auseinander setzen, wenn Gott will.

Neuntes Kapitel.

Ueber das Gerstenkorn (ša'īra) und seine Behandlung.[1]

Vom Gerstenkorn gibt es eine Art. Sein Zeichen ist das folgende: es besteht ein länglicher Abscess[2] ähnlich einem

---

[16a] Paul. a. a. O.: *κατ' αὐτὴν τὴν πρώτην οὐλὴν, ἁπλῆν δώσομεν τομήν* ...

[17] qamādīn. Paul. a. a. O.: *Βελόνην λαβόντες διαπείρομεν τὸ σάρκωμα . . . ἀνατείνομεν καὶ σμηλίῳ ἐκτέμομεν.*

[18] Paul. a. a. O.: *Καὶ εἰ μὲν ἀναλάβοι τὸ οἰκεῖον σχῆμα τὸ βλέφαρον καὶ εἴσω τραπείη* ...

[19] Paul. a. a. O.: *Εἰ δὲ ἔτι ἐκτρέποιτο μετὰ τὴν ἀφαίρεσιν τῆς σαρκὸς . . . τῷ Δ στοιχείῳ παραπλήσιον ἀφαιροῦμεν σωμάτιον.* Hieraus folgt, dass Ali b. Isa mit den Worten „du musst es vom Knorpel abschälen", einen neuen Operations-Akt zur Vervollständigung des Verfahrens einführt, den er zwar nicht so genau beschreibt, wie es Paul. thut, aber (nach arabischer Art) mit einer Mahnung zur Vorsicht ausstattet. — Die genaueste Beschreibung über *χειρουργία ἐκτροπίου· Ἀντύλλου* hat uns Aët. c. 74 überliefert.

K. 9. [1] Aët. c. 84: *Κριθὴν καλοῦσιν . . . ὅταν ἐπὶ τῶν βλεφάρων ἔξωθεν πρὸς ταῖς βλεφαρίσιν μάλιστα ὑπόπυόν τι γένηται τὸ σχῆμα κριθῇ ὅμοιον.* Vgl. Gal. XVII[a], 325 und Paul. III, c. 22, § 15.

[2] Paul. a. a. O.: *ἀποστημάτιον . . . ἐπίμηκες.*

Gerstenkorn; derselbe entsteht an der Stelle, wo die Wimpern hervorwachsen[3], oder in der Nachbarschaft.

Was die Ursache[4] anlangt, so entsteht es von einer dicken, schlechten, schwarzgalligen Absonderung, die sich dort festsetzt und verhärtet.

Behandlung. Wenn das Glied heiss ist, muss man Schöllkraut-Salbe aufstreichen oder Armenischen Thon mit Endivien-Wasser. Wenn das Glied nicht heiss ist, so träufle warmes Wasser[5] darauf und reibe es mit Fliegen, deren Köpfe abgeschnitten sind.[6] Dann verflüssige weisses Wachs[7], tauche darin die Sonde und reibe damit das Gerstenkorn. Oder erwärme Brot[8] recht stark und reibe damit ein. Oder du nimmst Natron $^1/_6$[8a], Galban-Harz[9] einen Theil; vereinige es und reibe damit ein. Oder, du lösest Sagapen-Harz in Wein-Essig[10] und pflasterst damit; denn dies ist wirksam. Oder du machst einen Umschlag mit Wachs, das geknetet ward mit Vitriol[11]; oder mit weissen[12] Feigen[13], die in Wein gekocht sind; und Galban nebst Aloë, mit Wasser angefeuchtet.

Löst es sich, so ist es gut. Wenn aber nicht, so drücke

---

[3] Paul. a. a. O.: *κατὰ τὸν τοῦ βλεφάρου ταρσόν.* Aët. a. a. O.: *πρὸς ταῖς βλεφαρίσι μάλιστα.*

[4] Von den Griechen ausgelassen, nicht so von dem nach logischer Vollständigkeit strebenden Araber.

[5] Aët. c. 84: *πυριατέον . . καὶ σπόγγῳ θερμῷ.*

[6] Aët.: *ἢ μυίας τὴν κεφαλὴν ἀποβαλὼν τῷ λοιπῷ σώματι παράτριβε τὴν κριθὴν.* Paul. hat fast dieselben Worte. Auch schon Galen XII, S. 803.

[7] Aët. a. a. O.: *κηρῷ λευκῷ θερμῷ.* Paul. ebenso.

[8] Aët.: *ἄρτῳ θερμῷ.*

[8a] Kh.: sechsfachen būraq 1 Th., d. i. sechsseitigen Salpeter.

[9] D. basuret, Kh. bāzward. — Vergleicht man das bei Galen (XII, S. 741) aufbewahrte Recept des Antonius Musa gegen Gerstenkorn: *χαλβάνης μέρος ά, νίτρου ὀλίγον,* so vermuthet man bāzward = Galbanum. Arabisch heisst dies qinna (oder ḫalbani); aber persisch bārzad (Freytag, Drag. 496 barzed). Vgl. Anm. 26 des ersten Kapitels dieses II. Buches). — Auch Aët. hat a. a. O. *χαλβάνην μαλάξας καὶ νίτρον βραχύ.* Ebenso Oreib. V, 709.

[10] Aët.: *ἢ σαγαπηνὸν σὺν ὄξει λεάνας ἔγχριε.*

[11] Aët.: *ἢ κηρῷ μεμαλαγμένῳ μίσυ ὠμὸν συναναμαλάξας ἐπιτίθει.*

[12] Nur in D.

[13] Aët.: *σῦκα ξηρὰ ἑψηθέντα μετ᾽ οἰνομέλιτος.*

seine Wurzel mit deinem Nagel aus und schneide es ab und entferne mit den Enden der Scheere ⟨etwas⟩ von seiner Wurzel und lass sein Blut träufeln, ein kleines Weilchen; danach streue gelbes Pulver darüber.

Zehntes Kapitel.

Von den überschüssigen Haaren (aš-ša'r az-zāid) **und ihrer Behandlung.**

Von den überschüssigen Wimpern gibt es nur eine Art. Ihr Zeichen ist ⟨das folgende⟩. Du siehst unter den ⟨gewöhnlichen⟩ Wimpern überschüssige Haare, deren Richtung entgegengesetzt ist gegen die des natürlichen Wachsthums.[1] Das kommt von einer Menge von Feuchtigkeit[2], die in Fäulniss übergegangen, aber nicht beissend ist. Denn die beissende Flüssigkeit, die salzige, die da frisst, ist von andrer Art, da sie den natürlichen Wuchs der Wimpern zerstört, geschweige denn, dass sie fremde Haare sprossen liesse.

Häufig ist ⟨das Uebel⟩ mit reichlichem Thränenfluss verbunden.[3]

Behandlung. Erst soll man den Körper entleeren, nach Maassgabe der Jahreszeit und des Alters und des Kräftezustands; und dann den Kopf reinigen durch Gurgeln mit dem Bittermittel, wenn es möglich ist, oder durch Kauen von Mastix und von Gewürznelken; oder man lege in des Kranken Mund eine Myrobalane von Kabul oder eine Nuss vom Balsambaum[4], — denn dies stärkt das Gehirn; — darauf verordne, dass er Ambra rieche, — denn ⟨auch⟩ dies stärkt sein Gehirn. Hierauf beginne die ⟨eigentliche⟩ Behandlung.

Dieselbe geschieht auf fünf Arten[5]: entweder mit der

K. 10. [1] Severus bei Aët. c. 68: *Τριχίασιν δὲ λέγουσιν, ὅταν ὑπὸ τὰς ἐν τοῖς βλεφάροις κατὰ φύσιν τρίχας ἄλλαι ὑποφυεῖσαι καὶ εἴσῳ νεύουσαι διανύττουσι τοὺς χιτῶνας καὶ ῥευματίζουσι τὸν ὀφθαλμόν.*

[2] Aët. c. 68: *γίγνεται δὲ … ἡ διστιχίασις διὰ πολλὴν ὑγρότητα.*

[3] Anm. 1 zum Schluss.

[4] Beqā, vgl. A. M. 352.

[5] Auch Ibn Sina (K. III, c. 32) hat fünf Heilarten. Der Unterschied zwischen ihm und Ali b. Isa ist nur scheinbar, da des letzteren

Arznei, vermittelst der Sonde; oder durch Ankleben ⟨des falschen⟩ an das natürliche Haar; oder durch Brennen mit Feuer; oder durch Durchbohrung ⟨des Lids⟩ und Vernähung ⟨des Haars⟩; oder durch Schürzen des Lids.

1. Die Heilung durch Arznei. Dieselbe geschieht mittelst der scharfen Arzneien, wie Königs-Salbe und Lidschminke und das grüne Kollyr und besonders das schwarze[6] Kollyr.

Recept des schwarzen Kollyr, das nützlich ist gegen Lidrand-Entzündung und Verbrennung und Flügelfell und Weissfleck und überschüssiges Haar und chronische Krätze und gegen jede chronische Krankheit, wie alten Pannus u. dgl. Man nimmt arabisches Gummi, Traganth, silberfarbigen Galmei, Bleiweiss, klare Myrrhe, Aloë aus Sokrota, klaren Grünspan, rothen Arsen, gebrannten Kolkotar und gebranntes Kupfer, langen Pfeffer, weissen und schwarzen, gewaschenen Blut-Eisenstein, Stärke, Färberwurzel, Manna-Zucker, gebrannte Kupfer-Feilspäne, von jedem 2 Drachmen, Sarcocoll 3 Drachmen, Drachenblut, Akazien-Gummi je $1^1/_2$ Drachmen, Zink-Asche aus Haschar, Dornstrauch-Gummi aus Mekka[7], duftende Narde und gebrannte Galläpfel, von jedem 1 Drachme. Die Zahl der Arzneien ist 25. Man reibe sie gut, jede einzelne für sich. Nachher nehme man noch 3 Drachmen Ammon'sches Salz, Galban-Harz 1 Drachme, löse dies in Rauten-Wasser mit dem Saft unreifer Citronen; und bereite daraus ein Kollyr und wende es an.

Recept eines andren schwarzen Kollyrs, das nützlich ist gegen Emphysem und Krätze und Pannus und Lidrand-Entzündung und Verbrennung und überschüssiges Haar. Man nehme Grünspan 6 Drachmen, arabisches Gummi und Ammon'sches Harz von jedem 4 Drachmen, Galban-Harz 1 Drachme, silber-

---

Heilung durch Arznei fast auf dasselbe hinauskommt, als des ersteren Ausrupfung mit nachträglicher Anwendung von Arznei. Eine kleine Umstellung haben wir uns erlaubt (das Ankleben von der vierten an die zweite Stelle gerückt), um mit dem späteren Text in Uebereinstimmung zu bleiben. Uebrigens ist das Wesentliche jener fünf Heilarten auch bei Aët. und Paul. mitgetheilt.

[6] dāriǵ = schwarz, oder schwarz gefärbtes Leder. (Persisch.) Auch Naǵm hat (S. 166 u. 168) das schwarze Kollyr (šiāf aswad).

[7] tūtia ḥašarī wa-ḥaḍaḍ Makkī.

farbigen Galmei und Opium je 2 Drachmen; man knetet es mit Rauten-Wasser.

Zu den gleichfalls nützlichen Mitteln gegen überschüssiges Haar gehört das Ausrupfen[8] des Haars und nachheriges Einreiben des Orts mit Ammon'schem Steinsalz und Bestreichen des Orts mit dem Blut[9] des Frosches.[10] Denn das ist sehr wirksam. Auch bestreicht man mit der Galle des Wiedehopf: das genügt schon. Oder die Haare werden gesammelt und Eisenfeilspähne darüber gestreut.

2. Was aber das Ankleben[11] ⟨der Haare⟩ anlangt; so haften sie, wenn es sich um zwei, drei oder fünf handelt, durch Mastix oder Fichtenharz oder Sarcocoll oder durch Aloë oder durch Hanfsamen[12]-Oel.

3. Was aber das Brennen[13] anlangt, so führt man es aus, falls es sich ebenfalls nur um zwei bis fünf Haare handelt, mit einem dünnköpfigen Brenn-Eisen, das so dünn ist wie eine Nadel, und dessen Kopfende nach der beigefügten Form gekrümmt ist.[14]. Das ⟨Eisen⟩ wird erhitzt zur Rothgluth[15], dann

---

[8] Vgl. Anm. 5.

[9] Paul. III, c. 22, § 21: *προεκτίλας τὰς νυσσούσας τρίχας, ἐπίχριε τὸν τόπον εὐθέως αἵματι βατράχων.* Aët. hat (für messerscheue Kranken!) ein ganzes Kapitel (69) über *φάρμακα πρὸς τὸ τὰς ἐκτιλλομένας τρίχας μὴ φύειν.* Diese Lehre findet sich schon im Papyr. Ebers! Vgl. G. d. A., S. 19, ferner S. 379. — Uebrigens erklärt Galen ausdrücklich (XII, 262), dass Frosch-Blut nicht hilft.

[10] [oder mit dem Blut der Zecken vom Hunde und vom Kameel. Ferner wird aufgelegt weisse Lilie oder Muschel-Asche, mit Theer geknetet.] So Kh. und G., nicht D.

[11] Paul. III, c. 22, § 21 a: *Τριχοκόλλια. Ἀνακόλλα δὲ τὰς εἰςκεκλασμένας τρίχας ἄσφαλτος, μαστίχη, κολοφωνία, κόμη, κοχλίου τὸ κολλῶδες.* Vgl. VI, 13. Aët. c. 70: *Ἀνακολλήματα τριχῶν.* Galen XII, 741: *Ἀνακολλήματα τριχῶν Ἡρακλείδου Ταραντίνου* (mit erhitzter Sonde angefügt). Vgl. K. III, 22.

[12] Sumna, Hanfsamen (Drag. 179).

[13] Paul. VI, 13: *πυρῆνα ἢ μηλωτίδα ἤ τι τοιοῦτον λεπτὸν ὄργανον πεπυρωμένον εἴρουσι τῷ τόπῳ ὅθεν ἡ θρὶξ ἢ αἱ τρίχες ἐκομίσθησαν.* Celsus, der aus den Alexandrinern schöpfte, empfahl zu diesem Brennen eine dünne, eiserne Nadel, die nach Art eines Spatels verbreitert ist. (G. d. A., S. 277.) — (Statt *εἴρουσι* ist vielleicht *ἐρείδουσι* zu lesen.)

[14] Die Figur fehlt sowohl in den arab. Handschriften wie auch in dem lat. Druck. Wohl aber findet sich die Abbildung der concav gekrümmten Spitze des Brenneisens bei Abul Qasim (Fig. 10, vgl. S. 23 der

sammle die Haare und lege jenes auf den Ort des Haares selbst. Nicht mehr als zwei Haare sollen ⟨auf einmal⟩ gebrannt werden; das übrige lass' bis zur Verheilung der gebrannten Stelle. Zur Nachbehandlung legst du nach der Brennung Eiweiss und Rosen-Oel auf das Lid. Aber zur Zeit der Brennung musst du das Lid umstülpen und nach dir hin ziehen, damit das Auge nicht überhitzt werde; du kannst auch, wenn du es vorziehst, das Auge inzwischen mit einem kühlen Teig bedeckt halten.

4. Was aber die Durchbohrung des Lids und die Vernähung ⟨des Haares⟩[16] nach aussen anlangt, so nimm eine von den feinen Nadeln der Flickschneider[17], führe in ihr Oehr ein Frauen-

---

Ausg. v. Leclerc) sowie eine genaue Beschreibung der Brennung, in der die Araber ja besonders stark waren.

[15] Wörtlich: „bis es wird wie Blut".

[16] Die Beschreibung des Ali b. Isa ist nach der des Paul. VI, c. 13, von der Einfädlung (*ἀναβροχισμός*), oder nach der noch genaueren des Antyllus, und offenbar nach eigner Erfahrung gearbeitet. Paul. a. a. O.: *βελόνην οὖν λαβόντες ἰσχνοτάτην, διείρομεν διὰ τοῦ ὠτὸς αὐτῆς τριχὸς γυναικείας ἢ ἁπλουστάτου κλωνὸς βύσσου τὰ δύο πέρατα ὁμοῦ συναγαγόντες, ὥστε διπλῆν ἔχειν τὸ ἐνειρομένον ἀγκύλην· ἕτερόν τε κλῶνα τοιοῦτον ἢ τρίχα διὰ τῆς ἀγκύλης ἐμβάλλομεν. Διείραντες τε τὴν βελόνην κατὰ τοῦ ταρσοῦ ἔνθα φαίνονται αἱ παραπεφυκυῖαι τρίχες, καὶ διὰ μηλωτίδος τὴν τρίχα ἢ τὰς τρίχας ἐνθέντες εἰς τὴν ἀγκύλην ἀνέλκομεν. Καὶ ἐὰν μὲν ἡ τοῦ βλεφάρου θρὶξ εἱρχθῇ, ἀνασπῶμεν τὴν ἀγκύλην. Ἐὰν δὲ ἐκπέσῃ ἢ μία ἢ πλείους, διὰ τῆς ἐμβεβλημένης ἀρχῆς αὖθις κατασπῶμεν τὴν ἀγκύλην, καὶ πάλιν ἐνθέντες τὴν τρίχα ἢ τὰς τρίχας ἀνέλκομεν. Εἰ δὲ μία μόνον εἴη θρὶξ ἡ νύττουσα τὸν ὀφθαλμὸν ἰσχνὴ, καὶ ἑτέραν αὐτῇ τῶν βλεφαρίδων συνανασπῶμεν χρίοντας αὐτὰ ἢ κόμμι ἢ ἑτέρῳ τινὶ κολλώδει, καὶ ἐπιδεσμοῦντες ἄχρι συμφύσεως τῆς τριχός.* Vgl. Cels. VII, 7, 8 (G. d. A., S. 278), Galen XIV, 784. — Ferner Ibn Sina, K. III, c. 32 und Chirurgie d'Abulcasis II, c. 12: des ersteren Beschreibung ist undeutlich; die des letzteren ist brauchbar; derselbe knüpft die beiden Enden des Frauenhaars mittelst eines feinen Knotens. — 'Ammār empfiehlt zwei Knoten. Die Beschreibung des Antyllus ist uns im Continens aufbewahrt (fol. 46[c]), und zwar als impilatio, übrigens auch mit Knüpfung der beiden Enden des Frauenhaars. Verständlich ist das Latein dieses Textes wohl nur für den, der die Sache eben vorher gekannt hat. Die Beschreibung des Ṣalāḥ ad-dīn (arab. Handschrift) ist mittelmässig, aber doch interessant durch die casuistische Mittheilung, dass er wiederholentlich mit Erfolg bis zu zehn Haare in jedem Lid, in jeder Woche zwei, durchgefädelt habe.

[17] Kh. ar-raffā'in, D. riqā'i. L. II: qui suunt serico. Contin.: acus sicut imbrussatorum pellipariorum.

haar oder einen dünnen Seidenfaden, ziehe die beiden Enden desselben zu dir hin, bis eine Art von Schlinge bleibt, in diese führe noch ein andres ⟨Frauen-⟩Haar ein; denn du kannst es gebrauchen. Nunmehr lass den Kranken vor dir einschlafen[18], hebe sein Lid empor und führe die Nadel von der inneren Seite des Lids nach der äusseren durch, am Lidrande, da wo das überschüssige Haar gewachsen ist. Darauf führe dieses, mag es ein Härchen, mögen es zwei sein, ganz allmählich in die Schlinge hinein und verengere die letztere so sehr, als möglich; und nun ziehe schnell an. Falls[16] nun beim Anziehen das überschüssige Haar herausfällt, so gestattet das ⟨zweite Frauen-⟩ Haar, welches drin ist, die Schlinge ⟨wieder⟩ nach unten zu ziehen. Sowie die Schlinge wieder nach unten zurückgekommen ist, führe das ⟨kranke⟩ Haar zum zweiten Male ⟨in dieselbe⟩ ein und wiederhole deine Arbeit, bis du das ⟨kranke⟩ Haar nach aussen herausgezogen hast.

Handelt es sich ⟨dabei nur⟩ um ein ⟨einziges⟩ sehr feines Haar, so kleb' es an ein andres von den ⟨gesunden⟩ Wimpern, damit es an diesem hafte, indem du es mit Gummi oder Klebstoff anleimst, bis eine Verbindung entsteht; danach reibe die Sonde wiederholentlich darauf, damit es nicht abgeht. Du brauchst aber allerdings das ⟨zweite Frauen-⟩Haar, welches du in die Schlinge einführst, um damit die Schlinge zurückzuziehen, falls das ⟨falsche⟩ nicht mit nach aussen gekommen ist.

Dein Verfahren sei derart, daß du sanft umgehest mit dem ⟨falschen⟩ Haar, damit es nicht abgetrennt werde, und du einer Wiederholung der Nadel-Durchführung, zum zweiten Male, benöthigest. Musst du aber die Nadel zum zweiten Mal einführen, so geschehe dies an einer andren Stelle. Denn würdest du an demselben Ort zum zweiten Mal die Nadel einführen, so würde derselbe sich erweitern und das Haar nicht festhalten.

5. Was aber die Schürzung[19] ⟨des Lids⟩ anlangt, so kommt

---

[18] Das ist Andeutung der chirurgischen Narcose.

[19] tašmīr. Auch dies ist hpts. nach Paul. VI, c. 8 (G. d. A., S. 403) *ἐκστρέφομεν τὸ ἄνω βλέφαρον . . . καὶ δώσομεν τὴν ὑποτομὴν ἐσωτέρω τῶν νυττουσῶν τριχῶν κατὰ τοῦ ταρσοῦ, ἀπὸ τοῦ μεγάλου κανθοῦ διήκουσαν ἄχρι τοῦ μικροῦ.* Das Weitere weicht bei Paul. und bei Aët. c. 71, der uns die *ἀναῤῥαφή* als ein Verfahren des Leonidas beschreibt,

dieselbe in Betracht, wenn der ⟨falschen⟩ Haare viele sind, und keine andre Behandlung möglich scheint, als eben die Schürzung. Die beste Art, welche es gibt, werde ich dir jetzt beschreiben.

Du musst den Kranken vor dir schlafen lassen[20], und das Lid umstülpen, dadurch dass du die Wimpern des Lids mit Zeigefinger und Daumen deiner linken Hand fassest und dann mit der Sonde auf die Mitte des Lids drückst, bis es sich umstülpt. Darauf spaltest du das Lid von dem einen Augenwinkel bis zum andren, an dem Ort, welcher die Lidkante heisst, mit einem Messerchen[21], an den beiden Ecken, welche in den Augenwinkeln liegen, ⟨recht⟩ gleichförmig, weil, wenn du ⟨zwar⟩ die Mitte spaltest, aber an beiden Winkeln Verschiedenheit wäre, der Spalt in der Mitte nicht genügen würde.[22]

Wenn du nun soweit bist und die Faltung[23] ⟨der fortzunehmenden Lidhaut⟩ ausführst, so musst du genau das Maass des Theiles feststellen, den du von dem Lid abzuschneiden hast: nämlich da, wo die ⟨falschen⟩ Haare zahlreicher sind, an dieser Stelle musst du mehr abschneiden. Jetzt führe Nadeln mit ⟨je⟩ einem Faden in das Lid ein, und zwar an drei entsprechenden Stellen, welche in einer geraden Linie liegen und hebe die Fäden mit deiner linken Hand empor, bis du das ⟨Hautstück⟩, welches du abschneiden willst, abzuschneiden vermagst. — Falls du es vorziehst, kannst du ⟨auch⟩ statt der Fäden drei Häkchen wählen.[24]

---

insofern ab, als die Haut des Oberlids zur Ausschneidung von beiden Seiten her gespannt gehalten, hier aber mittelst durchgeführter Fäden (oder Häkchen) emporgehoben wird. Doch hat auch Paul. schon etwas Aehnliches, indem er eine Lidpincette zum Emporheben empfiehlt. (Galen, ein älterer Zeitgenosse des Leonidas, spricht bereits von der Empornähung V, S. 850. Cels. VII, VII, 8 — vgl. G. d. A., S. 279, — beschreibt ein unvollkommneres Verfahren gegen Haarkrankheit.)

[20] Vgl. Anm. 18.

[21] qamādīn.

[22] Eine ganz richtige Bemerkung, obschon für uns nicht sehr elegant, die in den griechischen Quellen und bei Abulqāsim fehlt und beweist, dass Ali b. Isa wohl eigne Erfahrung auf diesem Gebiet gesammelt hat.

[23] tabṭīn, eig. das Füttern eines Kleides u. s. w. Aët. a. a. O. S. 164 τοῦ . . . ἐρρυτιδωμένου δέρματος.

[24] Abulqāsim „oder einen Haken mit drei Spitzen". Er bildet denselben ab.

Beim Abschneiden der Lid⟨-Haut⟩ verharre auf dem Pfade der Vorsicht.[25]

Das Abschneiden darf nur die Haut des Oberlids betreffen.[26] Hierauf schneide ab mit der Scheere, was unterhalb der Fäden liegt; heisse aber den ⟨Kranken⟩[26a], seine beiden Augen zu schliessen und zu öffnen, bevor du abschneidest, aus Besorgniss, dass dem Kranken ein Hasen-Auge[27] zustossen könnte; und nähe an drei Orten[28] und knüpfe die Fäden zwei oder drei Mal, und beginne die Vernähung in der Mitte[27]; und streue gelbes Pulver darauf und richte ein Läppchen her, das der Wunde entspricht, und lege es darüber.

Manche Aerzte legen eine fortlaufende Naht an und beginnen die Nadel einzuführen von der Seite der Wimpern und verbinden diese mit der Lippe, welche mit der Augenbraue benachbart ist. Einige Aerzte mischen das ⟨erwähnte⟩ Pulver[29] mit Bleiweiss-Salbe und legen dies auf.

Du musst aber die Lage der Lid-Muskel kennen, damit du dich in Acht nehmest zur Zeit der Spaltung.[30] Sie befinden sich an drei Stellen. Der Lid-Heber liegt in der Nähe der Augenbraue und nicht in der Mitte des Lids. Die beiden Lid-Senker befinden sich beide in der Gegend der Augenwinkel nahe

---

[25] Arab.: Wenn du das Lid abschneiden willst, so ist dein Weg, dass du abschneidest, vorsichtig.

[26] Paul. a. a. O.: *βάθος δὲ ὡς μόνον τὸ δέρμα διαιρεθῆναι.*

[26a] Derselbe muss also schon aus der leichten Antäubung, gegen Ende der Operation, wieder erwacht sein.

[27] Aët. a. a. O.: *πλατυτέρου γὰρ ἐκτμηθέντος λαγόφθαλμος γίγνεται ὁ πάσχων.*

[28] Paul. a. a. O.: *τρισὶν ἢ τέσσαρσιν ῥαφαῖς ... ἀπὸ τῆς μέσης ἀρχόμενοι.*

[29] D., am Rande, „das gelbe", G. und Kh.: das Pulver.

[30] Aët. a. a. O.: sagt allgemein: *ἵνα μὴ μυότρωτος γένηται ὁ πάσχων.* Aber diese besondere chirurgisch-anatomische Auseinandersetzung ist den Arabern eigenthümlich. Vgl. Continens fol. 46^b: In anatomia Galenus dixit verba necessaria incisioni palpebrae ... musculus elevans caput palpebrae approximat quasi supercilio et non erit in medietate palpebrae. Et musculus qui est prope (?) palpebram superiorem usque ad inferius caput ejus, attingit ad pennulares et prope ex duobus angulis. Et propter, cum inciditur, est cavendum et proprie cum incisio fit ex opposito angulorum; et si est in medio angulorum, quasi ex transverso inter supercilium et pinnulares. [Im Text besser propinquat.]

den Wimpern. Wenn du nun das Lid schneidest, so hüte dich vor den Gegenden der beiden Augenwinkel, besonders wenn du einen ausgedehnten Ausschnitt machst. Aber in der Mitte ⟨des Lids⟩ bist du sicher vor ihnen.

Oefters wendet man die Abschnürung[31] an. Dann spannt man die Lid⟨Haut⟩ mit den beiden Fingern oder zieht sie mit einem Haken empor und legt die Falte zwischen zwei geglättete Holzstäbchen, von der Länge des Lids und der Breite einer Lanzette, und bindet dieselben an den beiden Enden fest aneinander. Wenn nun die Haut, welche zwischen den beiden Stäbchen hervorkommt, ohne Nahrung bleibt, so stirbt sie ab und fällt ab in einem Zeitraum von ungefähr zehn Tagen. Nach dem Abfallen merkst du überhaupt keine Spur von Narbe.

Falls nach dem Abfallen der Hölzer das Lid zu kurz ist, so wende die erschlaffenden Mittel an, — nicht die trocknenden, wodurch wieder Verkrüpplung eintreten würde. Besteht hingegen Runzelung des Lids ⟨nach dem Abfallen⟩, so wende die trocknenden und zusammenziehenden Arzneien an.[32]

Es gibt aber solche Kranke, welche nicht einmal die Erwähnung des Messers hören wollen[33], — geschweige denn, dass

[31] tabṭīn, Faltung. Diese Operation ist, allerdings mit dem Unterschnitt verbunden, bei Paul. VI, c. 8 als eine Abänderung ohne besonderen Namen beschrieben: *ἕτερός τις τὴν ὑποτομὴν μόνον διδοὺς ἀνέτεινε τοῖς δακτύλοις ἢ δι' ἀγκίστρου τὴν ῥυτίδα τοῦ βλεφάρου καὶ δυσὶ καλαμίοις ἢ πεταλίοις τισὶν, ἴσον ἔχουσι τοῦ βλεφάρου μῆκος, τὸ δὲ πλάτος ὅσον στενοῦ φλεβοτόμου, τὸ περιττὸν ὅλον δέρμα μέσον λαβὼν διέσφιγγε δεσμῶν αὐτὰ καθ' ἑκάτερα τὰ πέρατα καὶ οὕτως ὅλον τὸ ὄπισθεν δέρμα μὴ τρεφόμενον καὶ διὰ τοῦτο νεκρούμενον εἴσω δεκάτης ἢ πεντεκαιδεκάτης τὸ πλεῖστον ἡμέρας σὺν τοῖς καλαμίοις ἢ πεταλίοις ἐξέπιπτεν, ὡς μήτε σχεδὸν οὐλήν τινα φαίνεσθαι.* — Bei den Arabern scheint dies unblutige Verfahren beliebt gewesen zu sein. Abulqāsim beschreibt es und bildet die (mit Rinnen zum Aufnehmen der Fäden versehenen) Röhrchen ab. Ebenso Ṣalāḥ ad-dīn und ʿAmmār. In Aegypten ist das Verfahren noch heute bei den einheimischen Quacksalbern in Gebrauch. (Osborne, Égypte médicale I, No. 7, 1902. Allerdings leitet er es direct von Paulos, dem Alexandriner, her!)

[32] In diesem Passus ist der Text der Handschriften nicht ganz übereinstimmend.

[33] Paul. VI, c. 9: *Ἀλλ' ἐπειδὴ πολλοὶ . . . τῆς ἀναῤῥαφῆς οὐδὲ ὄνομα πολλάκις ἀκοῦσαι δυνάμενοι κατέχουσιν ἡμᾶς ἄκοντας πολλάκις, ὡς ἐν ἀπόροις τὴν διὰ φαρμάκου καῦσιν ἐπινοοῦμεν.*

sie sich damit behandeln lassen. Diese muss man mit der scharfen Arznei behandeln. Das geschieht so. Du nimmst von der Arznei etwas auf die Spitze der Sonde[34] und bestreichst damit das Lid da, wo du die Schürzung wünschest, in der Grösse eines Myrthenblatts, so dass du von dem Lid nichts ätzest ausser dem Ort der Bestreichung.

Wenn nach dem ersten Aufstreichen Entzündung[35] entstanden ist, so wische die Arznei ab und bestreiche zum zweiten Mal, und so zum dritten Mal, bis die Haut schwarz und ähnlich einem Brandschorf[36] geworden. Alsdann wische die Arznei ab und wende Umschläge an oder Aufstreichen von Wachs mit Oel, bis die verätzte Haut abfällt. Danach wende Bleiweiss-Salbe[36] an, bis Vernarbung[36] eingetreten. Wenn das Lid ⟨dabei⟩ schlaff ist, so wende an, was trocknet und zusammenzieht; und, wenn es ⟨hingegen⟩ sich zusammenzieht, so wende an, was schlaff macht.

Die meisten[37] Aerzte übrigens verwerfen die scharfe Arznei, — mit wenigen Ausnahmen.

Recept der scharfen Arznei, welche ⟨auch⟩ nützt bei Vorfällen.[37a] Man nehme[38] Aetzkalk 1 Theil, Salzkraut-Asche

---

[34] Paul. a. a. O.: *διὰ πυρῆνος μήλης ἐπιβάλλομεν τῷ βλεφάρῳ μυρσινοειδεῖ σχήματι.*

[35] Paul. a. a. O.: *ἐπιφλεχθέντος δὲ κατὰ τὴν πρώτην ἐπιβολὴν τοῦ δέρματος τὸ πρῶτον ἀφελόντος σπόγγῳ, δεύτερον αὖθις ἐπιβαλοῦμεν, ἐάσαντες αὐτὸ μένειν ἄχρι μελάνσεως. Εἰ δὲ μὴ μελανθείη, καὶ τρίτον ἐπιβλητέον.*

[36] Paul. a. a. O.: *μελανθέντος δὲ τοῦ δέρματος καὶ ἤδη λοιπὸν ἐσχάρας γενομένης, ἀποπλύναντες τὸ φάρμακον λουτροῖς τε καὶ ἀντλήμασιν ἄχρι τῆς ἀποπτώσεως τῆς ἐχάρας χρησόμεθα, μεθ' ἣν ξυστοῖς μοταρίοις καὶ κολλυρίοις ἁπαλοῖς τὴν ἀπούλωσιν ποιεῖσθαι προσήκει.*

[37] Paul. a. a. O. hat die alten Aerzte. *Τὴν μὲν διὰ καυστικοῦ φαρμάκου τῶν βλεφάρων καῦσιν . . . πάντες οἱ ἀρχαῖοι παρῃτήσαντο.*

[37a] L. exituris. Arab. steht ǵarāḥāt, Wunden. Sachlich ist erstere Lesart besser.

[38] Das Recept des Paul. a. a. O. ist ein wenig anders: *ἀσβέστου* (Aetzkalk) *με. β′, σάπωνος γαλλικοῦ ἢ κοινοῦ μέρ. β′.* Aber Briau (Chir. de Paul. d'E., S. 109) führt ein andres an, das dem Demosthenes Philalethes zugeschrieben wird und unsrem ziemlich ähnlich ist: Aetzkalk 4 Unzen, Hefen-Asche 2 Drachmen, Natron 2 Drachmen, Mennige 1 Drachme.

1 Theil, Natron 2 Theile, Steinsalz 1 Theil, und knete es mit Seifen-Wasser oder Lauge oder mit Knaben-Urin.[39]

Oefters passirt es auch dem unteren Lid[40], dass seine Haare sich einstülpen und das Auge schädigen. Dann musst du es schürzen ohne Faltung.[41]. Denn es gehört zur Eigenheit des Unterlids, dass es sich schnell ausstülpt. Darin sei auf deiner Hut.[42]

Elftes Kapitel.

Ueber die Einstülpung der Wimpern (inqilāb aš-ša'r) und ihre[1] Behandlung.

Von der Einstülpung der Wimpern gibt es nur eine Art. Von den Wimpern, welche im Lide wachsen, stülpt sich das Ende nach innen um und sticht das Auge, so dass Materie zu ihm hinfliesst.

Zeichen der Krankheit: Du siehst ein Abweichen von der Gleichheits-Linie der Wimpern, indem ⟨das Haar⟩ sich nach innen krümmt; damit ist Röthung, Thränenfluß und Reibung

---

[39] Paul. a. a. O.: *σταχτῇ κονίᾳ . . . οὔρῳ παιδὸς ἀφθόρου ἀναλαβόντες.*

[40] Paul. VI, c. 11: *Ὅσοις τῶν τριχῶν τὸ ἄνω βλέφαρον ὑποπέπτωκε πάθεσι, τοσούτοις καὶ τὸ κάτω . . . ὑπομένει καὶ διστιχίαν. Τῷ οὖν αὐτῷ κἀνταῦθα τῆς ἀναρραφῆς χρηστέον τρόπῳ κατὰ τὴν ἀντίστροφον τάξιν.*

[41] Paul. VI, c. 1: *τὴν δὲ ὑποτομὴν παραιτητέον, ὅτι τῷ συμφύτῳ βάρει τὸ κάτω βλέφαρον ἑτοίμως ἐκτρέπεται.*

[42] In L. folgt hier noch ein kleiner Abschnitt, der offenbar ein unechtes Einschiebsel darstellt, da es die Operation des Oberlids nur wiederholt. — Fehlt auch bei Pansier, II.

K. 11. [1] Paul. VI, c. 8 unterscheidet 1. *διστιχίασις*, 2. *φαλάγγωσις, ὅταν ὁ ταρσὸς ἔσω νεύῃ, στρεφομένης αὐτῷ τῆς τῶν τριχῶν φάλαγγος*, 3. *βλέφαρα κεχαλασμένα, ὅταν αἱ κατὰ φύσιν τρίχες τὸν βολβὸν ἐπινύττουσι.* Severus (bei Aëtios, c. 68) unterscheidet nur zwei Arten der *τριχίασις*, die *διστιχίασις* und die *φαλάγγωσις* (oder *πτῶσις*), *ὅταν αὐτὰ τὰ βλέφαρα χαλασθέντα ᾗ καὶ ὁ ταρσὸς εἴσω νεύσας.* Also fasst er 2. und 3. in eins zusammen.

Ebenso Ali b. Isa, der 1. im 10. Kapitel abgehandelt hat, 2. und 3. im 11. abhandelt. — In der Sprache der heutigen Aerzte ist 1. = Distichiasis, 2. = „Entropium“ mechanicum, 3. = E. spasticum. Vgl. G. d. A., S. 403 und § 43 Nr. 4 und S. 379, Anm. 6.

verbunden. Oft tritt auch Hornhautfell[2] hinzu. Die Ursache liegt im folgenden: so oft das Lid sich bewegt, stösst es das Auge; jenes eingestülpte Haar erzeugt dann dem Auge die schlimmen Zufälle.

Behandlung. Wisse, die Behandlung ist dieselbe, wie diejenige des überschüssigen Haars[3], entweder durch Ankleben oder durch Schürzung. Zu den Eigenheiten des Vipernfetts[4] gehört es, das Entstehen des Haars in den Lidern zu verhindern. Galen[5] sagt, dass die kleinen trocknen Muscheln, verbrannt und gemischt mit Theer[6], nachdem man das Haar ausgerupft und den Ort damit bestreut hat, das Wiederwachsen der Haare verhindern.[7]

Zwölftes Kapitel.

Ueber den Ausfall der Wimpern (intitār al-hudub) und ihre Behandlung.

Vom Ausfall der Wimpern gibt es zwei Arten. Die erste ist lediglich Ausfall ohne Lidverdickung.[1] Dieselbe entsteht aus drei Ursachen[2]: entweder aus einer übermässig scharfen Materie, welche Ausfall der Wimpern bewirkt; oder aus einer Art von Fuchskrankheit oder aus Trockenheit, welche dem Gliede zustösst.

Bei der zweiten Art[3] ist der Wimper-Ausfall mit Lid-

---

[2] Von den Griechen gar nicht beschrieben, von ar-Rāzī (Almans. IX, c. 19) zusammen mit Lidkrätze (Trachom), von Ali b. Isa richtig als Folge von Haarkrankheit. Vgl. K., S. 78.

[3] Vgl. Paul. VI, c. 18.

[4] Galen XII, 732: *στέατι ἐχίδνης* (*πρὸς περιβεβρωμένους κανθούς*).

[5] v. d. örtl. Heilmitteln IV, B. XII, S. 800: *τίλας τὰς τρίχας κατάχριε κεδρίαν μετὰ τελλινῶν ὀστράκων λεπτῶν λεάνας.*

[6] qaṭrān, pix liquida, flüssiger Theer, hauptsächlich von der Ceder. A. M., 389.

[7] Zahlreiche Mittel der Art siehe bei Galen a. a. O., bei Aët., S. 159, bei Ibn Sina, S. 124. Ali b. Isa zeigt weise Enthaltsamkeit.

K. 12. [1] Aët., c. 80: *ἡ μὲν μαδάρωσις αὐτὴ μόνον ἐστὶν ἀπόπτωσις τῶν τριχῶν.* Siehe ferner Paul. III, c. 22, § 17. Vgl. G. d. A., S. 378.

[2] Aët. a. a. O.: *διὰ ῥεῦμα δριμὺ γιγνομένη.*

[3] Aët. a. a. O.: *ἐπὶ δὲ τῶν πτιλῶν καὶ πεπάχυνται καὶ τετύλωται τὰ μέρη ταῦτα.* Vgl. Paul. a. a. O.

Verdickung verbunden und mit Härte, Röthung und Geschwürs-Bildung. Oft tritt dabei auch Krätze (Trachom) auf an der Innenfläche des Lides; überhaupt ist damit Lidrand-Entzündung (sulāq) verbunden, d. i. eine schlechte Feuchtigkeit, welche in das Lid sich ergiesst.

Behandlung. Zuerst entleere den Körper, darauf reinige den Kopf. Dann reibe ein mit scharfen, beissenden Arzneien, wenn es von der Art der Fuchskrankheit ist. Wenn es aber von einer scharfen Materie herkommt, musst du zuerst mit beruhigenden Mitteln behandeln, wie mit dem Schöllkraut-Kollyr und ähnlichen, dann das Auge schminken mit dem armenischen[4] Stein: denn er ist gut für diese Krankheit und für sonstigen Ausfall von Haaren, wenn letzterer herkommt von scharfer Mischung. Wenn derselbe aber durch Trockenheit bedingt ist, so ist Spiessglanz (Antimon)[5] für sich allein sehr nützlich.

Wenn jedoch der ⟨Wimper-Ausfall⟩ auf Lid-Verdickung beruht, so zerreibe Mäusedreck und Ziegenkötel und Rohr-Asche zu gleichen Theilen: damit wird eingerieben; denn es ist nützlich. Oder man nimmt Mäusedreck mit Honig und reibt damit ein, denn das hilft den dicken Lidern und lässt das Haar wieder wachsen.

Oder man nimmt von gebrannten Dattelkernen 3 Drachmen, syrische oder griechische Narde 2 Drachmen, zerreibt sie und reibt damit das Auge ein. Oder man nimmt Spiessglanz (Antimon) und Kolkotar und weissen Vitriol, von jedem einzelnen einen Theil, knetet sie mit Honig, röstet sie, zerreibt sie und reibt damit ein. Oder[6] man nimmt Pfeffer 1 Drachme, gerösteten Spiessglanz 1 Drachme, gebranntes, gewaschenes Blei und Safran, von jedem 4 Drachmen, indische Narde 3 Drachmen: man zerstosse es und wende es an.

Wenn aber das Leiden von einer Art von Fuchskrankheit[7]

---

[4] Aët., S. 184: *ἀρμένιον ᾧ χρῶνται οἱ ζωγράφοι.*

[5] Aët. a. a. O.: *στίμμι.*

[6] Das ist ähnlich dem bei Aëtios (S. 183) empfohlenen Trocken-Pulver des Philoxenos: *καδμίας < ή, ἁλῶν ἀμμωνιακῶν < β', κρόκου β', ναρδοστάχυος < β', πεπέρεως λευκοῦ < ά, λείοις χρῶ.*

[7] D. „von einer Krankheitsart", L. (beide!) ex gñe alopitie. In letz-

herkommt, so röste Mäusedreck und koche das mit Honig und reibe es ein.[8] Denn das heilt schnell. Wende auch die Arznei an, deren Recept sogleich folgt; sie hilft gegen die Fuchskrankheit, wenn dieselbe in den Lidern und im Bart besteht. Man nimmt Samen von Bilsenkraut und von Flohkraut[9] und Mäusedreck, von jedem 2 Drachmen, knetet es mit Lilien-Oel und reibt damit ein. Man reibt auch ein mit Bärenfett und Gänseschmalz, denn es ist wirksam.

Recept einer Arznei, welche Wimperhaare wachsen lässt, sie verbessert und spriessen macht, besonders für Säuglinge. Man nimmt Spiessglanz (Antimon) und gebranntes Blei, von jedem $^1/_2$ Drachme, Kupferhammerschlag, Safran, Rose, Myrrhe, indische Narde, Weihrauch, langen Pfeffer von jedem $^1/_4$[9a] Drachme, gebrannte Dattelkerne[10] 3 Drachmen, röstet sie in einem irdnen Gefässe, zerreibt sie gut mit einem wenig Balsam-Oel und wendet es an, denn es ist wunderbar. Oder man verbrennt Tausendgüldenkraut und legt es auf die Lider. Oder ⟨man nimmt⟩ gebrannte Dattelkerne und Narde und Lasur-Stein und Weihrauch-Russ und bereitet daraus ein Augen-Pulver. Auch Narde für sich ist gut gegen Ausfall der Wimpern und macht sie wachsen und sprossen und verstärkt sie. Lasur-Stein, für sich allein und mit andren Arzneien verbunden, macht die Wimpern wachsen, wenn sie dünn und schwach sind, indem er das Glied seiner früheren Mischung zurückgibt.

Recept der Augen-Salbe, welche dem Kapiton[11] zuge-

---

terem liegt eine bessere Lesart verborgen, deren Annahme durch den folgenden Satz des Textes gestützt, und die auch in Kh. gefunden wird.

[8] Dies liebliche Recept stammt aus Paul. III, c. 22, § 19: *περὶ πτιλώσεως . . . τοῦτο ἄκρως ποιεῖ· μυόχοδα κεκαυμένα, καὶ μέλιτι συλλειωθέντα ἔγχριε.*

[9] Drag. 569, Teucrium Polium.

[9a] So P. Aehnlich Kh.

[10] [wenn die Arzneien das Gewicht von einer Drachme haben], — ein unklarer Zusatz, in P. gestrichen.

[11] G. Aqwiton, Kh. Afwiton, D. Akriti = dem Kreter! (Im K. verschrieben Fakiton.) Galen XII, 731: *Καπίτωνος πρὸς . . . περιβεβρωμένους κανθούς . . καδμείαν . . μέλιτι φυράσαντες βάλλομεν εἰς κώθωνα κεράμεον, τούτου δὲ τὸ στόμιον . . . πηλῷ περιπλάσαντες κτλ.* (Die Vorschrift über die Zubereitung ist viel ausführlicher und sehr merkwürdig.) Aët. (S. 180)

schrieben wird; sie macht die Wimpern sprossen, beseitigt sofort den Thränenfluss und trocknet das Auge und bewahrt seine Gesundheit.

Man nimmt Galmei, knetet ihn mit Honig und röstet dies in einem irdnen Gefäss auf Kohlen, bis Rauch hervordringt aus einer Oeffnung im Deckel. Darauf nimmt man den Deckel ab und giesst Wein darüber, wirft es auf den Wetzstein und reibt es und trocknet es. Davon nimmt man einen Theil, gebranntes Kupfer[12] $^1/_2$ Theil, gewaschenen Spiessglanz einen Theil, Lasurstein $^1/_2$ Theil. Man zerreibt es und streicht damit über die Lider, denn es ist wirksam.

Gegen diese Krankheit, wenn sie mit Lidrand-Entzündung und Verdickung verbunden ist, gewährt das schwarze[13] Kollyr einen sichtbaren Nutzen.

Beschreibung eines Pulvers[13a], welches den Blick schärft und die dünnen Wimpern verschönert und nach oben richtet. Man nimmt indische Narde und gebrannte Dattelkerne, Lasur-Stein zu gleichen Theilen. Sie werden gestossen, gesiebt und angewendet.

Wollte ich aber daran gehen, alles das wiederzugeben, was über dieses Kapitel schon gesagt worden, so würde mein Buch zu lang werden. Gott weiss es am besten.

Dreizehntes Kapitel.

Ueber das Weisswerden der Wimpern und den Ausfall der Brauen.

(bajāḍ al hudub wa-ntiṭār al-ḥawaǵib.)

Das Weisswerden der Wimpern ist eine Krankheit, welche herkommt von einer dicken, klebrigen Feuchtigkeit. Man

hat dasselbe Recept mit etwas andren, unsrem Text ähnlicheren Worten: *εἰςβάλλομεν εἰς ἀγγεῖον κεραμεοῦν καὶ πωμάσαντες πώματι τρῆμα ἔχοντι ... εἶτα ταύτης ἐμβάλλοντες < ή, χαλκοῦ κεκαυμένου < ή, στίμμεως < ή, ἀρμενίου < ή ...*

[12] D. rūzaḫtáǵ, gebranntes Kupfer (vgl. K., S. 179). Kh. ebenso L. hat calcecumeno, das man ja auch versteht, wenn man es erst — weiss. Schon aus dem Vergleich des griechischen Textes kann man das Richtige erschliessen. L. nennt den Vf. des Recepts „filius machar".

[13] dāriǵ. Vgl. II, c. 10, Anm. 6; II, c. 16, Anm. 5.

[13a] bārūd Pulver, barūd Kollyr.

muss dabei zuerst den Kranken entleeren mit einer Arznei, worin Myrobalanen von Kabul enthalten sind und das heilige Bittermittel und die Abführwinde (Turpet) und der Kassien-Schleim. Verordne ihm die Abführ-Latwerge[1] einzunehmen, mit Galanga-Ingwer[2] oder Weiden-Manna.[3] Halte ihn fern von schlechten Speisen, wie Käse und Milch und Rindfleisch u. dgl.

Danach nehme man Blätter von rothem Mohn, zerreibe sie mit Oel und reibe damit die Wimpern ein.

Ein andres Recept, das die Haare schwarz färbt.[4] Verbrenne Schnecken, zerreibe sie mit dem Fett der wilden Ziege oder mit Bären-Fett[5] und reibe damit die Haare ein.

Oder reibe das Auge ein mit Lidschminke und drücke mit der Sonde die Wurzeln der Haare.

Die Augenbrauen ⟨nützen⟩, insofern sie Unterstützung im Sehen bieten. Wenn ihr Haar trocken ist und abfällt, so tauche deinen Finger in Oliven-Oel oder Gänse-Fett und reibe damit Bleipulver recht gründlich, dann salbe damit die Augenbrauen. Das bringt schnelles Wachsthum der Haare hervor[6], [mit Erlaubniss des höchsten Gottes].[7]

Vierzehntes Kapitel.

Ueber die ⟨gewöhnlichen⟩ Läuse und die breiten Läuse [und die Zecken][1] der Lider.

Läuse[2] entstehen, und zwar viele und kleine, in den Haaren der Lider. Ihre Ursache ist Reichlichkeit (Uebertreibung)

K. 13. [1] A. M. 146: Atrīfal, eine Latwerge aus Emblica mit Terminalia Chebula und T. Bellirica. Vgl. Drag. 479. (Auch Itrīful oder Itrīfāl.)

[2] Drag. 144 Alpinia Galanga.

[3] Drag. 163 (schīrschaschak).

[4] Ὀφρύων μελαντικά, Theoph. Nonn., c. 42.

[5] στέαρ ἀρκτεῖον kommt mehrfach vor bei den Haar-Erhaltungs- und Färbemitteln des Kriton, die uns Galen XII, 435ff. aufbewahrt hat.

[6] Ὀφρύων τριχοφυῆ, Theoph. Nonn., c. 41.

[7] [ ] nur in Kh.

K. 14. [1] [ ] fehlt in Kh. Im Kap. 8 dieses Buches, der Aufzählung der Lid-Krankheiten, hiess es Läuse, Haar-Läuse, Kameel-Läuse. Ob letzteres dasselbe bedeuten soll, wie Zecke, muss dahingestellt bleiben. Genaue Unterscheidung so kleiner, ähnlich aussehender Thiere ist von unsrem Vf. nicht zu verlangen.

[2] Diese Krankheit war den Alten wohl bekannt. Cels. VI, 6, 15;

in schlechten Speisen, und dabei wenig Arbeit und wenig Baden.[3] Bisweilen[4] aber werden sie erzeugt von einer übernatürlichen Hitze, die sich zu einer dicken Feuchtigkeit gesellt, welche die Natur nach den Wimpern hin ausstösst.

Ihr Kennzeichen ist <das folgende>: du siehst in den Wimpern kleine Läuse, ähnlich den Nissen.[5]

Aber die breiten Läuse entstehen, wenn die Materie stärker und dicker und fauliger ist. Ihr Kennzeichen ist: sie sind grösser[6], als die Nissen und bräunlicher, als die gewöhnlichen Läuse; sie zeigen auch kleine Füsse, während die letzteren bei den gewöhnlichen Läusen kaum wahrnehmbar sind.

Aber die Zecken entstehen, wenn die Materie noch stärker ist, als in den beiden ersten Fällen, und mächtiger an Hitze und Feuchtigkeit und Fäulniss.

Behandlung. Zuerst muss man den Körper entleeren, nach Maassgabe des Alters und des Kräftezustands, mit Arzneien, in denen die heiligen Bittermittel enthalten sind, oder mit Aloë; und den Kopf reinigen mit Gurgelung.[7]

Darauf wasche die Wimpern mit Salz-Wasser[8] oder mit Mangold[9]-Wasser oder mit Wasser, in dem Läusekraut[10] ge-

---

Galen(?), B. XIV, S. 771; Oreibas. V, S. 449; Aët., c. 67 (S. 156); Paul. III, c. 22, § 16 (S. 74); Leo, c. 13 (S. 135); Iohann. Akt. II, c. 7 (S. 445) und IV, 11; Cael. Aurel. III, 2. Vgl. G. d. A., S. 258 und 378.

Galen a. a. O.: *φθειρᾶν δέ φαμεν τὰ βλέφαρα, ὅταν περὶ τὰ τετριχωμένα πολλαὶ φθεῖρες σμικραὶ γίνωνται.* Aët. a. a. O.: *Φθεῖρες γίγνονται κατὰ τὰς βλεφαρίδας, πλατεῖς μικροὶ πολλοί, ἐξ ἀδηφαγίας τὴν γένεσιν λαμβάνοντες καὶ ἀλουσίας καὶ φαύλης διαίτης.*

Die Alten haben den Phthirius inguin., der an den Lidern vorkommt, und platter ist, als Pediculus capitis, richtig beschrieben. Die Araber fügen noch die gewöhnliche Kopflaus und die Zecke als Lid-Schmarotzer hinzu, — gewiss auf Grund von Erfahrungen.

[3] Genau nach Aët., vgl. Anm. 2. — Ebenso K., III, c. 1.

[4] Aehnlich K. III, c. 1.

[5] *τὰς περὶ τὰ βλέφαρα γιγνομένας κονίδας* erwähnt Aët. a. a. O.

[6] Der geschilderte Unterschied zwischen den Kopf- und Scham-Läusen ist richtig.

[7] Arab. ġarġara.

[8] Paul. a. a. O.: *θαλάσσῃ προσκλύζειν χλιαρᾷ.* Aët.: *θ. προσαντλοῦντας χ.*

[9] Silq, Beta vulgaris, A. M. 217.

[10] mīwīzaġ, Delphinium staphisagria, A. M. 227, Drag. 226. Dies ist

kocht ist, oder Betramwurz.[11] Häufiges Baden[12] ist auch nützlich, nach der Entleerung und der Verdünnung der Diät.[13]

Die Wimpern werden eingerieben mit der folgenden Salbe: Man nehme Alaun[14] 2 Theile, Läusekraut 1 Theil, zerkleinere und zerreibe es in dem Mörser und wende es an mit Oel.[15]

Mögen es nun gewöhnliche Läuse sein oder breite oder Zecken, so reinige den Kranken und reibe ihn ein mit der folgenden Salbe: Alaun 2 Theile, Läusekraut 1 Theil, Aloë, armenischen Salpeter von jedem $^1/_2$ Theil; zerkleinere das Ganze, siebe es und knete es mit Meerzwiebel-Essig[16] und wende es an. Auch, wenn er eingerieben wird mit gelbem Schwefel und Oliven-Oel, so wird das vortrefflich nützen. Schminke auch seine Augen mit Lidschminke oder Borax oder Läusekraut.

Fünfzehntes Kapitel.

Ueber die Arten der Chemosis[1] und ihre Behandlung.

Von der Chemosis gibt es zwei Arten.

Die erste entsteht von blutiger Materie, die zu einem Lid hinfliesst, oder zu beiden. Ihre Farbe ist roth; ⟨sie ist

---

in dem einzigen Recept des Paul. (a. a. O.) gegen Lidläuse enthalten: *στυπτηρίας σχιστῆς μs β̄, σταφίδος ἀγρίας μ^e ᾱ, λείοις χρῶ.* Ebenso in dem etwas mehr zusammengesetzten Recept des Aët. a. a. O.

[11] akirkara, ʿāqirqarḥa, Anthemis Pyrethrum (Anacyclus P.), A. M. 230, Drag. 673. Bertram volksthümlich aus birtron.

[12] *λούειν τε*, Aët. a. a. O.

[13] *διαίτῃ εὐχύμῳ χρῆσθαι*, Aët. a. a. O.

[14] Vgl. Anm. 10.

[15] Das letztere ist die Hauptsache dabei, da es die Läuse durch Verstopfung ihrer Tracheen tödtet; es fehlt aber bei Paul. und Aët., die das Mittel als Pulver trocken anwenden. (Aët.: *λεῖα ποιήσας ξηρᾷ χρῶ.*) Ibn Sina (K. III, c. 1) hat dasselbe Mittel, spricht aber nicht von der Art der Anwendung. Aber die Oel-Zugabe ist sehr alt, sie findet sich schon in dem Recept des Celsus gegen Lid-Läuse (VI, 6, 15): Spumae nitri p. x. I, sandarachae p. x. I, uvae taminiae p. x. I, simul teruntur adjiciturque vetus oleum pari portione atque acetum, donec ei mellis crassitudo sit. — Razi im Continens empfiehlt bereits Quecksilber-Salbe (sief ex argento vivo extincto).

[16] ʿunṣul, A. M. 162.

K. 15. [1] wardīnağ. Es ist möglich, dass darin der Stamm ward

verbunden⟩ mit heftiger Entzündung und Schwere und vieler Feuchtigkeit. Vielfach treten dabei Geschwüre auf; mitunter treten ausserhalb des Lids Pusteln hervor; oft dreht sich bei dieser Art das Lid nach aussen um wegen der Heftigkeit der Entzündung, so dass man das Innere des Auges nicht wahrnehmen kann. Am häufigsten stösst es kleinen Kindern zu.[2] Wenn die entzündliche Anschwellung zunimmt, so spaltet sie sich; und viel dunkles Blut tritt heraus.

Behandlung.[3] Zuerst ist nothwendig, wenn der Zustand des Kranken es zulässt, die Entleerung des Körpers durch

---

(Rose) enthalten ist, — etwa die aufgebrochene, vom Kelch nicht mehr bedeckte Rose. Im Continens wird es mit rosarium übersetzt. Zu bemerken ist auch, dass „die Rose (ward) dagegen nützt". Vgl. III, c. 27, Anm. 134. Das griechische Wort χήμωσις kommt her von der Aehnlichkeit des Zustands mit der Gestalt einer 'Gien-Muschel (χήμη), welche mit ihren Schalen den Körper nicht ganz deckt. Vgl. G. d. A., S. 373. Krankheits-Begriff und Beschreibung stammt aus dem griechischen Kanon der Augenheilk. (Demosthenes).

Vgl. G. d. A. a. a. O., woselbst der griechische Text aus Paul. (Oreib., Akt., Nonn., Galen [?]). *Χήμωσιν λέγουσιν, ὅταν ὑπὸ φλεγμονῆς ἰσχυρᾶς ἀμφότερα τὰ βλέφαρα ἐκτραπῇ, ὡς μόλις ὑπ' αὐτῶν τοὺς ὀφθαλμοὺς καλύπτεσθαι, καὶ τὸ λευκὸν τοῦ ὀφθαλμοῦ μετεωρότερον τοῦ μέλανος γένηται καὶ ἐρυθρὸν καὶ πολυμερῶς ἐπιλαμβάνῃ τοῦ μέλανος.* Dieser Text ist aus Paul. III, c. 22, § 5. Oreibas. hat (Synops. VII, 42) dieselben Worte bis *καλ.* und fügt hinzu: *ἐκ τῶν Δημοσθένους.* Den vollständigen Text, allerdings nur in barbarischem Latein, hat uns Simon Ian. († 1303) erhalten: Chemosis. Demosthenes. Chemosis est vehemens oculorum tumor, ut minime claudere valeant oculos aegroti, adeo ut albae partes primae tunicae sanguinolentae et extantes appareant, pupillam superantes, non aliter quam marina conchilia semiclausa aliquam partem sui corporis exterius faciant prominere, unde nomen Graeci eidem passioni posuerunt. Nam concham chemen appellant etc. (Vgl. Kühn, add. ad elench. med. vet. VIII, Lips. 1826.)

[2] Hier ist hauptsächlich die Chemosis bei Eiterfluss gemeint; der Eiterfluss der Neugeborenen wird angedeutet. Der eine von uns hat dessen Erwähnung bei Aëtios durch Text-Verbesserung nachgewiesen. Der Araber vermag aber den Griechen noch zu erläutern, bezw. unsre Erklärung zu bestätigen, da er sogleich das Wort Säugling (ṭifl) gebraucht, während der Grieche nur *παιδίον* hatte. Allerdings ist *παιδίον, ὃ ἡ τηθὴ τρέφει.* Vgl. G. d. A., S. 397.

[3] Weit genauer, als bei den Griechen, z. B. bei Paulos.

Aderlass[4]; lass' also zur Ader an der Kephalica.[5] Wenn nicht, so setze Schröpfköpfe zwischen den Schultern. Verdünne die Diät.

Handelt es sich um einen Säugling, so lass die Amme zur Ader und verdünne ihre Diät. Auf das Auge bringe, zu Anfang der beiden Arten, überhaupt nur Eigelb mit Rosen-Oel[6]; und verordne, dem Kranken Milch zu melken in's Auge hinein, — bei beiden Arten am ersten Tage und am zweiten. Am dritten füge zu dem Eigelb ein wenig Safran und Opium. Hüte dich aber, Pulver in's Auge zu bringen, ehe die drei ersten Tage vergangen sind. Verschaffe dem Kranken Schlaf[7]; das gehört zu dem wichtigsten ⟨Theil⟩ der Behandlung, dass er irgend ein Betäubungsmitttel rieche. Am vierten Tage aber streue auf Königin-Pulver[8]; und, wenn die Krankheit zum Stehen gekommen, das höchste Pulver[9], — das letztere besteht aus einer halben Drachme von dem kleinen gelben Pulver und einer halben Drachme von dem Königin-Pulver: aber nur dann, wenn kein Geschwür besteht. Ist jedoch ein Geschwür vorhanden, so bestreue es im Beginn der Sache mit Reinigungs-Pulver[10], das ich alsbald erklären werde, und zum Schluss mit dem staubförmigen Pulver.[11] Mache auch Umschläge über das Auge mit gekochtem Gersten-Mehl, Linsen und Rosen nebst Wasser und Rosen-Oel. Nimmt die Krankheit ab, so streue ein im Beginn dieser Periode das kleine gelbe Pulver und am Schluss das grosse gelbe Pulver.

Recept des grossen, gelben Pulvers, das nützlich ist

---

[4] Paul. a. a. O.: *ϑεραπεύειν δὲ αὐτὴν φλεβοτομίᾳ.*

[5] Unregelmässige Construction im Text einiger Handschriften Kh. richtig.

[6] Paul. a. a. O.: *τῷ διαῤῥόδῳ κολλυρίῳ.* Dasselbe ist aber metallhaltig.

[7] Das ist vollkommen richtig, aber von den Griechen nicht genügend erwähnt worden. Vgl. Galen XVIII[a], S. 99, wo das warme Bad und ungemischter Wein als Schlafmittel bei Augen-Entzündung empfohlen werden.

[8] malkājā (L. hat mel que. y!).

[9] Handschriften undeutlich: minsab oder minsaf.

[10] G. munğiḥ, Kh. munḍiğ, D. minjach, L. menbiged. — munğiḥ = erfolgreich; munḍiğ = reinigend.

[11] al-ağbar.

alte Augen-Entzündung und Chemosis. Nimm persisches Gummi (Sarcocoll), gepflegt mit Eselinnen-Milch, 8 Drachmen, Schöllkraut-Kollyr des Mönchs[12] 2 Drachmen, Aloë aus Sokotra und Opium aus Aegypten, Stärke, Rosen-Samen, von jedem $^1/_2$ Drachme, Safran 2 Scrupel, klare Myrrhe $1^1/_2$ Scrupel. Die Gesamtzahl der Arzneien beträgt acht. Es wird zerstossen, gut zerrieben und angewendet.

Recept des Königin-Pulvers. Man nimmt persisches Gummi (Sarcocoll), gepflegt mit Eselinnen-Milch oder Frauen-Milch, Stärke, weissen Zucker, arabisches Gummi zu gleichen Theilen, zerstösst es und siebt es und wendet es an. Oder man wendet an nach demjenigen Recept, in welchem Meeres-Schaum enthalten ist. Denn Meeres-Schaum reinigt die Nahrung ⟨des Auges⟩.[13]

Recept.[14] Man nimmt persisches Gummi, gepflegt mit Eselinnen-Milch, 10 Drachmen, weissen Zucker 3 Drachmen, Stärke 1 Drachme, Meeres-Schaum $^1/_2$ Drachme; zerstösst es gut und wendet es an. Was nützt gegen Chemosis, ist das kleine gelbe Pulver. Man nimmt Sarcocoll 10 Drachmen, Schöllkraut-Kollyr 2 Drachmen, von dem grossen gelben Pulver 3 Drachmen, Stärke 4 Drachmen, zerreibt es und wendet es an.

Wenn das Auge sich nicht öffnen lässt, um zu erkennen, ob ein Geschwür darin, oder nicht; so muss man es bestreuen mit dem staubförmigen Pulver. Denn das ist ebenfalls nützlich gegen Chemosis mit Geschwüren. Was ferner gegen Chemosis nützt, ist das folgende Pulver.

Recept. Gepflegtes persisches Gummi 2 Drachmen, Wolfsmilch[15] $^1/_2$ Drachme; man zerstösst es gut und wendet es an. Wenn du gepflegtes persisches Gummi anwendest und Schöllkraut, so schadet es nicht. Ueberhaupt aber musst du, wenn

---

[12] ruhbāni. (II, c. 4, Anm. 30.) Naǵm (S. 172) hat eine Apostel-Salbe.

[13] qaḏā, festuca aut res similis incidens in oculum. Zu lesen ǵiḏā (Nahrung). L. hat oculi.

[14] D. hat nichts weiter, G. des gelben Pulvers, Kh. des kleinen gelben Pulvers. D. hat die richtige Lesart. Das folgt aus dem Zusammenhang.

[15] dschemireq, dschemschiret = Euphorbia triaculata, A. M. 409.

du das Auge bestreuen willst, seine Oberfläche vermeiden, falls du nicht ganz sicher weisst, wie es drinnen aussieht.

Die zweite[16] Art der Chemosis aber entsteht aus galligem Blut, ihre Farbe weicht ab in's grünliche. Es sind darin kleine Anschwellungen und ein wenig Roth, mehr aber Reibung und Brand und Pulsation.

Behandlung. Entleerung des Körpers, wenn es möglich ist, und Verbesserung der Diät und Nahrung. Das Auge bestreue mit dem kleinen, gelben Pulver und lege auf das Auge Rosen und Gerstenmehl und Granatapfelschalen und gemahlene Linsen und Safran, bis die Krankheit nachlässt. Darauf bestreue es mit dem grossen, gelben Pulver. Und wenn du zum Schluss der Lid-reinigenden Mittel benöthigst, so drehe das Lid um und reibe mit der rothen milden Lidsalbe. Dies ist nützlich, wenn Gott will.

Sechzehntes Kapitel.

Ueber die Lidrand-Entzündung[1] und ihre Behandlung.

Von der Lidrand-Entzündung gibt es eine Art. Ihr Kennzeichen ist ⟨das folgende⟩: du siehst an den Lidern in der Wimper-Gegend eine Verdickung und Röthe mit etwas Zerfressen (Geschwürsbildung), und besonders in der Nähe der beiden Augenwinkel. Ihre Ursache ist eine dünne, salpetrige Feuchtigkeit[2], diese Absonderung findet sich entweder in dem grösseren Augenwinkel oder in dem kleineren oder in beiden.

---

[16] Schwer zu deuten. Vielleicht ist das gemeint, was Aët., c. 15, als *οἴδημα . . . ἀχρούστερον . . . καὶ ὠχρότερον* bezeichnet. Wir möchten statt grünlich eher bläulich sagen und an stärkere Lederhaut-Entzündung (Scleritis) mit Knoten denken.

K. 16. [1] sulāq. Vgl. Paul. III, c. 22, § 19: *Ἡ πτίλωσις παχύτης ἐστὶ τῶν βλεφάρων τυλώδης, ἐνερεύθης, οἷς συμβαίνει πολλάκις καὶ τῶν τριχῶν ἀπόπτωσις.* Die Beschreibung des Arabers ist besser.

Vgl. auch Aët., c. 80, und K., III, c. 3. Rasis continens (fol. 38[a], Nr. 717) übersetzt mit sulāq die *πτίλα βλέφαρα* des Dioscur. I, c. 86.

[2] Bei der *ψωροφθαλμία* sagt Aët., c. 78: *δάκρυον ἁλμυρὸν ἢ νιτρῶδες ἀποστάζει.*

Wenn die Sache ihren Fortgang nimmt und chronisch wird, so erfolgt dabei Ausfall der Wimpern.[3]

Behandlung. Halte den Kranken ab von der Blut-Entleerung. Verdünne seine Diät. Wenn die Krankheit noch in ihrem Anfangs-Stadium und akut ist, so befeuchte ein wenig Sumach mit Rosenwasser, [kläre es durch einen Lappen[4]] und träufle davon in's Auge; und mach' Umschläge auf das Auge mit der zerriebenen Pulpe von Granatäpfeln. Wenn die Röthe nur leicht ist, thu' in's Auge die milde, rothe Salbe; dies ist nützlich. Heilt es dabei, so ist es gut; wenn nicht, so thu' in's Auge das Kollyr[5] von unreifen Trauben.

Recept des Kollyr von unreifen Trauben, das nützlich ist gegen Lidrand-Entzündung und Feuchtigkeit (Trief-Auge) und Krätze und Hornhautfell und Thränen. Man nimmt Zink-Asche (Tutia) aus Kirman 1 Unze[6], gelbe Lilien-Wurzel 1 Unze, gelbe Myrobalanen und Ingwer von jedem 5 Drachmen, langen Pfeffer und Schöllkraut, von jedem $2^2/_3$ Drachmen, indisches Salz 1 Drachme; nachdem es zerstossen und gesiebt ist, mischt man es und pflegt es mit dem Saft unreifer Trauben[7] und wiederholt die Zerreibung. Die Gesammtzahl der Arzneien ist sieben, abgesehen von dem Trauben-Saft.

Ein andres Recept.

Zink-Asche aus Kirman und solche von der besten Sorte[7a], gelbe Lilien-Wurzel, langen Pfeffer, Schöllkraut, Ingwer, gelbe Myrobalanen, Steinsalz, Meeres-Schaum, Eidechsen-Koth[8], von

[3] Vgl. Anm. 1. [4] [ ] in D. und P.

[5] barūd, erfrischendes Kollyr. (Dozy, Naǵm u. A.)

[6] So D. und P., Kh. und G. „10 Drachmen". L. eine Dr.

[7] Dioscur. V, c. 6. *Ὀμφάκιόν ἐστι μὲν χυλὸς ὄμφακος Θασίας σταφυλῆς μήπω περκαζούσης ἢ Ἀμιναίας· δεῖ δὲ πρὸ κυνὸς ἐκθλίβοντα τὸν χυλὸν ἡλιάζειν ἐν χαλκώματι ἐρυθρῷ ἐσκεπασμένῳ ὀθονίῳ μέχρις οὗ συστραφῇ . . . ἔστι δὲ ὀξυδερκές· τραχύτησι δὲ ὀφθαλμῶν ἁρμόζει καὶ περιβρώσεσι κανθῶν.* Hiermit vgl. Serapionis practica, Venet. 1550: Uva acerba s. agresta. Sucus ejus, quae non est matura, oportet quod exprimatur et ponatur in sole, donec coaguletur. Vgl. auch A. M., No. 392.

[7a] maḥmūdi. Vgl. Anm. 23 zu III, c. 27. (Kh. maḥmūda, die gepriesene.?)

[8] *μυόχοδα*, Paul. a. a. O.

jedem einen Theil: man zerreibt es und pflegt es mit dem Wasser unreifer Trauben zu wiederholten Malen.

Wenn die Krankheit sich in die Länge zieht, bis die Sache zum Haar-Ausfall führt, so lass zur Ader in beiden Augenwinkeln und behandle mit dem schwarzen Kollyr, das schon erwähnt wurde.[9] Denn das ist genügend.

Siebzehntes Kapitel.

Ueber das Jucken (ḥukka) in den Lidern.[1]

Vom Jucken gibt es eine Art.

Sein Zeichen ist ⟨das folgende⟩: Thränenfluss bringt es im Auge hervor, das Lid ist roth; oft entstehen Geschwüre in den Lidern, von der Heftigkeit des Juckens; das Jucken entsteht mitunter in dem grösseren Augenwinkel, oder in beiden Winkeln zugleich, oder auch an der Innenfläche des Lids.

Seine Ursache ist salzige, salpetrige, dicke Feuchtigkeit, die sich in das Lid ergiesst.[1]

Behandlung. Du musst den Kranken unablässig baden[2] lassen, und erwärmtes Oel auf seinen Kopf anwenden und Verdünnung der Diät ⟨gebrauchen lassen⟩. Das Auge reib' ein mit Zink-Asche[3], die aufgeweicht ist in Sumach- oder Trauben-Wasser, oder mit dem Kollyr der unreifen Trauben. Ueberhaupt sind die saugenden Mittel, welche die Thränen heranziehen[4],

---

[9] II, c. 10 (dārig̓).

K. 17. [1] Vgl. Aët., c. 78 (nach Demosthenes): *Ψωροφθαλμία δέ ἐστιν, ὅταν οἱ κανθοὶ ἑλκώδεις εἰσὶ καὶ ἐνερευθεῖς καὶ κνησμώδεις σφόδρα, καὶ τὰ βλέφαρα ἐνερευθῆ, καὶ δάκρυον ἁλμυρὸν ἢ νιτρῶδες ἀποστάζει.*

Es ist wohl zu beachten, dass der Name g̓arab, Krätze (*ψώρα*) von den Arabern für die Körnerkrankheit (*τράχωμα* der Griechen) vorbehalten ist. (Vgl. oben II, c. 4.) Durch Jucken in den Lidern wird die Lid-Entzündung (Blepharitis) bezeichnet. Vgl. Kap. 44. Es gibt stark juckende Formen von Lid-Entzündung, gegen die wir noch heute Zink-Oxyd (in Pulver) anwenden.

[2] Gegen Scler-, Xer- und Psor-ophthalmie hat Aët., c. 79, eine gemeinsame Behandlung. Die zweite behandelt Paul. III, c. 22, § 9 u. 10: *λουτροῖς τε καὶ ἀλείμμασι καὶ εὐχύμῳ διαίτῃ.*

[3] Vgl. Anm. 1.

[4] Aët., c. 79: *διὰ τῶν ὑγρασίαν προςκαλουμένων εἰς τοὺς ὀφθαλμούς.* Paul. a. a. O.: *ὥστε καὶ δάκρυον προςκαλεῖσθαι.*

nützlich gegen diese Krankheit, weil sie die schlechte Feuchtigkeit fortreinigen. Wasch' auch das Auge mit einer Abkochung von Rosen und Linsen; das ist nützlich.

Achtzehntes Kapitel.

Ueber die Lid-Verhärtung[1] und ihre Behandlung.

Von der Lid-Verhärtung gibt es eine Art. Es ist eine Härte, die in den Lidern entsteht; doch betrifft diese Krankheit auch die Bindehaut: ich werde das, so Gott will, am gehörigen Ort erwähnen. Wenn sie der Bindehaut zustösst, so betheiligen sich häufig die Lider daran; wenn sie aber den Lidern zustösst, so betheiligt sich die Bindehaut nicht.

Ihre Ursache ist eine trockne Mischung, die hervorgeht aus dem Uebermaass kalter, dicker Speisen, wie Rindfleisch, Linsen, Milch verschiedener Arten u. dgl. Zuweilen entsteht sie am Ende der Augen-Entzündung (Trief-Aeugigkeit).

Ihr Zeichen ist Schwierigkeit der Lid-Bewegung beim Erwachen aus dem Schlaf[1] und Trockenheit ⟨der Lider⟩, so dass das Auge sich nicht öffnet[2], bis es feucht wird; oder mit der Hand ein wenig gerieben wird.[3] Auch lässt sich das ⟨Ober-⟩Lid nur mit Mühe umstülpen, wegen seiner Härte. Mitunter findet sich im Augenwinkel ein wenig[4] trockne Absonderung.

Behandlung. Beginnen musst du mit Verbesserung der Nahrung. Verbiete die dicken, kalten Speisen, verordne Bäder, wasch' das Lid mit warmem Wasser. In's Auge thu' die leichte

---

K. 18. [1] ǵasā al-aǵfān. — Vgl. G. d. A., S. 375, ferner Paul. III, c. 22, § 9 u. 10. Endlich Aët., c. 76: *Περὶ σκληροφθαλμίας· Δημοσθένους. Σκληροφθαλμία ἐστὶν, ὅταν συμβῇ τὰ βλέφαρα σκληρὰ εἶναι καὶ αὐτὸν τὸν ὀφθαλμὸν σκληρότερον καὶ δυσκινητότερον ὑπάρχειν, ἔμπονόν τε καὶ ἐνερευθῆ καὶ μάλιστα μετὰ τὸ ἐκ τῶν ὕπνων ἐξαναστῆναι δυσκόλως διανοίγειν τὰ βλέφαρα, ὑγρασίαν τε μηδεμίαν κενοῦσθαι, λημία δὲ ἐν τοῖς κανθοῖς συνίστασθαι μικρὰ, συνεστραμμένα, ὑπόξηρα.*

[2] Den arabischen Zusatz „bis es sich öffnet", können wir im Deutschen entbehren.

[3] Aët. a. a. O.: *ὅταν ἐκστρέφειν βουλόμεθα τὰ βλέφαρα, μὴ ῥᾳδίως στρέφεσθαι ...*

[4] D. „viel", wohl nur ein Schreibfehler. L. modicum. Vgl. auch Anm. 1.

rothe Salbe, öle das Haupt reichlich mit Nuss-Oel, mach' Umschläge auf's Auge mit Veilchen-Abkochung.

Neunzehntes Kapitel.

Ueber die Verdickung der Lider[1] und ihre Behandlung.

Von der Verdickung des Lids gibt es auch nur eine Art. Es ist eine Verdickung im oberen Lid, so dass, wer es sieht, vermuthet, dass eine Krätze (Trachom) im Lid bestehe; aber, wenn du es umdrehst, findest du es rein. Du siehst ferner, dass die Farbe des Lids von aussen roth ist, und dass es dick ist, so dass man der Meinung sein kann, es werde im Lid eine Pustel zum Ausbruch kommen.

Ursache der Krankheit sind dicke Dünste und Häufigkeit der Abendmahlzeit. Der Unterschied zwischen der Verdickung und der Verhärtung des Lids besteht darin, dass mit der Verhärtung keine Anschwellung des Lids verbunden ist, — es ist eben nur eine Verhärtung, die im Lid auftritt, entweder in dem einen, oder in beiden, und die Ursache ist Kälte und Trockenheit; — aber mit der Lid-Verdickung ist Anschwellung verbunden, und diese Krankheit tritt nur in beiden Lidern gleichzeitig auf, und ihre Ursache ist kalte und feuchte Materie.[2]

Behandlung. Du musst die Diät verdünnen und die Speisen passend machen, und das Lid einreiben mit Schöllkraut, Myrrhe und Safran und es bestreichen mit der linden rothen Salbe. Gott weiss es am besten.

K. 19. [1] ġilaẓ al-aǵfān. Es sind dies stärkere Formen sowie Folgezustände von der Lidrand-Entzündung (sulāq, K. 16). Die Griechen haben kein besonderes Kapitel darüber; sie erwähnen aber: *ἐπὶ τῶν πτιλῶν . . . καὶ πεπάχυνται τὰ μέρη.* (Aët., c. 80.) Im K., III, 7 wird die Lid-Verdickung geradezu als Folge der Krätze (des Trachoma) hingestellt.

[2] Der arabische Text ist hier ein wenig in Unordnung gerathen, aber leicht richtig zu stellen. Kh. besser.

Zwanzigstes Kapitel.

Vom Blutschwären (dummal) im Lid.[1]

Vom Blutschwären gibt es eine Art. Es ist ein harter, fester Abscess, welcher die Lider betrifft. Das gewöhnliche Volk nennt es Kadkad.[2] Seine Ursache ist Uebermaass in schlechten, groben Speisen und übertriebene Häufigkeit der Abendmahlzeit.

Behandlung. Man muss den Körper entleeren mit dem Aderlass, wenn es möglich. Befiehl dem ⟨Kranken⟩, die Nahrung passend zu gestalten. Träufle über den ⟨Abscess⟩ heisses Wasser und salbe ihn mit Oel und Wachs, und reibe das Auge ein mit der milden rothen Salbe. Mitunter zieht sich die Behandlung in die Länge wegen der Menge des Spiessglanzes (Antimons), welches der ⟨Kranke⟩ für sich anwendet. In diesem Falle muss man Zug[3]-Pflaster darüber streichen.

Wenn dies aber nicht nützt, der Zustand sich in die Länge zieht und chronisch wird; dann muss man es mit der Scheere angreifen und das Blut herausfliessen lassen. Danach streue von dem gelben Pulver darüber. Hüte dich, bei der chirurgischen Behandlung einer solchen Krankheit sofort das Blut zu stillen; vielmehr lass es eine Zeit lang laufen: sonst zieht es eine Entzündung nach dem Glied.[4]

K. 20. [1] Dies Kapitel fehlt in den griechischen Darstellungen der Augenheilk., die wir besitzen. Die Krankheit ist aber gar nicht selten. Das arabische dummal wird durch furunculus erklärt. Griechisch *δοϑιήν*, Blutschwäre. (Das lateinische furunculus heisst wörtlich Spitzbube. Vgl. Wörterb. d. A., S. 33.) Vgl. Galen XVI, 453, 461; XII, 824; VII, 729 u. a. O., Cels. V, 28, 8.

[2] P. hat kadkada = rubedo ingens. In der französischen Volks-Sprache heisst es clou, Nagel; in der griechischen *ποσϑία*, Vorhäutchen.

[3] dīaḫailūn = *διὰ χυλῶν*, diachylon, emplastrum ex succis quibusdam compositum, ut et de gummis. (Blancardi, Lex. med. Ed. Kühn, I, S. 50.)

[4] L. et scias hoc. Fehlt bei D., G. und Kh.

Einundzwanzigstes Kapitel.

Ueber die Blase[1] im Lid und ihre Behandlung.

Von der Blase gibt es eine Art. Sie gehört zu den Krankheiten, die nur dem oberen Lid eigenthümlich sind. Es ist ein fettig-klebriger Körper, der sich mit Sehnen und Haut verwebt[1] und in den äusseren Theilen des Oberlids entsteht. Sein

---

K. 21. [1] širnāq, ὑδατίς, Balg-Geschwulst. Es ist dies ein merkwürdiges Kapitel aus der Augenheilkunde der Griechen, über welches sechshundert Jahre ihrer Literatur uns ziemlich übereinstimmende Mittheilungen, aber doch nicht vollkommene Aufklärung geliefert haben. Die Araber haben diesen Krankheits-Begriff einfach übernommen. (Vgl. auch K. III, c. 18.)

Gemeint ist hauptsächlich ein stark vergrössertes, nach aussen wachsendes Hagelkorn. Vgl. Galen, v. Nutzen d. Theile X, c. 7 (B. III, S. 792): *τὰ δὲ μεταξὺ τῶν δύο μοιρῶν τοῦ περιοστίου* — d. h. zwischen Lid-Bindehaut und Fascie — *σώματα γλίσχρα καὶ πιμελώδη κατείληφε σύν τισιν ὑμέσιν ἀπὸ τῶν μυῶν ἐκτεταμένοις, ἐν ᾧ καὶ τὰς καλουμένας ὑδατίδας συμβαίνει γίνεσθαι, τῶν λιπαρῶν τούτων σωμάτων, ἃ χάριν τοῦ μαλάττειν λιπαίνοντα τὸ βλέφαρον ἡ φύσις εἰργάσατο, μειζόνων ἔστιν ὅτε παρὰ φύσιν ἀπεργασθέντων.* Man sieht, dass die Meibom'schen Drüsen gemeint sind, und dass deren Vergrösserung die „Blasen" darstellt. Vgl. noch aus der Galenischen Sammlung XIV, 712 und XIX, 439; sowie bezüglich der chirurgischen Entfernung X, 1019 und XIV, 789. Bei Paul. VI, c. 16 heisst es nach der Richtigstellung des Textes, welche in der G. d. A., S. 409 gegeben ist: *Περὶ ὑδατίδων. Οὐσία τις ἔστι πιμελώδης ὑπεστρωμένη τῷ τοῦ βλεφάρου δέρματι κατὰ φύσιν. Ἐπί τινων δὲ καὶ μάλιστα τῶν παιδίων ὡς ὑγροτέρων αὐξανομένη συμπτωμάτων αἰτία γίνεται φορτίζουσα τὸν ὀφθαλμὸν καὶ διὰ τοῦτο ῥευματίζουσα.*

Aëtios, der sonst uns vielfach den Kanon der griechischen Augenheilkunde (Demosthenes) aufbewahrt, hat kein Kapitel über Hydatis. Zum Glück ist aber der betreffende Abschnitt, wenigstens aus der latein. Uebersetzung (Demosthenes l. de oculis) bei Simon Januensis (1270 bis 1303, clav. sanat.) aufbewahrt: Ydatis graece Demoste. est inter cartilaginem atque cutem frigidioribus partibus palpebrae naturalis pinguedinis augmentum, adeo ut inflata palpebra, colore naturali servato stabiles ac teneras faciat partes, astante gravedine aquosam lachrymam fundens, et magis circa vesperam accedente difficultate substollendae palpebrae ad intuendam lucem. Vocant autem Ydatis, non quod aquosum liquorem in semet teneat clausum, sed quod impedimento partium fluorem faciat lachrimarum etc. (Vgl. C. G. Kühn, additam. ad. elench. med. veterum, N. XI, 1827.) — Natürlich war Hydatis jede Balg-Geschwulst des Lids. Die fettigen Blasen (vesicae pingues) bei Celsus (VII, c. 7) können

Zeichen ist eine Verdickung, die im äusseren Theil des Oberlids auftritt, als ob ein Abscess sich bilden wollte, und die das Lid an der vollkommenen Hebung hindert. Das Meiste davon gehört der Stelle an, welche an die Kopfhaut grenzt.[2] Wenn man den Ort mit Daumen und Mittelfinger zusammendrückt[3] und darauf die Finger auseinander schiebt, dann schwillt das an, was zwischen den beiden Fingern sich befindet.

Meist stösst es den Kindern[4] zu, wegen der Feuchtigkeit ihrer Natur-Anlage; und überhaupt denjenigen, über deren Mischung die Feuchtigkeit die Oberhand gewonnen hat. Das ⟨Leiden⟩ besteht darin, dass es das ⟨Lid⟩ beschwert[4]; den ⟨Kranken⟩ stossen Katarrhe zu[4] und häufiger Thränenfluss; die Lider ihrer Augen werden feucht[5] und schlaff. Den Glanz der Sonne[6] vermögen die Kranken nicht lange auszuhalten, sondern[7] schnell tritt ⟨dann⟩ bei ihnen Thränenfluss und Niessen ein, und oft leiden sie an Augen-Entzündung.

Behandlung. Die Diät musst du verdünnen. Ist Aderlass am Unterarm möglich, so mach' ihn; wenn nicht, setz' Schröpfköpfe. Alsdann[8] lass den ⟨Kranken⟩ vor dir sitzen und

---

theils auf solche Hagelkörner, theils auf angeborene Dermoïde u. A. gedeutet werden. Diese Dermoïde werden bei den Griechen sonst als Atheromata beschrieben und exstirpirt. (Oreibas. IV, S. 10; Aët., c. 85.) Freilich werden auch andere Balg-Geschwülste vorgekommen sein, z. B. Cysticerken. (Galen XVIII[a], 165.)

Vgl. Wörterb. d. A., S. 145; G. d. A., S. 409 u. 269.

[2] Paul. a. a. O.: *τὰ βλέφαρα γοῦν αὐτοις ὑπὸ τὰς ὀφρῦς ὑδαλέα φαίνεται.*

[3] Paul. a. a. O.: *ἄν τε τοῖς δακτύλοις ἐπιθλίψωμεν αὐτὰ καὶ διαστήσωμεν τοὺς δακτύλους, ἐμφυσᾶται τὸ μεταξύ.* Der entsprechende arabische Text war an eine falsche Stelle, hinter die beiden folgenden, gerathen, und einige kleine Sätzchen zum zweiten Mal wiederholt. Das haben wir richtig gestellt.

[4] Vgl. Anm. 1.

[5] Vgl. Anm. 2.

[6] Paul. a. a. O.: *μηδὲ πρὸς τὰς ἡλιακὰς αὐγὰς ἀντιβλέπειν δυνάμενοι.*

[7] Paul. a. a. O.: *ἀλλ' ὅλως δακρύοντες συνεχέσι περιπίπτουσιν ὀφθαλμίαις.*

[8] Die Operations-Beschreibung ist ziemlich genau und offenbar nach eignen Erfahrungen gearbeitet, nichtsdestoweniger ganz und gar von Paulos (oder von dessen Quelle) abhängig.

stelle einen Mann hinter ihn, um ihm den Kopf zu halten.[9] Falls der ⟨Kranke⟩ zu denen gehört, die nicht still halten können, und er dir Mühe macht, so schläfere ihn ein[10] vor dir; ⟨dann⟩ soll ein Mann seinen Kopf halten, ein andrer seine beiden Hände. Hierauf spanne[11] das Oberlid nach unten, bis die Blase sich sammelt in die Nähe der Augenbraue und heisse den, welcher den Kopf hält, die Augenbraue nach oben zu ziehen[12], bis die Blase hervortritt.

Ist die Blase klein, so dass du sie nicht erreichst, so nimm einen Lappen und wickle ihn zu einem dicken Docht, — er soll hart sein und so lang wie die Lid⟨-Breite⟩, — und lege ihn auf das Oberlid an die Wimpern-Grenze und lege den Daumen deiner linken Hand auf den Lappen und drücke ihn, als ob du das Lid nach unten dehnen wolltest, und befiehl dem ⟨Gehilfen⟩, die Braue nach oben zu ziehen. Bekommst du so die Blase zu fassen, so spalte den Ort, in welchem dir die Blase sichtbar geworden, mittelst einer Lanzette[13] mit abgerundeter Spitze, der Breite und der Tiefe nach, bis du die Haut des Lids und die Kapsel[14] der Blase durchtrennt hast. Der Spalt soll ⟨so breit⟩ sein, wie der breiteste Aderlass[15], und sogar ein wenig breiter. Dies soll aber zart gemacht werden. Der Unkundige spaltet öfters das Lid zu tief.[16] Dadurch wird der Lidknorpel zerrissen; mitunter verletzt er auch die Hornhaut[16], und es entsteht dadurch ein ⟨Iris-⟩Vorfall.

---

[9] *Τῷ ὄπισθεν ἑστῶτι καὶ τὴν κεφαλὴν στερίζοντι*, Paul.

[10] Vgl. Anm. 18 z. Kap. 10. Hier kann man wohl nicht zweifeln, dass von chirurgischer Betäubung die Rede ist.

[11] Paul. ein wenig anders: *τὸ βλέφαρον πιλήσομεν, συναγωγήν τινα τῆς ὑδατίδος ποιούμενοι.*

[12] Paul.: *ἀνατείνειν μετρίως τὸ βλέφαρον.* D. nach oben, G., Kh. und L. „zu sich".

[13] mibḍa'. — Paul. a. a. O.: *καὶ λαβόντες αὐτοὶ φλεβοτόμον διέλομεν αὐτὸ κατὰ τὸ μέσον ἐγκαρσίως.*

[14] Paul. spricht nicht von einer Kapsel der Blase: *τὸ δὲ βάθος ὡς ὅλον τὸ δέρμα διελεῖν ἢ καὶ αὐτῆς τῆς ὑδατίδος ἅψασθαι.*

[15] Paul. a. a. O. ein wenig anders: *μὴ μείζονα τῶν ἐν ταῖς φλεβοτομίαις ποιούμενοι τὴν διαίρεσιν.*

[16] Paul. a. a. O.: *πολλοὶ γὰρ βαθύτερον πήξαντες ἢ τὸν κερατοειδῆ χιτῶνα διεῖλον ἢ πάντως γε μυότρωτον εἰργάσαντο τὸ βλέφαρον.*

Wird dir die Blase beim ersten Schnitt sichtbar, so ist es gut; wo nicht, so wiederhole ⟨den Schnitt⟩ mit der Lanzette noch ein Mal.[17] Denn, wenn nicht die Kapsel der Blase gespalten wird, ich meine das Häutchen, in welchem jene sich befindet; so ist die Blase selber dir nicht sichtbar.[18] Ist sie dir nun sichtbar geworden, so fasse sie mit einem Läppchen[19], nimm dich aber in Acht, dass sie dir nicht aus der Hand gleitet, und spanne sie nach dir hin mittelst des Daumens und des Zeigefingers, nach rechts, nach links, nach oben, und zwar recht vorsichtig, bis das Ganze herauskommt. Denn, wenn ein Rest davon drin bleibt, ist das für das Auge schlimmer, als die ⟨ganze⟩ Blase selber. Wenn du aber doch annehmen musst, dass ein Rest derselben drin geblieben ist, so fülle den Ort mit zerstossenem Salz[20], damit es den **Rest** wegfresse und auflöse.

Mitunter erscheint mit der Blase einer von den Lidmuskeln[21]; das ist schlimm: jedenfalls ist es richtig, die Blase ganz allmählich und sanft herauszuziehen; dann bist du sicher vor allem ⟨diesem⟩.

Nach der Operation streue gelbes Pulver auf den Ort. ⟨Nur⟩, wenn ein Rest in dem Lid verblieben, so thue ⟨zunächst⟩ Salz hinein, und erst am folgenden Tag streue das Pulver.

Wenn im Lid eine entzündliche Geschwulst entsteht, so bestreiche sie mit Schöllkraut-Salbe[22] oder Endivien-Wasser. Wenn nach dieser Behandlung Schmerz[23] zurückgeblieben, so heile ihn mit der Behandlung der Chemosis: denn so wird der ⟨Kranke⟩ geheilt.

Es ist mir einmal passirt, dass die Angehörigen des Ibn

---

[17] **Paul.** a. a. O.: *Καὶ δὴ εἰ μὲν εὐθὺς ἡ ὑδατὶς προφανῇ, ταύτην ἐξελκύσομεν· εἰ δὲ μή, καὶ αὖθις ἐπιδιέλομεν ἠρεμαίως.*

[18] Fehlt bei **Paul.** Vgl. Anm. 14.

[19] **Paul.** a. a. O.: *Ταύτην δὲ προφανεῖσαν δι' ὀθονίου μαλθακοῦ τοῖς δακτύλοις ἐπιλαβόμενοι, τῇδε κἀκεῖσε καὶ ποτὲ κατὰ περιαγωγὴν κινοῦντες ἐξελκύσομεν.*

[20] **Paul.** a. a. O.: *Τινὲς δὲ καὶ λείους ἅλας διὰ τοῦ πυρῆνος τῆς μήλης ἐπεντιθέασι . . . διὰ τὸ εἴ τι καὶ παραλέλειπται τῆς ὑδατίδος, ἐκτήκειν αὐτό.*

[21] Vgl. Anm. 16.

[22] **Paul.** a. a. O. ein wenig anders: *ἀφλεγμάντους . . . ἢ λυκίῳ ἢ γλαυκίῳ . . . ἀποθεραπεύσομεν· φλεγμαίνοντας δὲ τοῖς πρὸς τοῦτο καταπλάσμασι . . .*

[23] D., P. und G. Schmerz, L. (color für) calor oder dolor.

al Haššāb[24], in dessen Auge eine ⟨solche⟩ Blase entstanden war, die operative Behandlung wegen seiner Jugend nicht zulassen wollten. Da behandelte ich ihn mit einer Einreibung aus Akazie und Dornstrauchsaft (Lycium) und Aroma[25] und Aloë und Schöllkraut-Salbe und Korallen[26] und Myrrhe nebst einem wenig Safran, dieses mit Myrthen-Wasser geknetet; ich behandelte ihn ferner mit dem staubförmigen Pulver: da wurde er gesund und konnte die Behandlung durch das Eisen entbehren.

Zweiundzwanzigstes Kapitel.

Ueber die Maulbeere[1] (tūta), welche in dem Lid entsteht, [und deren Behandlung].[2]

Von der Maulbeere gibt es nur eine Art. Es ist dies eine harte[3] Geschwulst. Ihr Kennzeichen ist ⟨das folgende⟩. Es hat die Gestalt einer Maulbeere. Es ist ein rothes, schlaffes Fleisch, das herabhängt und das auch eine dunkle Farbe besitzt.

Meistens entsteht es im untern Lid; mitunter befällt es auch das obere Lid, innen wie aussen. Zuweilen ergiesst sich Blut daraus, zuweilen nicht. Die Ursache seiner Entstehung ist aus Blut, das verbrannt, verdorben und schlecht geworden.[4]

[24] Zum ersten Male begegnen wir bei unsrem Schriftsteller einer casuistischen Mittheilung, sogar mit Namensnennung des Kranken, offenbar eines vornehmen Jünglings oder Knaben. Dieser Satz findet sich auch in L., doch ist er da unverständlich.

[25] šakk, A. M., 211 „Galläpfel-Aether"; sukk, spec. aromatis.

[26] bussaḏ. (A. M., 166.)

K. 22. [1] Vgl. K., S. 172.

[2] Kh. und G., nicht D. und P.

[3] Kh. und G. „harte", D. „harte, feste". Eigentlich im Widerspruch mit dem folgenden. Vielleicht ist ein Wort wie „wenig" oder dgl. ausgefallen.

[4] Die Beschreibung des Ali b. Isa ist vollständiger, als die des Ibn Sina (K. III, c. 21), und frei von dessen Uebertreibung. Gemeint sind wohl Wucherungen wilden Fleisches (Granulationen), die aus den nach innen durchgebrochenen Hagelkörnern emporwachsen; ferner Polypen und Papillome der Lider, die gelegentlich bluten. — Die Maulbeere heisst griechisch *μόρον*. Aber die Griechen hatten für diese (seltnere) Krankheit einen andren Namen. Galen(?) XIV, S. 770: *πλαδαρότης δὲ*

Behandlung. Zuerst musst du den Körper entleeren, mit Arzneien und durch Aderlass, zu wiederholten Malen, damit der Körper rein werde. Denn dies ist eine Krankheit, die zu Rückfällen neigt. Wenn du nun den Körper gereinigt hast und sicher bist, die Materie geschwächt zu haben; dann erhebe die ⟨Maulbeere⟩ mit einem Haken und schneide sie ab, mit einem Messer[5] oder mit einer Scheere, bis zur Wurzel. Wenn du sicher bist, dass du sie rein exstirpirt[6] hast; dann träufle Salzwasser mit Kümmel über den Ort und lege auf das Auge Eigelb mit Rosen-Oel.

Wenn du aber die ⟨Maulbeere⟩ nicht bis zur Wurzel abschneiden konntest, dann zieh' das Lid zu dir hin, fülle das Auge (den Bindehaut-Sack) mit einem Teig oder mit feuchter Watte[7], damit die scharfe Arznei nicht das Auge selber treffe; und streiche von der scharfen Arznei etwas auf die Reste der Maulbeere und lass' es zwei Stunden darauf, bis der Ort schwarz wird; dann wisch' es ab. Und, wenn du es zum zweiten Mal brauchst, so thu' es. Sowie es schwarz geworden, wische den Ort ab und reinige ihn, und wasche das Auge mit Milch zu wiederholten Malen, damit es sich nicht entzünde.

Auch wenn du die ⟨Geschwulst überhaupt⟩ mit einer Arznei, ohne Anwendung des Eisens, entfernen willst; so schlage jene Behandlungsweise ein: sei jedoch dabei vorsichtig, weil ⟨im Auge⟩ das Eisen einen besseren Enderfolg gewährt. Die Nachbehandlung des Auges und besonders des Ortes selbst leite mit der grünen Salbe und Lidschminke. Dabei soll deine Be-

ἐστι μαλακὰ οἷον σώματα παλαιά γε καὶ ἀχρούστατα κατὰ τὸ ἔντος τῶν βλεφάρων οὔπω τὸ τραχὺ ἔχοντα. Vgl. Wörterb. d. Augenheilk., S. 53 (Morum) und S. 83 (Pladarotes, Nässe). In den systematischen Darstellungen des Celsus, Aëtios, Paulos wird diese Krankheit nicht geschildert. Die Erklärer des K. (Gentilis, Jacobus de partibus) wissen nichts beizubringen. In der Venet. Ausg. des K. (1564) wird irrig auf die Hydatis des Paulos (VI, 14) verwiesen.

Bei Himly (I, 220, 1817) ist morum congenitum plp. = Teleangiektasia. — Wir haben auch gelegentlich eine ganz maulbeerförmige Blutgefäss-Geschwulst am Oberlid beobachtet.

[5] qamādīn.

[6] Arab. „gereinigt" oder „gepflückt".

[7] L. madefacto melle.

handlung darin bestehen, dass du mit der Sonde den kranken Ort reibst; denn das ist nützlich.

Dreiundzwanzigstes Kapitel.

Ueber Emphysem[1] im Lid.

Emphysem ist ein dicker Wind (Aufblähung), der im Lid eintritt. Der Kranke empfindet an seinen beiden Augen in den Lidern, wenn er aufwacht, wie Sand und Staub.

Behandlung. Du musst die Diät verdünnen, den Kranken in's Bad senden und das Auge einreiben mit dem Trachom-Mittel[2] und dem schwarzen Kollyr, denn das ist nützlich bei der Krankheit.

Beschreibung des Trachom-Kollyrs, das nützt gegen Emphysem ⟨der Lider⟩ und Lidrand-Entzündung und Krätze (Trachom) und Schlaffheit der Lider und gegen Wind und Hornhautfell. Man nimmt gewaschenen Blut-Eisenstein 12 Drachmen, arabisches Gummi 10 Drachmen, klaren Grünspan 5 Drachmen, gebrannten Kolkotar 5 Drachmen, gebranntes Kupfer 4 Drachmen, ägyptisches Opium und Safran je 1 Drachme: man zerstösst es und knetet es mit altem Wein, — oder mit Fenchel-Wasser, — und bereitet daraus ein Kollyr.

In einem andren Recept heisst es ⟨noch⟩: Alaun 10 Drachmen, silberfarbigen Galmei 4 Drachmen.

Auch die scharfe rothe Salbe ist gleichfalls nützlich für diese Krankheit. Auch reibt man das Lid ein mit der Parfüm[3]-

Kap. 23. [1] Arab. kumna. Bei Freytag caligo vel scabiosa rubedo oculorum, bei Dozy amaurose. Wie man sieht, müssen die Uebersetzungen der ärztlichen Kunstausdrücke in den arabischen Wörterbüchern durchaus verbessert werden, da sie theils unklar, theils falsch sind. Paul. III, c. 22, § 7[a]: *Τὸ μὲν ἐμφύσημα ὄγκος ἐστὶν οἰδηματώδης τοῦ βλεφάρου.* Vgl. Demosth. bei Aët. c. 14.

[2] ṭrāḥmaṭiqūn = *τραχωματικόν*. Vgl. K., S. 180. Gemeint ist wohl *τὸ δι' οἴνου τραχωματικὸν κολλύριον*, Galen XII, 709; unter den ebendas. (S. 777—779) verzeichneten sind einige ähnliche Vorschriften, die Hämatit enthalten und mit Wein zubereitet werden. Aët. hat ein ganzes Kap. (110, VII) solcher Trachom-Mittel. (Kh. aṭrāḥmātiqūn.)

[3] ḫalūqī, d. h. zum Parfüm ḫalūq gehörig. Nach Dozy: claire-rouge. (So Kh.-Andre Handschriften „schwarze Parfüm-Salbe".)

Salbe und der schwarzen, welche bei der Aufblähung in der Bindehaut erwähnt wird.

Vierundzwanzigstes Kapitel.

Ueber die Quaddel[1], welche in dem Auge entsteht, und ihre Behandlung.

Von der Quaddel gibt es gleichfalls nur eine Art. Ihr Zeichen ist ⟨das folgende⟩: Der Kranke verspürt, vor ihrem Entstehen, ein Jucken in seinem Lid. Verharrt er nun dabei, an dem Ort zu reiben; so schwillt der letztere an, bis, wer es sieht, vermeint, es sei der Biss (Stich) irgend eines Thieres, wie einer Fliege oder einer Mücke[2] u. dgl. Ihre Farbe ist roth. Sie kommt her von drei Ursachen: entweder vom Blut, oder von einer galligen Mischung, — von letzterer hauptsächlich, — oder von beiden zusammen.

Behandlung. Zunächst beginne mit dem Aderlass[3] an der Kephalica und lass' Blut ab nach Maassgabe des Alters und des Kräftezustands. Wenn dabei die Krankheit sich beruhigt, so ist es gut. Wo nicht, so löse die Natur (führ ab)[4] durch eine Abkochung von Myrobalanen, Pflaumen und Tamarinden und Manna-Zucker.[5] Das Auge reibe ein mit gewaschenem Blut-Eisenstein und beschränke den Kranken auf Zukost (Gemüse).[6]

K. 24. [1] šarā, papula (Freytag), échauboulure (Dozy). — L. xere; Beweis, dass die lat. Uebersetzung von einem Spanier angefertigt ist. Ebenso steht in L. xernat für širnāq. — In unsren griechischen Quellen scheint diese Krankheit zu fehlen, aber sie ist doch wohl nur ein Theil des im vorigen Kapitel beschriebenen Emphysema. Vgl. Anm. 2.

[2] Ὥσπερ ὑπὸ μυίας δακνομένου ἢ κώνωπος, steht Aët. c. 14, περὶ ἐμφυσήματος (nach Demosthenes).

[3] Aët. a. a. O.: εἰ ἐπιτρέποι ἡ ἡλικία καὶ τὰ ἑξῆς . . . φλεβοτομεῖν ἀπ' ἀγκῶνος.

[4] Aët. a. a. O.: ἢ προκενώσαντα τὴν κοιλίαν καθαίρειν.

[5] tarangubin (A. M., 173 u. 355).

[6] muzawwara, plat maigre, aux légumes, sans viande (Dozy).

Fünfundzwanzigstes Kapitel.

Ueber die Ameisen[1]⟨-Krankheit⟩, welche im Lid entsteht, und ihre Behandlung.

Von der Ameise gibt es eine Art. Ihre Ursache ist die ⟨folgende⟩: sie entsteht von der Verbrennung der gelben Galle, welche in die Lider sich ergossen hat. Ihr Kennzeichen ist Ausfall eines Theils der Wimpern; das Lid sieht, nach den Wimpern zu, wie gespalten aus; ihre Farbe neigt zum röthlichen; oft trifft sie das Lid selbst[2] in der Gegend der Wimpern.

Behandelt wird die Ameise auf dem Lid ebenso, wie die auf dem übrigen Körper, mittelst der Einreibung von Schöllkraut oder von Endivienwasser u. dgl. Aber die in den Wimpern wird behandelt durch die Entleerung, wenn möglich, mit dem, was die gelbe Galle herabsteigen lässt. Das Auge reib' ein mit ⟨Mitteln⟩, welche das lösen, was im Lid von schlechter Materie sich angesammelt hat: wie linde rothe Salbe und kühlende Salbe von unreifen Trauben; salb' auch das Lid mit Schöllkraut und Safran und Kreuzdornsaft (Lycium) und Myrrhe.

Sechsundzwanzigstes Kapitel.

Die Lidrand-Abschuppung.[1]

Die Lidrand-Abschuppung hat gleichfalls nur eine Art. Ihr Kennzeichen ist das ⟨folgende⟩: du siehst an den Wurzeln der Wimpern und an den Wurzeln der ⟨Lid-⟩

K. 25. [1] namla. — *μυρμηκία*, formica, sessilis verruca (Celsus, Paulos, Aëtios). Gorr. def. med. — M., breite Warze, Blancard-Kühn, Lex. med. Vgl. Galen XIX, 444; X, 1004; XV, 347; XIV, 791 und a. a. O. Paul. IV, c. 5: *ἡ μυρμηκία ⟨ἐπανάστασις τοῦ δέρματος μικρὰ⟩, πλατεῖαν ἔχει τὴν βάσιν καὶ πρὸς ἀποψήξεις ὁμοίαν αἴσθησιν ἐμποιεῖ δήγμασι μυρμήκων*. Ueber Lidwarzen s. Graefe-Saemisch, I. Aufl., IV, I, 406. Vgl. aber noch unser Kap. 27, wo auch von Lidwarzen die Rede ist.

[2] L. et forte accidit I. pal. met. et sepat a pilis.

K. 26. [1] šafa. — Gemeint ist die sogen. Blepharadenitis, Seborrhoea sicca, Pityriasis simplex palpebrarum. Vgl. Graefe-Saemisch, I. Aufl., IV, I, S. 374.

Haare etwas Aehnliches wie Kleie.[2] Oefters ist der Ort geschwürig, es bildet sich Eiter; darauf vernarbt es, und oft fallen einige Wimpern aus. Ihre Farbe ist staubförmig und dunkel.

Die ⟨Krankheit⟩ entsteht aus zwei Ursachen: entweder aus Fäulniss des Schleims, — das Kennzeichen dafür ist Hinneigen zur weissen Farbe; oder aus Fäulniss der schwarzen Galle, — das Kennzeichen dafür ist Dunkelheit der Farbe.

Die ⟨Krankheit⟩ entsteht aus diesen beiden Feuchtigkeiten, wenn sie verdorben sind, und der Dunst von ihnen zu den Lidern hin emporsteigt, und die Natur diesen Dunst nach den Lidern hin ausstösst und dort verweilen lässt: so entsteht die Lidrand-Abschuppung.

Behandlung. Zuerst musst du den Körper entleeren nach Maassgabe der fauligen Mischung. Darauf reibst du das Auge ein mit der rothen scharfen Salbe und mit dem schwarzen Kollyr; bestreiche das Lid mit der Asche von Feigenbaumrinde, die mit Rosen-Oel gemischt ist; oder man nehme die Asche von ägyptischem Papier[3] und Rosen-Oel und bestreiche damit. Wenn die Krankheit alt und eingewurzelt ist, dann ritze das Lid mit der Lanzette[4] und reibe mit Zucker, wie du es bei der Krätze machst, und drücke beim Reiben den Ort der Krankheit. Wenn du den Kranken ⟨nur⟩ durch Arznei heilen willst; so mach' dich ebenfalls mit der Sonde an den Ort selbst, indem du ihn reibest.

Lidschminke ist gleichfalls nützlich für eine solche Krankheit.

Siebenundzwanzigstes Kapitel.

Ueber die Warzen[1], welche im Lid entstehen.

Die Warzen, welche im Lid entstehen, sind einer Art und sie sind ⟨genügend⟩ bekannt, da es keinen Unterschied gibt

[2] Die Beschreibung ist zutreffend; auch bezüglich der Wollhaare des Lids. Wir haben nichts der Art von den Griechen, obwohl diesen die *πιτυρίασις* der Kopfhaut wohl bekannt gewesen. Vgl. Galen XII, S. 459.

[3] qarṭās = *χάρτης*. (Das Wort ist ägyptisch.)

[4] mibḍa'.

K. 27. [1] ta'līl. Für verruca hatten die Griechen die Ausdrücke *ἀκροχορδών*, *θύμιον*, *μυρμηκία*. Vgl. Cels. V, 28, 14.

zwischen ihnen und denjenigen, die dem ganzen übrigen Körper zustossen. Ihre Ursache ist eine kalte, schwarzgallige Feuchtigkeit (Mischung), welche faul geworden.

Behandlung. Massire kräftig mit Oel-Rückstand. Dadurch löst sich die ⟨Warze⟩ auf. Oder reibe Schwarzkümmel[2] mit Salz, knete beides mit Essig, und bestreiche damit. Löst es sich, so ist es gut. Wenn nicht, so fasse die ⟨Warze⟩ mit einem Häkchen und schneide sie mit der Scheere ab. Wenn sich dabei viel Blut ergiesst, so unterdrücke es mit einem wenig Vitriol: dann hört es auf.

Achtundzwanzigstes Kapitel.

Ueber die Lid-Anschwellung (intifāḫ).

Die Lid-Anschwellung entsteht aus drei Ursachen: entweder aus einer Schwäche der inneren Theile[1]; oder aus einer schleimigen Feuchtigkeit, — wenn diese nämlich durch mässige Hitze erwärmt worden, so lösen sich davon aufblähende Winde; — oder aus einer heissen Anschwellung von der Art der Phlegmone.

Behandlung. Wenn die Anschwellung von Schwäche der inneren Theile vorkommt, so bemühe dich um die Heilung der inneren Theile; denn damit wird auch die Anschwellung geheilt werden.

Kommt sie von einer schleimigen Feuchtigkeit, so musst du die Diät verdünnen und Latwerge[2] eingeben; das Lid bestreiche mit Essig-Lösung der Aloë, bähe andauernd mit warmem Wasser und wasche mit Essig, der mit lauem Wasser verdünnt ist.

Ist die Ursache eine heisse Anschwellung (Phlegmone), so entleere den Körper durch Aderlass an der Kephalica und reibe ⟨das Auge⟩ ein mit Schöllkraut und Sandel und Endivienwasser u. dgl.

[2] šūnīz. (A. M., 223.) L. calefac. (Liest asḫin für isḥaq.)

K. 28. [1] Aët. c. 15: *περὶ οἰδήματος. ἐὰν δὲ ὁ χρὼς ἀσθενὴς ὑπάρχοι* ... Die Aetiologie und die Therapie des Arabers ist geordneter, als die des Griechen.

[2] Atrīfal. Vgl. Kap. 13, Anm. 1.

Neunundzwanzigstes Kapitel.

Ueber die Zerfressung und die Geschwüre[1], welche im Lid entstehen.

Die Zerfressung und die Geschwüre entstehen aus zwei Ursachen: entweder aus einer primitiven Ursache (Verletzung). wie Stein oder Eisen oder dgl.; oder aus einer entzündlichen Anschwellung, in der heisses, dickes Blut sich befindet, wodurch ein Geschwür an dem Ort entsteht.

Behandlung.[2] ⟨A.⟩ Ist es aus einer primitiven Ursache entstanden, so erfolgt daraus eine Trennung des Zusammenhangs. Diese Trennung ist von zwei Zuständen begleitet: ⟨I.⟩ entweder betrifft die Zusammenhangs-Trennung lediglich die Haut; dann sind drei Dinge erforderlich: 1. Zusammenbringen der Wundlippen, 2. Zusammenhalten derselben durch Naht-Vereinigung, 3. Verhütung, dass etwas zwischen dieselben fällt, wie Staub, Oel oder dgl.

⟨II.⟩ Der zweite ⟨Fall⟩ gliedert sich in zwei ⟨Unter-⟩Abtheilungen. ⟨a.⟩ Entweder ist mit der Trennung ein solcher Substanz-Verlust im Gliede verbunden, dass ein Theil der Haut fortgefallen. Dann muss man nicht nähen, sonst entsteht davon Hasen-Auge. Oefters sammeln sich unter ⟨der Zusammenhangs-Trennung⟩ schlechte Feuchtigkeiten: dann muss man die Wunde mit einer trocknenden Arznei ausheilen, welche die Feuchtigkeiten fortschafft und Vernarbung bewirkt: das heisst mit dem, was die Oberfläche des äusseren Fleisches umrändert und hart macht und zu einer Haut umbildet; hierzu gehört persisches Gummi (Sarcocoll) und Aloë.

Ist die ⟨Krankheit⟩ langwierig und chronisch geworden, so wende ein wenig von der grünen Salbe an; die hat die ⟨gewünschte⟩ Wirkung. Wird nämlich nur ein wenig davon angewendet, so bewirkt es Vernarbung durch seine kräftige Aus-

K. 29. [1] ta'akkul wa-l-qurūḥ.

[2] Eine so gründliche, logisch gegliederte Behandlung der Lid-Verletzungen ist uns in den griechischen Quellen nicht überliefert.

trocknung; wird viel davon angewendet, so verzehrt es das Fleisch und zerfrisst es.

⟨b.⟩ Oder es passirt, dass mit der Haut ein Stück von dem Fleisch des Lides selbst abfällt. Dann bedarf es vor der Vernarbung solcher Heilmittel, welche darin Fleisch bilden und das wiederherstellen, was von dem Lid fortgefallen ist. Dazu gehört die Bleiweiss-Salbe. Hat diese das Fleisch wachsen lassen, dann wende die trocknenden Heilmittel an, wie die Arzneien aus Aloë und Sarcocoll und Weihrauch-Schale und Drachenblut und Safran. Denn dies bewirkt Vernarbung. Jene Arzneien wendet der Arzt nicht deshalb an, weil sie ⟨wirklich⟩ Fleisch hervorbringen, sondern weil sie das Hinderniss beseitigen, welches die Natur behindert, Fleisch wachsen zu lassen, — wie ⟨z. B.⟩ die schmutzige Feuchtigkeit in den Geschwüren.

Ist mit der Wunde noch eine andre Krankheit verbunden, wie z. B., dass der Verletzte an Kopfschmerz leidet, oder dass eine schlechte Absonderung zu ihr hinfliesst; so musst du erst den Körper entleeren, die Nahrung passend gestalten, das Geschwür kräftig trocknen, dass es die Materie nicht mehr annimmt, und den Schmerz lindern, wie du es schon gelernt hast. Alsdann kehre zur ⟨eigentlichen⟩ Behandlung der Wunde zurück. Hüte dich aber davor, dass in der Wunde wildes Fleisch wachse und daraus ein Hasen-Auge entstehe.

⟨B.⟩ Rührt das Geschwür von einem heissen Abscess her, in welchem dickes Blut vorhanden; so musst du den Körper durch Aderlass entleeren und durch ⟨Abführ-⟩ Mittel, alsdann das Geschwür selbst behandeln mit solchen Mitteln, welche reinigen und den darin entstandenen Eiter zerstören. Die Behandlung dieser Krankheit gehört zum Gebiet der Wundärzte.[a]

---

[a] [und das gehört zur chirurgischen Behandlung mit dem Eisen], Kh. und G., nicht P.

Dreissigstes Kapitel.

Von der Balggeschwulst[1] des Lids.

Die Balggeschwulst ist eine von den Arten der Aposteme.[2] Jedoch besteht zwischen den beiden der folgende Unterschied: Mit dem Apostem sind verbunden entzündliche Anschwellung und Schmerzen und angesammelte Feuchtigkeiten; nicht aber umfasst eine Hülle dasselbe, ausser der Haut ⟨des ganzen Körpers⟩.

Die Balggeschwulst hingegen zeigt nichts von den eben genannten ⟨Eigenheiten⟩; sie befindet sich aber in einer Hülle, die ihr eigenthümlich ist und sie umgibt. Von dieser ⟨Balggeschwulst⟩ gibt es vier Arten:

⟨1.⟩ Oefters ist darin eine ⟨Ansammlung⟩, ähnlich dem Honig. Man nennt diese Honig-Beutel.[3]

⟨2.⟩ Oefters ist darin etwas Brei-artiges[4] und dies heisst Grütz-Beutel.[5]

K. 30. [1] sal'a (Dozy, tumeur de nature spongieuse). Die Uebersetzung dieses Kapitels war recht schwierig und nur dadurch ausführbar, dass das 85. Kap. des Aët. *περὶ γαγγλίων, ἀϑερωμάτων, στεατωμάτων, μελικηρίδων* als seine Vorlage erkannt wurde. Vgl. auch die Stelle aus Heliodor. (bei Oreibas.) in Anm. 7 dieses Kap.

[2] ḫurāǵāt, wörtlich das Hervortreten, von der Wurzel ḫaraǵa, herauskommen; ǵirāḥat, die Wunde. (L. übersetzt ersteres mit vulnus, wodurch die Definition von sal'a ganz verkehrt wird.)

Dass die Griechen zu den Apostemen die Grütz-Beutel, Honig- und Fett-Säcke rechneten, ist aus Galen, Heilsystem XIV, c. 12 (B. X, S. 984 f.) zu ersehen.

[3] šahdīja, Honig-Waben. Gemeint ist *μελικηρίς*, apostema humorem melli similem membrana conclusum habens. (Gorr. def. med.)

[4] ardahālig = ḫabīs (cibus ex dactylis cum cremore lactis mixtis). Gemeint ist *ἀϑέρωμα*, von *ἀϑήρα* (*ἀϑάρα, ἀϑέρα*) Speltgraupen, Speltgraupen-Brei. (Puls fritilla, Plin. XVIII, 84. Vgl. Curtius, Etym. S. 250; Prellwitz, Etym. S. 5; Thesaur. l. gr. I, 834.)

Ueber die Brei- oder Grützbeutel-Geschwulst vgl. Galen, von den krankhaften Geschwülsten, c. 5 (B. VII, S. 718): *ἀϑέρᾳ γάρ τι παραπλήσιον ἐν τοῖς ἀϑερώμασιν εὑρίσκεται . . . ὡς τὸ πολὺ δὲ χιτών τις ὑμενώδης ἅπαντα τὰ τοιαῦτα περιέχει.*

[5] 'aṣā'idīja.

⟨3.⟩ Oefters ist darin ein hartes Fleisch.[6]

⟨4.⟩ Oefters ist darin eine Fett-ähnliche ⟨Masse⟩, dann wird es Talg-Beutel genannt.[7]

Die Kennzeichen einer jeden von diesen ⟨Arten⟩ sind ⟨die folgenden⟩[8]:

⟨a.⟩ In der Fleisch-ähnlichen findet sich sehr hartes Fleisch, welches unter der Berührung nicht nachgibt und zur Gattung der Scrofeln[9] (Drüsen) gehört.

⟨b.⟩ Der Talg-Beutel gibt der Berührung nach und läßt sich zusammendrücken; seine Wurzel ist schmaler, als sein Kopf.

⟨c.⟩ Der Grütz-Beutel ist noch weicher, als der Talg-Beutel; seine Wurzel ist breiter, als sein Kopf.

⟨d.⟩ Aber bei Druck auf den Honig-Beutel hast du eine Empfindung, als ob Oel darin wäre: langsam breitet er sich dabei aus und schnell kehrt er wieder ⟨in die frühere Lage⟩.

Die Ursache dieser ⟨Bildungen⟩ liegt in der mangelhaften Verdauung schlechter, dicker Nahrungsmittel, welche dicken Schleim erzeugen. Wenn dieser Schleim faulig geworden, so entsteht davon eine Balggeschwulst, die in ihrem Innern dem Honig ähnlich ist. Wenn der Schleim dicker und trockner geworden, so entsteht davon diejenige, die der Grütze ähnlich ist. Wenn der Schleim noch dicker und trockner geworden, so entsteht daraus die Balggeschwulst, die dem Talg ähnlich ist. Wenn ⟨der Schleim⟩ dick und ⟨dabei⟩ wenig trocken ist, so entsteht daraus die ⟨Balggeschwulst⟩, welche dem Fleisch ähnlich ist.

Behandlung. Zuerst muss man den Körper reinigen, nach Maassgabe der überwiegenden Mischung; dann aber mit dem Eisen behandeln, wie bei den Scrofeln. Dies geschieht so. Man spaltet nur die ⟨Körper-⟩Haut, welche über der Balggeschwulst sich befindet, und präparirt frei die Hülle, in welcher die Geschwulst sich befindet. Der Spalt soll der Breite nach gemacht

---

[6] γαγγλίον.

[7] šaḥmīja, στεάτωμα.

[8] Die Reihenfolge 1, 2, 3, 4 stimmt nicht überein mit der a, b, c, d. Diese letztere ist logisch geordnet nach dem abnehmenden Grade der Härte, und stimmt nicht genau mit der Reihenfolge der Griechen überein.

[9] ḫinzīr, Schwein, χοιράς, struma, scrofula.

werden. Darauf ziehst du die eine Lippe des Spaltes mit einem Häkchen ab und enthäutest ⟨die Geschwulst⟩ mit dem Messer[10] bis zu ihrer Wurzel. Hierauf hebe die andre Lippe hoch und enthäute ⟨die Geschwulst auf der andren Seite⟩ bis zu ihrer Wurzel. — Uebrigens kannst du auch, wenn du es vorziehst, den Hautschnitt kreuzförmig machen. — Zum Schluss ziehe ⟨die Geschwulst⟩ an und nimm sie ganz fort. Hüte dich aber, den Balg zu spalten, in welchem die Geschwulst ⟨selber⟩ sich befindet, damit nicht die darin befindliche Feuchtigkeit sich ergiesse und dich in der Operation behindere. Sieh' dich auch vor, dass du nicht einen Rest davon zurücklassest; denn, wenn etwas zurückbleibt, kehrt die Krankheit wieder, ⟨und zwar⟩ in grösserem Umfang, als sie ⟨vorher⟩ gewesen.

Alsdann vereinige das Lid durch Naht, wie ich es in dem Kapitel von der Empornähung beschrieben habe,[11] und das ist die Vollendung der Behandlung. — Wenn du nun siehst, dass doch ein Rest zurückgeblieben ist, so reinige es mit Fäulniss-bewirkenden Mitteln, wie mit Fett, oder mit der scharfen Arznei. Darauf sei bedacht auf die Vernarbung der Wunde.

[10] qamādīn.

[11] Die Operations-Beschreibung ist viel genauer, als bei Aëtios (c. 86): und doch muss Ali b. Isa (bezw. sein Vorgänger) jenen oder seine Quelle vor Augen gehabt haben.

Aët., c. 86, S. 192: *τὰ δὲ ὑπερμεγέθη θεραπεύεται . . . ἐκ βάσεως ἀφαιρούμενα σὺν τῷ περιέχοντι τὸ ὑγρὸν χιτῶνι· εἶτα ῥαφῇ ἀγκτηρισθέντα τὰ χείλη τοῦ δέρματος θεραπευέσθω, ὡς ἐπὶ τῶν ἀναῤῥαπτομένων.* Der Grieche macht nur die Nachbehandlung, wie bei der Empornähung. Gewöhnlich nahm er einen schmalen Cutis-Streifen mit fort. Vgl. auch Oreibas. IV, S. 10 (nach Heliodoros, dem Zeitgenossen des Trajan): *Στεατωμάτια, ἀθηρωμάτια τε καὶ μελικηρίδες καὶ πωρία μικρὰ πρὸς τῇ ἐπιφανείᾳ ἐν τοῖς βλεφάροις γίνεται· δεῖ οὖν τοῦ βλεφάρου διατεινομένου ταινίδιον περιχαράσσειν κατὰ πλάτος ἀνάλογον τῷ τοῦ ὄγκου μεγέθει καὶ ἐκτέμνειν ἀναῤῥάπτειν τε ὡς ἐπὶ τριχιάσεως.*

Einunddreissigstes Kapitel.

Von der Erschlaffung des Lids[1] und ihrer Behandlung.

Die Lid-Erschlaffung ist eine Verlängerung des oberen Lids, so dass es nicht erhoben werden kann. Oft wächst seine Verlängerung so sehr an, dass das Haar nach innen zu gegen das Auge sich krümmt. Dies tritt ein bei überschüssigen Feuchtigkeiten[2], welche über die Mischung des Gliedes die Oberhand gewinnen: geradeso wie das Fehlen der Feuchtigkeit und das Ueberwiegen der Trockenheit die Verhärtung des Lids hervorbringt, so ⟨bewirkt⟩ Ueberwiegen der Feuchtigkeit die Erschlaffung.[3]

Behandlung. Du musst die Diät verdünnen und den Kranken zurückhalten von den feuchtenden Dingen, wie Milch und Gemüse; und das Lid salben mit dem, was trocknet und zusammenzieht, wie Schöllkraut und Safran und Akazie und Myrrhe und Myrten-Wasser. Wenn dies nützt, so ist es gut. Wenn nicht, so wende die Empornähung an, wie ich sie in dem Kapitel über das überschüssige Haar geschildert habe.

Recept einer Salbe gegen Apostem und Erschlaffung im Lid. Man nehme Aloë 1 Drachme, Akazie 2 Drachmen, Schöllkraut und Opium je 4 Scrupel, Safran 2 Scrupel. Falls das Glied heiss ist, so knete ⟨die genannten Stoffe⟩ mit Endivien- und Myrten-Wasser. [Denn das ist nützlich.][4]

K. 31. [1] istirḫā'. Vgl. Paul. VI, c. 8. . . . *κἀπὶ τῶν κεχαλασμένων βλεφάρων, ὅταν αἱ κατὰ φύσιν τρίχες τὸν βολβὸν ἐπινύττωσι.* Aët., c. 68: *καλοῦσι δὲ οἱ ἰατροὶ τὴν τοῦ βλεφάρου χάλασιν φαλάγγωσιν ἢ πτῶσιν.* Vgl. G. d. A., S. 403, Anm. 3. [Die Annahme einer Erschlaffung oder Verlängerung des oberen Lids bei der Haarkrankheit ist eine irrige. Bei der wirklichen Erschlaffung der Haut des Oberlids kommt es nicht zur Haarkrankheit. Eine scheinbare Verlängerung der Lidhaut besteht bei der Lähmung des Lidhebers (Ptosis).]

[2] Aët. a. a. O.: *γίγνεται δὲ . . . διὰ πολλὴν ὑγρότητα.*

[3] Der Vergleich ist wieder nach dem bei den Arabern beliebten Schema: a = b = a.

[4] [ ] G.; nicht P.

Zweiunddreissigstes Kapitel.

Ueber das abgestorbene, grüne Blut im Lid.[1]

Dies entsteht aus einer primitiven Ursache; es entsteht auch nach einem heftigen Erbrechen.

Zuerst muss man, wenn das Glied heiss, und die Krankheit in ihrem Anfang ist, die Materie abschneiden und den Ort einsalben mit Sandel und Bleiglätte und Rosen-Wasser, bis das Glied sich abkühlt. Wenn die Hitze aufgehört hat, und ein Rest in den Lidern geblieben; dann feuchte man Baumwolle an in lauem Salz-Wasser und bähe damit den Ort zu wiederholten Malen. Denn so heilt es. Oder mach' eine Einreibung mit dem Stein, der sich im Pfeffer findet. Ueberhaupt wende die lösenden Mittel an, wie Arsen (Operment) u. dgl.

Recept einer Salbe, welche nützt gegen das Grüne und das Absterben des Bluts und Blut-Erguss. Nimm rothes Arsen und Pfefferstein und Steinsalz und Bleiglätte zu gleichen Theilen. Man zerreibt es und knetet mit Koriander-Wasser. [Denn es ist nützlich, wenn Gott will.[2]]

Dreiunddreissigstes Kapitel.

Ueber die Krankheiten des Augenwinkels (ma'q).

Das sind drei: Thränen-Geschwulst, Karunkel-Geschwulst, Thränen-Fluss.

K. 32. [1] fi maut ad-dam wa'l ḫuḍra fi'l ǵafan, wörtlich „über den Tod des Bluts und das Grüne im Lid". Es ist die Lid-Brausche, *ὑπώπιον*, *μώλωψ*, gemeint. (Wir sprechen vom blauen Auge, nicht vom grünen!)

[2] [ ] nicht in G. u. Kh.

Vierunddreissigstes Kapitel.

Ueber Thränengeschwulst[1] und ihre Behandlung.

Die Thränengeschwulst ist ein äusserliches, kleines Apostem[2], welches in der Gegend zwischen dem grösseren Augenwinkel und der Nase[3] hervorkommt. Bisweilen bricht es auf ohne Beissen. Es ist schwer zu behandeln wegen der Zartheit des Fleisches, das hierselbst sich befindet.[4]

Meist öffnet es sich nach dem Augenwinkel hin; zuweilen bricht es auf nach der Nase hin durch das Loch[3a], welches zwischen ihm und dem Auge sich befindet; und es ergiesst sich davon eine stinkende Flüssigkeit. Mitunter bricht es auf unter der Haut des einen Lids oder der beiden Lider und verdirbt ihren Knorpel. Wenn du auf das Lid einen Druck ausübt, so fliesst der Eiter heraus. Vernachlässigt[4], wird es zur Fistel[5] und zerstört den Knochen; bisweilen besteht auch Befürchtung einer Zerstörung des Auges, wegen der nahen Nachbarschaft.[6] Dann musst du dich beeilen, es mit lösenden, zertheilenden Mitteln zu behandeln, welche nicht beissen, während die scharfen das Auge selber schädigen und die Anschwellung

K. 34. [1] ġarab. Vgl. K. II, c. 14. Dies Kap. ist nach griechischen Quellen gearbeitet. Vgl. Severus bei Aët. c. 87; Paul. III, c. 22, § 12 und VI, c. 22; Archigenes bei Galen, v. d. örtl. Heilm. V, c. 2. Der Araber schliesst sich bald dem einen, bald dem andren Text enger an (bezw. einer diesen gemeinsamen, für uns verlorenen Quelle); doch scheint er in der logischen Eintheilung des Stoffs die Griechen, wenigstens diejenigen, welche wir besitzen, zu übertreffen.

[2] Aët. (c. 87): *Ὁ αἰγίλωψ ἀποστημάτιόν ἐστι.*

[3] Paul. (III, c. 22, § 12): *Ὁ μὲν αἰγίλωψ ἀπόστημά ἐστι μεταξὺ τοῦ μεγάλου κανθοῦ καὶ τῆς ῥινὸς ῥηγνύμενόν τε καί, εἰ ἀμελεθείη, συριγγούμενον ἕως ὀστέου. πρὶν δ' ἢ εἰς ἕλκος ἐκραγῇ τὸ ἀπόστημα, ἀγχίλωψ λέγεται.*

[3a] *τρῆμα*, Galen, Pseudo-Alexandros u. A.

[4] Aët. a. a. O.: *δυσίατον δέ ἐστι τὸ πάθος διὰ τὴν τῶν σωμάτων λεπτότητα.* Ebenso Paul. VI, c. 22.

[5] nāṣūr. Vgl. Anm. 3.

[6] Paul. a. a. O.: *διὰ τὸν τῆς πρὸς τὸν ὀφθαλμὸν συμπαθείας φόβον.* Die Stelle des Aët. (s. Anm. 1) lautet weiter: *λιπαινουμένου τοῦ ὑποκειμένου ὀστοῦ, τῇ δὲ ἐγγύτητι τῆς θέσεως καὶ αὐτῷ τῷ ὀφθαλμῷ τὴν βλάβην ἐκπέμπει.*

vermehren. Die Heilung dieser Krankheit ist deshalb schwer, weil man nicht mit kräftigen Arzneien behandeln kann.[7]

Es gibt auch eine ⟨zweite⟩ Art[8] von Thränengeschwulst, welche überhaupt nicht aufbricht: wenn du drückst, kommt kein Eiter heraus, weder vom Augenwinkel, noch von der Nase. Doch der Kranke fühlt Schmerz, seine beiden Augen leiden beständig an Entzündung, ohne sichtbare Ursache. Der ⟨kranke⟩ Ort schwillt an mitsamt den Lidern; und wird wieder klein und hört ganz auf ⟨zu schwellen⟩, sowie die Schärfe der Mischung sich mildert. Unter diesen Umständen musst du dich eiligst an die Behandlung ⟨des Kranken⟩ machen, nach dem Verfahren, das ich dir gleich angeben werde.

Was die Ursache anlangt, so entsteht die erste Art von einer scharfen Materie, die an den genannten Ort sich ergiesst und hier einen Abscess hervorruft. Die Ursache der zweiten ist eine dicke Materie, die mit der Länge der Zeit reif wird.

Die Behandlung[9] geschieht auf drei Arten. Erstlich durch die Arznei; dies ist die schwächste Art: denn du musst die Krankheit behandeln vor ihrer Reifung; sonst wird, wie erwähnt, eine Fistel daraus und zerstört den Knochen. Zweitens durch Brennen, drittens durch die Durchbohrung.

Ich beginne mit den Arzneien, den einfachen und den zusammengesetzten, und erkläre: Behandeln musst du diese Krankheit mit der Behandlung der Abscesse[10]; d. h. ⟨1.⟩ mit Entleerung des Körpers, durch Aderlass an der Kephalica und Ablassen des Bluts nach Maassgabe des Alters und der Kraft, — wenn dies möglich ist; und ⟨2.⟩, wenn es möglich ist, dass du das eine oder das andre der Abführmittel verabreichst, so thue

[7] Aët. a. a. O.: *τοῖς διαφορητικοῖς φαρμάκοις, ὅσα χωρὶς δήξεως ἐνεργεῖ. συμπάσχει τε γὰρ ὁ ὀφθαλμὸς ἐπὶ τοῖς δριμέσι αὐτό τε τὸ πεπονθὸς μόριον αὔξεται φλεγμαῖνον.*

[8] *ἀγχίλωψ*, bei Aët., c. 79, allerdings etwas anders beschrieben: *ὑγρὸν ἀργὸν, ἀνώδυνον, κατὰ βραχὺ τὴν αὔξησιν λαμβανόμενον.* Das ist im 19. Jahrhundert als — Dacryocystoblennostasis beschrieben worden.

[9] Auch diese ist systematischer, als die der erwähnten griechischen Texte.

[10] Aët. a. a. O.: *ὁμοίως ταῖς ἄλλαις φλεγμοναῖς.*

dies; und ⟨3.⟩ bestreiche darauf den Ort des Schmerzes mit Schöllkraut[11] und Safran und Myrrhe und verbrannten Muscheln[12], für sich allein oder zusammen.

Zu den besonderen Eigenthümlichkeiten der Mungo-Bohne gehört es, wie man sagt[13], dass sie, gekaut und dann aufgelegt, die Heilung dieses ⟨Leidens⟩ bewirkt. Oder mache einen Umschlag vom Mehl des Honigklee, gemischt mit Honig. Oder man knetet Weihrauch mit Tauben-Koth[14] und macht einen Umschlag damit. Oder man zerreibt Vitriol und macht einen Umschlag damit. Oder du machst einen Umschlag mit Sagapen-Harz in Essig.

Alle diese Dinge werden angewendet vor dem Aufbruch des Abscesses. Ist er aber erst aufgebrochen, so nimmt man die Nuss aus Zanǵ[15], zerstösst sie, und macht einen Umschlag damit, — denn dieser bewirkt Heilung, — oder mit Spelt-Mehl zusammen mit Nuss-Oel. Oder verbinde mit Mistel[16] oder mit Myrrhe oder mit Myrten: denn das heilt. Oder man nimmt Grünspan, zerreibt ihn, und bereitet damit eine Wieke und verbindet mit dieser, — denn es heilt, — oder mit der Pulpe von Koloquinthen, denn dies heilt, mag der ⟨Abscess⟩ schon geöffnet sein oder noch nicht. Oder man nimmt Rautenblätter, zerreibt sie mit Asche[17] und verbindet damit; denn das bewirkt Vernarbung. Zwar ist dies eine Arznei, die zuerst beisst[17]; nachher aber gewöhnt der Kranke sich daran, und sie

---

[11] Paul. III, c. 22, § 12: *γλαύκιον καὶ κρόκος.*

[12] ebend.: *κοχλίους μετὰ τῶν ὀστράκων λειώσας τοῦτο ἐπίθου· ἔστι δὲ ὅτε καὶ ἀλόης ἢ σμύρνης ἐπιμιγνυμένης τούτῳ . . .*

[13] Ibn Sina (K., S. 72): „die Inder meinen". Dies gehört nicht zum Arzneischatz der Griechen, wohl aber Aehnliches. Aët. (a. a. O.) führt unter den Mitteln der Alten gegen Aegilops auf: *ἀνθεμίδος φύλλα μασηθέντα καὶ ἐπιτεθέντα.* — Ueber māš, Phaseolus mungo, vgl. A. M. 402, 271; Drag. 336.

[14] Aët. a. a. O.: *λιβανωτὸς καὶ περιστερᾶς κόπρος διαμίγνυται . . .*

[15] In Ost-Afrika (Zanzibar). — L. nucem indicam. Vgl. übrigens Dioscurides, Heilmittellehre I, c. 188: *τῶν δὲ παλαιῶν καρύων τὰ ἐντὸς . . . καὶ αἰγίλωπας . . . ἐπιθέντα ἰᾶται.*

[16] dibq, *ἰξία* und *στελίς*, Viscum und Loranthus, Mistel, A. M. 371.

[17] ramād, Asche. Man sollte Aschen-Lauge erwarten. Denn so steht es bei Paul. (III, c. 22, § 12), der sogleich von Ali b. Isa als

beisst ihn nicht mehr. Paulos[18] hat erwähnt, das schönste an dieser Arznei sei, dass in ihrem Gefolge keine hässliche Narbe entstehe.

Ein andres Recept, das nützt gegen Thränen-Abscess, vor dem Aufbruch und nach demselben. Man zerreibt Schnecken mit Aloë und Myrrhen und legt dies auf.[19]

Aber es ist richtiger, dass du dich mit der operativen Behandlung beeilst und nicht die Reifung abwartest. Doch musst du wissen, dass es eine Art von Thränen-Geschwulst gibt, die gar nicht nach aussen hin neigt, und bei der gar kein Abscess in die Erscheinung tritt; und ferner eine andre Art, welche nach aussen neigt und bei der du die Anschwellung deutlich ⟨vor dir⟩ siehst.

Diejenige, welche nicht in die Tiefe dringt, zerstört auch nicht den Knochen. Diejenige aber, welche tief geht, zerstört den Knochen, ja sie zerstört bisweilen das ganze Nasenbein.

Diejenige, welche nach aussen neigt, ist leichter zu behandeln, besonders wenn sie noch nicht chronisch geworden. Alsdann musst du sie spalten.[20] Wenn sie nicht bis zum Knochen geht, so nimm das ganze verdorbene Fleisch fort, und rasple[20] den Knochen und vernarbe das übrige mit Salbe. Wenn sie aber zum Knochen gelangt ist, so ist die Diagnose[21] so: wenn du sondirst und eine Rauhigkeit findest, so ist der Knochen bereits beschädigt; wenn er glatt ist und die Sonde ⟨leicht⟩ darüber gleitet, so ist der Knochen gesund.

Ist nun der Knochen angegriffen, so dass du die zweite Behandlung, d. h. das Brennen[22] vorziehst; so brenne mit

---

Quelle angeführt wird: *Πήγανον ἥμερον ἅμα πρωτοστάκτῳ λειούμενον καὶ ἑψόμενον καὶ ἐπιτιθέμενον πάνυ καλῶς ἀνασκευάζει τοὺς αἰγίλωπας καὶ ἄχρι τοῦ ὀστέου κάτεισιν, κατ' ἀρχὰς δάκνον, ὕστερον δὲ οὐκ ἔτι.*

[18] Paul. a. a. O.: *καὶ τὸ θαυμαστὸν, ὅτι οὔτε οὐλὴν ἄσχημον φερουσιν.* Diesen Satz hat auch Ibn Sina (a. a. O.) übernommen.

[19] Vgl. Anm. 12.

[20] baṭṭa. — Die Darstellung des Paulos ist etwas anders. *Εἰ μὲν οὖν πρὸς τὴν ἐπιφάνειαν ἐῤῥάγη τὸ ἀπόστημα, περιελεῖν δεῖ πᾶν τὸ ἐπανεστηκὸς ἄχρις ὀστέου· . . . καὶ ἀδιάφθορον μὲν ἔτι μένον τὸ ὀστέον ξέσωμεν.*

[21] Diese Diagnose fehlt bei Paul., findet sich im Continens, fol. 46ᵃ.

[22] Paul. VI, c. 22: *διεφθορότος δὲ ⟨τοῦ ὀστέου⟩, πυρηνοειδέσι καυτηρίοις διακαύσομεν, σπόγγον ψυχρῷ διάβροχον ἐπιθέντες τῷ ὀφθαλμῷ.* Vgl. Contin., fol. 45^{c}.

kleinen Brenneisen, deren Kopf rundlich, und deren Oberfläche, welche der kranken Stelle entspricht, glatt ist. Erhitze bis zur Roth-Gluth[23]; dann lege es auf den Ort, bis die Umgebung siedet. Darauf wische ab mit einem Läppchen und wiederhole das Brennen einige Male. Vorher musst du aber auf das Auge einen gekühlten Teig und ein gekühltes Leinwandläppchen gelegt haben.[24]

Du brennst nun, bis die zerfressene Schale von dem Knochen abfällt[25], und heilst aus mit Bleiweiss-Salbe. Einige Aerzte gibt es, welche ⟨die geschaffene Höhlung⟩ anfüllen mit austrocknenden Mitteln, wie Linsen und Granatapfel-Schalen.[26]

Wenn du es vorziehst, kannst du an Stelle des Brennens eine scharfe Arznei nehmen; doch das Brennen ist wirksamer.

Ziehst du es aber vor, den Kranken mit der dritten Behandlung, d. h. mit der Durchbohrung[27], zu behandeln; so mache die Durchbohrung mit einer massiven[28] Sonde, die dreikantig ist; oder mit dem Instrument, das für diesen Zweck angefertigt ist, wie ein dicker Pfriemen[29]; es soll einen runden Kopf haben und scharf sein, so dass du damit durchbohren kannst in der Richtung zur Nase hin. Nun drücke es herunter mit grosser Kraft, indem du es drehest, bis Blut herauskommt aus der Nase und aus dem Munde; hüte dich aber, dass du beim Bohren nach oben gelangst, so dass der Bohrer in das Loch zwischen Auge und Nase fällt[30]; denn das hat keinen Nutzen. Hebe auch deine Hand empor in der Richtung zur Nase hin, nicht in der Richtung zum Auge hin, damit du nicht die Häute des Auges beschädigest. Sowie Blut aus der Nase

---

[23] Arab. „bis es wird wie Blut“.

[24] Vgl. Anm. 22.

[25] Paul. a. a. O.: *ὥστε λεπίδα ἀποστῆναι.*

[26] Paul. a. a. O.: *μετὰ τὴν καῦσιν τῷ φακομέλιτι ἢ τῷ σιδιοτῷ καὶ τοῖς λοιποῖς ξηραίνουσι . . . χρησόμεθα.*

[27] Paul. VI, c. 22: *Τινὲς . . . τρυπάνῳ χρησάμενοι . . . τὸ πύον εἰς τὴν ῥῖνα μετήγαγον. Ἡμεῖς δὲ τῇ καύσει μόνῃ ἠρκέσθημεν.* Die Beschreibung des Ali b. Isa ist sehr eingehend und beruht wohl auf eigner Erfahrung. Vgl. übrigens Continens, fol. 45ᵃ und fol. 45ᶜ.

[28] miǵass mumtali'. (Gegensatz von hohl.)

[29] išfā.

[30] Thränennasengang. (Vgl. Kap. 35.)

fliesst, ist das ⟨Instrument⟩ bereits durchgedrungen. Danach nimm eine feinere Sonde, als die erste, und wickle darum einen Bausch trockner Baumwolle, bestreiche die letztere mit Grünspan-Salbe oder mit Fett, oder nimm auch die Baumwolle allein. Fürchtest du eine Erhitzung des Ortes, so fülle ihn mit Baumwolle und wechsle diese an jedem Tage, bis der Ort rein wird. Wenn der Ort ⟨aber doch⟩ heiss wird, so fülle ihn allein mit Baumwolle, wie ich gesagt und erweitere den Mund der Wunde an jedem Tag dadurch, dass du die Wieke um die Sonde dicker machst.

Wenn die Wieke herausgekommen, so betrachte sie ⟨genau⟩; bisweilen sind nämlich mit ihr Stückchen von dem cariösen Knochen herausgekommen. Hüte dich, dass es nicht verwachse über der Caries. Sollte es aber doch verwachsen sein, so wiederhole die Procedur mit der Sonde zum zweiten Mal und lass den Grund der Wunde noch nicht vernarben. Wenn aber der Ort ausserordentlich stark erhitzt ist, so verordne den Aderlass und betreiche die ganze Umgebung ⟨der Oeffnung⟩ mit Schöllkraut-Salbe und Endivien-Wasser.

Wenn aber der Ort der Fistel dir verborgen ist, so drücke sie nicht aus für zwei oder drei Tage, bis die Materie sich darin sammelt, und jene sich aufbläht und dir klar wird[31]: dann spalte sie mit der Lanzette[32] und senke diese hinein, bis sie zum Knochen gelangt und heile den Kranken.

Wenn diese Krankheit eitrig wird, heisst sie Fistel.[33]

Wenn die Krankheit aber zu den Lidern hinneigt und nicht in die Tiefe geht[34]; so schneide ab, was heraustritt zum Augenwinkel, nimm weg von dem verdorbenen Fleisch soviel als möglich, — hüte dich aber dabei vor dem Thränenwärzchen, welches in dem Augenwinkel sich befindet, — und trockne es mit Arz-

---

[31] Eine gute Bemerkung, übrigens aus dem Continens, fol. 45[d].

[32] mibḍaʿ.

[33] nāṣūr.

[34] Die entsprechende Stelle des Paul. scheint verdorben zu sein. Wir möchten sie durch eine Einschiebung, welche durch die unmotivirte Wiederholung des Wortes *αἰγίλωψ* in vier Handschriften gestützt wird, zu bessern suchen: *Εἰ δὲ πρὸς τὸν κανθὸν ὁ αἰγίλωψ ῥέπει καὶ πρὸς τὴν ἐπιφάνειαν,* ⟨*εἰς δὲ τὸ βάθος*⟩ *μηδὲ ὅλως . . .*

neien. Zu den stark trocknenden Mitteln gehört zerriebenes Vitriol und zu Staub zerriebenes Glas[35], womit der Ort bestreut wird; und Aloë mit Weihrauch-Pulver ist ebenfalls nützlich.

Fünfunddreissigstes Kapitel.

Ueber die Geschwulst des Thränenwärzchens (Caruncula)[1] und ihre Behandlung.

Die Karunkel-Geschwulst ist eine übermässige Zunahme des natürlichen Thränenwärzchens, welches in dem grösseren Augenwinkel liegt, — und zwar am oberen Ende der Oeffnung (des Kanals), welche zwischen dem Auge und den Nasenlöchern besteht, — ⟨eine Zunahme⟩ weit über die Norm des jenem zukömmlichen Maasses. Dies kommt her von den dem grösseren Augenwinkel eigenthümlichen Krankheiten, — ebenso, wie gleichfalls der Thränenfluss ⟨von diesen herkommt⟩.

Wenn dieses Thränenwärzchen sehr gross ist, so hindert es die ⟨thränigen⟩ Ueberschüsse des Auges nach der Nase hin sich zu ergiessen, so dass sie dann hierselbst festgehalten werden: daraus entsteht die Krankheit, welche Thränenfistel[2] heisst.

Behandlung. Zuerst musst du den Körper entleeren, nach Maassgabe des Alters und der Jahreszeit. Darauf behandle ebenso wie beim Flügelfell, d. h. mit scharfen und fressenden Arzneimitteln, welche die ⟨vergrösserte⟩ Karunkel verflüssigen, als da sind Grünspan, Schwefel u. dgl. Doch ist es nicht erlaubt, das ganze Wärzchen zu verzehren, damit es nicht ⟨völlig⟩

---

[35] Paul. a. a. O.: *Ὕαλος δὲ χνοώδης ἐπιπαττομένη τούτοις θαυμασίως ξηραίνει· καὶ ἀλόη μετὰ μάννης ὁμοίως.* Aët. c. 87: *ὕελον λειώσαντες χνοωδέστατα ἐπιπάττομεν ξηρόν* ... Der gelahrte Haeser erklärt noch in der 2. Aufl. seiner Gesch. d. Medizin (I, S. 241, 1868) die von Ibn Sina empfohlene Anwendung des fein gepulverten Glases bei Augenkrankheiten für etwas Neues und hat auch in der 3. Aufl. (I, S. 588, 1875) die oben erwähnten Stellen von Aët. und Paul. nicht berücksichtigt.

K. 35. [1] ġudda, *ἐγκανθίς.* Siehe Aët., c. 63 u. 64; Paul. III, c. 22, § 22 u. 23: *Περὶ ἐγκανθίδων καὶ ῥυάδων. Ἡ ἐγκανθὶς ὑπεραύξησίς ἐστι τοῦ φυσικοῦ κατὰ τὸν μέγαν κανθὸν σαρκίου, ἡ δὲ ῥυὰς αὖ τούτου μείωσις.* Vgl. G. d. A., § 173 und § 240.

[2] ġarab.

schwinde, und davon Thränenträufeln entstände; sondern du musst so viel übrig lassen, wie der Grösse des normalen Thränenwärzchens entspricht.[3]

Sechsunddreissigstes Kapitel.

Ueber den Thränenfluss[1] und seine Behandlung.

Der Thränenfluss ist aber Verringerung der normalen Grösse des natürlichen Thränenwärzchens, welches in dem grösseren Augenwinkel sitzt[2], so dass es die vorhandenen Feuchtigkeiten an dem Ueberfliessen nicht zu hindern vermag, und diese sich von dem Auge herab ergiessen. Mitunter entwickelt sich das Leiden bis zur Thränenfistel.

Der Thränenfluss entsteht aus drei Ursachen: entweder ⟨erstens⟩ aus übermässiger Thätigkeit der Aerzte[3] bei dem Abschneiden des Flügelfells und des Hornhautfells; oder ⟨zweitens⟩ von der Anwendung der scharfen Arzneien[3] bei der Behandlung des Flügelfells und des Hornhautfells und der Lid-Krätze (Trachoma), so dass sie jenes Wärzchen wegfressen und auflösen; oder ⟨drittens⟩ das Wärzchen verkleinert sich in Folge von Blattern (Pusteln)[4], nämlich wenn eine von den Blattern in dem Wärzchen selber herauskommt, und der Eiter dasselbe dann wegfrisst: auch davon entsteht der Thränenfluss.

Behandlung. Wenn dieses Wärzchen im Thränenwinkel ganz verzehrt ist, so gibt es dafür keine Heilung.[2] Wenn es aber nur verkleinert ist, so kann es wieder wachsen durch Arzneien, welche Fleisch anbilden und adstringiren und ein

---

[3] Paul. a. a. O.: *Τὰς μὲν ἐγκανθίδας τοῖς τε πρὸς ἐκτρόπια λεχθεῖσι καὶ τοῖς παραπλησίοις καυστικοῖς ἢ σηπτοῖς ἂν ἐκδαπανήσειας, μὴ ὅλας, ἵνα μὴ ῥυὰς πάλιν γένηται.*

K. 36. [1] sajalān, wörtl. Fliessen, *ῥοιάς*. Vgl. Anm. 1 zu Kap. 35.

[2] Vgl. Anm. 1 zu Kap. 35.

[3] Paul. a. a. O.: *ὅλου μὲν ἐκδαπανηθέντος, ἢ ἀπὸ χειρουργίας ἀτέχνου ἢ διὰ φαρμάκων, τοῦ σαρκώδους, ἀνιάτους ἴσθι.*

[4] Nicht bei Paul., wohl aber bei Aëtios (c. 90) ist diese dritte Ursache angedeutet: *Ῥοιάδες ὀφθαλμοὶ λέγονται, ὅταν ἐξ ἑλκώσεως, ἢ πτερυγίου ἀφαιρέσεως ἢ ἐγκανθίδος ἐκ βάσεως, ὁ κανθὸς ὅλος ἀρθῇ καὶ στέγειν μὴ δύνηται τὸ ἐπιφερόμενον δάκρυον, ἀλλὰ κατὰ τῶν μήλων ῥέῃ.*

wenig saugen (anziehen).[5] Diese Wirkung kommt zu dem Safran und dem Schöllkraut und der Aloë und dem Wein. Ein wenig Alaun mit Sumach ist gleichfalls nützlich.

Zu dem, was dieses Fleisch⟨-Wärzchen⟩ wachsen macht, gehört auch Weihrauch-Pulver. Du musst es aber mit der Arznei sanft reiben; denn das ist nützlich.

Recept einer Arznei, die nützlich ist gegen Verringerung des Thränen-Wärzchens (Karunkel-Schwund). Man nimmt — auf Grund des göttlichen Segens — Schöllkraut 1 Drachme, Safran 2 Scrupel, Aloë aus Sokotra $^1/_2$ Drachme, gebrannten Alaun aus Jemen 1 Scrupel, Weihrauch-Pulver 2 Scrupel: Man knetet es mit Wein und macht daraus ein Kollyr[6] und wendet es an; denn es ist nützlich.

Siebenunddreissigstes Kapitel.

Ueber die Zahl der Krankheiten der Bindehaut.

Krankheiten der Bindehaut gibt es dreizehn: Bindehaut-Entzündung (Ophthalmie), Flügelfell, Blutfleck, Anschwellung, Härte, Jucken, Fell, Phlyktänen, Thränen, Schorfgeschwür, überschüssiges Fleisch, Maulbeere, Trennung des Zusammenhangs.

Achtunddreissigstes Kapitel.

Ueber die Arten der Ophthalmie und ihre Behandlung.

Die Ophthalmie[1] ist eine heisse Entzündung, welche in der Bindehaut entsteht. Es gibt davon drei Arten. Die erste

---

[5] Paul. a. a. O.: *εἰ δὲ μέρος αὐτῶν ἐμειώθη, τοῖς μετρίως στύφουσι καὶ σαρκοῦσιν αὐτὸ ἐπαναθρέψειας· οἷα τὰ διὰ κρόκου καὶ γλαυκίου καὶ ἀλόης, καὶ τὰ διάκροκα τῶν κολλουρίων, καὶ ὑοσκύαμος ἐν οἴνῳ ἑψηθεὶς καὶ ἐπιτιθέμενος καὶ ὀλίγη στυπτηρία σὺν οἴνῳ.* Man sieht, dass dieses Kapitel bei Ali b. Isa wie auch bei Ibn Sina (K. II, c. 16) nichts als eine freie Uebersetzung des Paulos darstellt. Paulos aber hat Begriff und Behandlung der Encanthis aus Galenos, B. VI, S. 870, B. VII, S. 732, B. X, S. 988; die Behandlung der Rhyas aus Galenos, Heilsyst. XIV, c. 16, (B. X, S. 1002). Vgl. B. XII, S. 774.

[6] D. und P. [und maceriert davon eins mit Wein].

K. 38. [1] ramad. — Galen, Heilsystem, an Glaukon, II, c. I (B. XI, S. 77): *ὀφθαλμία ἡ τοῦ ⟨ἐπι⟩πεφυκότος ὑμένος φλεγμονή.*

ist die Reizung[2], welche in der Bindehaut durch eine äussere Ursache entsteht, wie durch Rauch und Staub und Sonnenhitze und Oel u. dgl. Sowie bei dieser Art die Ursache beseitigt wird, hört die Augen-Entzündung auf.

Die zweite Art[2a] ist schwieriger und stärker, als die erste; und entsteht aus zwei Ursachen: entweder aus einer Ursache von aussen her, — einer von solchen, wie sie auch für die erste Art gelten, — wenn eben diese Ursache den Ueberschuss, welcher im Körper vorhanden ist, in Bewegung setzt; oder durch eine innere Ursache, wie z. B. durch einen Ueberschuss, welcher zur Schicht der Bindehaut herabfliesst, und daselbst eine Entzündung hervorruft, — gerade so, wie es auch den übrigen Gliedern ⟨des Körpers⟩ zustösst. Die Prädispositionen[3] dafür sind drei: ⟨erstens⟩ Schwäche des aufnehmenden Gliedes, ich meine des Auges; ⟨zweitens⟩ Menge des Ueberschusses (der Absonderung) in dem entsendenden Gliede, und das ist das Gehirn; ⟨drittens⟩ Gangbarkeit der dahin führenden ⟨Wege⟩[4], — das sind die Häute und die Adern.

Der Unterschied zwischen der ersten und der zweiten ⟨Art besteht in folgendem⟩: Die erste kommt zur Ruhe, wenn die wirkende Ursache aufhört.[5] Wenn aber bei der zweiten Art die äussere, hervorrufende Ursache beseitigt wird, so verbleibt die Ophthalmie in ihrem Zustand, wegen des von innen her festgehaltenen Ueberschusses. Beiden gemeinsam ist fliessende Feuchtigkeit.

Aber die dritte Art ist heftiger und schwerer, als die zweite. Sie entsteht wegen der Menge der Ueberschüsse (Absonderungen), die sich von innen her bewegen, — ohne bewegende Ursache von aussen her, — und sich in die Bindehaut ergiessen.[6]

---

[2] takaddur („impurus, turbidus fuit", Freytag). Paul. III, c. 22, § 2: *Ἡ μὲν τάραξις . . . ὑπό τινος ἔξωθεν αἰτίου γενομένη.* Vgl. K. I, c. 6.

[2a] Paul. III, c. 22, § 3: *φλεγμονὴ δὲ γίνεται μὲν καὶ διὰ πληγήν τινα ἔξωθεν, οὐχ ἧττον δὲ καὶ διὰ ῥεῦμα δριμύ.*

[3] Arab. Ursachen (asbāb).

[4] Arab. „Gesundheit — oder Sicherheit — dessen, was dahin führt". (Kh. imāla, P., G. und D. amāna.) L. (beide): latitudo viarum et meatuum.

[5] Paul. a. a. O.: *⟨τάραξις⟩ λύεται τάχιστα χωριζομένης τῆς αἰτίας.*

[6] Diese wurde von den Griechen *χήμωσις* genannt. Vgl. G. d. A., S. 372 und K., S. 28, ferner oben II, c. 15, woselbst die griechische Er-

Die Ursachen dieser dritten Art sind wohl dieselben, wie in den beiden ersten Arten, jedoch bei der letzten heftiger und stärker entwickelt. Es folgt dabei eine derartige entzündliche Schwellung der Lider, dass sie fast nicht mehr den Augapfel bedecken; es folgen dabei alle Symptome, welche der Entzündung der Organe eigenthümlich sind, ich meine Anschwellung und Schmerz und Härte und Röthe[7], welche in den beiden Augen selbst auftritt, nebst Anfüllung der Adern, und zwar in recht hohem Maasse. Oft drehen sich von der Gewalt der Entzündung die Lider nach aussen um, und es erhebt sich bei dieser Art das Weisse des Auges über das Schwarze (die Bindehaut über die Hornhaut).

Was aber die Materie anlangt, von welcher die Ophthalmie entsteht; so kommt sie von ⟨einer der⟩ vier Mischungen (Dyskrasien) her.[8] Also entweder ⟨erstens⟩ von der blutigen.[9] Ihr Kennzeichen ist die Masse der Entzündung im Auge und die Heftigkeit der Röthung und die Menge der Feuchtigkeit und der Absonderung[10]; der Kranke merkt Schwere und Hitze und Flammung. Oder ⟨zweitens⟩ von gelber[11] (galliger) Materie. Ihr Kennzeichen ist Heftigkeit des Beissens und der Pulsation und Thränenfluss und übermässige Hitze und Flammung, mit geringer Röthung und Entzündung und Schmerzhaftigkeit;

---

klärung der Chemosis angeführt ist. — Die griechischen Namen sind bei den arabischen Schriftstellern vielfach verdorben, vollends in den mittelalt.-lat. Uebersetz. derselben. In Serapionis practica (Venet. 1550, tract. II, c. 1) heissen die drei Arten der Ophthalmie: 1. Tarachsis, 2. Neutolia, 3. Chemosis.

[7] Das sind die vier Cardinal-Symptome der Entzündung, wie sie z. B., nach griechischen Quellen, Celsus (III, c. 10) uns überliefert hat: Notae vero inflammationis sunt quatuor, rubor, et tumor, cum calore, et dolore.

[8] Vgl. K., S. 33 unten.

[9] Alex. Trall. (A. v. Puschmann) II, S. 5: *Εἰ μὲν οὖν αἱματικὸς εἴη χυμὸς ἐπιρρεύσας καὶ τὴν φλεγμονὴν ποιήσας ... ἐρυθρὰ ἅπαντα καὶ αἱματώδη.*

[10] ramaṣ = *λῆμαι*, gramiae, Augenbutter. Vgl. G. d. A., S. 70.

[11] Alex. Trall. II, 25. Vgl. die sogen. Augenheilk. des Alex. Trall. (A. v. Puschmann, Berlin 1886, S. 164): *Σημεῖα χολώδους ὀφθαλμίας. Δηλοῖ δὲ τὸ δακνῶδες εἶναι καὶ δριμὺ τὸ ἐπιφερόμενον τοῖς ὄμμασι καὶ αὐτὴ μὲν συναίσθησις ... οὐδὲ τὴν φλεγμονὴν ἀξιόλογον ἔχουσι.*

mitunter erfolgt dabei Kopfschmerz. Oder <drittens> von schleimiger[12] Materie. Ihr Kennzeichen ist Feuchtigkeit des Auges und das Gegentheil der bei der blutigen Ophthalmie vorkommenden Zeichen, also Geringfügigkeit der Röthung und der Absonderung und des Schmerzes. Oder <viertens> von der schwarzgalligen[13] Materie. Ihre Kennzeichen bilden das Gegentheil derjenigen einer solchen <Ophthalmie>, die von der galligen Materie herkommt; also sind Hitze und Absonderung beide nur wenig ausgesprochen.

Bei denjenigen Augen-Entzündungen, welche vom Schleim und vom Blut herstammen, verklebt das Auge im Schlaf; es verklebt nicht bei denjenigen, welche von gelber und schwarzer Galle herstammen. Wenn es aber bei letzteren doch verklebt, so geschieht dies nur in geringem Grade und keineswegs in hohem Maasse.

Für die Augen-Entzündung, welche aus einer Zusammensetzung dieser Materien entsteht, ist das Kennzeichen nach Maassgabe der überwiegenden Materie. Es gibt auch eine Augen-Entzündung, welche lediglich von Trockenheit herkommt: ihr Kennzeichen ist Reinheit des Auges und geringe Verklebung in der Nacht und beim Schlaf, mit Schmerz.

Es gibt auch eine Wechsel-Ophthalmie[13a], ihre längste Dauer beträgt sieben Tage, wobei sie an jedem Tag wechselt[13b]; ihre Heilung ist schnell.

Die Augen-Entzündung ist nicht mit Fieber verbunden, abgesehen von seltnen <Ausnahme-Fällen>: und, wenn der an Ophthalmie Leidende fiebert, zumal im Sommer; so wird die

---

[12] Augenh. d. Alex. Trall. S. 172: *Σημεῖα τοῦ τὸ ποιοῦν αἴτιον τὴν ὀφθαλμίαν εἶναι φλεγματικώτερον εἰσὶ μὲν καὶ ἄλλα πλεῖστα, τὸ δὲ μηδὲν ἐρυθρὸν εἶναι περὶ τὰ ὄμματα ἢ τὸ πρόσωπον, ἀλλὰ μᾶλλον βάρους αἰσθάνεσθαι . . .*

[13] A. a. O. S. 174: *Περὶ ψυχρᾶς καὶ ξηρᾶς <μελαγχολικῆς> δυσκρασίας . . . φαίνονται δέ ποτε τὰ ὄμματα μᾶλλον ἄχροα καὶ βάρους αἴσθησις καὶ δυσκινησία δηλοῖ.*

[13a] Galen, v. den Unterschieden der Fieber, II, c. 16, B. VII, 392: *ὀφθαλμίας παροξυνομένης κατὰ περίοδον.*

[13b] L. II: uno die affligit, alio cessat, sicut febris tertiana . . . et sunt quorum paroxysmus fit singulis diebus.

Augen-Entzündung schnell geheilt. Wenn aber die mit Fieber verbundene Augen-Entzündung heftig ist, dann mache den Kranken auf etwas Schlimmes gefasst.[13c]

Der heftige Schmerz[14] bei der Augen-Entzündung hängt ab, entweder von einer beissenden Feuchtigkeit, welche in das Auge sich ergiesst, die ⟨sogar⟩ zuweilen die Häute des Auges zerfrisst; oder von einem Uebermaass dicker Feuchtigkeit, welche die Häute ausdehnt; oder von einem dicken Dunst, welcher ⟨gleichfalls⟩ die Häute ausdehnt. Am schlimmsten ist die Augen-Entzündung im Winter, wegen Verzögerung der Auflösung des Dunstes.

Behandlung. Da die Ophthalmie eine Art der Aposteme (entzündlichen Anschwellungen) darstellt, so muss man auch bei ihr die Behandlung der Aposteme anwenden, ⟨d. h.⟩ mit denjenigen ⟨Mitteln⟩, welche hemmen und zurücktreiben. Weil jedoch dieses Organ (das Auge) so sehr empfindlich ist, so muss man es mit solchen Arzneien behandeln, welche in ihm keine Rauhigkeiten[15] hervorbringen; man muss also den ⟨örtlichen Augenheilmitteln⟩ einige lindernde Feuchtigkeiten beimischen, wie Eiweiss, Milch, Quittenschleim. Weil ferner das Auge ein so sehr empfindliches Organ ist, und Schmerz bei ihm schnell entsteht; so darf man auch nicht gleich im Anfang ⟨der Ophthalmie⟩ mit ⟨örtlichen⟩ Arzneien arbeiten.[16]

[13c] Ganz richtig.

[14] Galen, Heil-System XIII, c. 22 (B. X, S. 934): *ἤτοι γὰρ διὰ τὸ δάκνεσθαι σφοδρῶς ἐκ τῆς τῶν ἐπιῤῥεόντων δριμύτητος, ἤτοι διὰ τὸ τείνεσθαι πεπληρωμένους τοὺς χιτῶνας αὐτῶν ἢ δι' ἔντασίν τινα παχέων ὑγρῶν ἢ πνευμάτων φυσωδῶν ὀδύναι γίνονται σφοδραὶ κατὰ ⟨τοὺς ὀφθαλμούς⟩.* Vgl. Oreibas., Uebersicht VIII, 41 (B. V, S. 445, woselbst *ἔνστασιν* statt *ἔντασιν*) und G. d. A., S. 340. Ferner K. I, c. 6, S. 29.

[15] Einigermaassen ähnlich sind die folgenden Stellen: Galen, von den örtl. Mitteln IV, c. 4 (B. XII, S. 716): *ἐκλέγεσθαι τὰ μηδεμίαν ἐργαζόμενα τραχύτητα.* Von den örtl. Mitteln IV, c. 1 (B. XII, S. 708): *λεπτομερέστερον.* System d. Heilk. XIII, c. 23 (B. X, S. 937): *καὶ τὸ λελειῶσθαι σφόδρα ἀκριβῶς ὅσα ... ἀναμίγνυται τοῖς ὀφθαλμικοῖς φαρμάκοις.* Aët., S. 28: *ἡ τῶν κολλυρίων οὐσία ὅπως ἂν ᾖ λεπτομερής ...* Vgl. K., S. 41.

[16] So schon in den Hippokrat. Schriften. Von den Orten § 13 (Littré VI, 298): *ἢν δὲ εὐθέως φλεγμήνωσι, μὴ ἔγχριε μηδέν.* Vgl. G. d. A., S. 78.

Zunächst muss man vielmehr die Ursache, welche die Ophthalmie erzeugt, studiren.

Handelt es sich um ihre erste Art (die Reizung), so soll man ihr nur mit Beseitigung der wirkenden Ursache begegnen. Denn sie heilt dann in drei Tagen[17], oder höchstens in vieren. Wasche das Auge mit Milch einer jungen, gesunden Frau[18]; verfeinere die Diät des ⟨Kranken[19]⟩; und wenn du willst, kannst du am Ende der Krankheit Blut-Eisenstein⟨-Pulver⟩ mit der Sonde in's Auge thun.

Aber bei den beiden andren Arten sieh' zu, ob ihr Ursprung von einer blutigen oder von einer gelb-galligen Materie herrührt; und beeile dich im ersten Fall, die Kephalica zu öffnen[20], auf der Seite des heftigen Schmerzes, und Blut zu wiederholten Malen abzulassen, nach Maassgabe des Alters und des Kräftezustands und der Jahreszeit. Ich habe auch zu wiederholten Malen bei der akuten Augen-Entzündung den Aderlass aus der Basilica erprobt und fand ihn sehr nützlich, da er die Materie nach den unteren Theilen des Körpers hinzieht; ruft aber die Nothwendigkeit zu einer zweiten Blut-Entleerung, so soll diese aus der Kephalica geschehen. Denn der Aderlass aus der letzteren bedeutet eine Entleerung der Materie aus dem Gliede selbst, ohne Anziehung. Ruft die Nothwendigkeit zum Aderlass am zweiten und am dritten Tage, so mach' ihn.

Der Zweck beim Aderlass ist ⟨dann⟩ nur der, die Materie, welche zum Auge hinströmt, und diejenige, welche in ihm entsteht, gleichfalls hin nach den unteren Theilen des Körpers zu ziehen; also ist alsdann der Aderlass aus der Basilica nothwendig und gleichfalls aus der Saphena, wenn unsre Absicht ist, die Materie von dem entsendenden Glied nach dem unteren Theil des Körpers zu ziehen.

Insofern es ein edles Glied ist, welches die Materie ent-

---

[17] Vgl. Paul. III, c. 22, § 2: *διὸ καὶ λύεται τάχιστα χωριζομένης τῆς αἰτίας ⟨ἡ τάραξις⟩.*

[18] Vgl. Galen, v. d. örtl. Mitteln IV, c. 3 (B. XII, S. 712).

[19] Arab. ihre, die Diät der Frau; doch das ist ein Schreibfehler!

[20] Hippokr. Aphor. VI, 31: *Ὀδύνας ὀφθαλμῶν … φλεβοτομίη … λύει.* Vgl. Galen XVIII[a], S. 45. Paul. III, c. 22, § 5; Aët., c. 8 u. a. — G. d. A., S. 76.

sendet, so darf man nicht von dem schmerzenden Auge fort zu jenem hin die Materie ziehen. Das gleiche wird erreicht durch Massage der beiden Hände und der beiden Füsse und durch Umschnüren der Arme und der Schenkel.

Ruft die Nothwendigkeit zum Abführen[21], so führe ab mit gekochten Myrobalanen und Pflaumen und Gurken und Flohkraut-Samen[22] und Cassia oder Manna mit trocknen Veilchen und Zucker. Halte den Kranken ab von dicken, schlechten Speisen und vom Trinken des Dattelweins und des Rebenweins und vom Bade und vom Coïtus. Er soll sich beschränken auf Gemüse.[23] Verdünne seine Diät nach Möglichkeit und heisse ihn an jedem Tag einen Mohn-Syrup nehmen und einen Syrup von Teichrosen und Honigmeth von Granatäpfeln; das bringt ihn in Schlaf und kühlt ihm Kopf und Körper.

Halt' ihn auch zurück von allen Früchten im Sommer, wie von Feigen und Weintrauben und Granatäpfeln u. dgl., doch gestatte ihm eine Kleinigkeit vom Granatapfel und der Quitte nach der Mittags-Mahlzeit. Im Winter halt' ihn zurück vom Lattich und vom Zuckerrohr und von allem, was den Magen anfeuchtet und im Auge Thränenfluss erzeugt. Er soll sich in Acht nehmen vor Essig, — denn der letztere ist sehr schlimm für denjenigen, der an Ophthalmie leidet, — und vor ⟨allen⟩ säuerlichen Dingen und den zusammenziehenden und den scharfen.

Das Essen von Rosinen ist gleichfalls schlecht. Halt' ihn auch zurück von Leere des Magens und gleichfalls von Ueberfüllung desselben, und vom Trinken vielen Wassers und von vielem Reden und Schreien. Sein Hemd sei nicht ⟨zu eng⟩ geknöpft[24]; er darf nicht auf seinem Gesicht schlafen. Denn dieses und dergleichen Dinge ziehen die Materie hin zum Auge.

Er soll sich auch hüten vor dem Erbrechen. Lass ihn in einem dunklen Zimmer, mit wenig Licht, verweilen; sein Lager sei nicht weiss, sondern schwarz oder dunkel. In der Hand

---

[21] Hippokr. a. a. O.: φαρμακοποσίῃ. G. d. A., S. 75. Aët., c. 9.

[22] šunbur, sunbiras, Psyllion, Flohkraut, Drag. S. 618. A. M., 222: „wirkt abführend".

[23] muzawwarāt.

[24] Aehnliches gegen Trachom findet sich im K. III, c. 25, S. 117.

soll er ein schwarzes oder dunkles Läppchen[25] halten und dasselbe vor seinem Gesicht hängen lassen. In seiner Umgebung aber soll Grünes angebracht werden, wie Myrten, Weide u. dgl. Halte ihn aber ab, irgend einen Gegenstand ⟨genau⟩ zu fixiren. Befiehl ihm, auf dem Rücken zu schlafen; seine Kissen seien hoch, so dass er, wie unter dem Rücken gestützt, schlafe. ⟨Oertlich⟩ braucht man in den Tagen des Anfangs nichts weiter anzuwenden als Eiweiss.[26] Dies ist nützlich, und zwar deshalb, weil es die Heftigkeit der beissenden Materie mildert und den Schmerz beruhigt. Auf Grund dessen nützt gleichfalls die Frauenmilch, nur dass diese noch gleichzeitig eine abwischende Kraft besitzt. Zu den hierbei nützlichen Dingen gehört auch der Schleim der Quittenkörner und wässrige Lösung des arabischen Gummi.

Sei ⟨auch⟩ immerfort bedacht auf die Reinigung des Auges von den Krusten[27], indem du den Kopf einer dünnen Sonde mit Baumwolle umwickelst und damit reinigst. Wisse, wenn die Absonderung des Auges und die Krusten kleine, feine Körner[28] darstellen, so ist dies schlimmer, als wenn es grössere Stücke sind; denn das erstere deutet auf Schärfe der Materie und Verlangsamung der Reifung.

Wenn du nun den Körper entleert und vollkommen gereinigt hast und doch findest, dass die Krankheit noch weiter ansteigt, — das Zeichen davon ist Menge des Thränens und der Absonderung und ihre Dünnheit und das Andauern des Flusses, — dann mische mit Milch oder Eiweiss ein wenig von den betäubenden und schmerzstillenden Mitteln, aber nimm nicht viel davon, denn sie verzögern den Ablauf der Krankheit und ihre Reifung; ja sie erzeugen eine Verdunklung des Blicks, für welche es keine Heilung gibt. Denn Galen sagt im 14. Buch[29]

---

[25] Aët., c. 33 (nach Demosthenes): *ῥάκος πρασόχροον παραπετάσαντα τῷ ὀφθαλμῷ.* Vgl. K. I, c. 9 (S. 37).

[26] Paul. III, c. 22, § 3: *φλεγμαίνοντος δὲ τοῦ ἐπιπεφυκότος τοῖς μονημέροις χρηστέον μετὰ λευκοῦ τοῦ ὠοῦ.* Aët., c. 11.

[27] qiṭa', wörtlich Abschnitt, Stück.

[28] Hippokr., Volkskr. I: *λημίαι σμικραὶ καὶ δυσκόλως πολλοῖσιν ἐκρηγνύμενοι.* Vgl. Galen's Comment. dazu, XVII[a], S. 95.

[29] Auch L. hat G. in 14° de ingenio sanitatis. Es liegt hier also ein

seines Heil-Systems: Wir haben eine Anzahl von Leuten gesehen, denen Hören und Sehen durch die betäubenden Mittel ganz und gar geschwunden und nicht wiedergekehrt ist. Trotzdem ruft uns ⟨mitunter⟩ die Nothwendigkeit zur Anwendung dieser Arzneien, damit sie das Organ betäuben und den Schmerz stillen.

Es folgt hier eine von den schmerzstillenden Augensalben, nämlich die weisse. Beschreibung der weissen Augensalbe, welche gegen akute Augen-Entzündung nützt. Man nimmt Bleiweiss 8 Drachmen, arabisches Gummi 4 Drachmen, ägyptisches Opium und Traganth von jedem einzelnen 1 Drachme; zerstösst es und siebt es und knetet es mit dünnem Eiweiss, bereitet daraus eine Salbe und wendet sie an nach Bedarf.[30]

Hüte dich aber Pulver im Anfang — sei es bei der Ophthalmie, sei es bei Geschwüren, — anzuwenden, weil sie dann sehr schlimme ⟨Wirkung haben⟩; sondern erst dann, wenn du überzeugt bist von der Reinigung des Körpers und des Kopfes, darfst du in den grösseren Augenwinkel ein wenig von dem Pulver der gepflegten Zink-Asche (Tutia) thun. Denn dies ist ja eine wirksame Arznei, nützlich zum Kupiren der Materie.

Das Recept ist das folgende. Leichte[31] Zink-Asche aus Kirman ⟨in Persien⟩; sie wird zerrieben und gesiebt und gepflegt (übergossen) mit süssem Wasser in einem Mörser, zehn Tage lang; das Wasser darüber wird jeden zweiten Tag gewechselt, und ⟨die Masse⟩ häufig ausgeknetet. Dies Mittel ist sehr wirksam für den genannten Zweck und erprobt. Doch hüte dich, es vor der Reinigung anzuwenden; denn sonst ziehst du dem Kranken ein grosses Unheil zu.

alter Fehler vor. Weder die Stelle noch die Worte Galen's sind genau angeführt. Vgl. Galen, Heilsystem XII, c. 8, B. X, 868: *ἐπεί τοί γ' ὅτι πολλοὶ τῶν χρησαμένων ⟨τοῖς δι' ὀπίου κολλυρίοις⟩ ἐγγὺς ἧκον, οἱ μὲν τοῦ μηδ' ὅλως ὁρᾶν, οἱ δὲ τοῦ κωφωθῆναι, γιγνώσκεται πᾶσιν.* Parallel-Stellen: Galen X, 171; XII, 533. Dagegen Diosc. m. m. IV, c. 65, I, S. 557. Ueber betäubende Augenheilmittel siehe oben II, c. 1, Anm. 28.

[30] Ziemlich ähnlich ist bei Paul. VII (S. 280) die Schwanen-Salbe, *κυκνάριον*.

[31] Nihilum album im Mittelalter genannt. Vgl. G. d. A., S. 25. Aët., c. 10: *δοκιμασία πομφόλυγος.* — Zink-Oxyd ist in Wasser unlöslich.

Was ebenfalls einen offenbaren Nutzen gewährt und den Kranken in Schlaf bringt, ist Bestreuen mit dem Pulver[32], dessen Recept das folgende ist.

Man nimmt Schalen vom Hühner-Ei, wäscht sie mit Wasser und halbzerstossenem Salz zu wiederholten Malen, bis von der dünnen Schale nichts mehr darin bleibt; wäscht sie darauf mit süssem Wasser allein zu wiederholten Malen, bis von der Salzigkeit nichts mehr drin bleibt; es wird dann abgetrocknet und du streuest es auf eine Serviette und reibst tüchtig, bis dass, wenn doch noch etwas von der dünnen Schale zurückgeblieben, es dann weggeht. Darauf trockne es im Schatten und zerreibe es, bis es zur ⟨äussersten⟩ Grenze des Staubes gelangt, und wende es an, nachdem das weisse Kollyr voraufgegangen. Denn es ist sehr nützlich.

Hüte dich aber im Anfang und im Ansteigen ⟨der Ophthalmie⟩ solche Pulver anzuwenden, in denen persisches Gummi (Sarcocoll) enthalten ist; denn das zieht dem Kranken eine Schädigung zu. Halte ihn auch zurück vom Schlaf am Tage, besonders nach der Nahrungs-Aufnahme, denn das schliesst die Dünste im Auge ein und vermehrt die Entzündung. Er soll auch nicht zu lange in der Nacht schlafen; doch sorge dafür, dass er in der Nacht schläft.

[Der Schlaf in der Nacht ist dem Körper nützlicher, als der am Tage, — aus zwei Ursachen: die eine ist die Gewohnheit; die zweite ist die Kälte der Nacht und ihre Feuchtigkeit. Denn die Wärme geht in die Tiefe des Körpers während der Kälte und Feuchtigkeit der Nacht.][33] ⟨Nächtlicher Schlaf⟩ ist eine Ursache für die Heilung des ⟨Kranken⟩.[34] Nämlich[34] die Materie des Schmerzes wird in der Nacht gekräftigt und der

---

[32] Hier ist wohl ein Schreibfehler in den Handschriften: mit kleinem ḥadm (ǵidm). Vgl. c. 46, Anm. 5. Vielleicht steckt darin ein Eigenname oder ein Fremdwort. Oder ist es eine Anspielung auf das gegen Augenkrankheit seit alter Zeit von den Arabern verwendete Chichm-Pulver? Vgl. A. M., S. 182, und B. B. Schuchardt, Corresp.-Bl. d. ärztl. V. f. Thüringen, 25. Aug. 1883.

[33] Die Klammer [ ] unterbricht den Text, wäre als Parenthese des Vf.'s wenig geschickt, könnte eine Randglosse sein und fehlt in L., I wie II.

[34] Vgl. Galen XVIII[a], S. 49.

Schmerz nimmt zu aus folgendem Grunde: am Tage löst sich vom Körper ein dunstiger Rauch, in Menge, wegen der Wärme der Luft am Tage. Aber in der Nacht siegt die Kälte über die Mischung der Luft; deshalb ziehen sich die Poren der Haut zusammen und hindern den Dunst, sich vom Körper zu lösen, so dass jener zum Auge emporsteigt, wegen der Schwäche dieses Organs, und die Materie der Ophthalmie zunimmt, und die Belästigung des Kranken stark wird. Deshalb ist es nothwendig, dass du dem Kranken Schlaf in der Nacht verschaffst, dadurch, dass du ihn etwas von den betäubenden Mitteln riechen lässt, wie Mandragora und Opium u. dgl.[35]

Lass ihn Sandel riechen und Wasser von Rosen und von Veilchen und Seerosen. Denn dies und ähnliches ist kühlend und betäubend. Hüte dich die akute Ophthalmie im Anfang vor der Entleerung[36] des Körpers ⟨mit Kollyrien⟩ zu behandeln; denn das ist schlecht. Ueberhaupt soll jeder Schmerz, mit dem Pulsation verbunden ist, nach der Entleerung mit kühlenden und lindernden Mitteln behandelt werden. Du musst das Auge bähen mit Eigelb. Denn das gehört zu dem, was die Materie abhält. Hüte dich, dass du zwischen die Lider eine Wieke legst oder dgl., denn das ist schlecht, weil sich die Lider nicht in natürlicher Weise schliessen.

Zu dem, was nützt zur Heilung ⟨auch⟩ der übrigen Augenkrankheiten, nach dem Kupiren der Materie, gehört die Verfeinerung der Nahrung und die Normirung der Natur ⟨bezüglich des Stuhlgangs⟩ und Vermeiden des Dattelweins und des Coïtus. Zu dem, was gleichfalls nützt, gehört die Umschnürung der Extremitäten und ihre Massage, und ihre Bähung mit warmem Wasser, Umschnürung der Schenkel bei heftigem Schmerz, Bestreichung der Lider und der beiden Schläfen und der Stirn — mit Dornstrauch-Saft (Lycium) und Schöllkraut-Salbe[37]: denn das gehört zu dem, was die Materie abhält.

---

[35] Vgl. Anm. 29 dieses Kapitels. Die Sache ist richtig, so sonderbar uns auch die Theorie des Arabers erscheint.

[36] Galen XII, S. 706: *προπαρασκευάζομεν ὅλου τοῦ σώματος ταῖς καθάρεσι*, u. a. zahlreichen Stellen.

[37] Stirnsalben und heisse Fussbäder haben sich bis in's neunzehnte Jahrhundert erhalten!

Wenn aber nach der Entleerung die Materie ⟨doch noch⟩ in's Auge sich ergiesst; so mach' einen Umschlag mit Endivien- und Teichrosen- und Veilchen-Blättern und wasche das Gesicht mit Rosen- und Regen-Wasser und dem von Mohnkopf-Schalen und Teichrosen und Rosen. Wende dies an, jedes einzeln für sich und alle zusammen. Bestreiche Schläfen und Stirn mit Sandel- und Rosen- und Schöllkraut-Wasser und Dornstrauch-Saft und Portulak-Wasser und überhaupt mit allem, was kühlt und zusammenzieht; denn dieses und ähnliches gehört zu dem, was die Materie abhält.

Halte den Kranken zurück vom Waschen der Augen mit kaltem Wasser, — denn dies gehört zu dem, was den Dunst einschliesst, und die schnelle Lösung der Augenkrankheit hindert, — mit Ausnahme des Falles, dass die Augen-Entzündung von schlechter, heisser Mischung ohne Materie herstammt. Ihr Kennzeichen ist Geringheit der Ader-Anfüllung und der Anschwellung der Lider und der Bindehaut und Geringheit der Absonderung und Dickigkeit derselben.

Ist die Krankheit zum Stillstand gekommen, — das Kennzeichen ist dann Geringheit des Thränenflusses und der Augen-Absonderung und Härte der letzteren, weil eben, so lange von der Nase und den beiden Augen Thränen herunter laufen und Augen-Absonderung, die Materie in Zunahme begriffen ist; und erst, wenn dies kupirt worden, der Stillstand der Krankheit da ist, — dann stelle die übrige Behandlung ein, und wende das an, was zusammenzieht und löst, wie die weisse Salbe, welche persisches Gummi (Sarcocoll)[38] enthält: diese wird in Wasser aufgelöst und in's Auge geträufelt.

Ihr Recept ist ⟨das folgende⟩: Man nimmt persisches Gummi, das mit Eselinnen-Milch gepflegt (aufgeweicht) ist, Traganth und Opium je eine Drachme, arabisches Gummi 4 Drachmen, Bleiweiss 8 Drachmen; die Zahl der Arzneien ist fünf; man vereinigt sie mittelst Regenwasser und reibt damit ein und bestreut danach ⟨das Auge⟩ mit Königin-Pulver, das ich im Kapitel von der Chemosis ⟨II, c. 15⟩ erwähnt habe.

---

[38] Galen XII, 118.

Wenn du ⟨dabei⟩ das Auge öffnest, so berühre es nicht mit deiner Hand; sondern dies soll sanft geschehen. Lass auch nicht die Lider von selbst zuklappen, sondern lass sie allmählich herab. Es empfiehlt sich, dass du das Pulver in den Augenwinkel zwischen die Lider bringst; das ist zweckmässig. Zu dem, was ebenfalls an diesem Ort nützt, gehört die Eintags-Salbe.[39]

Ihr Recept ist ⟨das folgende⟩: Man nimmt Galmei und gebranntes Kupfer, von jedem 3 Drachmen, Schöllkraut-Salbe 2 Drachmen, Akazie und Opium, von jedem 1 Drachme; man zerstösst es und knetet es mit Regenwasser und macht daraus ein Kollyr.

Wenn aber nach Reinigung des Körpers und Regelung der Nahrung die Abnahme der Krankheit sich verzögert, und Röthung und Thränenfluss andauert; so weist dies darauf hin, dass in den Häuten des Auges selbst etwas zurückgehalten wird. Dann mach' dich daran mit Zink-Asche (Tutia) und Stärke, — das trocknet jene schlechte Feuchtigkeit ab; und reibe das Lid ein, wenn darin ein Rest von Schwellung besteht, mit Akazie und Myrrhe und Safran und gebranntem Kupfer und Aloë, denn das hält die Materie ab und löst das, was davon im Auge sich gebildet hat.

Wenn aber die Abnahme ⟨wirklich⟩ anhebt, so ist ihr Zeichen Abschneidung des Thränenflusses, Geringheit der Augen-Absonderung und ihre Eindichtung, und Verklebung der Lider: die letztere gehört zu den wichtigsten Zeichen der Reifung[40] der Krankheit.

---

[39] bur' jaumihi = *μονοήμερον*. Vgl. Galen XII, S. 731: *Σεργίου ὀφθαλμικοῦ μονοήμερον.* ♃ *καδμείας κ. καὶ π. δραχμὰς δ', σποδοῦ πομφόλυγος π. γ. δ', χαλκοῦ κ. καὶ π. γ. δ', κρόκου δραχμὰς β', ἀκακίας γ. στ', κόμμεως δραχμὰς στ', ὕδατι ὀμβρίῳ.* Das Recept des Arabers ist recht ähnlich. Auch Paul. VII, c. 16 hat ein ziemlich ähnliches *μονήμερον*. Eintags-Salben wurden sie genannt, weil sie in einem Tage die Heilung vollenden. Vgl. Gorr. def. med., S. 300. Galen XII, S. 712: *ἐκθεραπεύειν τὰς ὀφθαλμίας διὰ τῶν καλουμένων μονοημέρων κολλυρίων.*

[40] Galen, von den Zeiten der Krankheit, c. 3 (B. VII, S. 447): *Οὕτω δὲ κἀν ταῖς ὀφθαλμίαις ἐν ἀρχῇ μὲν ἀποῤῥεῖ πολὺ καὶ λεπτὸν, ἄπεπτον ἱκανῶς· ἐφεξῆς δὲ ἔλαττόν τε καὶ παχύτερον, ὑπογραφήν τινα πέψεως λαμβάνον· εἶτα ἐν τῷ χρόνῳ προϊόντι, τοῦ μὲν πλήθους μειουμένου, τῆς δὲ συστά-*

Dann aber wende das rothe linde Kollyr an. Auch das Bad ist ebenfalls nützlich zu dieser Zeit. Danach das rothe scharfe. Hierauf drehe das Lid um und reinige es mit dem grünen Kollyr. Nach Anwendung dieser Salben thu' in's Auge das staubförmige Pulver, vermittelst der Sonde.

Wenn aber im Auge die Ophthalmie dauernd verharrt, so wisse, dass im Lide des Kranken Krätze (Trachoma) besteht.[41] Dann stülpe es um, du siehst darin wuchernde Theile, wie Mohnkörner: alsdann reibe es mit dem grünen Kollyr und der Lidschminke; denn das bewirkt Heilung.

Aber von derjenigen Ophthalmie, welche aus Schleim oder dickem Wind (Dunst) herrührt, entsteht eine Anschwellung im Auge, bis das Weisse sich über das Schwarze erhebt[42], — jedoch ohne dass damit starke Röthe und Thränenfluss verbunden ist. Hierbei muss man die Diät verdünnen, und das Auge im Beginn nur mit Blut-Eisenstein einreiben, und es mit lauem Wasser auswaschen. Ist die Krankheit zum Stillstand gekommen, so gebrauche das rothe linde Kollyr und danach einige Sonden voll von dem staubförmigen Pulver, denn das ist nützlich. Hüte dich aber hier vor den betäubenden Mitteln; denn sie gehören zu denen, welche diese Krankheit steigern. Wenn du Kollyrien anwendest, so gebrauche im Anfang die dünnen, nachher dicke sie ein.[43]

Diejenige Augen-Entzündung aber, welche aus schwarzer Galle entsteht, — die Augenärzte nennen sie die aus Trockenheit[44] entstehende, — hat zum Zeichen Reinheit des Auges, geringe Verklebung derselben, Geringfügigkeit der Augen-Absonderung und Härte derselben, Jucken des Gesichts und sehr wenig Röthung in demselben. Die Behandlung dieser Art geschieht durch das Bad. Wende ein ansaugendes Kollyr an, wie das von unreifen Trauben, hüte dich aber vor dem Aderlass.

σεως ἐπὶ τὸ παχύτερον ἰούσης, αὐξάνεται τὰ τῆς πέψεως εἰς τοσοῦτον, ὡς καὶ κολλᾶσθαι τὰ βλέφαρα κοιμηθέντων ὑπο τῆς γενομένης λήμης... Vgl. Hippokr., von der alten Heilk., c. 19.

[41] Eine gute Bemerkung.

[42] Aët., c. 15: *περὶ οἰδήματος.*

[43] Aët., c. 13: ... *παχύνειν τὴν τοῦ κολλυρίου σύστασιν.*

[44] Vgl. oben Anm. 13.

Aber die zusammengesetzten Augen-Entzündungen erheischen eine mühselige Behandlung. Denn man muss beständig und zu wiederholten Malen den Körper reinigen und die überschüssige Materie angreifen. Wisse aber, dass beständige Darm-Entleerung, sowie das Klystier, sehr nützlich ist bei der Augen-Entzündung: mitunter tritt Heilung schon ein ohne weitere Behandlung.

So hat auch schon Hippokrates[45] gesagt: Wenn einen Menschen, der an Ophthalmie leidet, Durchfall befällt; so ist das gepriesen. — Es zieht nämlich die Feuchtigkeit nach unten.

Auch muss man auf die Natur Rücksicht nehmen und nicht die Kraft ⟨des Kranken⟩ ausser Acht lassen und nicht auf sie losstürmen, so dass sie zu schwach wird, die Krankheit zurückzustossen. Vor den betäubenden Mitteln hüte dich bei dieser Krankheit (der Ophthalmie), ⟨und gebrauche sie⟩ nur im Nothfall; denn sie verursachen im End-Stadium Verdunkelung ⟨der Sehkraft⟩, deren Heilung schwierig ist.

Du musst auch wissen, dass die Ophthalmie in den kalten Ländern und Zeiten und Temperamenten länger dauert. Darum lass ⟨bei diesen⟩ die Behandlung länger andauern und sei nicht ungeduldig. Die Augenbrauen[45a] dieser Leute sind eben dichter. So ist auch im Winter die Ophthalmie weniger rasch zu heilen.

Bisweilen entsteht zuerst im Auge eine Art von Oedem[46]; dies wird nicht als Ophthalmie bezeichnet. Der Unterschied zwischen beiden besteht darin, dass mit der Ophthalmie Stechen und Thränen verbunden ist, dem Oedem aber beides nicht nachfolgt.

Letzteres wird allein durch Entleerung geheilt.

Merk' dir auch, dass die feuchte Ophthalmie mit reichlichem Thränenfluss schnell zu ihrem Höhepunkt ansteigt, sogar in einer Nacht, und dann in vollkommener Weise abfällt. Hingegen die trockne Ophthalmie, mit geringem Thränenfluss und kleinen Krusten, pflegt schwierig zu reifen, so dass

---

[45] Sprüche (Aphor.) VI, 17, Littré IV, 556: *Ὀφθαλμιῶντι ὑπὸ διαρροίας ληφθῆναι ἀγαθόν.*

[45a] L. II: tunice oculorum; L. I: supercilia.

[46] mašir. Die eigentliche Bedeutung des Wortes ist Schössling.

ihre Dauer oft recht lange sich hinzieht. Unterstützungs-Mittel für die Reifung und Lösung der Ophthalmien sind Lid-Salben. Ich gehe jetzt dazu über, ihre Recepte anzugeben.

Recept einer Salbe, welche nützt gegen Augen-Entzündung und Anschwellung. Man nimmt enthülste Linsen und Sandel und trockne Rosen und Kampher ⟨zu gleichen Theilen⟩, es wird verrieben mit Endivienwasser.

Recept einer Salbe, welche gleichfalls nützt gegen Augen-Schwulst. Man nimmt Aloë aus Sokotra und Schöllkraut-Salbe und Kreuzdorn-Saft (Lycium) und Safran und Opium und Akazie und Armenischen Thon (Bolus) und rothen Sandel zu gleichen Theilen, zerstösst es und knetet es mit Nachtschattenwasser. Man bereitet daraus grosse Kollyrien und wendet sie an.

Ein andres Mittel gegen akute Augen-Entzündung und heftige Pulsation. Man nimmt trockne Rosen und Schalen vom süssen Granatapfel, und enthülste Linsen, kocht sie mit Wasser und wendet dies mit Rosen-Oel als Umschlag auf das Auge an.

Gegen Stechen und scharfe Feuchtigkeiten helfen gekochte Endivien- und Seerosen-Blätter und Veilchen, mit Rosen-Oel.

Ophthalmie entsteht auch vom ⟨andauernden⟩ Sehen auf Schnee[47] und von der Kälte. Die Behandlung dieser ⟨Art⟩ besteht darin, dass Feigenlaab gesiedet werde, und dass der Kranke sich über diesen Dampf beuge. Dies ist nützlich.

Bleibt ein Rest übrig, so ist das rothe linde Kollyr und das von unreifen Trauben nützlich für eine solche Ophthalmie.

[Dies ist das Beste, was ich sagen konnte über die Aufzählung der Ophthalmien und über ihre Behandlung. Dies möge genügen.[48]]

---

[47] Oreibas. (Hausmittel IV, 21, B. V, S. 712): πρὸς τὰς ἐκ χιόνος ὀφθαλμίας (Knoblauch, Malz). Vgl. Galen, v. Nutzen der Theile X., c. 7, und K., IV, c. 24.

[48] [ ] in Kh., G. und F., nicht in D., noch in L. — Doch hat F. „das Ganze“.

Neununddreissigstes Kapitel.

Ueber den Blutfleck[1] und seine Behandlung.

Der Blutfleck besteht aus Blut, das in die Bindehaut sich ergiesst, bei Durchreissung der in dieser befindlichen Blut-Adern.[2]

Das geschieht aus drei Ursachen.

Eine davon gehört zu den primitiven (traumatischen), welche das Auge treffen und die Bindehaut zerreissen. Die zweite liefert Blut, welches in die Bindehaut sich ergiesst, von einem heftigen Schlage, welcher das Auge trifft, ohne dass in demselben eine Ader zerreisst. Die dritte Art entsteht plötzlich, ohne sinnfällige Ursache, vielmehr von einem hitzigen Blut, das in die Bindehaut sich ergiesst: gelegentlich entsteht sie in Folge von heftigem Erbrechen; oder sie entsteht auch mitunter von einem platzenden Geschwür.[3]

Behandlung. Willst du dich ⟨hierbei⟩ sichern gegen entzündliche Anschwellung, so musst du dich beeilen mit dem Aderlass[3a] aus der Kephalica, und in das Auge Frauenmilch träufeln.[4] Wenn aber die Röthe und die Anschwellung und das Blut zunimmt, so träufle in das Auge dünnes Eiweiss und lege zurücktreibende Salben auf.

Ist keine Spur von Entzündung zugegen, so träufle zum Anfang in's Auge: warme Frauenmilch und Blut von Küchlein, das du auspresst von dem Ort unter den Wurzeln der kleinen Federn[5], welche unterhalb des Flügels sich befinden; oder Blut

K. 39. [1] ṭarfa.

[2] Paul. III, c. 22, § 6: *Ὑπόσφαγμά ἐστι ῥῆξις τῶν φλεβῶν τοῦ ἐπιπεφυκότος, ἐκ πληγῆς ὡς μάλιστα γινομένη.* Aët., c. 22. Vgl. K., II, c. 24. — Eine ungeheure Anzahl von Recepten gegen Blutfleck, nach Archigenes, Apollonios, Kriton, Heras, hat Galen XII, S. 807—819!

[3] ḫurāǵ.

[3a] Aët. a. a. O.: *διὰ φλεβοτομίας.*

[4] Paul. a. a. O.: *ἐγχυματίζειν . . . θερμῷ γάλακτι γυναικείῳ . . .*

[5] „Von unter dem Flügel" finden wir nicht in den griechischen Darstellungen der Augenheilkunde, wohl aber bei den Arabern und Arabisten; — noch Benvenuto Cellini wurde so beim Eindringen eines Splitters in sein Auge behandelt. (Siehe Goethe's Werke, Ausg. in 30 B., Stutt-

der Turteltauben[6], allein oder mit armenischem Thon, oder dem Marmor[7], welcher in dem grünen Thon sich findet.

Löst es sich, so ist es gut. Wenn aber nicht, so zerreibe Weihrauch und feuchte ihn an mit Frauenmilch und träufle dies in's Auge.[8]

Wenn es sich dann löst, so ist es gut. Wenn nicht, träufle ein Amei[9]-Wasser und Salzwasser[10] und Steinsalzwasser[10], und bähe das Auge mit Wasser, worin Dosten und trockner Ysop[11] gekocht ist. Wenn es sich dann löst, ist es gut; wenn aber nicht, so träufle das Wasser vom Rettich ein und mach' auch Umschläge mit Schalen von Rettich[12] und Rosinen[12] und Taubenkoth.[13]

Wenn aber ein Schlag die Bindehaut zerrissen hat[13a], so kaue Salz und Kümmel[14] und träufle dies in's Auge. Zu dem, was beim Blutfleck nützt, gehört auch rothes Arsen: man zerreibt es und thut es in Wasser und wärmt es an, klärt es und thut davon in's Auge. Bisweilen räuchert man das Auge mit Weihrauch und Kuhfladen, — dann heilt der Blutfleck.

---

gart 1857/58, B. 23, S. 36.) Vgl. K., S. 36 u. 84. — Nichtsdestoweniger findet sich ein griechisches Vorbild. Siehe Galen, v. d. einf. Heilmitteln X, c. 3 (B. XII, S. 256): *Περὶ αἵματος περιστερᾶς . . . θερμὸν μὲν γὰρ κατὰ τῶν ὑποσφαγμάτων ἐγχέων αὐτὸ τὰς κατὰ τὴν ἔκφυσιν τῶν πτερύγων διῄρει φλέβας* . . . Es ist gar nicht so leicht, den „Arabischen Rest" sicher zu umgrenzen. Vgl. noch Galen XII, S. 796 u. XIV, S. 347.

[6] Paul a. a. O.: *αἵματι φάσσης ἢ περιστερᾶς.* Aët., c. 22: *αἷμα τρυγόνος ἢ περιστερᾶς.*

[7] ruḫām.

[8] Paul a. a. O.: . . . *ἢ θερμῷ γάλακτι γυναικείῳ βραχὺ ἀποτρίβων λιβάνου* . . .

[9] nānaḫwāh; entweder Sison Amomum L. oder Ammi majus L. (Drag. 489, 488; A. M. 406).

[10] Paul a. a. O.: *ἢ ἅλμην ἔνσταζε καὶ μάλιστα ἀπὸ καππαδοκικῶν ἁλῶν.* Archigenes bei Galen (XII, S. 807—865) ist Quelle, auch für die in den folgenden Anmerkungen genannten Mittel.

[11] Paul a. a. O.: *καὶ πυρίᾳ κέχρησο δι' ἀφεψήματος ὑσσώπου.* Aët. a. a. O.: *πυριατέον . . . δι' ἀφεψήματος ἀψινθίου ἢ ὑσσώπου.*

[12] Paul. a. a. O.: *καταπλάσσειν δὲ . . . ῥαφάνου φλοιῷ ἢ σταφίδι.*

[13] Paul. a. a. O.: *κόπρος περιστερᾶς.*

[13a] Galen hat einen Abschnitt *πρὸς ὑπώπια μετὰ διακόμματος.*

[14] *κύμινον*, Galen a. a. O.

Gegen den Blutfleck hilft auch das folgende Kollyr. Das Recept ist so. Man nimmt gewaschenen Blut-Eisenstein 3 Drachmen, gebranntes Kupfer 2 Drachmen, Korallen und undurchbohrte Perlen je $^1/_2$ Drachme[15], Palmen-Catechu, für sich allein zerrieben, $4^1/_2$ Scrupel, Bleiweiss 1 Drachme, rothes Arsen und Drachen-Blut und Safran und Bernstein, von jedem $^1/_2$ Dr. Man vereinigt dies und bindet es mit dem Blut vom Küchlein und bereitet ein Kollyr daraus; zur Zeit des Bedarfs feuchtet man es an mit Frauenmilch und wendet es an. Die Gesamtzahl der Arzneien ist zehn.

Wenn aber der ⟨Blutfleck⟩ vom Aufbruch eines Geschwürs herkommt, so heile ihn mit dem weissen und dem Blei-Kollyr.

Recept eines Kollyrs, das nützt gegen Blutfleck und gegen heftigen Schmerz des Auges, der bei starker Hitze eintritt.[16] Man nimmt goldfarbigen Galmei und gebranntes Kupfer, von jedem 2 Drachmen, Drachen-Blut, Korallen und undurchbohrte Perlen von jedem 4 Drachmen, Traganth und Myrrhen und Safran und Stärke, Lilienwurzeln und Akazie von jedem 2 Scrupel, rothes Arsen und weissen Zucker von jedem $^1/_2$ Drachme. Man zerreibt es und knetet es, bereitet Kügelchen daraus und wendet sie an.

Vierzigstes Kapitel.

Ueber ⟨Fremdkörper⟩, die in's Auge gefallen sind, und deren Behandlung.[1]

Herausgeht, was in's Auge gefallen, von Russ und Staub und ähnlichen Dingen, durch wiederholte Einträuflung von Frauenmilch.[2] Auch süsses Wasser[2] reinigt und bringt heraus, was drin ist. Ist es aber wie ein Strohhälmchen oder Sand-

---

[15] Kh., G. und F. haben hier noch [Gummi u. Traganth je $2^1/_2$ Dr.]; ebenso L.: doch stimmt dies nicht mit der Zahl zehn.

[16] F. und Kh. „und gegen übermässige Hitze".

K. 40. [1] Aët., c. 18: περὶ τῶν ἐμπεσόντων εἰς τὸν ὀφθαλμόν . . . Δημοσθένους.

[2] Aët. a. a. O.: ἢ ὕδωρ ἢ γάλα . . . ἐγχυμάτιζε.

korn[3], und wird es nicht ⟨gleich⟩ sichtbar; dann stülpe das obere Lid um: jetzt siehst du den ⟨Fremdkörper⟩, der festhaftet. Alsdann nimm ihn mit dem Sondenknopf heraus; oder wickle um deinen Finger ein Läppchen von Leinen-Zeug und wische dies über das Lid, dann geht ⟨der Fremdkörper⟩ gleich heraus.[4] Wenn aber im Lid oder in der Oberfläche des Auges ein Fremdkörper fest haftet wegen seiner Rauhigkeit, wie z. B. die Granne einer Aehre oder dgl., so entferne ihn mit einer Fremdkörper-Pincette[5] und träufle Frauenmilch in's Auge.

Einundvierzigstes Kapitel.

Ueber das Flügelfell (ẓafara) und seine Behandlung.[1]

Das Flügelfell ist eine sehnen-artige Hervorragung in der Bindehaut, die entsteht vom grösseren Augenwinkel und all-

---

[3] Aët. a. a. O.: *ἐὰν δὲ ἄχυρον ἢ ψάμμος . . . ἐμπέσῃ.*

[4] Diese besseren Regeln fehlen in unsrer griechischen Quelle.

[5] Kh. und G. ǵaft, D. kasf. Die erstere Lesart ist richtig: ǵaft (persisch) = instrumentum chirurgicum. L. hat cum picecarolis. Dies Wort, welches in keinem Wörterbuch, auch nicht im Glossar. med. et inf. lat. vorkommt, — wohl aber in Gurlt's Gesch. d. Chirurgie III, 815, 1889, mit allen Schreibarten der mittelalterlich-lateinischen Heilkunde, wie pincecarola, piscicariola u. a., — stammt wohl aus dem spanischen pico de cuervo, Rabenschnabel, Splitter-Pincette. Dies ist die Bedeutung von ǵaft. Bestätigung liefert die arabische Handschrift al-kāfī fi'l kuḥl, das Genügende in der Augenheilkunde, von Ḫalīfa, welche auf einer Instrumententafel unter Nr. 17 die Abbildung gibt und die folgende Erklärung: Man braucht es, wenn eine Granne oder etwas Aehnliches in's Auge gefallen. Hiermit vgl. Simon Januens. (clavis sanationis, um 1300 n. Chr.): Labidion gr. Demost., est ferramentum subtile, quo aufertur aliquid oculo infixum. Jetzt erkennen wir, dass aus Demosthenes die folgende Stelle des Aët., c. 21, entnommen ist: *Ἐὰν δὲ ἐμπαγῇ εἰς τὸν ὀφθαλμὸν ἤτοι σκολόπιον ἢ ὀστάριον, λαβιδίῳ ἐξελκύσθω.* (L. II. hat parvis tenaculis.)

K. 41. [1] Vgl. Gesch. d. Augenheilk. im Alterth., § 173 u. 242. (Im Wörterbuch d. A., S. 86, sind alle auf das Flügelfell bezügl. Stellen der griech. Aerzte gesammelt.) Paul. III, c. 22, § 29: *Τὸ πτερύγιον νευρώδης ἐστὶ τοῦ ἐπιπεφυκότος ὑμένος ὑπεροχή, ἐκφυομένη μὲν ἀπὸ τοῦ κανθοῦ, προϊοῦσα δὲ μέχρι τῆς στεφάνης· ὅταν δὲ ὑπεραυξηθῇ, καὶ τὴν κόρην καλύπτει.* (Wörtlich ebenso in dem Buch von den Hausmitteln, das dem Galen fälschlich zugeschrieben wird, II, c. 5, B. XIV, S. 410). Die beste Dar-

mählich bis zur Hornhaut sich ausdehnt. Mitunter entsteht es auch im kleineren Augenwinkel, mitunter in beiden.[2]

Das ⟨Flügelfell⟩ schadet dem Auge, weil es dasselbe in seiner Bewegung hindert.[3] Mitunter dehnt es sich über Bindehaut und Hornhaut aus, bis dass es das Sehen hindert[4]; bisweilen aber dehnt es sich nur über die Bindehaut aus. Dasjenige, welches zart und weich ist, wird leicht geheilt; dasjenige, welches hart und roth ist, erheischt eine längerdauernde Behandlung.

Behandlung. Wenn das Flügelfell noch im Anfang-Stadium sich befindet und dünn ist, so behandelt man dasselbe mit den scharfen Arzneien, welche abwischen, wie gebranntes Kupfer und Ammon'sches Salz und weisser Vitriol und Steinsalz und Schweine- und Ziegen-Galle.[5] Galen erklärt die Lilien-Wurzel für nützlich.[6] Zu dem, was ebenfalls nützt gegen Flügelfell und wildes Fleisch, gehört das Kaiser-Kollyr.[7]

Das Recept ist das folgende: Man nimmt gewaschenen Blut-Eisenstein 12 Drachmen, arabisches Gummi und gebranntes Kupfer von jedem 6 Drachmen, gebranntes Kupfer-Eisen-Vitriol

---

stellung hat Aët., c. 60. Er spricht von *λευκανθίζοντα, ὑπέρυθρα, ἐσκιῤῥωμένα* u. A. — K., II, c. 22, ist nicht so genau.

[2] Aët. a. a. O.: *ἄρχεται ... δὲ πλειστάκις μὲν ἀπὸ τοῦ μεγάλου κανθοῦ, σπανιώτερον δὲ ἀπὸ τοῦ μικροῦ, ἔτι δὲ σπανιώτερον γεννᾶται ἀπὸ τοῦ ἄνωθεν ἢ κάτωθεν βλεφάρου.*

[3] Paul. VI, c. 18: *Βλάπτει δὲ τὸν ὀφθαλμὸν τῷ τε κωλύειν τῇ συνολκῇ τοῦ βολβοῦ τὴν κίνησιν καὶ τῷ προκόπτον ὅλην ἐπικαλύπτειν τὴν κόρην.*

[4] Aët. a. a. O.: *παραποδίζει τὸ ὁρᾶν.*

[5] Galen (?) XIV, S. 411: *τὰ δὲ νεώτερα ... τὰ σμηκτικὰ δαπανᾷ, ὡς χαλκὸς κεκαυμένος ἢ χάλκανθος ἅμα χοιρείᾳ χολῇ ..... χολὴν αἰγὸς ... ἐγχρίουσιν.* (Vgl. auch XII, 802.) Aehnlich Paul. a. a. O. und Aët. a. a. O.

[6] Galen XII, 47 empfiehlt sie ganz allgemein als *ῥυπτικόν* erster Klasse. Aber XIII, S. 839 sagt er: *ἀνθηρὰ ʒ χρῶμαι ⟨πρὸς πτερύγια⟩. σανδαράχης γ. λβʹ, σχιστῆς, σμύρνης, μάγματος κρόκου γ. ιστʹ, ἴρεως γ. ιστʹ, κυπέρου ξστʹ.* (Dioscur. empfiehlt Süssholzwurzel, Galen XI, 858; Areios aber Alaun, Mennige, Grünspan, Gummi, Galläpfel, Granatäpfel, in Essig, G. XIII, 819; Pastill d. Aristarch. aus Myrrhe, Safran, Granatäpfeln, Vitriol, Alaun, Aloë und Falerner Wein, G. XIII, 826. Ein andrer Pastill aus Weihrauch, Akazie, Spiessglanz, Grünspan, Myrrhe, Opium, Mohnsaft, Gummi, Narde in herbem Wein, G. XIII, 837.)

[7] Cels. VI, vi, 26. 27: medicamentum quod caesarianum vocatur. Habet atramenti sut. denar. 1., misy den. 1. etc. Also anders.

(Kolkotar) und Grünspan, von jedem 2 Drachmen. Es wird zerstossen und gesiebt und geknetet mit Wein oder mit Fenchelwasser. Man bereitet daraus ein Kollyr und wendet es an.

Auch das grosse Königs-Kollyr ist ebenfalls nützlich. Nützlicher, als alle diese, ist die Lidschminke.

Recept[8] der Lidschminke, die da nützt gegen Hornhautfell und Flügelfell und Krätze und Amblyopie und Thränenfluss und zur Austilgung des Leukom. Man nimmt gewaschenen Blut-Eisenstein und gebranntes Kupfer und silberfarbigen Galmei und indisches Salz und armenischen Salpeter und Grünspan und langen Pfeffer von jedem 4 Drachmen, und weissen Pfeffer und schwarzen und Meeres-Schaum, von jedem 8 Drachmen, Aloë aus Sokotra, duftende Narde und Gewürznelke von jedem $4^1/_2$ Drachmen, Ingwer und Myrobalanen, von jedem 2 Drachmen, Safran und Ammon'sches Salz von jedem 1 Drachme: es wird zerstossen und gesiebt und gehörig zerrieben und angewendet.[9]

Als erprobt wird gerühmt und ist von uns nützlich befunden, dass man Baumwollensamen-Oel nimmt und Topfscherben, deren Glasur abgekratzt ist; man zerkleinert diesen Rest und mischt ihn mit dem Oel und reibt damit das Flügelfell ein, zu wiederholten Malen; dann wird das letztere flüssig: dies überhebt uns der Nothwendigkeit einer Operation mit dem Messer. Uebrigens muss diese Arznei nach dem Bade angewendet werden, damit ⟨vorher das Flügelfell⟩ aufgelockert werde.

Ist aber das ⟨Flügelfell⟩ gross und hart geworden, und besteht es schon eine geraume Zeit; dann kann die Heilung nur mit dem Messer geschehen.[10] Dazu musst du dem Kranken

---

[8] Sehr bemerkenswerth ist, dass in dem Recept des Arabers das Hauptmittel der Lidschminken fehlt, stm, *στίμμι*, Spiessglanz (Antimon)! (Vgl. G. d. A., S. 23 u. 24.) Vgl. Galen XII, 934. *Καλλιβλέφαρον . . . Στίμμεως κεκαυμένου καὶ οἴνῳ κατεσβεσμένου γ. ιστ', μολύβδου κ. καὶ π. γ. η', λιβάνου αἰθάλης, ναρδοστάχυος, σμύρνης πεφωγμένης, κρόκου, λεπίδος χαλκοῦ ἀνὰ γ. α'. . . . Ἄλλο τὸ Σεβηριανόν* — enthält Galmei, Ammon'sches Salz und Pfeffer.

[9] L. ut scis, d. h. nach der bekannten Art des Lidschminkens, mit Stäbchen oder Sonde.

[10] Paul a. a. O.: *τὰ μὲν οὖν μεγάλα καὶ χρόνια τῶν πτερυγίων διὰ μόνης χειρουργίας ἐκτέμνεται.* Ebenso Galen (?) XIV, 410. Beschreibung der Operation bei Paul. VI, c. 18 und bei Aët., c. 62.

befehlen, dass er seinen Körper entleere, wie es üblich ist. Dann bringe den Kranken in Schlaf[11], und befiehl einem Gehilfen, seine beiden Lider zu öffnen.

Darauf erhebe das ⟨Flügelfell⟩ in seiner Mitte mittelst eines Häkchens und spanne es nach oben.[12] Wenn es nöthig ist, so lass noch einen zweiten und selbst einen dritten Haken folgen. Besteht nun keine feste Verwachsung, und zieht es sich leicht nach oben, und ergiesst sich kein Blut bei der Ablösung; so wirst du keine Schwierigkeit finden während der Abhäutung (Abschälung). Führe nur eine Lanzette[13] oder einen Federkiel darunter und bewirke die Abhäutung.

Besteht aber feste Verwachsung, so schneide seitlich mit der Scheerenspitze eine kleine Stelle ein, damit sie dem Instrument zur Abhäutung Eintritt gewähre; und führe die Lanzette darunter und schäle das ⟨Flügelfell⟩ sanft von der Bindehaut ab. ⟨Uebrigens⟩ ist der Federkiel sicherer, als irgend ein andres ⟨Instrument⟩ und bewirkt keine ⟨Neben-⟩Verletzung. Operire auch recht zart auf der Hornhaut, wenn das ⟨Flügelfell⟩ auf derselben sich befindet, — bis es im Augenwinkel gefasst werden kann.

Wenn du es nun im grösseren Augenwinkel erfasst hast, so schneide es ab mit der Scheere und lass nichts von ⟨der Substanz des⟩ Flügelfells zurück. Denn, bleibt etwas zurück, so erfolgt Wiederkehr.[14] Hüte dich aber recht sorgsam davor, das Thränenwärzchen mit fortzunehmen, damit nicht daraus Thränen-

---

[11] Dies ist eine Vorschrift, die wir in keiner Operations-Beschreibung der alten Griechen vorfinden. Vgl. II, c. 10, Anm. 18.

Aët. a. a. O. räth bei feigen Kranken mit einem Lid-Heber das Oberlid zu erheben.

[12] Paul a. a. O: *τὸ πτερύγιον ἀγκίστρῳ ἀνατείνομεν.*

[13] Paul. (wie Aët.) schält für gewöhnlich mit einem Pferde-Haar das Flügelfell ab; als zweites Verfahren gibt er an, das emporgehobene Flügelfell *πτερυγοτόμῳ τὸ ὅλον ἀποδέρουσι.* Der Federkiel und der Einschnitt mit der Scheere scheint den Arabern eigenthümlich zu sein. K., S. 82: mittelst des Kiels einer feinen Feder. Ebenso auch schon im Continens, f. 37^{c}: Et ego vidi in bimaresten (Krankenhaus) quendam medicum excoriantem ungulam cum inferiori extremitate pennae.

[14] Aët. a. a. O: *εἰ δὲ βάσις τοῦ πτερυγίου καταλειφθῇ, παλιγγενεσία γίγνεται.*

fluss entstehe.[15] Vielmehr schneide allein das Flügelfell ab. Beginne deshalb mit dem Abschneiden desjenigen ⟨Theiles vom Flügelfell⟩, welcher an den grösseren Augenwinkel grenzt, indem du die Scheere auf die Nase legst; und ⟨danach erst⟩ schneide den ⟨folgenden Theil⟩[16] ab, welcher mehr nach dem kleineren Augenwinkel hin belegen ist.

Der Unterschied zwischen der ⟨Substanz des⟩ Flügelfells und derjenigen des Thränenwärzchens besteht darin, dass das Flügelfell weiss, hart und sehnig, das Wärzchen weich und roth erscheint.[17] Alsdann träufle in das Auge Salzwasser[18] mit gekautem Kümmel und verbinde mit Eigelb und Rosen-Oel; doch nimm nicht viel Oel, weil es eine erschlaffende Wirkung ausübt.

Gebiete dem Kranken, das Auge unter dem Verband vielfach zu bewegen, damit nicht Verwachsung eintrete. Am folgenden Tage löse den Verband und träufle zum zweiten Mal Salzwasser mit gekautem Kümmel in's Auge. Wenn der dritte Tag vorbei ist, leite die ⟨Nach⟩behandlung ein mit den übrigen scharfen Arzneien, wie Königs-Salbe und Lidschminke u. dgl. Entsteht heisse Anschwellung[19], so wende an, was die Entzündung beruhigt.

Du musst auch wissen, dass das Flügelfell öfters die ⟨Binde-⟩ Haut des Auges festhält. Ziehst du es an, so wird die ⟨Binde-⟩ Haut mit abgezogen; und schneidest du diese mit ab, so entsteht davon Schielen.[20] Daher darfst du ⟨von der Bindehaut⟩

[15] Paul. a. a. O.: *καταλιμπάνοντες τὸ φυσικὸν τοῦ κανθοῦ σαρκίον ἵνα μὴ ῥυὰς ἐπαρθέντος αὐτοῦ γένηται.* Aehnlich Aët.

[16] L. hat: quod seqt v̄sus lachrymalem minorem. D. allein von den Handschriften hat ein irrthümliches nicht.

[17] Dieser wichtige Satz fehlt in unsren griechischen Quellen.

[18] Paul. a. a. O.: *μετὰ δὲ τὴν χειρουργίαν ὀλίγους ἅλας λείους ἐμβαλόντες εἰς τὸν τόπον* ... Aët. a. a. O.: *μετὰ δὲ τὴν ἀφαίρεσιν ἅλμῃ δριμυτέρᾳ δέον ἐγχυματίζειν.*

[19] Paul a. a. O.: *εἰ δέ φλεγμονὴ παρακολουθήσοι* ...

[20] Das ist ganz richtig. L. I, obliquitas. L. II, fractura. Dagegen hat Kh. ḫarf oder ḫarq, Zerreissung, D. und G. ḫauf, Furcht, F. kašaṭa, Schälen. Hier liegt wohl ein Schreibfehler in den Handschriften vor. — Diese richtige Bemerkung finden wir übrigens nicht bei unsren Griechen.

nichts abschneiden; sondern du entfernst, soweit es möglich ist, von dem, was nicht mit der Bindehaut verwachsen ist.

Dann behandle den Rest ⟨des Flügelfells⟩ mit scharfen Arzneien bis zu seiner Auflösung. Wisse auch, dass die Lederhaut[21] ein harter knorpeliger Körper ist, an dem ein ⟨stumpfer⟩ Haken nicht haftet; und dass der Haken beim Zusammenfassen des Pannus (Hornhautfells) und beim Abschneiden des Flügelfells ein weiches Gewebe emporhebt; dies ist ein Theil des Krankhaften und nicht der ⟨normalen⟩ Haut. Gott weiss es am besten.[22]

Zweiundvierzigstes Kapitel.

Von der Aufblähung[1], welche der Bindehaut zustösst, und ihre Behandlung.

Von der Aufblähung (Oedem) gibt es vier Arten.

Die Ursache der ersten ist Wind, ihr Zeichen plötzliche Entstehung. Meist tritt vor ihrer Entstehung ein Brennen auf, wie vom Stich einer Fliege oder Mücke.[1] Hauptsächlich tritt es im Sommer[1] auf und bei Greisen.[1] Ihre Farbe ist ebenso, wie die der phlegmatischen Anschwellungen.

---

[21] Arabisch „Bindehaut“ (al-ǵiša' l-multaḥim). Dies ist wohl ein alter Schreibfehler (in allen Handschriften), oder eine irrthümliche Auffassung des Verf.'s. (L. I: velamen conjunctive; L. II: ipsa tunica.)

[22] So Kh.; D., F. und G.: „Das merke dir“.

K. 42. [1] intifaḫ. Vgl. K., I, c. 13 und III, c. 27.

Paul. hat ein Kapitel (III, c. 22, § 7ª u. 8): *Πρὸς ἐμφυσήματα κνησμώδη … Τὸ μὲν ἐμφύσημα ὄγκος ἐστὶν οἰδηματώδης τοῦ βλεφάρου* … Aët., c. 14 (S. 30): *Περὶ ἐμφυσήματος, ἐκ τῶν Δημοσθένους. Ἐμφυσᾶσθαι τὸν ὀφθαλμὸν λέγουσιν, ὅταν χωρὶς φανερᾶς αἰτίας οἰδήσας ὁ ὀφθαλμὸς ἀχρούστερός τε καὶ φλεγματωδέστερος καὶ κνησμώδης ἰσχυρῶς μετὰ ῥεύματος γίγνεται· συμβαίνει δὲ τοῦτο ὡς ἐπίπαν τοῖς πρεσβυτέροις μάλιστα, ἀπὸ τοῦ πρὸς τῇ ῥινὶ κανθοῦ κνησμοῦ ἀρχομένου, ὥσπερ ὑπὸ μυίας δακνομένου ἢ κώνωπος· προςπλεονάζει δὲ ἐν θέρει.* Es sind dies wohl von Thränenschlauch-Leiden abhängende Entzündungen des Lids und der Bindehaut und nicht das, was wir als Emphysem (Luft-Geschwulst der Lider nach Verletzung) zu bezeichnen pflegen. Allerdings hat Paul. ein Kapitel *περὶ ὑποσφαγμάτων καὶ ἐμφυσημάτων* (und Ioann. Akt., II, 443 erklärt das Lid-Emphysem durch Ansammlung von Luft in den Lidern).

Die Ursache der zweiten Art ist eine schleimige Absonderung von dünner Beschaffenheit. Ihr Zeichen ist schlechtere Farbe und grössere Schwere derselben und stärkere Kälte in derselben; drückst du darauf mit deinem Finger, so sinkt es ein, und es bleibt seine Spur eine Zeit lang.[2]

Die Ursache der dritten Art ist eine wässrige Absonderung. Ihr Zeichen ist ⟨das folgende⟩: wenn du mit dem Finger darauf drückst, sinkt es schnell ein, doch bleibt die Spur des ⟨ersteren⟩ nicht, da der Ort sich schnell wieder füllt.[3] Hiermit ist kein Schmerz und keine Pulsation verbunden. Die Farbe ⟨der Anschwellung⟩ ist die des ⟨gesammten⟩ Körpers.

Die Ursache der vierten Art ist eine dicke Absonderung von der Beschaffenheit der schwarzen Galle, und von dieser Art entsteht der Krebs. Meist entsteht diese ⟨Art⟩ sowohl in der Bindehaut als auch in den Lidern. Oft dehnt sie sich aus, bis sie zu den Augenbrauen emporreicht; und öfters steigt sie herab bis zu den Wangen.

Ihr Kennzeichen aber ist die Härte; Schmerz ist nicht damit verbunden; ihre Farbe ist dunkel. Meist entsteht sie bei langwieriger Augenentzündung und nach Blattern[5] (Karbunkeln); und besonders bei Frauen[6] und Kindern.

Wisse auch, dass die Aufblähung — ebenso, wie die Härte und das Jucken, — zu den Krankheiten gehört, welche dem Lid und der Bindehaut gemeinsam sind. Mit derjenigen Aufblähung, welche ⟨allein⟩ die Bindehaut betrifft, kann

---

[2] Stimmt einigermaassen mit Aët., c. 13: *περὶ τῆς κατὰ τοὺς ὀφθαλμοὺς ψυχρᾶς δυσκρασίας.*

[3] Diese Form der Lidschwellung ist bei Aët. (c. 15) als *οἴδημα* beschrieben: *ἔστι δὲ σομφὸν οἴδημα περὶ τὸ βλέφαρον γιγνόμενον, ὃ πιέζοντι μὲν τῷ δακτύλῳ ταχέως ὑποχωρεῖ καὶ ταχέως ἀναπληροῦται· καὶ ἔστιν ἄπονον . . . γίνεται δὲ ὡς ἐπίπαν ὑπὸ ῥεύματος ὑδαροῦς.*

[4] Diese Form ist bei Aët. (c. 16) als *οἴδημα σκιρρῶδες* beschrieben. *Γίνεται δὲ καὶ σκιρρώδη οἰδήματα περὶ τὸν ὀφθαλμὸν ἔξωθεν ὡς ἐπίπαν ἀντίτυπα καὶ σκληρά, προσερχόμενα μέχρι μήλων καὶ τῶν ὀφρύων· μάλιστα δὲ τοῦτο ἐπισυμβαίνει ἐκ τῶν ἀνθρακώσεων καὶ τῶν πολυχρονίων ὀφθαλμιῶν.*

[5] Dass mit Blattern hier nicht die von den Arabern (ar-Rāzī) zuerst beschriebenen Pocken gemeint sind, sondern die Karbunkel, folgt aus Anm. 4.

[6] Aët. a. a. O. (vgl. Anm. 4) fährt fort: *πλεονάζει δὲ μάλιστα γυναιξί.*

Thränenfluss verbunden sein oder nicht. Aber mit derjenigen Art, welche ⟨allein⟩ die Lider betrifft, ist nicht Thränenfluss verbunden, wie ich das bereits in dem betreffenden Kapitel erwähnt habe. ⟨II, c. 23.⟩

Behandlung. Bei der ersten Art wird am ersten Tage überhaupt nichts aufgelegt. Denn es löst sich ⟨von selber⟩. Bleibt aber doch ein Rest übrig; so wasche das Gesicht und das Auge mit heissem Wasser und verdünne die Diät.

Die Behandlung der zweiten und dritten Art ist wie diejenige der Aposteme; d. h. Entleerung des Körpers und Auflösung der Absonderung, die in's Auge sich ergiesst, und Reifung derselben durch Kollyrien und Umschlag, wie ich dies im Kapitel von der phlegmatischen Augen-Entzündung beschrieben habe.

Bei dieser Krankheit und den ähnlichen braucht man jedoch nicht die verstopfenden noch die zusammenziehenden Arzneien anzuwenden, welche man im Beginn der Ophthalmie anwendet; sondern man braucht lösende und zerstreuende Mittel zu allen Zeiten, und zwar nach der Reinigung des Körpers.

Hast du den Körper entleert, so bestreiche das Auge mit der linden rothen Salbe; denn sie ist sehr nützlich. Auch das Bad gehört zu dem, was diese Krankheit löst. Auf das Auge mach' einen Umschlag mit dem Wasser von Rosen und Kamillen und Veilchen und See-Rosen; und wasche das Auge mit ihrem Wasser und träufle in's Auge Aloë-Wasser und reibe das Lid ebenfalls damit: denn zu seiner Eigenheit gehört die Auflösung der Aposteme und die Zurückhaltung dessen, was zu ihnen fliessen will, und die Lösung dessen, was in ihnen entstanden ist.

Die vierte Art aber muss so behandelt werden, wie die schwarzgalligen Aposteme. Das werde ich, so Gott will, an seiner Stelle erwähnen.

Recept des Parfüm-Kollyrs, das nützlich ist gegen Wind, Aufblähung und Anschwellung im Lid und in der Bindehaut. Man nehme gebranntes Kupfer 3 Drachmen, Akazie 2 Drachmen, Traganth, arabisches Gummi, duftende Narde und Safran von jedem 1 Drachme und knete es mit Regenwasser.

Recept eines schwarzen Kollyr, das nützt gegen Wind im Auge und im Lid, und mit dem man einreibt und von aussen bestreicht. Man nehme gebranntes Kupfer $1^1/_2$ Drachmen, Safran $^1/_2$ Drachme, Perlen und Korallen von jedem 1 Drachme, Opium $1^1/_2$ Drachmen, Akazie 5 Drachmen, Schöllkraut-Salbe[7] $^1/_2$ Drachmen; man siebt es und knetet es und bereitet daraus grosse Kollyrien.[8]

Dreiundvierzigstes Kapitel.

Ueber die Härte, welche der Bindehaut zustösst.[1]

Die Härte, welche der Bindehaut zustösst, ist ⟨eigentlich⟩ eine Härte, die im ganzen Auge auftritt, und an der auch öfters die Lider theilnehmen.

Was ihre Ursache anlangt, so entsteht das ⟨Leiden⟩ aus einer Mischung, welche im höchsten Grade hart und trocken ist.

Sein Kennzeichen ist ⟨das folgende⟩: bei demselben ist die Bewegung des Auges schwierig, und deswegen erfolgt Spannung und Schmerz und Röthung, — ohne Feuchtigkeit. Schwierig ist das Oeffnen des Auges zur Zeit des Erwachens aus dem Schlaf, wegen der starken Trockenheit im Auge. Mitunter sammelt sich im Augenwinkel ein wenig von verhärteter Absonderung.

Behandlung. Erst musst du die Natur erleichtern (abführen).[2] Dann bähe, und zwar andauernd, das Auge mit einem Schwamm, der in warmes Wasser getaucht ist[3], oder mit Baumwolle; oder man legt während des Schlafs auf das Auge[4] ein Ei, das zerrührt ist mit Eiweiss und Rosen-Oel[4], oder Gänse- oder Enten-Fett.[5] Man hält den Kranken zurück von allen

[7] So Kh. und G., D. nur Schöllkraut. Kh. „unversehrte Perlen".

[8] L. hat noch ein andres Recept: eris usti ʒii etc.

K. 43. [1] ġasā. Vgl. die griechische Stelle in Anm. 1 zu Kap. 18, wo von Verhärtung der Lider die Rede ist.

[2] Paul. III, c. 22, § 9 u. 10: καὶ ἡ κοιλία ὑπαγέσθω.

[3] Paul. a. a. O.: πυριᾶν οὖν αὐτοὺς συχνῶς σπόγγοις ἐξ ὕδατος θερμοῦ.

[4] Paul. a. a. O.: καὶ ἐπιτιθέναι τοῖς βλεφάροις εἰς κοίτην ᾠὸν μετὰ ῥοδίνου.

[5] Paul. a. a. O.: ἢ στέαρ χηνός.

kalten Dingen[6], die Härte erzeugen.[7] Giesse auch über sein Haupt feuchtes Oel in reichlicher Menge[8], und reibe das Auge ein mit ansaugender Arznei, welche Thränen herbeizieht[9], wie das Kollyr von unreifen Trauben u. dgl.; denn das ist nützlich.

Vierundvierzigstes Kapitel.

Ueber das Jucken[1], welches der Bindehaut zustösst.[1]

Jucken entsteht aus einer salzigen, salpetrigen Feuchtigkeit, welche in die Bindehaut sich ergiesst. Sein Kennzeichen ist ⟨das folgende⟩: es entsteht im Auge ein salziges, salpetriges Thränen, und ein Jucken, als ob ein ⟨Fremd⟩körper vorhanden wäre, welcher die Bindehaut sticht, — am meisten den an den grösseren Augenwinkel grenzenden Theil derselben; — und gelinde Röthung, und Röthung in den Lidern. Mitunter treten von der Heftigkeit des Juckens Geschwüre in ⟨den Rändern der⟩ Lider auf.

Behandlung. Zuerst musst du die Natur erleichtern und dem Kranken das Bad verordnen und die Diät verdünnen. Dann reibe das Auge ein mit dem scharfen rothen und dem schwarzen (dāriġ) Kollyr und mit allem, was die Thränen herbeizieht[2], wie Lid-Schminke, Königs-Salbe u. dgl.

---

[6] Aët., c. 76: *παραιτεῖσθαι δὲ ἐπ' αὐτῶν τὰ ἐμψύχοντα ...*

[7] Aët. a. a. O.: *σκληρύνεται γὰρ μᾶλλον ὑπὸ τούτων ὁ ὀφθαλμός.*

[8] Paul. a. a. O. kürzer: *καὶ λιπαινέσθω ἡ κεφαλή.*

[9] Paul. a. a. O.: *ὥστε δάκρυον παρακαλεῖσθαι.* Aët. a. a. O.: *διὰ τῶν ὑγρασίαν προςκαλουμένων ἐπὶ τοὺς ὀφθαλμούς.*

K. 44. [1] ḥikka. Vgl. oben Kap. 17, wo durch Jucken in den Lidern Blepharitis bezeichnet wurde. Hier bedeutet Jucken der Bindehaut die sogen. Blepharoconjunctivitis. S. die griechische Stelle in Anm. 1 zu Kap. 17.

[2] Vgl. Anm. 9 des vorigen Kapitels.

Fünfundvierzigstes Kapitel.

Ueber den Pannus (sabal) und seine Behandlung.[1]

Pannus ist eine Anfüllung der Adern des Auges mit dickem Blut, welche sich verästelt und ausbreitet und vernetzt über die Bindehaut[1a] hin, öfters auch die Hornhaut bedeckt und sie roth und dick macht; meist ist damit Thränenträufeln, Röthung und Jucken verbunden.

Vom Pannus gibt es zwei Arten.

Die eine tritt auf in dem inneren[2] Theil der Adern und Blätter[3] und Wege, welche in der Bindehaut sich befinden. Ihr Kennzeichen ist ⟨das folgende⟩: du siehst in den Arterien, welche innerhalb der ⟨Binde-⟩Haut liegen oder ⟨in der Tiefe⟩ an dieselbe grenzen, wie ein Wölkchen, das sie bedeckt; dabei besteht mässige Röthung; auch Jucken und Niessen[3a] stösst dem

K. 45. [1] Diese wichtige Krankheit (Pannus trachomatosus) kennen wir nicht aus den Schriften der Griechen, sondern nur aus denen der Araber und ihrer Nachfolger. Vgl. K., II, c. 19—21, und besonders Anm. 1 zu c. 19. Den Namen sabal (sprich sebel) haben wir im Kanon, S. 171, zu erklären versucht. Das zugehörige Zeitwort bedeutet herunter fliessen ⟨lassen⟩. Inzwischen ist es uns gelungen, die Augenheilkunde des ʿAmmār aus Mosul in der hebräischen Handschrift aus Parma zu erhalten; darin heisst es: „Sabal, die erste Art, entsteht von Adern innerhalb des Schädels; die zweite von Adern auf dem Schädel.“ Daraus folgt, dass sabal ursprünglich eine Uebersetzung von *ῥεῦμα* darstellt und erst später das Erzeugniss des Flusses, das Fell der Hornhaut, bedeutet. Vgl. Paul. III, c. 22, § 4. Die Definition der Krankheit, welche von den Arabisten, z. B. Guy von Chauliac, den europäischen Aerzten überliefert wurde, stammt aus Kanon, II, c. 19: Sabal ist ein Häutchen (ġišāwa = Bedeckung, Fell). Natürlich findet sich Aehnliches schon vor Ibn Sina, z. B. bei ar-Razī, an Amansor IX, c. 19, und bei noch früheren.

[1a] Also die dicken Venen der Augapfel-Bindehaut werden mit zu dem Sabal gerechnet, was ganz vernünftig scheint.

[2] Hier dürfte nicht das Hornhaut-Fell nach Körnerkrankheit gemeint sein, sondern andre mit Blutgefäss-Bildung einhergehende Erkrankungen der Hornhaut, die mehr auf constitutioneller Ursache beruhen. K., II, c. 19 hat die gleiche Eintheilung. Vgl. auch die Stelle des ʿAmmār in Anm. 1 dieses Kapitels.

[3] ǵadāwil, Tafeln.

[3a] Paul. III, c. 22, § 4: *καὶ πταρμῶν ἔσθ᾽ ὅτε ἐνοχλούντων ὑποσκύφιον . . . τὸ ὑγρόν* (*τὸ ῥεῦμα*). Hiervon unterscheidet er *τὰ ἔξω τοῦ σκυφίου ῥεύματα*.

Kranken zu, besonders, wenn er in die Sonne und in das Licht blickt, mit vielem Thränen und Pulsation in der Tiefe des Auges.

Behandlung. Diese Art des Pannus musst du durch Entleerung des Körpers behandeln, mittelst der Bittermittel und der Abführ-Pillen und mittelst des Aderlasses aus der Kephalica. Darauf reinigst du den Kopf recht kräftig, indem du Gurgelungen anordnest mit dem heiligen Bittermittel und ähnlichem. Hierauf wendest du solche Dinge an, die das Gehirn stärken, wie das Riechen von Ambra und Ladan-Harz, und andre kräftigende Mittel. Halte den Kranken von solchen Speisen zurück, welche den Kopf mit dickem Dunst erfüllen, wie Bohnen und Linsen und Fisch und Rindfleisch u dgl. Darauf reinigst du den Kopf mit folgendem Mittel.

Recept eines Niessmittels, das nützlich ist gegen Wind (Aufblähung) des Sabal und Verstopfung der Nase und gegen jeden Wind im Gesicht. Man nimmt frische Seifenwurzel eine Drachme, klare Myrrhe zwei Scrupel, Kreuzdorn-Saft (Lycium) aus Mekka $1^1/_2$ Scrupel, Safran $1^1/_2$ Scrupel, Aloë aus Sokotra 4 Scrupel; die ⟨Bestandtheile⟩ werden gemischt und zerkleinert und gesiebt und geknetet mit dem Wasser von frischem Fenchel oder mit dem von Mairan. Man bereitet daraus Pillen, ⟨so gross⟩, wie Linsen, und reinigt damit den Kopf drei Tage nach einander; an jedem Tag mit einer Pille, in Frauenmilch und Veilchen-Oel. Ist der Wind (die Aufblähung) stark, so schadet es nicht, ein wenig Mairan hinzuzumischen.

Recept einer Arznei, die Niessen hervorbringt, wenn man sie in die Nase einbläst; sie reinigt das Gehirn und nützt gegen den Wind (die Aufblähung) des Sabal: man nimmt Seifen- und Kalmus-Wurzel, getrocknete Rosen, von jedem gleiche Theile, zerreibt es und bläst davon in die Nase.

Heisse den ⟨Kranken⟩, Mairan riechen und bestreiche danach das Auge mit schwarzem Kollyr und mit Lidschminke und mit Königs-Salbe. Wunderbaren Nutzen gegen Sabal und Thränenfluss und Thränen bewirkt auch der Aderlass an den beiden Augenwinkeln oder an der Stirn-Vene.

Ist der Sabal heiss, so wende das folgende schwarze Kollyr an. Sein Recept ist so: man nimmt gewaschene Akazie, arabisches Gummi, von jedem 8 Drachmen, gebranntes Kupfer

5 Drachmen, klare Myrrhe und ägyptisches Opium von jedem $1^1/_2$ grosse Drachmen (mitqāl)[3a]; man knetet es mit Regenwasser und wendet es an und lässt den ⟨Kranken daran⟩ riechen. Das ist, was ich angeben kann über die Behandlung der ersten Art des Pannus.

Die zweite Art des Pannus entsteht in dem äusseren Theil der Wege (Gänge), welche in der Bindehaut sich befinden. Ihr Kennzeichen ist das ⟨folgende⟩: du siehst auf der Bindehaut ⟨mit einander⟩ verwebte, rothe, von Blut angefüllte Adern; auf der Hornhaut wie einen Rauch und darin rothe Adern[4]; und ferner Röthe des Gesichts. Der Kranke merkt heftige Hitze über den Augen und beständigen Schmerz; er kann in der Sonne nicht sehen und nicht bei Kerzenlicht. Ziehst du das untere Lid ab, zu dir hin; so siehst du, wie der ganze Pannus sich zu dir hin erhebt, fort von der Bindehaut ⟨des Augapfels⟩.[5]

Ursache ⟨dieser Krankheits-Art⟩ ist Anfüllung im Kopfe, und ebenfalls (gleichzeitig) Veranlagung des Organs zur Aufnahme der schlechten Materie, wegen Erweiterung der Adern. Oder ⟨zweitens⟩ entsteht ⟨diese Krankheit⟩ in Folge einer hitzigen Augen-Entzündung, wenn kühlende Salben in's Auge eingestrichen werden, weil dies die Materie in den Adern eindickt, so dass ihre schnelle Auflösung schwierig wird. Oder ⟨drittens⟩ entsteht ⟨diese Krankheit⟩ aus einer alten Krätze (Trachoma).[6]

Meist entsteht diese Art des Pannus in kalten Körpern und zu kalten Zeiten, und in kalten Ländern gleichfalls.[7] Es

---

[3a] Kh. dirham, Drachmen.

[4] Diese Beschreibung ist durchaus sachgemäss, genauer, als die bei ar-Razī (Almans. IX, c. 19) und weit besser, als die bei Ibn Sina (K. II, c. 19).

[5] Richtige Beschreibung der späteren Schrumpfung der Bindehaut, bezw. des von v. Ammon (1837) als Symblepharon posticum bezeichneten Zustandes.

[6] Dies ist das Wichtigste: Pannus folgt auf Trachom. Das ist hier klarer ausgedrückt, als bei ar-Razī und bei Ibn Sina.

[7] Ganz richtig. In kalten Ländern ist der Pannus häufiger; ebenso bei alten Leuten häufiger, als bei Kindern.

gibt auch Leute, welche meinen, dass der Pannus übergeht (ansteckt)[7a]; ja sogar sich vererbt.

Behandlung. Zuerst musst du den Körper entleeren zu wiederholten Malen, damit die dicke Feuchtigkeit sich löse, und die Blutadern sich entleeren; darauf den Kopf reinigen mit dem Bittermittel u. dgl. Dann sei bedacht auf Besserung der Mischung des Gehirns und auf seine Kräftigung; normire die Nahrung und halte den ⟨Kranken⟩ zurück von Dingen, welche schlechten Saft[8] erzeugen. Alsdann lass zur Ader an den beiden Augenwinkeln. Am meisten soll bei dieser Art ⟨des Pannus⟩ deine Fürsorge auf diejenigen Adern gerichtet sein, welche ausserhalb des Schädels sich befinden.[9] Ferner sind dem ⟨Kranken⟩ Salben nützlich, besonders auf der Stirn, und das Niessmittel, das ich vorher erwähnt, von den Dingen, die das Hirn reinigen und kräftigen. Halte den ⟨Kranken⟩ auch ab von der Anwendung aller Oele.

In's Auge thu' sodann diejenigen Arzneien, welche die Dicklichkeit der Materie verdünnen, und die Anfüllung der Blut-Adern entleeren, wie die grüne Salbe und das schwarze (dārig) Kollyr und die Lidschminke und die Königs-Salbe. Die Anwendung geschehe in der Weise, dass du das Lid umstülpst und es mit der Arznei mittelst der Sonde reibst (massirst).[10] Ist das Brennen von Seiten der Arznei geschwunden, so reibe ihn zum zweiten Mal ein; und wenn ⟨wiederum⟩ das Brennen und die Reizung des Auges geschwunden, so thue einige Sonden ⟨voll⟩ des aschfarbigen[11] Mittels hinein; denn dies ist nützlich gegen Pannus, nach ⟨Anwendung⟩ der scharfen Arzneien. Heiss' den Kranken auch in's Bad zu gehen, im Anschluss an die

[7a] Ganz richtig, insofern die Grundkrankheit, das Trachom, übertragbar ist. Der Satz rührt von Israëli her. (Contin. II, III, c. 1.) Vgl. K., S. 79.

[8] Arabisch kīmūs = χυμός.

[9] Vgl. oben Anm. 2[a].

[10] Aehnlich noch heute.

[11] ramādi = τέφριον κολλύριον. Aët. hat ein ganzes Kapitel (VII, c. 105) über aschfarbige Kollyrien. Σποδιακόν bei Paul. (VII, S. 208) enthält Spiessglanz, Galmei, Bleiweiss u. dgl. Aehnlich bei Scribon. Larg. XXIII (Ed. Helmreich, S. 14) und bei Marcell. VIII (Ed. Helmreich, S. 16), der aus Scribonius wörtlich abgeschrieben. Aber dies sind keine Pulver!

Anwendung der Arznei, und lass ihn räuchern mit Styrax und Ambra.

Recept des aschfarbigen Kollyrs, welches nützlich ist gegen Krätze (Trachoma) und Pannus und Thränen. Man nimmt Schöllkraut 5 Drachmen, — in einem andren Recept 2 Drachmen, — gepflegte Zink-Asche aus Kirman, gerösteten Lavendel, gepflegte, gewaschene Muscheln, Kupferfeilspäne, gepflegten Spiessglanz (Antimon) aus Ispahan, von jedem zehn Drachmen: man zerreibt es und siebt es und wendet es an. Das indische[12] Pulver (barud) ist ebenfalls nützlich gegen Pannus.

Recept des indischen Pulvers, welches nützt gegen Weissfleck, Pannus, Fell und Thränen und Lid-Blähung: man nehme Kupfer-Feilspäne, gebranntes Kupfer, klaren Grünspan, von jedem 8 Drachmen, Armenischen Salpeter, Aloë aus Sokotra, Steinsalz, von jedem 4 Drachmen, Pfeffer, Ingwer, gebrannten ägyptischen Vitriol, von jedem 2 Drachmen, Lampen-Russ[13] und gebrannte Thonscherben von jedem 1 Drachme; die Gesamtzahl der Arzneien ist elf: man wäscht sie, zerkleinert und siebt sie, pflegt (macerirt) sie mit altem Weinessig, trocknet sie und zerreibt sie und wendet sie an als Lid-Schminke und Pulver.

Wenn mit dem Pannus hitzige Augen-Entzündung zusammen vorkommt; so soll man kalte Dinge und betäubende nicht ⟨an ihn⟩ heranbringen: sondern allein auf die Entleerung des Körpers und Abziehung der Materie nach unten sich verlassen. Darauf streu' ein mit dem staubförmigen ⟨Pulver⟩ allein, in beide Augenwinkel, und verbinde das Auge mit Eigelb.

Wenn aber die Augen-Entzündung zunimmt und stark wird, dann hüte dich, ihr beizukommen mit dem weissen Kollyr und dem Königin-Pulver; sondern thu' in's Auge einige Sonden ⟨voll⟩ des gewaschenen Blut-Eisensteins und des staubförmigen Pulvers. Wenn dann der Schmerz sich beruhigt, und die Augen-Entzündung sich gelegt; so wiederhole deine erste Behandlung.

[12] *Κολλύριον Ἰνδικόν*, Galen. XII, S. 780, ist hiervon verschieden; es enthält Indigo.

[13] Lampen-Russ (*αἰθάλη*) empfiehlt auch Aët., c. 69. — Arabisch steht hier Flaschen-Rauch, L. hat frum. vitri (für fum.).

Gegen heissen Pannus ist es nützlich, Sumach in Wasser einzuweichen, es zu klären und gerinnen zu lassen, davon ein Kollyr anzufertigen und damit zu behandeln; denn das nützt gegen die Augen-Entzündung und kupirt den Pannus. Wenn derselbe aber chronisch und stark geworden, so nützt dagegen nur die ⟨Operation⟩ des Zusammenlesens[14], — und zwar so, wie ich sie sogleich dir beschreiben werde.

Behandlung mit dem Eisen. Zuerst musst du den Körper entleeren, mit Arznei und mit Aderlass. Darauf bringst du den Kranken in Schlaf vor dir.[15] Heisse einen geschickten Mann, seine beiden Lider öffnen, so dass sich dieselben gar nicht umstülpen. Das Oeffnen soll so geschehen, dass er das obere Lid nach oben und das untere nach unten mit dem Endglied seiner beiden Daumen bewegt.[16] Vorsichtig soll er sein, dass das Lid sich nicht umstülpe, damit nicht von demselben ein Theil weggeschnitten werde und davon Verwachsung[17] eintrete. Deshalb muss der Gehilfe, welcher das Auge öffnet, geschickt sein. Alsdann hebe den Pannus mit einem Haken empor, von dem grösseren Augenwinkel her, und falte denselben mit einem zweiten Haken in der Mitte der Bindehaut, — hüte dich aber vor Annäherung an die Hornhaut, bleibe vielmehr in der Nachbarschaft des Oberlids, — und füge dazu einen dritten Haken in der Nähe des kleineren Augenwinkels. Hebe die ⟨drei⟩ Haken sanft empor mit deiner Linken, und spalte von der Gegend des kleinen Augenwinkels her ein wenig mit der Scheerenspitze, so dass du in ⟨die Oeffnung⟩ die Starnadel (mihatt) einführen kannst oder einen Federkiel, und häute das

---

[14] laqṭ. (Ebenso Abulqasim, c. 18.) Dies merkwürdige Wort erinnert an das griechische *ἀγγειολογία*, das bei Paul. (VI, c. 5) u. a. Gefäss-Durchschneidung bedeutet. Die Beschreibung des Ali b. Isa ist weit genauer, als die des Abulqasim und des Ibn Sina. Vgl. auch Contin., f. 38[b], de colligendo schebel.

[15] Wiederum eine Operation unter allgemeiner Betäubung. Abulqasim spricht nicht davon, sondern räth, den Kopf des Kranken auf das Knie des Arztes zu legen.

[16] Vollkommen sachgemässe Vorschrift.

[17] Anwachsung, Prosphysis, Ankylosis. *Τοῖς μὲν γὰρ τὰ βλέφαρα συνδιακοπεῖσι προςφύσεις γίγνονται*, heisst es bei Aët., c. 62, von der Operation des Flügelfells.

⟨Fell⟩ ab — ebenso wie du es mit dem Flügelfell machst, — so dass sein Rest von der ⟨Binde-⟩Haut zu dir emporsteigt. Darauf trägst du es ab[18] mit der Scheere bis du zum grösseren Augenwinkel gelangst. Danach ⟨leg' ein und⟩ erhebe die Haken in der Nachbarschaft des unteren Lids und mach' es dort ebenso, wie du es in der Gegend des oberen Lids gemacht hast. Hüte dich aber, überhaupt der Hornhaut dich zu nähern.[19]

Wenn du nun siehst, dass auf der Bindehaut ein Stück von dem Pannus geblieben, und wäre es nur eine einzige Ader; so ist es deine Aufgabe, dies fortzunehmen und nicht zu vernachlässigen. Das ⟨Erkennungs-⟩Zeichen ist ⟨das folgende⟩: du nimmst die Star-Nadel und führst sie ⟨rings⟩ herum auf der Bindehaut. Wenn du nun siehst, dass sie nicht mehr an irgend einem ⟨Punkte⟩ hängen bleibt; so weisst du, dass von dem Pannus nichts zurückgeblieben. Bleibt sie aber an einem Punkte hängen, dann ist dies eine Ader von dem Pannus: nimm sie weg! Siehst du nun, dass die Bindehaut rein ist und weiss ist, und überhaupt von dem Pannus nichts darauf geblieben ist; dann kaue Salz und Kümmel und träufle ihr Wasser in's Auge und lege auf Eiweiss mit Rosen-Oel mittelst Baumwolle und auf die Baumwolle eine Compresse und einen Verband.

Heisse aber den Kranken seine beiden Augen beständig herum zu drehen, obwohl sie verbunden sind, damit nicht Verwachsung erfolge. Schlafen soll der Kranke auf dem Hinterkopf. Löse ⟨die Binde⟩ am folgenden Tage und wasch' aus mit Wasser, in dem getrocknete Rosen gesiedet sind. Darauf befeuchte die Sonde mit Rosen-Oel und lass sie kreisen unter den Lidern, damit nicht Verwachsung entstehe. Wenn aber doch Verwachsung erfolgt, so musst du sie spalten, und zum zweiten Mal Wasser von gekautem Salz und Kümmel einträufeln,

[18] Arabisch sammelst, L. scinde.

[19] Dies ist die Operation, die Furnari (Paris 1862) als tonsura conjunctivalis beschrieben (Peritomie, Peridektomie). Er hat sie auf seinen Reisen nach Nord-Afrika zweifellos den Arabern entlehnt, obwohl er es nicht angibt. Schmidt-Rimpler hat neuerdings etwas Achnliches in Aegypten gesehen und mit Entzücken nachgeahmt. (S. Anm. 20.)

Vgl. Annal. d'Ocul. Bd. 49, S. 172. Ferner D. med. W. 1898 Nr. 47, Centralbl. f. A. 1899, S. 60.

das du durchpressest durch einen Baumwollen-Lappen. Salz und Kümmel hat man nöthig, gleichgültig, ob Verwachsung eingetreten ist, oder nicht.

Hierauf behandle das Auge, drei Tage lang. Dann führe ihn stufenweise zu den scharfen Arzneien hinüber, wie ich das schon erwähnt habe vor der Ausschneidung; und behandle ihn mit dem indischen Kollyr, weil dies das vollkommenste ist für die Stärkung des Lids und dasselbe kräftigt.

Die Ablösung des Pannus wird auch auf andre Art[20] gemacht: indem man das Lid öffnet, darauf den ⟨Pannus⟩ mit einem Haken erhebt und spaltet mit der Goldschmied-Scheere[21]; wenn du damit fertig bist[22], und der Haken emporsteigt, folgst du mit einem andren Haken und nimmst weiter fort; und hörst nicht auf, den einen Haken in die Höhe zu heben und den andren darunter zu legen, bis du den ganzen Pannus abgelöst hast und ihn herausbringst als einen einzigen Abschnitt von dem übrigen Auge.

Entsteht eine akute Entzündung, so behandle mit dem, was diese beruhigt; und kehre dann zur ersten Behandlung zurück.

---

[20] Eine dritte Modification beschreibt Ibn Sina (K. II, 21, S. 80): zahlreiche Fäden unter die Blut-Adern durchzuführen und die ersteren zusammenzufassen, mittelst derselben das Fell zu erheben und es mittelst einer Scheere abzuschneiden.

Abulqasim räth, nur die Gefässe mit Häkchen zu erheben und durchzuschneiden. Im Cont. wird das Operiren mit den Fäden für bequemer (habilius medico) erklärt.

[21] Käz, forfex qua aurum et argentum discinditur. Im Kafī des Ḫalīfa ist sie auf der Instrumenten-Tafel (No. 21) abgebildet.

[22] Kh.: und wenn du schneidest.

Sechsundvierzigstes Kapitel.

Ueber Phlyktaenen (wadaqa)[1] und deren Behandlung.

Wisse, Phlyktaene ist eine feste, harte Erhebung in der Bindehaut[2], von verschiedener Farbe und verschiedener Oertlichkeit. Die Farbe ist bald roth, bald weiss. Was die Oertlichkeit anlangt, so tritt es bald in der Nähe des grösseren Augenwinkels auf, bald in der des kleinen, mitunter in der Nähe der vom Lid bedeckten ⟨Partie⟩.

Die Phlyktaene tritt auch vielfach auf, bei der akuten Ophthalmie in ihrem Höhepunkt; mitunter tritt sie im Umkreis des Kranzes auf als kleine ⟨Bildungen⟩, deren Zahl so gross ist, dass sie dir wie die auf einer Schnur aufgereihten Perl-Kügelchen erscheinen. Manchmal erscheinen die Phlyktaenen, während das Auge roth ist; manchmal ist aber dabei das Auge frei von Röthe.

Behandlung. Zuerst verdünne die Diät. Dann streue in das Auge Königin-Pulver[3] ein; denn es ist nützlich. Ist Röthung damit verbunden, so gebrauche vorher[3] die weisse Augensalbe, in welcher persisches Gummi (Sarcocoll) enthalten ist. Gleichfalls nützt das Rosen-Mittel des Ibn Ali.[4] Sein

---

K. 46. [1] Wadaqa, puncta rubicunda, quibus afficitur oculus.

Hier haben wir die erste genauere und wirklich brauchbare Beschreibung der heutzutage sogenannten Phlyktaenen. Allerdings sind die Griechen mit dem Argemon voraufgegangen. Paul. III, c. 22, § 24: *Ἄργεμον δὲ τὸ ἐπὶ τοῦ τῆς ἴρεως κύκλου γιγνόμενον ⟨ἕλκος⟩, ἐπιλαμβάνον τι καὶ τοῦ πέριξ, ὥστε κατὰ μὲν τὸ ἔξω τῆς ἴρεως ἐνερευθὲς φαίνεσθαι, κατὰ δὲ τὸ ἔνδον λευκόν.* Aët. hat ein kleines Kapitel darüber (c. 28) und erwähnt auch den gelegentlichen Durchbruch. — *Φλυκτίς* und *φλύκταινα* bedeutete bei den Griechen die Hornhaut-Pustel. Galen. XIV, 774, XIX, 434; Paul. III, c. 22, § 26 (zu Ende); Aët., c. 31.; G. d. A. S. 381 u. 384.

[2] D. [von der Verwirrung des Bluts in den Adern, und oft kommt es von einem Flügelfell], — ein offenbares Einschiebsel eines Abschreibers, der nicht recht wusste, was Wadaka sei.

[3] Aehnliche Grundsätze befolgen wir noch heute bei der Behandlung der Phlyktaenen.

[4] Derselbe findet sich nicht in dem Register von Wüstenfeld. Das Mittel enthält übrigens keine Rosen, ist aber durch Blut-Eisenstein roth gefärbt.

Recept ist so. Man nimmt von den Schalen des Hühner-Eies, nachdem es gewaschen ist; zerstampft sie so, wie ich es bei dem Recept des Ḥazm[5] erwähnt habe, und zwar zehn Drachmen; gewaschenen Blut-Eisenstein zwei Drachmen; zerreibt das Ganze und bestreut damit das Auge; denn es ist nützlich. Dauert die Krankheit aber zu lange, dann wende die stark abwischenden (reinigenden) Arzneien an, wie das rothe Kollyr u. dgl.[6]

Siebenundvierzigstes Kapitel.

Ueber das Thränen (dam'a) und seine Behandlung.

Das Thränen strömt in's Auge von drei Quellen: entweder aus den Adern im Schädel-Innern, oder aus den ausserhalb des Schädels befindlichen Adern[1]; oder ⟨es entsteht⟩ aus Schwäche der Augen-Muskeln.

Das Kennzeichen desjenigen Thränens, das aus den oberhalb (ausserhalb) des Schädels befindlichen Adern fliesst, ist Ausdehnung der Stirn- und Schläfen-Adern und ihre Spannung. Das Kennzeichen desjenigen Thränens, welches aus den unterhalb (innerhalb) des Schädels und unter den Lidern befindlichen Adern fliesst, ist anhaltende Dauer des Thränenflusses und Niessen.[1a] Das Kennzeichen des aus Schwäche der Muskeln entstehenden Thränens ist Hervortreten des Auges und Feuchtigkeit desselben und Fehlen der Zeichen für die beiden erstgenannten Ursachen.

Dauert das Thränen am Auge sehr lange, so verdickt es alle seine Theile; und es entsteht darin eine Unmenge von Krankheiten[2], und zwar wegen Erschlaffung des ⟨Auges⟩.

---

[5] Vgl. II, c. 38, Anm. 32. L.: in confectione elharam.

[6] Kh. [denn das ist nützlich, — Gott weiss es am besten]. G. hat die erste Hälfte der [ ], D. und L. nichts davon; L. II das Ganze.

K. 47. [1] Diese Lehre galt schon bei den alexandrin. Aerzten! Sie ist uns von Celsus (VII, 7, 15) überliefert. Vgl. G. d. A., S. 285. Ferner Paul. III, c. 22, § 4 und VI, c. 6 u. 7: (*ἐφ' ὧν πολλὰ διὰ βάθους ἀγγεῖα πλῆθος ἐπιπέμπει ῥεύματος τοῖς ὀφθαλμοῖς*), und Aët., c. 90.

[1a] So bei Paul. III, c. 22, § 4.

[2] Sehr richtig.

Behandlung.[3] Zuerst musst du den Körper entleeren und die übrigen Arten der Niess- und Gurgel-Mittel anwenden, und die Mischung des Gehirns verbessern und dasselbe stärken. Befiehl, den Kopf zu scheeren, und zu massiren und Schröpfköpfe an den Nacken zu setzen. Denn diese Dinge und ähnliche leiten ab, was zum Auge hinströmt; und führen die Materie nach aussen vom Schädel. Dies ist die Behandlung desjenigen Thränens, welches vom Innern des Schädels herstammt.

Aber das Thränen, das von ausserhalb des Schädels herkommt, wird behandelt durch Binden des Kopfes mittelst einer Binde und durch trocknende Umschläge und ⟨überhaupt⟩ durch austrocknende Mittel, wie Mühl-Staub[4] und Weihrauch-Russ und Dornstrauch-Saft, und Lycium-Wasser[5] und überhaupt durch alle zusammenziehenden Stoffe.

Aber das von Muskel-Erschlaffung herstammende Thränen wird behandelt durch ⟨Mittel⟩, welche kräftigen und stärken und lösen, wie Kollyr von unreifen Trauben und Königs-Salbe und Lid-Schminke: denn das nützt gegen diese Krankheit.

Thränen erfolgt jedoch auch von Hitze der Mischung des Auges und gleichfalls von Kälte derselben. Das Zeichen der von Hitze entstehenden ist Ausdehnung der Adern und Anfüllung, Röthe und Hervortreten derselben und Schnelligkeit ihrer Bewegung; was vom Auge nach der Nase und auf die Wange fliesst, ist heiss und dünn, und verbrennt die Wange. — Ebenso[6] ist heiss die Thräne des Weinenden, da die Feuchtigkeiten durch die Hitze schmelzen, welche von der Erhitzung des Herzens entsteht. Hingegen ist kalt die Thräne

---

[3] Das Schinden und Brennen des Schädels, welches die Griechen hierbei von den Zeiten der Hippokratiker bis zu denen des Paulos übten und das schon von dem geistreichen Aëtios als barbarisch gekennzeichnet worden, scheint doch bei den Arabern sich nicht eingebürgert zu haben. Vgl. G. d. A., § 82, § 181, § 252.

[4] ġubār ar-raḥā.

[5] mā al-ʿausaǵ.

[6] Dies ist eine Anmerkung des Verf.'s, die wir in einem Lehrbuch als Note unter dem Text geben würden.

des Lachenden, weil die Feuchtigkeiten durch den Druck vom Lachen zusammengepresst werden. –

Aber das Kennzeichen des von Kälte entstehenden Thränens ist das Gegentheil des eben beschriebenen, nämlich Engigkeit der Adern und ihre Zusammenziehung, Geringfügigkeit ihrer Röthe und ihrer Bewegung. Mitunter treten die Adern überhaupt nicht hervor, und Weiss waltet vor in der Farbe der Bindehaut. Was vom Auge fliesst, ist kalt und dick; und bei der Berührung findest du das Auge kalt.

Recept einer Arznei, welches gegen Thränen und Hitze (heisses Thränen) nützt. Nimm gewaschenen Blut-Eisenstein und Zink-Asche, beide gemahlen, und Feuerstein, von jedem eine Drachme, Korallen und undurchbohrte Perlen von jedem $^1/_2$ Drachme, Schöllkraut-Salbe und Aloë, von jedem $1^1/_2$ Scrupel; es wird gestossen und gesiebt und angewendet.[7]

Ein andres Recept[8] gegen Thränen und Feuchtigkeit: nimm indisches Salz, gewöhnlichen Pfeffer und langen Pfeffer, von jedem $1^1/_2$ Scrupel, zerstosse und siebe dies und wende es an als Augenpulver; es ist ⟨auch⟩ nützlich, wenn Gott will, gegen Jucken und Krätze.

Recept[9] eines Kollyrs gegen Thränen. Man nimmt von den gebrannten Kernen der gelben Myrobalanen ⟨1 Theil⟩, Emblica[10], Galläpfel, von jedem einen halben Theil; zerreibt sie gut und wendet sie an. Man macerirt Myrobalanen mit Wasser 3 Tage lang; pflegt Zink-Asche mit ausgepresstem Myrten-Saft und wendet es an.

---

[7] G. und Kh. haben hier noch ein andres Recept. [Ein andres. Gemahlenen Spiessglanz eine Unze, Pfeffer und langen Pfeffer und Steinsalz und Meeres-Schaum von jedem eine Drachme: es wird zerrieben und aufgehoben; es ist erprobt.]

[8] D. hat dafür [Ein andres gegen Thränen und Feuchtigkeit: man nimmt Pfeffer 1 Theil, indisches Salz 1 Theil, langen Pfeffer 2 Theile, Meeres-Schaum $^1/_2$ Theil, Spiessglanz 3 Theile: mischt das Ganze und siebt es und macht ein Kollyr daraus. Das nützt gegen Jucken ebenfalls. Auch Lidschminke und Königs-Salbe und Trauben-Kollyr ist nützlich gegen diese Krankheit.]

[9] Das Recept ist nicht klar. Es soll von 3 Stoffen je $^1/_2$ Theil genommen werden. Wahrscheinlich ist nach dem ersten ⟨ein Theil⟩ ausgefallen. Dies wird gestützt durch Kh. und L. II.

[10] amlaǵ = Emblica officinalis (A. M., 146).

Eine andre Salbe gegen Thränen, von wunderbarer Wirkung. Man nimmt von der besten Sorte[11] der Zink-Asche 8 Drachmen, Spiessglanz (Antimon) 1/2 Drachme, goldfarbigen Galmei 4 Scrupel, Blut-Eisenstein 1/2 Drachme: man zerreibt es und pflegt (macerirt) es mit Myrobalanen-Wasser und dem Saft unreifer Trauben zu ⟨je⟩ 2 Theilen und Sumach-Wasser zu einem Theil; dies nützt gegen Thränen.

Ein Stirn-Umschlag mit dem Mehl enthülster Bohnen hindert den Thränenfluss. Vereinigt wird Hirschhorn mit Weihrauch-Russ; das nützt gegen Thränen.

Recept einer Arznei, welche nützt gegen Thränen. Man nimmt eine Myrobalane, umgibt sie mit einem Teig und brät sie in einem Ofen[12] auf einem Ziegelstein, bis der Teig roth (braun) geworden; dann nimmt man das Fleisch[12a] heraus und zerreibt es gut mit einem Scrupel Safran und wendet es an, als Einreibung; denn es ist nützlich.

Nützlich gegen Thränen ist ⟨auch das Folgende⟩: man nimmt Minen-Zinkasche, und thut sie hinein[13] in eine Frucht, und brennt es am Feuer und wäscht es mit süssem Wasser zu wiederholten Malen und trocknet und zerkleinert es zu wiederholten Malen[14]: davon nimmst du 5 Drachmen und von dem Mark der grossen Bohne[15] 1/2 Drachme; du zerreibst es gut und wendest es an.

Recept einer Kopf-Reinigung, die nützt gegen Thränen und dieses kupirt und es abhält, zum Auge herabzusteigen.[16] Man nimmt Wolfsgalle und Geier[17]-Galle und Saft vom Mangold[18] und bringt es in die Nase; das ist wirksam und erprobt.

---

[11] Vgl. III, c. 27, die Anmerk. zu No. 28. (maḥmudi = κάλλιστον, Aët., c. 11.) L. II hat tutie electe.

[12] tannūr.

[12a] Kh. (und L. II) ihre Schale.

[13] G. und D. „vergräbt sie".

[14] D. zu dreien M.; fehlt in G.

[15] baqilā.

[16] Kh.: und Kopfschmerz lindert.

[17] raḫam.

[18] silq, Beta vulgar., Drag., 196.

Achtundvierzigstes Kapitel.

Ueber das Schorf-Geschwür[1], welches der Bindehaut zustösst.

Dies ist ein tiefes, unreines Geschwür, von welchem mitunter die Feuchtigkeiten des Auges ausfliessen.

Behandlung. Zuerst musst du mit der Entleerung des Körpers behandeln, durch Aderlass und Abführung; und am Auge die zurück treibenden Mittel anwenden und die betäubenden ebenfalls, wie die weisse Salbe, welche Opium enthält.

Auch das Blei-Kollyr ist gleichfalls nützlich dabei. Recept des Blei-Kollyrs, welches nützlich ist gegen die Geschwüre des Auges und gegen die übermässige Hitze und gegen Gruben-Geschwüre in der Hornhaut und gegen Pusteln und gegen Ganglien.[2] Man nimmt goldfarbenen Galmei und Bleiweiss[3] und gebranntes Kupfer und gepflegten Spiessglanz (Antimon) aus Ispahan und arabisches Gummi und Traganth und gebranntes Blei[3], von jedem einzelnen 8 Drachmen; klare Myrrhe und ägyptisches Opium, von jedem einzelnen 1 Drachme: die Gesamtzahl der Arzneien ist neun; man vermengt, zerstösst und siebt dieselben, knetet sie mit Regenwasser und bereitet daraus ein Kollyr.

Man bestreut auch das Auge mit gepflegter Zink-Blume, wie das erwähnt ist in dem Kapitel über die Augen-Entzündung; denn das ist nützlich. Auch das Pulver, das bereitet ist aus

---

K. 48. [1] Dubaila, un ulcère, dont le pus est ichoreux. (Dozy.) Es ist, wie Ali b. Isa sagt, ein tiefes Geschwür mit schmutziger Absonderung. Wenn man sich aber fragt, was damit gemeint sei, so kommt man in Verlegenheit. Am häufigsten kommen auf der Augapfel-Bindehaut geschwürige grössere Phlyktaenen vor. Es gibt auch krebsige und gummöse Geschwüre, geschwürige Lederhaut-Entzündung, — alles dies ist selten. Auch die Parallel-Stelle aus der griechischen Literatur, welche man herbeiziehen könnte, deutet auf Krebs. Aët., c. XXXIV: *Περὶ κακοήθων ἑλκῶν ἐν ὀφθαλμοῖς . . . ἰχῶρές τε ἀπὸ τοῦ ἕλκους ἀποῤῥέουσι πολλοί.*

[2] mursarǵ. Vgl. III, c. 27, Anm. 2[a].

[3] Aët. a. a. O. empfiehlt *ψιμμύθιον, μολύβδου ἀπόπλυμα ξηρόν, σκωρία μολύβδου.*

persischem Gummi[4] und im Kapitel[5] über Chemosis erwähnt wurde, ist gleichfalls nützlich dafür.

Ist die Dauer ⟨der Krankheit⟩ eine lange[6], so behandle mit der folgenden Salbe.

Recept der weissen Salbe, welche nützt gegen Geschwüre und dicken Eiter. Man nimmt Bleiweiss 8 Drachmen, Opium und gepflegtes persisches Gummi und Traganth, von jedem eine Drachme, arabisches Gummi 4 Drachmen, männlichen Weihrauch[7] $^1/_2$ Drachme: die Gesamtheit der Arzneien ist sechs; man vermengt, zerstösst und siebt sie, knetet sie mit Regenwasser, bereitet daraus ein Kollyr und wendet es an; denn es ist nützlich. Mach' auch einen Umschlag auf das Auge mit Eigelb.

Im Ganzen leite die Behandlung mit der Kur der Geschwüre, die auf der Hornhaut herauskommen, wovon ich sehr bald sprechen werde.

Neunundvierzigstes Kapitel.

Ueber die Maulbeere[1], welche in der Bindehaut auftritt.

Die Maulbeere ist ein weiches Fleisch, das roth ist, jedoch nicht sehr, und in der Nähe des grösseren Augenwinkels herauskommt.[2] Es erstrecken sich mit ihr Blut-Adern vom Augenwinkel her zu ihr hin, — wie ein Flügelfell. Ihre Ursache aber ist verdorbenes, schlechtes Blut, das an diesem Ort sich festsetzt.

---

[4] D. [und Euphorbia (Ischemschirek)].

[5] II, c. 15.

[6] L. [perseverante sanie]. Doch steht irrig senie.

[7] Bei den Arabern heisst der Weihrauch kundur; später wurden mehrere Sorten, darunter männlicher (gelber) und weiblicher (blasser) unterschieden. Drag., 366.

K. 49. [1] tūta. Vgl. unser Kap. 20 des zweiten Buchs und ferner K., S. 172 und S. 114 (III, c. 21).

[2] Offenbar ist das ein Papillom, wie es in der genannten Gegend vorkommt.

Behandlung. Zuerst entleere den Körper durch Aderlass an der Kephalica. Der Kranke trinke die ⟨abführende⟩ Arznei zu wiederholten Malen. Denn diese Krankheit gehört zu den rückfälligen.

Alsdann aber erhebe die ⟨Wucherung⟩ mit einem Häkchen, — aber recht sanft, weil sie weich ist, so dass gelegentlich im Augenblick der Operation der Haken herausgleitet, und ⟨dies⟩ dich in deiner Absicht behindert, — dann führe die Star-Nadel unter die Adern, welche vom Augenwinkel her unter die ⟨Wucherung⟩ sich erstrecken und häute die letztere ab, so wie du es mit dem Flügelfell thuest, und schneide sie ab mit der Scheere; und sieh' nach, ob etwas zurückgeblieben, und ⟨wenn dies der Fall ist, so⟩ erhebe es mit dem Haken und rotte es gänzlich aus. Dann träufle in's Auge das geklärte Wasser von gekautem Kümmel und Salz, zu wiederholten Malen, und verbinde das Auge mit Eigelb und[3] Rosen-Oel. Alsdann leite ein die ⟨Nach⟩behandlung des Flügelfells und des Hornhautfells; denn dies bewirkt Heilung.

Fünfzigstes Kapitel.

Ueber das wuchernde (wilde) Fleisch (laḥm zā'id), und seine Behandlung.

Das wilde Fleisch entsteht meist in Folge eines Vorfalls oder einer Operation oder eines Geschwürs oder einer primitiven Ursache (Verletzung).

Behandlung. Zuerst beginne mit der Entleerung ⟨des Körpers⟩. Darauf hebe das ⟨wilde Fleisch⟩ empor mit einem Haken und schneide es ab und behandle es mit der Kur des Flügelfells.

[3] So Kh. und G. — D., F. und L. ohne.

Einundfünfzigstes Kapitel.

Ueber die Trennung des Zusammenhangs in der Bindehaut (tafarruq al-ittiṣāl).

Dieselbe entsteht aus einer primitiven Ursache (Verletzung), wie vom Rohr oder der Spitze eines Pfeils oder von einem Stein.[1]

Behandlung. Zuerst beginne mit dem Kupiren der Materie; halte sie ab, in's Auge sich zu ergiessen. Erfolgt Bluterguss aus der ⟨Zusammenhangs-Trennung⟩, so streue Blut-Eisenstein auf mit einem wenig Kampfer und verbinde das Auge mit einem kräftigen Verband.

Wenn sich nicht Blut daraus ergiesst, so bestreue mit gepflegter Zink-Blume und verbinde mit Eigelb und lass den Kranken häufig zur Ader. Zu wiederholten Malen sollst du ihm Blut entziehen, denn das kupirt die Materie. Du darfst ihn nicht vernachlässigen. Wenn du es thuest, so fliessen die Feuchtigkeiten aus und das Auge wird zerstört.

Zweiundfünfzigstes Kapitel.

Ueber die Zahl der Krankheiten der Hornhaut.[1]

Es gibt dreizehn Krankheiten der Hornhaut, nämlich: (Einfache) Geschwüre, Pusteln, Narben, Abschilferung, belegte Geschwüre, Krebs, Grubengeschwüre, Farbenveränderungen, Durchfeuchtung, Vertrocknung, Eiter hinter der Hornhaut, Vorwölbung der Hornhaut, Lösung des Zusammenhangs.

K. 51. [1] L. hat noch vel percussio vel casus.

K. 52. [1] Der Text dieser Aufzählung ist in unsren Handschriften einerseits ungenau, andrerseits in den einzelnen verschieden; nicht einmal die Zahl übereinstimmend oder gleich dreizehn. Wir haben deshalb die dreizehn richtigen Krankheitsnamen aus den Ueberschriften der folgenden Kapitel entnommen. Kh. hat die richtige Reihenfolge, nur fehlt die letzte Krankheit.

Dreiundfünfzigstes Kapitel.

Ueber die ⟨einfachen⟩ Geschwüre ⟨der Hornhaut⟩ (qurūḥ) und ihre Behandlung.[1]

Von Geschwüren, die in der Hornhaut entstehen, gibt es sieben Arten.[2] Ihnen allen ist ein Name gemeinsam, der des Geschwürs. Vier von ihnen entstehen an der Oberfläche der Hornhaut[3], drei in ihrer Tiefe. Die erste Art der oberflächlichen heisst auf griechisch aḫlius[4]; das bedeutet Decke ⟨?⟩. Ihr Kennzeichen ist ⟨das folgende⟩: ein Geschwür entsteht in der äusseren Schicht der Hornhaut, welches in seiner Farbe dem Rauch ähnlich sieht und von dem Schwarzen des Auges einen grossen Theil einnimmt.[5] Die zweite Art ⟨der oberflächlichen Geschwüre⟩ heisst auf griechisch nafalion[6]; das ⟨Wort⟩ bedeutet Gewölk. Sein Kennzeichen ist ⟨das folgende⟩: es ist ein tieferes Geschwür, als das erste; weiss von Farbe und kleiner an Ausdehnung.[7] Die dritte Art ist ein Geschwür, das auf dem Kranz (Umkreis) des Schwarzen entsteht; doch nimmt es auch einen geringen Theil vom Weissen ein; man nennt es arǵāmūn.[8] Sein Kennzeichen besteht darin, dass es zwei Farben besitzt[9]:

K. 53. [1] Vgl. Ibn Sina, K. II, c. 3. In diesem Kapitel sind beide Araber ganz unselbständig, indem sie sogar die griechischen Namen der sieben Arten mittheilen und zu erklären versuchen. Allerdings nehmen sie später bei der praktischen Behandlung wenig Rücksicht auf die feinen Unterschiede zwischen den sieben Arten der Geschwüre.

[2] K. fügt hinzu, welche Galenos Geschwüre nennt. Vgl. K., S. 57.

[3] Aët., c. 22: *Αἱ δὲ . . . ἐπιπολαιότεραι ἑλκώσεις . . . ἀχλὺς . . . νεφέλιον . . . ἐπίκαυμα, ἔγκαυμα.*

[4] In aḫlius ist *ἀχλύς* deutlich zu erkennen. (Im K. steht alḫafi.)

[5] Aëtios fast wörtlich ebenso: *ἡ μὲν γὰρ ἀχλὺς ἐπιπόλαιός ἐστιν ἕλκωσις ἐπὶ τοῦ μέλανος γινομένη, παραπλησία ἀχλυώδει ἀέρι τῷ χρώματι κυανῷ, πολὺν τόπον ἐπέχουσα τοῦ μέλανος.*

[6] Sprich nefelion = *νεφέλιον.*

[7] Aët. fast wörtlich ebenso: *νεφέλιον καλεῖται τὸ ἐπὶ τοῦ μέλανος βαθύτερον τῆς ἀχλύος ἕλκος καὶ μικρότερον, τῇ δὲ χρόᾳ λευκότερον.*

[8] Sprich argemun = *ἄργεμον.*

[9] Jetzt weicht der Araber von dem Text des Griechen ab, und holt sich seine dritte Form des oberflächlichen Geschwürs aus dem folgenden (28.) Kapitel des Aët. (bezw. aus dessen Quelle): *Ἄργεμόν ἐστι τὸ κατὰ τὸν τῆς ἴρεως κύκλον γιγνόμενον ἑλκύδριον, ἀπειληφὸς τὸ μὲν τοῦ λευκοῦ, τὸ δέ τι*

was von ihm ausserhalb des Kranzes liegt, ist roth, weil[10] es nach der Bindehaut sich hinneigt, — die Geschwüre der Bindehaut sind ja alle roth, wegen des ⟨rothen⟩ Körpers der letzteren; — was davon innerhalb des Kranzes sich befindet, dessen Farbe ist weiss, weil es auf der Hornhaut liegt, und die Geschwüre der Hornhaut alle weiss sind wegen des ⟨weissen⟩ Körpers der letzteren.

Die vierte Art der Geschwüre in den äusseren Theilen der Hornhaut heisst auf griechisch nicoma[11], d. h. das astförmige. Ihr Kennzeichen ist, dass es aussieht wie eine Verästlung.

Von den in der Tiefe der Hornhaut entstehenden Geschwüren heisst die erste Art auf griechisch bothrion, das heisst Grube.[12] Ihr Kennzeichen ist das Vorhandensein eines tiefen, engen, reinen Geschwürs[13], das weiss und klar ist an Farbe, mit unbedeutender Kruste und ähnlich einem Hirsekorn.[14]

Die zweite Art heisst Koiloma[15], d. h. die schmerzende. Ihr Kennzeichen ist weitere Erstreckung und geringere Tiefe, als bei der vorigen. Die dritte Art heisst auf griechisch

---

τοῦ μέλανος, λευκὸν φαινόμενον. (Paul. III, c. 22, § 24 fast wörtlich ebenso.) Galen. defin. m. 330 (B. XIX, S. 433). Es ist eine Art der heute sogenannten Phlyktäne.

[10] Die Begründung des Farbenunterschieds fehlt in unsren griechischen Texten.

[11] nīqūma erinnert an ἔγκαυμα. Ali b. Isa irrt wohl in doppelter Weise, erstlich in der Deutung des griechischen Wortes; zweitens in der Anwendung des Kunstausdrucks, da hier ἐπίκαυμα gefordert wird. Uebrigens könnte man auch bīqūma lesen! Aët.: ἐπίκαυμα δὲ λέγεται ὅταν τὸ μέλαν τοῦ ὀφθαλμοῦ τραχυνθὲν ἐπιπολῆς ἐπικαὲν φανῇ, τῇ χρόᾳ τεφρὸν γενόμενον. Gemeint ist das (scrof.) Gefässbändchen der Hornhaut. (Ibn Sina nennt es das wollige.) Natürlich können auch die noch heute sogen. dendritischen Formen der Hornhaut-Geschwüre mit einbezogen werden.

[12] Das ist richtig, βοθρίον.

[13] Paul.: τὸ μὲν γὰρ ἐν τῷ κερατοειδεῖ κοιλόν τε καὶ στενὸν καὶ καθαρὸν ἕλκος βοθρίον (Grube) ἐπονομάζεται. Ebenso Aëtios.

[14] Drag. 81, A. M. 177: gawaris, Hirse, Panicum miliaceum.

[15] arab. verschrieben fa'lūmā, Ali b. Isa verkennt wieder die Bedeutung des griechischen Wortes.

Paul.: τὸ δὲ πλατύτερον μὲν τοῦ βοθρίου, ἧσσον δὲ βαθύ, κοίλωμα καλεῖται. Ebenso Aëtios.

Ficauma[16], d. h. das Brennen. Ihr Kennzeichen ist ⟨das folgende⟩: es ist ein schmutziges, krustiges Geschwür, das bei längerem Bestand Ausfluss der Augenfeuchtigkeiten verursacht, in Folge der Zerfressung der Augenhäute.[17] Ihre Ursache liegt in scharfen beissenden Feuchtigkeiten, die zum Auge fliessen.

Behandlung. Zuerst muss man eine Weile das Auge anregen[18], dadurch dass man sich beeilt mit dem Aderlass aus der Kephalica und der Blut-Entleerung, nach Maassgabe des Alters und des Kräftezustands und der Jahreszeit. Zu wiederholten Malen sollst du Blut entziehen.[19] Abführen[19] sollst du mittelst der Abkochung von Myrobalanen, Pflaumen und Tamarinden und Veilchen und Cassie[20] und Manna, oder mit Veilchen und Zucker.

Betrachte ⟨dann⟩ das Auge. Siehst du in der Hornhaut selbst eine ⟨frische⟩ Narbe ähnlich der des Weissflecks oder eines Wölkchens; so wisse, dass dies ein Zeichen ist für das Herauskommen eines Geschwürs: nun wende an, was zurückhält und betäubt, wie die weisse[21] Salbe, die bereitet wird aus Bleiweiss und arabischem Gummi und Traganth und Opium mit Eiweiss.

Ferner verordne, dem Kranken die Schenkel zu umschnüren und sie zu massiren. Nützlich ist auch die Schröpfung auf beiden Schenkeln. Behandle überhaupt den ⟨Kranken⟩ mit

---

[16] *ἐπίκαυμα.* Also ist hier der griechische Name richtig gedeutet.

[17] Hier stimmt der Text mit Paul.: *Τὸ δὲ ἐπίκαυμα ἕλκος ἐστὶ ῥυπαρὸν καὶ ἀκάθαρτον καὶ ἐσχαρῶδες· οὗπερ ἀνακαθαιρομένου πολλάκις ἐκρεῖ τὰ ἐν τῷ ὀφθαλμῷ ὑγρά.* Uebrigens heisst bei Aët. diese Form besser *ἔγκαυμα*, dagegen das scrofulöse Geschwür *ἐπίκαυμα*. Vgl. G. d. A., S. 381.

Die Darstellung des Arabers ist wohl weder aus Paul. noch aus Aët. geschöpft, sondern aus einer gemeinsamen Quelle dieser beiden, vielleicht aus verlorenen Texten des Galenos.

[18] Lesart unsicher und in jeder Handschrift anders. F. „zur Zeit des Geschwürs im Auge". L. hat nichts; L. I: cum egreditur; L. II: cum videbis signa. (Dies scheint aus dem folgenden Absatz zu stammen.)

[19] Vgl. *κοινὴ θεραπεία τῶν ἐν ὀφθαλμοῖς ἑλκῶν, Σεβήρου.* (Aët., c. 17): . . . *ὅπως τὸ πλεονάζον ἐν τῇ ἕξει συναιρεθῇ διὰ φλεβοτομίας ἢ καθάρσεως ἢ κλυστῆρος.*

[20] Schonbar, Schinbar A. M., 369.

[21] Severus (bei Aët.) empfiehlt *τὰ λευκὰ κυκνάρια.*

allem, was ich bei der Kur der akuten Augen-Entzündung erwähnt habe. Schlafen soll er auf der Seite des Geschwürs[22], damit nicht der Eiter die Häute des Auges zerfresse: sitzt das ⟨Geschwür⟩ also auf dem rechten Auge, so soll er auf der rechten Seite schlafen; und auf der linken, wenn es im linken Auge sitzt. Wenn das ⟨Geschwür⟩ nach dem äusseren Augenwinkel hinneigt oder nach seiner Nachbarschaft, so soll der ⟨Kranke⟩ auf der Stirn schlafen; und wenn es dem grossen Augenwinkel benachbart ist, im Gegentheil ⟨auf dem Hinterkopf⟩.

Halt' ihn zurück nach Möglichkeit vom Schreien und Niessen und Erbrechen. Ist das Geschwür stark und mit akuter Entzündung verbunden, so wende die betäubenden Mittel an[23], mittelst der Einträufelungen, und höre nicht auf damit.[24]

Und wenn die scharfen Materien sich danach immer noch ergiessen, dann kehre zurück zur Blut-Entleerung, denn in ihr liegt ein allgemeiner Nutzen für alle akuten Augen-Entzündungen, besonders für die, welche von Anfüllung (Plethora) herkommen. Ferner entleere die Natur durch Abkochung von Myrobalanen zum zweiten Mal. Zu jeder Zeit, wenn die Natur stehen bleibt (Verstopfung besteht), erleichtere sie durch die Arznei, deren Recept das folgende ist: man nehme Traganth einen Theil, Süssholz[25]-Saft einen Theil, geröstetes Scammonium aus Antiochia[26] $^1/_2$ Theil: man bereitet Pillen daraus, die Gabe ist eine Drachme.

Im Anfang verdünne die Diät (verringere die Nahrungsaufnahme). Wenn du aber siehst, dass längere Dauer in der Krankheit sich geltend macht; so verdünne nicht zu sehr, jedoch verdünne immerhin, bis das Geschwür aufbricht. Dann verdicke die Diät ein wenig, und zwar mit Küchlein und Rebhühnern und Fasanen und Extremitäten von Böcklein, damit

---

[22] Ibn Sina gibt, ohne Begründung, die entgegengesetzte Regel. (K. II, c. 5, S. 59).

[23] Paul. III, c. 22, § 24: *Εἰ μὲν οὖν τύχῃ τὸ ἕλκος ἅμα φλεγμονῇ συστῆναι, καὶ τὴν θεραπείαν διὰ τῶν φλ. πραΰνειν τε καὶ συμπέττειν δυναμένων ποιητέον.*

[24] Paul., im Gegentheil: *ἀλλὰ μὴ ἐγχρονίζειν.* L. II: non dimittes.

[25] Sūs, Glycirihiza glabra, A. M., 28.

[26] maḫmūda, c'est Scammonia, Ibn el-Beiṭar, 1193.

die Kraft nicht schwach werde, und nicht die wässrigen Absonderungen im Körper überhand nehmen, wodurch auch die Absonderungen im Auge vermehrt werden. Denn wenn die Kraft abfällt, gebricht es an der Auflösung, so dass aus diesem Grunde die Feuchtigkeit im Körper überhand nimmt.[27]

Zu dem, was nützt im Anfang dieser Krankheit, gehört Frauenmilch, weil darin mit der Kühlung noch Auflösung und mässige Reinigung vorhanden ist. Nicht taugt zur Behandlung der Geschwüre[28] ein beissender Stoff. Zu dem, was die Materie zurückhält, in's Auge sich zu ergiessen, nach der Reinigung des Körpers und der Verbesserung der Complexion des Gehirns, gehört das Rosenmittel des Ibn Ali und gepflegte Tutia, die schon vorher erwähnt sind in dem Kapitel über die Augen-Entzündung.

Am schlimmsten sind die Geschwüre, wenn mit ihnen im Lid Rauhigkeit und Krätze verbunden sind[29], weil die Häute des Auges durch die Rauhigkeit leiden, und dadurch das Geschwür an der schnellen Vernarbung gehindert wird. Dabei ist es nicht möglich, diese Rauhigkeit ⟨örtlich⟩ zu behandeln, — eben wegen des Geschwürs. Verzögert sich der Aufbruch[30] des Geschwürs, so träufle in's Auge Bockshorn-[31] und Königskronen-Wasser; denn dies bringt das Geschwür schnell zum Aufbruch.

Sowie nun das Geschwür aufgebrochen ist, muss man dasjenige anwenden, was von ihm den Schmutz abwischt und reinigt. Denn bei ⟨der Behandlung von⟩ Geschwüren besteht unser Ziel darin, sie zu reinigen, damit die Natur sie ausfülle und vernarbe.[32] Nützlich ist hierzu die Anwendung der

---

[27] Die entsprechende Stelle im Kanon (S. 59) ist uns erst durch den Text des Ali b. Isa verständlich geworden.

[28] in principio, L.

[29] Vgl. dazu Galen XII, S. 709, was allerdings nur dem Sinne nach, nicht dem Wortlaut nach übereinstimmt.

[30] Aufbruch ist nicht Durchbruch. Der Araber denkt sich das Hornhaut-Geschwür wie einen Abscess, der erst nach aussen aufbrechen muss, ehe Verheilung erfolgen kann.

[31] *μετὰ χυλοῦ τήλεως*, Severus bei Aët., c. 17.

[32] Galen XII, S. 714: *Περὶ τῶν ἐν ὀφθαλμοῖς ἑλκῶν*. . . . S. 715: *τῆς φύσεως τῶν μορίων πληρούσης τε καὶ πρὸς οὐλὴν ἀγούσης αὐτὸ ⟨τό ἕλκος⟩*.

weissen Salbe, welche goldfarbigen Galmei und Sarcocoll enthält.

Recept der weissen Salbe, welche gegen Geschwüre nützt und gegen akute Augen-Entzündung. Man nehme arabisches Gummi und Traganth und Stärke von jedem zwei Drachmen, Bleiweiss 5 Drachmen, Opium und goldfarbigen[32a] Galmei je 1 Drachme; die Zahl der Arzneien ist sechs[33]; vereinige, siebe und knete es mit Regenwasser und bereite ein Kollyr daraus.

Ist die Materie dick und reichlich, so wende dasjenige Kollyr an, welches Weihrauch enthält und im Kap. 48 beschrieben ist; denn dies reift und reinigt die Materie. Hüte dich aber, dasselbe anzuwenden, während noch scharfe Materien sich zum Auge ergiessen.

Wenn das Geschwür rein geworden, so musst du das anwenden, was die Grube füllt und Substanz wachsen lässt, wie die Bleisalbe; denn sie ist nützlich. Bestreue auch das Auge mit dem mittelstarken Kalk[34], denn er zieht die Feuchtigkeit an und füllt die Gruben aus. Sein Recept ist ⟨das folgende⟩: man nimmt gebrannte Muschelschalen[35], die einige Tage mit Wasser macerirt werden, und trocknet sie und wendet sie an.

Hat die Höhlung sich gefüllt, so wende das linde rothe Kollyr an, danach das staubartige; und gehe über zu dem grünen. Ist eine störende Narbe zurückgeblieben, so behandle sie mit den Narben-tilgenden Mitteln, die ich in dem betreffenden Kapitel erwähnen werde. Wenn aber aus dem Geschwür ein Vorfall der Regenbogenhaut hervorgeht, so muss man diesen mit denjenigen Mitteln behandeln, welche zusammenziehen und binden, jedoch keine Rauhigkeit im Auge entstehen lassen, und die ich, so Gott will, an ihrem Ort erwähnen werde.

[32a] F. wie Kh. hat silberfarbigen.

[33] Das Recept, in D. unvollständig, ist nach G. mit Hilfe von L. ergänzt; es müsste ja nach dem vorhergehenden Text Galmei und Sarcocoll enthalten: doch fehlt letzteres in allen Texten. Die früher genannten weissen Salben siehe c. 38 und 48.

[34] ǵarm. (Freytag, terra multi caloris); Kap. 38, Anm. 32 ist es ǵiḏm geschrieben. Gemeint ist kohlensaurer Kalk. (L. hat cūgerem medio.) Ibn el-Beiṭar No. 1960: ǵīr = Kalk.

[35] šanǵ, species conchae. *κοχλίων κεκαυμένων* ∠ γ′ ist in dem Kollyr des Archigenes gegen Hornhaut-Flecke, Aët., S. 100.

Vierundfünfzigstes Kapitel.

Ueber Hornhaut-Pusteln.[1]

Die Pustel entsteht aus einer Feuchtigkeit (Ausschwitzung), die zwischen den die Hornhaut zusammensetzenden Schichten sich ansammelt. Die Hornhaut ist nämlich aus vier Schichten zusammengesetzt[2], wie wir es in dem ersten Buch[3] erklärt haben.

Von Arten der Pustel gibt es viele. Sie sind verschieden in doppelter Hinsicht: entweder hinsichtlich[4] des Orts der Ansammlung oder hinsichtlich[4] ⟨der Natur⟩ der Feuchtigkeit. Oefters liegt nämlich die ⟨Blase⟩ hinter der ersten (obersten) Schicht der Hornhaut.[5] Dies ist die leichteste und am wenigsten bösartige Form der Pusteln; ihr Kennzeichen: sie ist schwarz und klar.[6] Die Ursache für ihre Schwärze liegt darin, weil sie nicht[7] eine Scheidewand schafft zwischen dem Blick ⟨des Arztes⟩ und der Schwärze der Traubenhaut. Die Ursache für ihre Klarheit liegt darin, dass der Blick ⟨des Arztes⟩ die Feuchtigkeit erreicht; wegen der Zartheit der umhüllenden Haut erscheint sie ihm klar. Hingegen die Pustel hinter der dritten Schicht, die schlimmste von allen Arten der Pustel und die verderblichste und schmerzhafteste[8], hat zum Kenn-

---

K. 54. [1] al-baṯr al-ḥādiṯ fi'l-qarnīja. (baṯr, pl. buṯūr, *φλυκτίς*, pusula, Pustel.) Paul. (III, c. 22, § 26) hat nur eine ganz kurze Bemerkung: *καὶ ἡ φλύκταινα δὲ, ἐπανάστασις οὖσα τοῦ κερατοειδοῦς, ὑγροῦ τινος ὑποδείραντος ⟨τοὺς⟩ κτηδόνας αὐτοῦ, τῇ τῶν ὑποπύων ὑπάγεται θεραπείᾳ.* Aët. bringt ein ausgezeichnetes Kapitel (31) über diesen Gegenstand. Oreibas. (Uebersicht VIII, 44) hat uns aus Galen ein kleines Kapitel über die Behandlung der Pusteln aufbewahrt. Vgl. auch K. II, c. 1.

[2] Aët. a. a. O.: *συνέστηκε γὰρ ὁ κερατοειδὴς ἐκ τεσσάρων οἷον ὑμενωδῶν σωμάτων.*

[3] Kap. 16.

[4] Der Araber fügt noch ein im Deutschen überflüssiges „des Unterschieds" hinzu.

[5] Aët. a. a. O.: *ποτὲ μὲν ὑπὸ τὸν πρῶτον ὑμένα συμβαίνει τὴν φλύκταιναν γενέσθαι, ὅτε καὶ τὴν χρόαν μελαντέραν ἐμφαίνει.*

[6] Vgl. den zweiten Theil der Anm. 5.

[7] nicht fehlt nur in D.

[8] Aët. a. a. O.: *ἐφ' ὅσον οὖν ἐν τῷ βάθει τοῦ κερατοειδοῦς κατακρύπτεται ἡ φλύκταινα, ἐπὶ τοσοῦτον ⟨τούτου⟩ τὴν χρόαν φαντάζει καὶ μᾶλλον ἐπώδυνος γίγνεται καὶ χαλεπωτέρα.*

zeichen die weisse Farbe. Die Ursache dieser weissen Farbe liegt darin, dass sie eine Scheidewand bildet zwischen dem Blick ⟨des Arztes⟩ und der Schwärze der Traubenhaut und den ersteren hindert, die letztere zu erreichen.[9]

Diejenige Art ⟨der Pustel⟩, welche hinter der zweiten Schicht liegt, hat ein Kennzeichen, das in der Mitte steht zwischen den beiden vorher genannten.

Hier liegt ⟨noch⟩ ein andrer Grund vor.

Die Pustel, welche in (unter) der ersten Schicht der Hornhaut liegt, ist schwarz von Farbe, wegen der Entfernung des austretenden Lichtes von derselben. Die Pustel, welche in (unter) der dritten Schicht sitzt, ist weiss wegen der Nähe des austretenden Lichtes zu der ⟨ersteren⟩. Die Pustel, welche in (unter) der zweiten Schicht liegt, ist von mittlerer ⟨Farbe⟩, weil bei ihr das Licht die mittlere Entfernung hat. Aus der ⟨verschiedenen Lage der⟩ Pustel folgt, dass die Hornhaut vier Schichten besitzt.

Die Verschiedenheit der Feuchtigkeit[10] in der ⟨Pustel⟩ bezieht sich auf Quantität und Qualität. In ersterer Hinsicht kann sie entweder reichlich oder sparsam sein. Ist sie reichlich[10], dazu dünn und scharf; so ist dabei der Schmerz stärker und die Gefahr am grössten, — und zwar deshalb, weil Dehnung entsteht von der Menge, und Beissen von der Schärfe ⟨der Feuchtigkeit⟩. Ist diese aber sparsam und dick, so findet das Gegentheil von dem vorher Gesagten statt.

Die Verschiedenheit in der Qualität ist dreifach, entweder in der Consistenz, oder in der Kraft, oder in der Farbe.[10a]

Bezüglich der Farbe ist die ⟨Feuchtigkeit⟩ zuweilen weiss, zuweilen schwarz. Bezüglich der Consistenz ist sie zuweilen dick, zuweilen dünn. Bezüglich der Kraft ist sie zuweilen

---

[9] Etwas anders Aëtios. „Die Blase ist an sich schwarz, die Hornhaut an sich weiss. Deshalb ist die oberflächliche Blase schwärzlich, die tiefere weisslich." — Die Farben-Erklärung bei Ali b. Isa (und auch bei Ibn Sina) ist nicht sehr klar.

[10] Hier übertrifft wieder der Araber in Genauigkeit der Eintheilung seinen griechischen Lehrer; denn Aët. hat in dem langen Kapitel nur: καὶ γὰρ εἴτε διὰ πλῆθος ῥαγείη ἡ φλυκτίς, εἴτε διαβρωθείη ὑπὸ δριμύτητος.

[10a] Kh. hat die richtige Reihenfolge: Farbe, Consistenz, Kraft.

scharf und beissend, zuweilen salzig und salpetrig, zuweilen süss.[11] Ueberhaupt haben die Pusteln zuweilen einen günstigen Ausgang, zuweilen bringen sie Zufälle hervor, deren leichtester die Blindheit ist.[12]

Die günstigste Art der Pusteln ist diejenige, welche hinter der äussersten Schicht der Hornhaut entsteht[13], und zwar nicht in der Gegend der Pupille. Nämlich, wenn die Schicht zerreisst, welche die Feuchtigkeit zusammenhält, — entweder von der Dehnung, wegen der Menge der letzteren, oder vom Zerfressen, wegen ihrer Schärfe; — so zerreisst doch nur ein kleiner Theil von der Hornhaut⟨-Dicke⟩; allerdings, wenn ⟨die Pustel⟩ der Pupille gegenübersteht und dann vernarbt, so hindert ihre Narbe das Sehen.[14] Die schlechteste Art der Pusteln ist diejenige, welche hinter der inneren (dritten) Schicht liegt und gleichzeitig im Gebiet der Pupille, weil, wenn ihre Umhüllung zerreisst, ⟨fast⟩ die ganze ⟨Dicke der Hornhaut⟩ zerreisst; und man nicht sicher ist, dass nicht ⟨auch noch⟩ der Rest derselben zerreisse, und dann ein Vorfall entstehe und Erguss der Augenfeuchtigkeiten.[15]

Nicht alle Pusteln öffnen sich, sondern nur diejenigen, welche reichliche oder scharfe Feuchtigkeiten enthalten. Diejenigen aber, denen diese Eigenschaften abgehen, öffnen sich nicht[16]; vielmehr resorbirt sich ihr Inhalt. Zu den Zeichen, die darauf hinweisen, ob in der Pustel eine Feuchtigkeit enthalten ist, oder nicht; gehört das folgende:

Ist eine Feuchtigkeit darin, so tritt Pulsation auf und Kopfschmerz und heftiger Schmerz ⟨im Auge⟩ und Thränen. Ist keine Feuchtigkeit darin, so sind die Zeichen die entgegengesetzten von den eben genannten.

---

[11] Man muss also gekostet haben!

[12] ⟨deren schlimmster der Tod⟩.

[13] Aët. a. a. O: *ῥᾴστη μὲν ἡ ἐπιπολῆς.*

[14] Aët. a. a. O.: *κατὰ γὰρ τὴν κόρην . . . ἄνθρωπος οὐκ ὄψεται διὰ τὰς ἐπιγινομένας οὐλάς.*

[15] Aët. a. a. O.: *κίνδυνος γάρ ἐστι τὸ λοιπὸν τοῦ κερατοειδοῦς ἐν τῷ βάθει λεπτὸν ὑπάρχον ῥαγῆναι καὶ πρόπτωσιν τοῦ ῥαγοειδοῦς ἀπαντῆσαι καὶ τῶν κατὰ τὸν ὀφθαλμὸν ὑγρῶν.*

[16] Diesen Fall hat der Grieche nicht behandelt.

Behandlung. Wisse, dass die Pustel in ihrem Beginn hervortritt wie ein rother Punkt; und dass der Beginn der Geschwüre weiss erscheint: dies scheidet zwischen dem Herauskommen der Pusteln und dem der Geschwüre. Behandeln musst du den Beginn der Pusteln, wie den der Geschwüre, indem du die Materie kupirst und sie nach unten ziehst, — durch Mittel, wie Aderlass und Abführen und Verdünnung der Diät und Anwendung der ⟨örtlichen⟩ Arzneien, welche zurückhalten und betäuben. Die Anwendung dieser Mittel sollst du einrichten nach Maassgabe der Heftigkeit des Schmerzes und der Schwäche desselben. Ist im Auge kein heftiger Schmerz vorhanden, so wende die weisse Salbe an, welche Sarcocoll enthält, und streu' auf das Königin-Pulver. Wenn das Höhestadium beginnt, wende die Weihrauchsalbe an.[17] Wenn die Krankheit abnimmt, so wende die linde rothe Salbe an; denn sie löst in gemässigter Weise. — Nämlich bei verborgenem Eiter (Hypopyon) und bei den Pusteln darfst du die reifenden und lösenden Mittel nur in gemässigter Weise anwenden.[18] — Wenn aber die Krankheit chronisch[19] wird und sich nicht löst, so behandle sie mit scharfen eröffnenden Arzneien, welche stark auflösend wirken und die bei der Behandlung des Stars angewendet werden, wie Sagapen-Harz und Wolfsmilch[20], Asant u. dgl. Nützlich ist auch die Lidschminke.

[17] Aët. a. a. O.: *καὶ τὰ διὰ σμύρνης καὶ λιβάνου.* Galen b. Oreibas. (a. a. O.): *Αἱ μὲν οὖν πρόσφατοι καὶ ἔτι φλεγμαίνουσαι ⟨φλύκταιναι⟩ τοῖς διὰ σμύρνου καὶ λιβανωτοῦ καὶ κρόκου καθίστανται.*

[18] Galen b. Oreibas. (a. a. O.): *τῶν διαφορητικῶν φαρμάκων χρῄζουσιν αἱ ἐν ὀφθαλμοῖς φλύκταιναι.*

[19] Galen b. Oreibas. (a. a. O.): *αἱ δὲ χρονιώτεραι τοῖς καὶ τῶν διαφορητικωτέρων τι προςλαμβάνουσιν.*

[20] Afarbiun = *εὐφόρβιον.*

Fünfundfünfzigtes Kapitel.

Ueber die Narbe[1] und den Weissfleck (āṯār wa'l-bajāḍ).

Von der Narbe gibt es zwei Arten. Die erste entsteht auf der Aussenfläche der Hornhaut und wird ⟨gewöhnlich⟩ Narbe genannt. Einige aber nennen sie Wölkchen.[1] Die zweite entsteht in der Tiefe der Hornhaut und heisst Weissfleck.[1] Dies ist der Unterschied zwischen Narbe und Weissfleck. Ihre Ursachen sind bekannt, es sind Geschwüre und Pusteln; öfters aber treten sie auf in Folge von heftigen Kopfschmerzen.

Behandlung. Wisse, dass diese Krankheit zu denjenigen gehört, bei welchen du den Körper nicht zu entleeren brauchst[2], — ausser wenn das Auge erhitzt ist von der Schärfe der Arzneien[2a], so dass dann die Nothwendigkeit zum Aderlass ruft.

Beide Arten ⟨von Hornhaut-Narben⟩ werden behandelt mit dem, was abwischt und reinigt.[3] Für die dünnen ⟨Narben genügen⟩ zum Abwischen ⟨der Saft der⟩ Klatschrose (Anemone) und der Saft vom Tausendgüldenkraut[4], Mehl mit Honig.[4] Für die dicken ⟨Narben⟩ bedarf man stärkerer Mittel, als da sind gebranntes Kupfer und flüssiges Cedern-Harz[5] und Salpeter und Ammon'sches Salz und Steinsalz[6] und Meeres-Schaum[6a] und Seekrebs. Alle diese Mittel sind nützlich dafür; und, wenn die Sache so liegt, so ist auch Lidschminke nützlich. Nützlich gegen

---

K. 55. [1] Paul. III, c. 22, § 28: *Περὶ οὐλῶν καὶ λευκωμάτων. Τὰς ἐπιπολῆς μὲν γινομένας ἐν τοῖς ὀφθαλμοῖς οὐλὰς οἱ μὲν αὐτὸ δὴ μόνον οὐλὰς, οἱ δὲ νεφέλιον καλοῦσιν, τὰς δὲ διὰ βάθους λευκώματα.* Vgl. G. d. A., S. 384, 261, 86.

[2] Es spricht für die krasse Humoralpathologie der Griechen und Araber, dass dies ausdrücklich noch hervorgehoben wird.

[2a] L. materiarum.

[3] Paul. a. a. O.: *τούτων δὲ τὰ ῥυπτικά τε καὶ σμηκτικὰ λεγόμενά εἰσιν ἰάματα.*

[4] Paul a. a. O.: *τὰ μὲν οὖν νεφέλια τῆς ἀνεμώνης ὁ χυλὸς ἀποσμήχει καὶ τοῦ μικροῦ κενταυρίου ὁ χυλὸς μετὰ μέλιτος.*

[5] Paul. a. a. O.: *τὰ δὲ χρονιώτερα καὶ ἡ κεδρία λεπτύνει καὶ ὁ χαλκός.*

[6] Paul. a. a. O.: *λύσας Καππαδοκικοὺς ἅλας.*

[6a] *ἁλκυόνιον*, Aët., S. 96.

den Weissfleck ist Natron mit altem Oel[7]: damit wird eingerieben. Willst du die Arzneien gegen den Weissfleck anwenden und die Narben beseitigen, so gehe so vor, dass du vor jenen Arzneien das grüne Kollyr anwendest. Denn dies nützt ebenfalls. Den Weissfleck rottet aus Behandlung des Auges mit grüner Salbe, welche Moschus enthält und das folgende Recept besitzt. Seekrebs, Isora[8], Meeres-Schaum, Eidechsen-Koth[9], die innere Schale des Trappen-Magens[10], Zink-Asche aus Haschar, Straussen-Eierschalen, von jedem 2 Drachmen, — in einem andren Recept 1 Drachme; — Bleiweiss, Kupfer-Hammerschlag, Vitriol, syrisches Glas, undurchbohrte Perlen, gebrannter Karneol[11], neuer grüner Wetzstein, langer Pfeffer, Scherben eines grünen Krugs, goldfarbiger Galmei und indischer Galmei, Korallen-Wurzel, Kimolia-Thon, Seefisch[12], gebranntes Kupfer, Zink-Asche aus Kirman und ⟨solche⟩ von der besten Sorte[12a], von jedem 1 Drachme; Steinsalz und armenischer Salpeter, von jedem 4 Scrupel; Feuerstein und Manna-Flechte[13], von jedem $^1/_2$ Drachme; Glas-Schaum[13a] 2 Drachmen. Die Zahl dieser Arzneien beträgt 29.[14] Sie werden zerstossen, das Ganze gesiebt und in einem Mörser zu Staub zerstossen, alsdann wird Moschus im Gewicht von 2 Scrupeln hinzugefügt. Es wird angewendet und ist nützlich, wenn Gott will.[15]

Beschreibung eines andren mit Moschus bereiteten Kollyrs.

---

[7] Paul. a. a. O.: *νίτρον μετὰ ἐλαίου παλαιοῦ . . . ἐγχριόμενον.*

[8] Siwār el hind = Helicteres Isora L., Isora corylifolia. (A. M., 398, Drag. 431.)

[9] *κροκοδείλου χερσείου κόπρον*, Paul. a. a. O.

[10] qāniṣat al-ḥubārā. Vgl. III, c. 27 Anm. 105. [11] ʿaqīq.

[12] Kirš al-baḥrī. (L. II: piscis marinus novacius.) Novacula (Plin. XXXII, 14) ist noch heute den Spaniern género de peces acantopterigios. (Diccionario von Donadiu, III, S. 782.)

[12a] Vgl. Anm. 28 zu III, c. 27 (maḥmūdī). Oder maḥmūda, Scammonium.

[13] šir-sad, wörtlich „mehr Milch", = Lecanora esculenta (Sphaerothallia esc.), Drag. 50. — Kh.: širzaq, Fledermaus-Guano.

[13a] Aët. (S. 196, Aegilops): *ὕελον λειώσαντες χνοωδέστατα.*

[14] Alle Handschriften haben 29, die meisten bringen nur 28, aber eine hat noch Vitriol (zāǵ), das also sicher in den Text hinein gehört.

[15] Bei diesem langen Recept beginnt eine grosse Lücke in L., die auch die folgenden Kap. 56 u. 57 umfasst. (L. I u. II sind hier lückenlos.)

Man nimmt Eidechsen-Koth 3 Drachmen, Natron 5 Drachmen, Meeres-Schaum 5 Drachmen, undurchbohrte Perlen 3 Drachmen, klaren Grünspan 1 Drachme, Korallen 3 Drachmen, Baummoos[16] $^1/_2$ Drachme, gebrannte Straussen-Eierschalen 10 Drachmen, indischen Galmei $2^1/_2$ Drachmen, Moschus 2 Gran: man zerreibt das Ganze und wendet es an; die Gesamtzahl der Arzneien beträgt zehn.

Zu den angeblich für das Ausrotten des alten Weissflecks erprobten Mitteln gehört Schwalben-Koth[17]; er wird aufgeweicht mit Honigwaben, und das Auge damit eingerieben; das ist gut.

Eine mit Honig bereitete Arznei nützt zur Beseitigung des Weissflecks, falls die Hornhaut keine Erhöhung (Staphylom) zeigt. Man nimmt Schwalben-Koth, Speichelwurz[18], gepflegtes persisches Gummi (Sarcocoll), Grünspan, Glas-Schaum, gelben Galmei: das Ganze wird zerstossen und zerrieben und gemischt mit vom Wachs befreitem Honig[19] und angewendet.

Recept einer andren, mit Honig bereiteten Arznei, welche den Weissfleck ausrottet. Man nimmt persisches Gummi (Sarcocoll) und armenischen Salpeter und Salz, von jedem $2^1/_2$ Drachmen, Manna-Flechte 1 Drachme: man zerstösst es und knetet es mit 2 Unzen entwabten Honigs und wendet es an.

Verordne dem mit Weissfleck behafteten ⟨Kranken⟩, vor der Behandlung in's Bad zu gehen, damit die Krankheit erweiche, und so ihre Ausrottung erleichtert werde.

Recept einer Arznei, die den plötzlich entstehenden Weissfleck ausrottet. Rother Salpeter wird zerrieben und ge-

---

[16] Ušna, muscus arboreus, Bartflechte der Bäume, A. M. 340, wo behauptet wird, dass uschna vom lateinischen usnea herkommt. Das Umgekehrte ist richtig. Usnea, Arabibus muscum significat. (Castelli, lex. med.) Usnea est vox arabica. (Blancardi, lex. med.) Drag. 48 bezieht ušna auf Parmelia Kamschadalis. (Aët., c. 40 erwähnt auch *μάννα*, hält es aber mit Galen. XII, 720 für abgebröckelten Weihrauch.)

[17] zarq. Aët., S. 96: *περιστερᾶς κόπρος*. (S. 99 Schwalben-Asche!)

[18] ʿAqirqarḥa, Anacyclus Pyrethrum (Anthemis P.), Bertram- oder Speichelwurz. (Drag. 673.)

[19] ʿasal manzūʿ al-raġwa, d. i. Honig, dem nach dem Kochen die darauf schwimmende Wachs-Schicht entnommen ist. Paul. hat einmal (III, c. 22 § 44): *μέλιτι ἀπηφρισμένῳ*, Aët. (c. 58) *μ. ἀπεζεσμένῳ*.

pflegt mit Oel, und damit eingerieben, Morgens und Abends, denn es ist sehr nützlich.

Auch für den Anfang des Weissflecks nimmt man rothen Salpeter, Galmei aus Kirman, ⟨gewöhnlichen⟩ Galmei und Seekrebs und gebrannte Muschelschalen und Galläpfel zu gleichen Theilen; man mischt damit ein Karat Moschus. Ist ⟨dabei⟩ im Auge Hitze und Anschwellung, so bestreue dasselbe mit dem staubförmigen Pulver.

Zu dem, was gleichfalls den Weissfleck ausrottet, gehören gekalkte (calcinirte) Eierschalen im Gewicht von einer Drachme, weisser Zucker[20] das gleiche: es wird als Pulver angewendet und ist nützlich. Dies mag genügen.[21]

Sechsundfünfzigstes Kapitel.

Ueber die Färbung der Narben[1] und über das blaue Auge[2] (ṣabġ al-āṯār wa-zurqat al-ʿain).

Diese Arzneien ⟨, welche Narben färben,⟩ haben weiter keinen Nutzen, als dass sie zur Verschönerung des Auges beitragen; und doch gehören sie zu denen, die ⟨Jeder⟩ vom Arzte zu kaufen verlangt, sowohl der Besitzer für den Sklaven, den er verkaufen will, als auch für die Sklavin, welche verhandelt wird.

Zu den Dingen, welche den Weissfleck und die Narbe färben, gehört Eselinnen-Milch; man reibt, während dieselbe noch lau ist, damit das Auge ein, — das hilft.

Recept einer Arznei, welche die Narben färbt. Man nimmt Galläpfel und Akazie, von jedem 1 Theil, Kalkant

---

[20] Hat sich in der Volks- und Thier-Heilkunde bis auf unsre Tage erhalten.

[21] Ali b. Isa ist auf diesem unfruchtbaren Gebiete weit enthaltsamer, als z. B. Aëtios; mag er immerhin uns noch zu lang erscheinen. Denn je mehr Mittel, desto geringer die Wirkung jedes einzelnen.

K. 56. [1] *Βάμματα λευκωμάτων*, Galen. XII, 739, Aët., c. 42; Paul., III, c. 22, § 28: *οὐλῶν βάμματα*. Vgl. G. d. A., S. 385.

[2] Bei Aët. folgte sogleich c. 43: *πρὸς γλαυκοφθάλμους*.

(eisenhaltigen Kupfervitriol) $^1/_2$ Theil, zerstösst es und reibt damit ein.[3]

Recept einer Salbe, welche die Narben färbt. Man nimmt die abgefallenen Blüthen von den kleinen Granat-Aepfeln und Vitriol und Akazie und arabisches Gummi, von jedem 5 Drachmen, Spiessglanz (Antimon) 3 Drachmen, Gall-Aepfel das gleiche: man zerstösst es und knetet es mit Wasser und bereitet daraus ein Kollyr.[4] Sind Blüthen des Granat-Apfels nicht zur Hand[5], so nimmt man die dünne Pulpe zwischen den Kernen, denn sie ist nützlich und vertritt die Stelle der ersteren; darum wende sie an.

Zu dem, was die Augenbläue[6] ⟨dunkel⟩ färbt, gehört ⟨das folgende⟩: Press' aus die Schalen des süssen Granat-Apfels und träufle den Saft ein.[7] Nach einer Stunde träufle dann Blüthen von Bilsenkraut (d. h. deren Saft) ein. — Die letzteren musst du zur richtigen Zeit sammeln und bei dir aufbewahren.[8] Hast du keine Blüthen des Bilsenkrauts zur Hand, so nimm

---

[3] Paul. a. a. O.: *κηκίδος, ἀκακίας ἀνὰ ∠ δ, χαλκάνθου ∠ β̄.* Aehnlich bei Aët. Auch die berühmte Vorschrift des Galen. a. a. O. enthält Galläpfel und (eisenhaltigen) Kupfer-Vitriol.

[4] Paul. a. a. O.: *ῥοιᾶς ἄνθους, [τῶν κυτίνων,] χαλκάνθου, ἀκακίας ἀνὰ γ. δ, στίμεως, κηκίδος ἀνὰ γ. β̄. ὕδατι λείου.* Aët. a. a. O.: *ῥοιᾶς τὸ ἄνθος, χαλκάνθου, ἀκακίας, κόμμεως ἀνὰ ∠ δ', στίμμεως ∠ δ', κηκίδων ∠ β', ὕδωρ.* Hiernach möchten wir bei Paul. *τῶν κυτίνων* streichen, zumal es auch bei K. II, c. 18, fehlt. Die Mittel sind fast dieselben, die Gabe eine andre. Im Arabischen (auch K. II, c. 18) steht qalqadīs, das gewöhnlich für weissen oder Zink-Vitriol genommen, aber auch mit qalqant, (eisenhaltigem) Kupfer-Vitriol, verwechselt wird.

[5] Paul. a. a. O: *Μὴ παρόντος ἄνθους ῥοιᾶς, τὸ ἐντὸς μεταξὺ τῶν κόκκων ὑμενῶδες μίγνυε.* Aehnlich Aët., c. 42. Vgl. Oreibas. V, S. 714.

[6] Mittel gegen die blaue Farbe des Auges, hauptsächlich solche, welche die Pupille erweitern, wie Bilsenkraut, haben bereits die Griechen überliefert. Vgl. Galen, B. XII, S. 740 (Aëtios, c. 43): *Πρὸς γλαυκοφθάλμους ὥστε μελαίνας ἔχειν τὰς κόρας. Σιδίων γλυκέων τὸν χυλὸν ἐγχυμάτιζε, ἔπειτα διαστήσας ἔνσταζε ὑοσκυάμου τὸ ἄνθος* ... Theoph. Nonn. (I, S. 230) hat ein halbes Kapitelchen: *Πρὸς γλαύκωσιν. Στρύχνου χυλὸς ἐγχυματιζόμενος μέλανας ὀφθαλμοὺς ποιεῖ.* Vgl. K. II, 35.

[7] So Kh.; in andren Handschriften fehlt der Halb-Satz.

[8] *Δεῖ δὲ τῷ δέοντι καιρῷ τὰ ἄνθη συνάγειν καὶ ἀποτίθεσθαι,* Aët. nach Galen.

den Aufguss von Bilsenkraut-Blättern; denn das ist ⟨auch⟩ nützlich.

Oder man nimmt die Frucht der Akazie oder Akazien ⟨-Gummi⟩ einen Theil, Gall-Aepfel $^1/_6$ Theil; knete beides mit Anemonen-Saft bis zur Honigdicke, thu' es in ein Läppchen und drücke ⟨die Flüssigkeit⟩ aus und träufle sie in's Auge.[9]

Bestreiche auch das Auge mit dem Aufguss frischer Koloquinthen, denn dies schwärzt die Pupille; oder reibe das Auge ein mit Schalen frischer Nüsse oder mit dem Saft von Nachtschatten.[10] Denn alles dies hat die genannte Wirkung.

Siebenundfünfzigstes Kapitel.

Ueber die Abschilferung (salḫ) **der Hornhaut.**

Die Abschilferung entsteht in der Hornhaut entweder von durchbohrenden (verletzenden) Körpern, wie Eisen oder Rohr, oder vom Beissen der scharfen Arzneien. Als Behandlung ist erforderlich die der Geschwüre und Pusteln. Am wirksamsten ist dabei die Bleisalbe.

Achtundfünfzigstes Kapitel.

Ueber das schmutzige Geschwür (dubaila) **in der Hornhaut.**

Dubaila, die auftritt in der Hornhaut, ist ein gewaltiges, schmutziges Geschwür, welches die ganze Haut überzieht, bis von ihr nichts mehr zu sehen ist, wobei es dann passirt, dass

---

[9] Auch diese Vorschrift ist fast wörtlich aus Galen oder Aëtios, a. a. O.

Ἄλλο. Ἀκακίας τὸν καρπὸν καὶ κηκίδων ὀλίγον τρίψας ἐμπελῶς ἀναλάμβανε ἀνεμώνης τῷ χυλῷ, ὥστε μέλιτος ἔχειν πάχος, ἔπειτα ἐκθλίψας διὰ ῥάκους ἐπιμελῶς τὸ ὑγρὸν ἀπόθου καὶ χρῶ καθὼς προείρηται. Nur setzt der Araber für *ὀλίγον* genauer $^1/_6$: dafür haben wir etliche Bespiele in unsrer Schrift.

[10] Vgl. Anm. 6.

das Auge nicht erhalten bleibt. Als Behandlung ist nothwendig die der Geschwüre und zuweilen die der schmutzigen Geschwüre der Bindehaut.

Neunundfünfzigstes Kapitel.

Ueber den Krebs der Hornhaut.[1]

Krebs in der Hornhaut entsteht von schwarzgalliger Feuchtigkeit. Es folgt darauf heftiger Schmerz und Ausdehnung in den darin befindlichen Adern und Röthung und Stechen in den Häuten des Augapfels. Der Schmerz dringt bis in die Schläfen und befällt ⟨den Kranken⟩ hauptsächlich beim Umhergehen und bei der Bewegung. Dabei tritt Kopfschmerz auf, und zu den Augen ergiesst sich dünne, beissende Materie. Appetitlosigkeit tritt auf. Die Krankheit verstärkt sich durch alle scharfen Dinge, sie verträgt überhaupt kein scharfes Augenmittel, weil dieses heftigen Schmerz hervorruft und keinen Nutzen stiftet. Dies ist eine unheilbare Krankheit.[2] Es gibt ja kein Mittel, das stärker ist, als jene.

Und doch müssten ⟨zur Heilung⟩ die Kräfte der Arzneien und Kuren stärker und mächtiger sein, als die Krankheiten. So ist es mit dem Aussatz und mit dem Krebs, dass es für ihn keine Heilung gibt, weil keine Arznei stärker ist, als diese Krankheit selber.

K. 59. [1] Saraṭān. (Vgl. K., S. 172.) — Dies Kapitel ist ziemlich genau nach Paul. (III, c. 22, § 30) gearbeitet: *Τὸ μὲν καρκίνωμα πάθος ἐστὶ τοῦ κερατοειδοῦς, ἔχον ὀδύνην, διάτασιν, ἔρευθος τῶν χιτώνων, ἄλγημα νυγματῶδες ἕως κροτάφων, καὶ μᾶλλον, ἐὰν σεισθῶσιν· ἀνορεκτοῦσι τε καὶ πρὸς τὰ δριμέα παροξύνονται. τοῦτο δὲ τῶν ἀνιάτων ἐστὶ τὸ πάθος. ὅμως δὲ παρηγορητέον αὐτοὺς γαλακτοποσίᾳ κ. τ. λ.* Vgl. Aët., c. 33. G. d. A., S. 387, ist gezeigt, dass hauptsächlich Ulcus serpens und andre Hornhaut-Zerstörungen gemeint sind; gelegentlich war auch einmal eine bösartige Neubildung im Auge darunter. Vgl. K. II, c. 12. — Man könnte sich wundern, dass Griechen wie Araber so wenig Objectivität zeigen, dass sie die eigentliche Veränderung der Hornhaut gar nicht schildern, — wenn nicht zum Glück uns bei Aët. (c. 33) die kurze Beschreibung des trefflichen Demosthenes aufbewahrt wäre, wonach es sich um Geschwüre der Hornhaut handelt, die nicht vernarben.

[2] Paul. a. a. O.: *τοῦτο δὲ τῶν ἀνιάτων ἐστὶ τὸ πάθος.*

Dennoch muss man den Leidenden behandeln, mit solchen Dingen, die den Schmerz mildern und so die Krankheit zum Stillstand bringen.[3]

Behandlung. Gib dem Leidenden frisch gemolkene Milch[4] zu trinken und reiche ihm Speisen, die guten Saft (Kīmūs) erzeugen[4], ohne überhaupt zu erhitzen, wie die aus Weizen und aus dem Fleisch von Böcken und Lämmern bereiteten u. dgl.

Sorge auch für gleichmässige Mischung des ganzen Körpers[5], und dass derselbe nicht von Feuchtigkeit erfüllt sei und von Verderbniss des Blutes.

Reinige auch seinen Körper mit Käsewasser nebst dem folgenden Pulver.

Man nehme Flachs-Seide[6] aus Kreta 1 Drachme, Sennes-Blätter aus Mekka[7] 4 Drachmen, Ochsenzungen(-Pflanzen) 5 Drachmen[8], Melisse[9] 2 Drachmen, Turpet (Abführwinde) $1^1/_2$ Drachmen, Engelsüss[10] (Polypodium) 1 Drachme, Herbstzeitlose[11] $^1/_2$ Drachme, Endivien-Samen und Thymian-Seide[12] und Gurken-Samen und geschälte Koloquinthen-Gurken von jedem 2 Drachmen, Myrobalanen aus Kabul 4 Drachmen, schwarzen Niesswurz und indisches Salz von jedem 2 Drachmen, Süssholz[13]-Saft 2 Drachmen, kleines Tausendgüldenkraut 1 Scrupel, Lavendel[14], armenischen Stein und Gewürz-Nelken und Mastix, von jedem 2 Drachmen. Man zerreibt das Ganze, und gibt davon 5 Drachmen mit Käsewasser. Verordne ihm Myrobalanen aus

---

[3] Paul. a. a. O.: *ὅμως δὲ παρηγορητέον αὐτούς.*

[4] Paul a. a. O.: *γαλακτοποσίᾳ καὶ τῇ τῶν σιτηρῶν τε καὶ ἄλλως εὐχύμων ἐδεσμάτων προσφορᾷ, χωρὶς ἁπάσης δριμύτητος.*

[5] Paul. a. a. O.: *προνοεῖσθαι δὲ καὶ τῆς τοῦ ὅλου σώματος εὐκρασίας.*

[6] aftīmūn, Cuscuta Epithymum. (A. M. 146; Drag. 558.)

[7] sanā makkī, Senna angustifolia, Cassia a., C. medicinalis. (A. M. 222; Drag. 302.)

[8] lisān at-taur, Buglossa, Borrago offic. (Drag. 561.)

[9] bādranbūja, Melissa officinalis. (A. M. 160, 400.)

[10] bāsfājiǵ, Polypodium vulgare, Engelsüss. (A. M. 164.)

[11] surinǵan, Colchicum antumnale. (Drag. 124, A. M. 222.)

[12] Kušūt, Cuscuta Epithymum, Flachs-Seide. (A.M. 250; Drag. 558.) 6 und 12 sind Schmarotzer-Pflanzen, auf Flachs und Thymian.

[13] sūs, Glycirrhiza glabra, Süssholz. (A. M. 218.)

[14] ustuḫūdus, Lavendula stoechas, Lavendel. (A. M. 339; Drag. 571.)

Kabul zu nehmen und Zucker, an jedem zweiten Tag, und zwar 3 Drachmen von jedem.

Das Auge aber soll mit der folgenden Arznei behandelt werden: Man nehme Galmei und Blut-Eisenstein und Stärke, von jedem 1 Drachme, Schöllkraut-Salbe und Siegel-Erde, von jedem 1/2 Drachme, undurchbohrte Perlen 2 Scrupel: man zerreibt es und siebt es und bereitet daraus ein Pulver.[15]

Sechzigstes Kapitel.

Ueber die Grube (ḥafar) in der Hornhaut.

Gruben-Bildung entsteht in der Hornhaut entweder von einem Stich, welcher das Auge trifft, oder in Folge eines Geschwürs oder einer Pustel. Bisweilen dringt sie nur bis zur ersten Schicht vor, bisweilen aber bis zur zweiten, bisweilen bis zur dritten.

Die Behandlung der Gruben habe ich bereits in dem Kapitel über die Geschwüre ⟨II, c. 53⟩ erwähnt.

Die beste Behandlung ist die mit der Blei-Salbe. Auch pulvert man das Auge mit gebrannten und gepflegten Muschelschalen.

Zu dem, was Gruben ausfüllt, gehört auch die folgende Arznei. Man nehme Blut-Eisenstein 1 Drachme, gebrannte, gepflegte Muschelschalen 2 Drachmen, gepflegte Zink-Blume 1 Drachme, undurchbohrte Perlen 1/2 Drachme, gebranntes Blei 2 Drachmen, gepflegten Spiessglanz aus Ispahan 1 Drachme: man zerstösst es und wendet es an als Pulver und als Kollyr, denn es ist nützlich.[1]

---

[15] Paul. a. a. O. räth das Eingiessen der zarten Kollyrien.

K. 60. [1] L. hat hier noch [Collirium puerorum R mirrhe ʒ 1]. L. II: Collirii puerorum, mirre āā ʒ 1.

Einundsechzigstes Kapitel.

Ueber die Veränderung (taġajjur) der Hornhaut-Farbe.

Die Veränderung der Hornhaut-Farbe entsteht aus einem Saft (Kīmūs), der sie durchtränkt und ihre natürliche Farbe umfärbt und ihr Licht und ihren Glanz vermindert. Man nennt dies Umänderung (Alteration). Es entsteht aus zwei Ursachen.

Einmal wegen der Quantität der Feuchtigkeit, ich meine wegen ihrer Menge; das andre Mal wegen ihrer Beschaffenheit, d. h. wegen ihrer Färbung.

Wenn es in der Quantität begründet ist, so sieht der Leidende alle Körper wie im Rauch oder im Nebel.[1] Die Behandlung dieser ⟨Zustände⟩ werde ich bei ⟨Besprechung⟩ der Hornhaut-Durchfeuchtung ⟨II, c. 62⟩ anführen. Wenn es aber von der Qualität herkommt, so sieht der Leidende alle Körper in derjenigen Farbe, welche die Hornhaut selber besitzt.[2] Dies ist so ⟨zu verstehen⟩. Ist die ⟨Hornhaut⟩ roth, was dem zustösst, der von einem Blutfleck betroffen ist; so sieht ⟨der Kranke⟩ alle Dinge roth.[3] Ist die ⟨Hornhaut⟩ gelb, was dem zustösst, der von Gelbsucht betroffen ist; so sieht der ⟨Kranke⟩ die Dinge gelb.[3]

Diese Krankheit behandelt man durch Beseitigung ihrer Ursache; sie heilt, indem der Blutfleck durch die ihm entsprechende Behandlung geheilt wird, und die Gelbsucht durch die ihrige.

Doch sei bedacht, Gerstenwasser zu reichen und Limonade[4] und Endivien-Wasser. Auch Flachs-Seide ist dafür nützlich.

K. 61. [1] G. d. A., S. 328.

Galen, v. d. Ursachen d. Sympt. I, c. 2 (B. VII, S. 99): *ὁ δὲ ὑγρότερος ⟨κερατοειδής⟩ . . . καὶ δι' ἀχλύος ἢ ὁμίχλης ἢ ἀτμοῦ τινος ἢ καπνοῦ θεᾶσθαι δοκεῖ.*

[2] Galen (a. a. O.) fährt fort: *εἰ δὲ μὴ πολλὰ μὲν εἴη τὰ ὑγρὰ, τῇ χρόᾳ δ' ἐξηλλαγμένα, κατὰ τὴν ἐκείνων φύσιν παρόρασις γίγνεται.*

[3] Galen (a. a. O.) fährt fort: *διὰ τοῦτο γοῦν οἱ μὲν ἰκτεριῶντες ὠχρὰ πάντα θεᾶσθαι δοκοῦσιν, οἱ δὲ ὑπόσφαγμα πεπονθότες ἐρυθρά.*

[4] sakanǵabīn = *ὀξύμελι*, Trank aus Essig und Honig. L. hat oxiçacara.

Verdünne die Diät. Verordne dem Kranken, über den Dampf von Wasser sich zu neigen, in welchem Kamillen und Veilchen und Teichrosen gesiedet worden; denn dies ist nützlich. Oder mische Essig und Wasser und lass' es sieden und lass' den Kranken über den Dampf sich neigen. Hat die Krankheit ihren Stillstand erreicht, so behandle sie mit der linden rothen Salbe, denn diese wirkt lösend.

Zweiundsechzigstes Kapitel.

Von der Durchfeuchtung (ruṭūba) der Hornhaut.[1]

Durchfeuchtet wird ⟨bisweilen⟩ die Hornhaut von dicken Feuchtigkeiten, welche sich in dieselbe ergiessen und in ihr entweder Verdichtung oder Dickigkeit oder Anschwellung hervorrufen. Das Kennzeichen dieser ⟨Krankheit⟩ ist dies, dass du auf der Hornhaut wie eine Wolke siehst, ohne Trübung der Pupille.[2] Der Leidende wird von Verdunklung betroffen; er sieht so, als ob er inmitten eines Nebels oder Rauches sich befände.[3]

Behandlung. Zuerst musst du den Körper entleeren durch Bittermittel- und Abführ-Pillen. Besonders sei bedacht auf die Reinigung des Gehirns durch Gurgeln mit dem Bittermittel und Aehnlichem. Lass das Auge einreiben mit allen Gallen-Sorten, denn sie sind dafür nützlich. Ebenso ist Lidschminke nützlich. Halte den ⟨Kranken⟩ zurück von den schlechten, dicken Speisen und von der Blut-Entziehung: diese ⟨Behandlung⟩ ist nützlich.

K. 62. [1] L. quandoque. — Ar-Razī erklärt (Continens, 28[b]), dass er diese Krankheit nur bei Galen, v. d. Krankh. u. Symptomen, gefunden. — Gemeint sind offenbar gewisse Fälle diffuser Hornhaut-Entzündung u. a.

[2] Gute Bemerkung.

[3] Vgl. Anm. 1, Kap. 61.

Dreiundsechzigstes Kapitel.

Ueber die Vertrocknung (jabas) der Hornhaut und ihre Schrumpfung (tašannuǵ).

Die Vertrocknung der Hornhaut bewirkt in der letzteren eine Zusammenziehung (Runzelung), durch welche der Blick geschwächt wird.[1] Am meisten befällt dies die Greise am Ende ihrer Lebensbahn.[2]

⟨Zuweilen⟩[3] runzelt sich die Hornhaut — nicht durch eigne Trockenheit, sondern — durch Abnahme der Eiweissfeuchtigkeit. Dies wird daran erkannt, dass diese Runzelung der Hornhaut in Folge von Verringerung der Eiweissfeuchtigkeit mit Pupillen-Verengerung complicirt ist.[4] Ich werde diesen Fall bei den Krankheiten der Regenbogenhaut schildern. Beide sind schwer zu heilen.

Behandlung. Zuerst musst du den Körper anfeuchten, durch das Bad und durch die befeuchtenden Nahrungsmittel, welche guten Saft (Kīmūs) erzeugen. Darauf verordne dem Kranken, seine Augen in lauwarmem, süssem, klarem Wasser zu öffnen, oder in einer wässrigen Abkochung von Veilchen und See-Rosen. Lass ihn in die Nase einziehen Oel von Veilchen und See-Rosen und süssen Mandeln nebst Frauenmilch. Uebergiesse seinen Kopf mit einer Abkochung von Veilchen und See-Rosen und zerkleinerter Gerste.[5] Träufle in's Auge Frauenmilch[6] und Eiweiss.

K. 63. [1] G. d. A., S. 329. (Greisenhafte Schwachsichtigkeit.) Galen a. a. O. (VII, S. 100): *αὐτὸς ὁ κερατοειδὴς ἐνίοτε ῥυσσούμενος ὁμοίως ἐνοχλεῖ.*

[2] Galen (a. a. O.) fährt fort: *γίγνεται δὲ τὸ πάθημα τοῦτο τοῖς εἰς ἔσχατον γῆρας ἀφικομένοις.*

[3] L. quandoque.

[4] Hier ist Schrumpfung des Augapfels (Phthisis bulbi) gemeint, bei welcher in der That Runzelung der Hornhaut vorkommt.

[5] šaʿir, Kh. Andre Handschriften haben saʿtar, Dosten, wilder Mairan, Origanum, A. M. 227.

[6] Geschieht noch heute bei wirklicher Vertrocknung der Hornhaut (Xerosis corneae ex trachomate).

Vierundsechzigstes Kapitel.

Vom Eiter hinter der Hornhaut (Hypopyon).[1]

Vom Eiter hinter der Hornhaut gibt es zwei Arten. Die eine nimmt nur einen kleinen Raum ein und ist in ihrer Gestalt einem Nagel⟨-Abschnitt⟩ ähnlich. Die andre nimmt einen grossen Raum ein, so dass mitunter die Materie ⟨von hinten⟩ das ganze Schwarze bedeckt[2]; und ist bösartiger, als die erste.

Dieser ⟨Eiter⟩ bildet sich aus drei Ursachen: entweder ⟨1.⟩ in Folge eines Geschwürs, und zwar eines solchen, dessen Haut[3] nicht zart ist, so dass die Materie hieher sich ergiesst und hier haftet; oder ⟨2.⟩ von einem Kopfschmerz, in Folge einer Absonderung, welche die Natur nach jenem Orte versetzt und einsperrt; oder ⟨3.⟩ von einer feuchten Ophthalmie, die sich verschlimmert und dort festsetzt.[4]

Behandlung. Die Alten waren einstimmig der Ansicht, dass die Behandlung des Eiters hinter der Hornhaut und die der Pusteln identisch wäre. Somit ist fortgesetzte Abführung nöthig, und zwar mit Veilchen-Kügelchen.

K. 64. [1] Wörtlich „von der Bläulichkeit der Materie" hinter der Hornhaut. Arabisch kumnat al-mādda. Im Continens (27) ist „putredo, quae generatur sub cornea, quae appellatur occultatio rheumatis" die Uebersetzung von *τὸ γεννώμενον πῦον ἔνδον τοῦ κερατοειδοῦς*, aus Galen XII, S. 716.

Paul. III, c. 22, § 26: *Ὑπόπυος ὁ κερατοειδὴς ἐνίοτε γίνεται, ποτὲ μὲν διὰ βάθους, ποτὲ δὲ δι᾽ ἐπιπολῆς, ὄνυχι προςεοικότος τοῦ πύου κατὰ τὸ σχῆμα· διὸ καὶ τὸ πάθος ὄνυχα προσαγορεύουσι.* Etwas genauer Aët., c. 30: *ὁμοίαν ὄνυχος ἀποτομῇ φαντασίαν ἀποτελέσῃ.*

[2] Aët. (a. a. O.): *πλείονος δὲ συστάντος πύου καὶ τὸ ἥμισυ τοῦ μέλανος ἀπολαβόντος ἢ καὶ δι᾽ ὅλου τοῦ κερατοειδοῦς διαυγουμένου ...*

[3] Gemeint ist doch die Hinterfläche des Geschwürs. Die Bemerkung ist ziemlich richtig.

[4] Also 1) in Folge eines selbständigen Hornhaut-Geschwürs, oder 2) in Folge einer metastatischen Ophthalmie, oder 3) in Folge von Blenorrhöe. Paul. hat nichts über die Aetiologie des Hypopyon, Aët. aber einen kurzen Satz, der die drei Fälle des Arabers umfasst: *γίγνεται δὲ ταῦτα καὶ χωρὶς ἑλκώσεως, κεφαλαλγίας προηγησαμένης ἢ ὀφθαλμίας.* Ali b. Isa's Auseinandersetzung ist bestimmter.

Recept. Man nehme Soldaten-Veilchen[5] $1^1/_2$ Drachmen, Süssholz-Saft 2 Scrupel, geröstetes Skammonium-Harz aus Antiochia 6 Gran bis zu 1 Scrupel, nach Maassgabe des Kräftezustandes: man zerkleinert es und knetet es und wendet es an bei Bedarf, mit 5 Drachmen Zucker; denn es ist nützlich und reinigt Kopf und Magen. Danach behandle das Auge mit reifenden und mässig lösenden ⟨Mitteln⟩, wie Bockshorn-Abkochung u. dgl.[6]

Auch mit Honig gemischter Wein ist dazu nützlich.

In das Auge streiche zu Anfang die Salbe aus persischem Gummi und Weihrauch[6] und bestreue mit dem Königin-Pulver; denn dies gehört zu den lösenden Mitteln.

Hat die Reifung begonnen, so wende die ⟨schon stärker⟩ lösenden ⟨Arzneien⟩ an, wie die Salbe aus Weihrauch und Myrrhe[7] und Safran und Bibergeil und Bockshorn-Abkochung.

Ebenfalls nützlich ist die scharfe und die milde rothe Salbe. Ebenfalls nützlich gegen Eiter hinter der Hornhaut ist die folgende Arznei.

Recept. Man nehme Myrrhe, Safran und Aloë, von jedem 1 Unze, Wein 3 Unzen, Honig 6 Unzen; man macerire den Safran mit dem Wein und mische die Aloë und die Myrrhe hinzu; und wenn es sich ⟨vollständig⟩ gemischt hat, dann mische man den Honig hinzu und hebe es in einem Glasgefäss auf und wende es täglich 2—3 Mal an; denn es ist nützlich.

Löst sich nun ⟨der Eiter⟩[8], so ist es gut. Wenn nicht, so wende die folgende Salbe an.

Recept einer Salbe[9], die nützlich ist gegen heftige starke Schmerzen, wie die von Pusteln und tiefgehenden und schmutzigen Geschwüren in der Hornhaut und von Hervortreten des ganzen

---

[5] A. M. 168, unterscheidet das syrische, das ispahanische und das wohlriechende Veilchen (banafsaǵ).

[6] Paul. (III, c. 22, § 26): *σκοπὸς οὖν ἐστι τῆς θεραπείας ἢ διαφορῆσαι τὸ πύον διὰ τῶν μετρίως τοῦτο ποιούντων, οἷόν ἐστι τὸ μελίκρατον καὶ τῆς τήλεως ὁ χυλὸς καὶ τὰ δι᾽ αὐτοῦ κολλούρια τό τε λιβιανὸν καὶ τὰ διὰ λιβάνου* . . .

[7] Paul (a. a. O.) fährt fort: *ἢ συρρῆξαι καὶ ἀνακαθᾶραι διὰ τῶν ἰσχυροτέρων οἷον τὰ διάσμυρνα* . . .

[8] L. virus lividum.

[9] Es ist *Διάρροδον Νείλου*, Galen XII, 764 fgd. Der Unterschied zwischen dem griechischen und dem arabischen Recept ist gering.

Augapfels, und gegen Eiter im Auge und gegen Materie, die seit langer Zeit sich dahin versetzt hat, und gegen alte Ophthalmie und gegen schwer heilbare Krankheiten.

Man nimmt frische, entkelchte[10] Rosen 72 miṯqāl[11], gebrannten, gewaschenen Galmei 24 miṯqāl, Safran 6 miṯqāl, Opium 3, klaren Grünspan 2 miṯqāl, Kupfer-Hammerschlag 2 miṯqāl, indische Narde 2 miṯqāl, klare Myrrhe 4 miṯqāl, arabisches Gummi 24 miṯqāl; die Gesamtzahl der Arzneien beträgt neun: man zerkleinert das Ganze, siebt es und knetet es mit Regenwasser und wendet es an.

Löst dies ⟨den Eiter⟩, so ist es gut; wenn nicht, so behandle ihn mit den ⟨örtlichen⟩ Arzneien gegen Star, wie Sagapen-Harz und Wolfsmilch u. dgl. Löst er sich dann, so ist es gut; wenn nicht, so musst du operativ eingreifen. Dies geschieht so, dass du den Ort spaltest und die Star-Nadel (miqdaḥ) hineinführst und den Eiter aus dem Ort selbst austreten lässt.[12] Danach behandle die Wunde bis zur Heilung.

Galen[13] hat uns berichtet, dass zu seiner Zeit ein Augenarzt Namens Justus das Hypopyon dadurch heilte, dass er den Kranken auf einen Stuhl setzte und seinen Kopf von beiden Seiten mit den Händen hielt und ihn heftig schüttelte, bis wir sahen, dass der Eiter nach unten hinab stieg und unten blieb.

[10] *ὠνυχισμένων* Galen XII, 769; *ἐξωνυχισμένων* Galen, Aët., Paul.

[11] 1 miṯqāl = $1^1/_2$ Drachmen = 6 Gramm. Danach folgt noch in D. [Spiessglanz 3 miṯqāl]. Dieser Bestandtheil ist aber überschüssig, mit Rücksicht auf die angegebene Zahl von 9 Bestandtheilen.

[12] Aët. (a. a. O., S. 58): . . . *χρὴ τὸν ὀφθαλμὸν διακεντεῖν ὑπὸ τὸ πύον, πλαγίως ⟨ἄγοντα⟩ τὸ παρακεντητήριον κατὰ τὴν ἶριν καὶ στεφάνην λεγομένην, καὶ ἐκκρίνειν τὸ πύον.* — Hier ist *παρακεντητήριον* mit miqdaḥ wiedergegeben.

[13] Vgl. G. d. A., S. 334 und Centralbl. f. A. 1881, S. 173.

Die Stelle steht in Galen's Heilsystem XIV, c. 19 (B. X, S. 1019) und ist fast wörtlich citirt, sogar mit Beibehaltung der von Galen gewählten directen Rede: *τῶν καθ' ἡμᾶς δέ τις ὀφθαλμικῶν Ἰοῦστος ὄνομα καὶ διὰ κατασείσεως τῆς κεφαλῆς πολλοὺς τῶν ὑποπύων ἐθεράπευσε, καθίζων μὲν αὐτοὺς ὀρθίους ἐπὶ δίφρον, περιλαμβάνων δὲ τὴν κεφαλὴν ἑκατέρωθεν ἐκ τῶν πλαγίων, διασείων οὕτως ὥσθ' ὁρᾷν ἡμᾶς ἐναργῶς κάτω χωροῦν τὸ πῦον. ἔμενε δὲ κάτω* . . . Aët. (c. 30) citirt diese Stelle fast wörtlich, nur lauten die letzten Worte: *κάτω καταφερόμενον τὸ πύον καὶ μένον κάτω*, noch mehr in Uebereinstimmung mit dem Text des Arabers.

Fünfundsechzigstes Kapitel.

Ueber die Vorwölbung der Hornhaut (nutū') und über den Unterschied zwischen dieser und der Pustel.

Bisweilen entsteht eine Vorwölbung in der Hornhaut, meist in Folge einer primitiven Ursache (Verletzung). Wegen der kleinen Gestalt der Vorwölbung könnte man sie für eine Pustel halten. Der Unterschied zwischen beiden besteht ⟨in dem Folgenden⟩.

Die Vorwölbung in der Hornhaut ist hart und unnachgiebig; drückt man darauf mit der Sonde, so lässt sie, wegen ihrer Härte, sich nicht eindrücken.[1] Die Pustel aber[2] wird begleitet von Thränen-Fluss und Pulsation; ihre Farbe ist roth und neigt zum Weissen hin. Den Unterschied aber zwischen der Vorwölbung der Traubenhaut und der Hornhaut-Pustel werde ich an seiner Stelle noch erwähnen.

Behandlung. Handelt es sich um eine Pustel, so wende die bereits von mir erwähnte Kur der Pustel an. Handelt es sich um eine Hornhaut-Vorwölbung, so behandle sie mit Verband und Verdünnung der Diät und ⟨örtlich⟩ mit den zusammenziehenden Mitteln, wie mit Blut-Eisenstein u. dgl.

Sechsundsechzigstes Kapitel.

Ueber die Lösung des Zusammenhangs[1], welche der Hornhaut zustösst, das ist ihre Zerreissung.

Die Hornhaut zerreisst entweder in Folge eines Geschwürs oder wegen einer primitiven Ursache (Verletzung), wie durch ein Rohr oder Eisen oder dgl.

Behandlung.[2] Du musst dich eilig an die Behandlung der Zerreissung machen. Sonst würden zwei Gefahren entstehen:

K. 65. [1] Es ist also hauptsächlich das Hornhaut-Staphylom gemeint.

[2] Hier erwartet man ⟨ist weich und⟩.

K. 66. [1] inḥilāl al-fard.

[2] Aët. hat ein Kapitel (24): *περὶ τραυμάτων βαθυτέρων*. Aber die Behandlung des Arabers ist rationeller.

entweder dass die Augen-Feuchtigkeiten ausfliessen[3], und der Augapfel schrumpft; oder dass im Auge eine sehr grosse unheilbare Hervorwölbung (Staphylom) entsteht.

Deshalb musst du ⟨sofort⟩ das Auge mit einer starken Binde verbinden[4], und in das Auge Mittel streuen, welche binden und zusammenziehen, wie Zink-Blume, gepflegt mit Myrten-Wasser, und Blut-Eisenstein; denn sie beide gehören zu den zuträglichsten Dingen in dieser Krankheit.

Siebenundsechzigstes Kapitel.

Ueber die Zahl der Krankheiten der Traubenhaut (Regenbogenhaut).

Krankheiten der Traubenhaut gibt es vier. Es sind dies die Krankheiten, welche in der Pupille entstehen, d. h. in dem Loch der Traubenhaut: nämlich Erweiterung, Verengerung, Vorwölbung, Zerreissung. Die letztere ist die Lösung des Zusammenhangs.[1]

Achtundsechzigstes Kapitel.

Ueber die Erweiterung[1] der Pupille.

Die Erweiterung der Pupille geschieht auf zwei Arten, entweder ist sie angeboren[2] oder erworben. Die angeborene ist schlimm[2], vollends erst die erworbene. Ihre Schädigung ist

---

[3] Aët. a. a. O.: *ὡς ἐκρυῆναι κινδυνεύει.*

[4] Aët. a. a. O. — weniger gut —: *ἐπιδείσθω δὲ ὁ ὀφθαλμὸς κούφως.*

K. 67. [1] Es ist sehr merkwürdig, dass die Entzündung der Regenbogenhaut zwar gelegentlich erwähnt wird, (so schon bei Galen VII, S. 93, Aët., S. 142; und bei Ali b. Isa II, c. 68), aber niemals bei Griechen oder Arabern genauer beschrieben ist. Vgl. G. d. A., S. 326.

K. 68. [1] ittisā'. — Paul. III, c. 22, § 32: *Ὅταν ἡ κόρη τῷ μὲν χρώματι μηδὲν ἀλλοιότερον φαίνηται, πλατυτέρα δὲ πολλῷ τοῦ κατὰ φύσιν, καὶ ποτε μὲν ὁλοσχερῶς ἐμποδίζῃ τὸ ὁρᾶν, ποτὲ δὲ ἐπιπολὺ, καὶ τὰ ὁρώμενα πάντα αὐτοῖς δοκεῖ μικρότερα εἶναι, μυδρίασις μὲν τὸ πάθος, αἰτία δὲ αὐτοῦ περιττωματική τις ὑγρότης ἐστίν.* Wörtlich ebenso schon bei Oreibas. (V, S. 450), auch im Ps.-Galen (XIV, 715) und später bei Akt. (II, 447); fast wörtlich ebenso bei Aët. (c. 54): so dass diese Definition zum Kanon der griechischen Augenheilkunde gehört.

[2] Galen, von den Urs. d. Sympt. I, c. 2 (B. VII, S. 88): *ἡ αὔξησις ἀεὶ βλάπτει τὴν ὄψιν, ἄν τ' ἐκ γενετῆς ᾖ, ἄν τε ὕστερον συμβαίνῃ . . . ὅτε οὖν*

gross, denn sie bewirkt Zerstreuung und Verflüchtigung des Lichts.[3]

Sie entsteht aus drei Ursachen: entweder ⟨1.⟩ aus Trockenheit ⟨der Traubenhaut⟩.[4] Dies ist eine einfache Krankheit[5], ihr Zeichen ist Verringerung des Körpers der Traubenhaut. Oder ⟨2.⟩ sie kommt von einer Entzündung der Traubenhaut her, und das ist eine zusammengesetzte Krankheit[5], und kommt von einer dicken Ausschwitzung her, die sich in die ⟨Traubenhaut⟩ ergiesst, nach der Art der entzündlichen Anschwellungen (Aposteme); oder es entsteht diese ⟨Pupillen-Erweiterung⟩ auch von einer primitiven Ursache (Verletzung), wie von einem heftigen Schlage[6]; öfters entsteht sie von einer akuten Entzündung im Gehirn oder in der Traubenhaut, deren Kennzeichen eben die Dehnung der Pupille ist, und die beide von Kopfschmerzen begleitet sind. Die dritte Art ⟨der Pupillen-Erweiterung⟩ entsteht durch Vermehrung der Eiweiss-Feuchtigkeit.[7] Allen Arten aber ist eine gänzliche oder theilweise Entziehung des Sehvermögens eigenthümlich. Die ⟨Kranken⟩ sehen alle Gegenstände kleiner, als sie sind.[8] Die Ursache dafür ist Schwäche (Zerstreuung) des Lichts.

Behandlung. Zuerst musst du dich nach der bisherigen Lebensweise erkundigen und das Temperament des Kranken erforschen: nach Maassgabe dessen sollst du deine Behandlung einrichten.

ἡ κόρη γίγνεται μείζων, εἴτε κατὰ τὴν πρώτην διάπλασιν, εἴθ' ὕστερον — — ἡ δὲ εὐρύτης ⟨τῆς κόρης⟩ οὐκ ἀγαθὴ μὲν ἡ σύμφυτος.

[3] Aët. a. a. O.: *χεομένου δηλονότι τοῦ ὀπτικοῦ πνεύματος.* Galen VII, S. 90: *χεῖσθαι τοίνυν ἀναγκάζεται ⟨τὸ πνεῦμα⟩.*

[4] L. uvee.

[5] Galen VII, S. 93: *ἡ αἰτία ⟨τῆς εὐρύτητος⟩ τάσις ἐστὶ τοῦ ῥαγοειδοῦς χιτῶνος . . . κατὰ διττὸν τρόπον τείνεται, ὅτε κατὰ τὸν ἑαυτοῦ λόγον πάσχει, ἢ ξηραινόμενον ὡς ὁμοιομερὲς, ἢ ὑγραινόμενον ὡς ὀργανικόν.*

[6] Paul hat nichts über die Aetiologie, Aët. nur *γίγνεται δὲ δι' ἐπιφορὰν ὑγρῶν.*

[7] Galen VII, S. 93: *προσγίνεται δέ ποτε τάσις τῷ ῥαγοειδεῖ καὶ . . . ἐκ τοῦ πλήθους τῶν ὑποκειμένων ὑγρῶν ὁρμηθεῖσα· πληρωθεὶς γὰρ ὥσπερ ἀσκὸς . . . τοῖς ἀθροισθεῖσιν αὐτοῦ τε μεταξὺ καὶ τοῦ κρυσταλλοειδοῦς ὑγροῦ.*

[8] Vgl. Anm. 1. — In der ersten Art erkennt man Pupillen-Erweiterung durch Nerven-Lähmung; aus der zweiten wird uns die durch Ver-

Kommt die Pupillen-Erweiterung von Vertrocknung her, so gibt es dafür keine Heilung[9]; oder, wenn sie sich noch heilen lässt, so ist doch die Heilung sehr schwierig.

Behandle den Kranken mit solchen Mitteln, welche lockern und anfeuchten, wie Milch in's Auge zu melken, und in's Bad zu gehen und anfeuchtende Getränke zu sich zu nehmen, feuchtende Oele in die Nase einziehen zu lassen.

Kommt hingegen die ⟨Pupillen-Erweiterung⟩ von einer Entzündung, und rührt wiederum die letztere von einer primitiven Ursache (Verletzung) her, wie von einem Schlage oder einem Fall oder einem Steinwurf; so schreite eiligst zum Aderlass aus der Kephalica an der kranken Seite.[10] Kommt Röthung im Auge zum Vorschein, so wasche es mit Milch und thu' in dasselbe ⟨einige⟩ Sonden voll Blut-Eisenstein, und mache einen Umschlag auf die Schläfe mit Sandel und Schöllkraut und wasche das Gesicht mit Rosenwasser und mach' einen Umschlag auf das Auge mit Weide und See-Rosen und kaltem Wasser. Wenn die Hitze sich gemildert hat, mach' einen Umschlag mit Bohnenmehl, das mit duftendem Wein geknetet worden. Ebenso geh' vor, wenn das ⟨Leiden⟩ von einer akuten Entzündung im Gehirn oder in der Traubenhaut herrührt. Wenn es aber von einem dicken Erguss herrührt, so beeile dich mit der Darm-Entleerung durch Bittermittel- und Abführ-Pillen.

Behandle auch den ⟨Kranken⟩ mit den Mitteln, welche reifen und lösen, wie bei der Kur des Eiters hinter der Hornhaut und bei derjenigen der Pustel.[11] Lass' ihn zur Ader an den Thränenwinkeln[12] und verordne ihm Schröpfen im Nacken[12]; wasche das Gesicht mit Wasser, das mit Essig und einem wenig Salz gemischt ist[13]: denn das löst. Behandle ihn auch mit den

---

letzung deutlich; in der dritten steckt die durch entzündliche Drucksteigerung (Glaucoma acutum).

[9] Galen a. a. O.: *ἡ μὲν ξηρότης αὐτοῦ δυσίατος.* Aët. a. a. O.: *ἔστι δὲ τὸ πάθος ἄγαν δυσίατον.*

[10] Paul. a. a. O.: *φλεβοτομοῦντας ἀπ' ἀγκῶνος.*

[11] Paul. a. a. O.: *φαρμάκοις δὲ χρηστέον τοῖς καὶ πρὸς φλυκταίνας ἁρμόζουσι.*

[12] Paul. a. a. O.: *τὰς γοῦν ἐν τοῖς κανθοῖς διαιρεῖν φλέβας, εἶτα σικύαν τῷ ἰνίῳ προσβάλλειν.*

[13] Paul. a. a. O.: *προσαντλεῖν τὸ πρόσωπον . . . ἅλμῃ ἢ ὀξυκράτῳ.*

Kollyrien, welche beim Anfang des Stars nützen, wie Gallen-Salben, Asant u. dgl. Denn das nützt.

Aber die ⟨Pupillen-Erweiterung⟩, welche von der Vermehrung der Eiweiss-Feuchtigkeit herrührt, wird bei der Behandlung der Krankheiten des Eiweisses erwähnt werden.

Neunundsechzigstes Kapitel.

Ueber die Verengerung (ḍīq) der Pupille und ihre Behandlung.

Die Verengerung der Pupille entsteht gleichfalls auf zwei Arten, entweder von Geburt, — und diese ist zu preisen, denn sie sammelt den Blick[1]; — oder durch Zufall erworben, und diese ist schlimm.[2]

Diese letztere ⟨Art⟩ hat sechs verschiedene Ursachen. Die erste ⟨Unterart⟩ entsteht von Feuchtigkeit, welche über die Mischung der Traubenhaut die Oberhand gewinnt und sie schlaff macht.[3] Die zweite entsteht von Verringerung der Eiweiss-Feuchtigkeit[4]: dann hat jene nichts, was sie anfeuchtet und ausdehnt; ihr Kennzeichen ist Verkleinerung des gesamten Auges[5]; der Leidende sieht entweder nichts, oder, wenn

---

K. 69. [1] Paul III, c. 22, § 33 u. 34: *Ἡ φθίσις πάθος ἐστὶ τῆς κόρης στενουμένης καὶ ἀμαυροτέρας καὶ ῥυσοτέρας γινομένης. τὰ δὲ ὁρώμενα ἐπὶ τούτων μείζονα φαίνεται. αἰτία δὲ πύκνωσις ὑπὸ ξηρότητος μᾶλλον γινομένη.* Fast gleichlautend bei Galen (?) XIV, 776; Oreib. V, S. 450; Aët., c. 45; Akt. (Das Gesperrte findet sich bei Galen, vom Nutzen d. Theile X, c. 6.) Es gehört diese Definition also zum griechischen Kanon der Augenheilkunde. Das Theoretische hat der Araber wohl aus Galen, von den Ursachen d. Sympt. I, c. 2 (B. VII, S. 88 flg.).

[2] Galen a. a. O.: *χαλεπὴ μὲν ἡ παρὰ φύσιν τῆς κόρης σμικρότης, ἀγαθὴ δὲ ἡ σύμφυτος.*

[3] Galen a. a. O.: *ἡ μὲν τοῦ χιτῶνος ⟨ῥαγοειδοῦς⟩ αὐτοῦ μόνου διάθεσις ἔκτασίς τίς ἐστι καὶ χάλασις.*

[4] Galen a. a. O.: *ἡ δὲ τῶν ὑγρῶν διάθεσις ἔλλειψίς τις ἐστι, δι᾽ ἣν κενουμένης τῆς ἔνδον χώρας ὁ ῥαγοειδὴς ἐπ᾽ αὐτὴν καταπίπτων συστέλλεται καὶ ῥυσσοῦται καὶ διὰ τοῦτο τὴν κόρην σμικρύνει.*

[5] *Περὶ φθίσεως ⟨τῆς κόρης⟩ καὶ ἀτροφίας ⟨ὅλου τοῦ ὀφθαλμοῦ⟩* lautet die Ueberschrift bei Paul. III, c. 22, § 33 u. 34.

überhaupt, nur die Umrisse. Die dritte[6] entsteht von einem erdigen und harten Erguss, der in der Pupille selbst sich festsetzt und sie verstopft: ihr Kennzeichen ist, dass man das Loch ⟨der Traubenhaut⟩ gar nicht mehr wahrnimmt. Die vierte entsteht aus übertriebener Hitze, die ⟨das Loch⟩ zusammenzieht; meist kommt dies in Folge von Hirnhaut-Entzündung oder von einem heissen Abscess. Die fünfte entsteht in Folge eines übergrossen Abscesses, welcher die Pupille zusammenpresst. Die sechste[7] kommt von Trockenheit, welche über die Mischung ⟨der Traubenhaut⟩ die Oberhand gewinnt; dies stösst hauptsächlich den Greisen zu.[7]

Ist die Pupille verengt, so sieht der Kranke die Dinge grösser[8], als sie sind; die Ursache ist Verdichtung ⟨des Sehgeistes⟩[9], welche häufig eintritt.

Behandlung. Erkundige dich nach der früheren Lebensweise.[10] Nach Maassgabe derselben soll die Behandlung sein. Wenn der ⟨Kranke⟩ einer Entleerung bedarf, so entleere den Körper.

Wenn die Pupillen-Verengerung von Feuchtigkeit herstammt, welche über die Mischung der Traubenhaut vorherrscht und den Körper der letzteren erschlafft[11], so wird sie schnell geheilt werden. Natürlich muss man dann den Leidenden mit solchen Mitteln behandeln, welche jene Feuchtigkeit zertheilen: entleere seinen Körper mit den Pillen aus dem Bittermittel und den

---

[6] Ueber 3., 4., 5. findet sich nicht viel bei den Griechen. Allerdings heisst es bei Galen VII, S. 93: *φλεγμοναὶ γὰρ καὶ σκίρροι καὶ ἀποστήματα ... ὧν ἅπαντων ... ἐν τῷ ῥαγοειδεῖ συνισταμένων* ... Nach heutiger Auffassung ist 1 = Resten von Iritis, 2 = Phthisis, 3 = Synizesis, 4 = Iridochor., 5 = Gumma, Tuberkel u. dgl., 6 = seniler Miosis. Natürlich sollen diese Gleichsetzungen nur darauf hinweisen, dass den 6 Unterarten auch wirkliche Beobachtungen, wenigstens theilweise, zu Grunde liegen.

[7] Galen (Vom Nutzen der Theile X, c. 6): *τοῖς γέρουσι δὲ κοινὸν ἀμφοτέρων τῶν ὀφθαλμῶν ... καὶ τῆς κόρης στενότης.*

[8] Aët., c. 55: *μείζονα δὲ τοῦ κατὰ φύσιν φαίνεται τούτοις τὰ ὁρώμενα.*

[9] Galen VII, 90: *ἐν τῇ μικροτέρᾳ κόρῃ συνάγεται καὶ σφίγγεται καὶ πυκνοῦται τὸ πνεῦμα.*

[10] Diese individualisirende Behandlung, welche unser Vf. auch schon in dem vorigen Kapitel beschrieb, finden wir nicht in den griechischen Darstellungen der Augenheilkunde.

[11] Das ist wohl Iritis.

abführenden, und verordne ihm über Kopf und Gesicht Wasser zu giessen[12], in welchem erwärmende Arzneien siedeten. Erwärmende Oele[13] sind gleichfalls nützlich.

Das Auge reib' ein mit folgendem Kollyr.[14]

Recept. Man nehme Ammon'sches Harz 1 Drachme, Safran-Mischung 4 Drachmen, Kupferblüthe 1 Drachme: man knetet es mit Wasser und bereitet daraus ein Kollyr und wendet es an.

Recept der Safran-Mischung. Man nimmt Safran- und Schöllkraut-Kollyr und Rosen und klare Myrrhe und Stärke und arabisches Gummi, von jedem gleiche Theile, zerkleinert es und wendet es an.

Wenn aber die Krankheit von Verminderung der Eiweiss-Feuchtigkeit herkommt, so ist ihr Zeichen Schrumpfung des Auges, und ihre Behandlung ist schwierig.

Wenn sie aber von Trockenheit herstammt, die über die Mischung der Traubenhaut vorherrscht, so gibt es keine Heilung dafür. Immerhin kannst du Befeuchtung anwenden und das Bad und laues Süss-Wasser über Gesicht und Kopf; lass auch das Auge in lauem Wasser öffnen und wende Oel an und Nasen-Reinigungsmittel.

Diejenige ⟨Pupillen-Verengerung⟩ aber, welche von Entzündung oder Erguss, der das Loch verstopft, herrührt, ist zu behandeln mit Gymnastik[15], und zwar mit ununterbrochener Massage des Kopfes und des Gesichts und des Auges. Wende auch die gesamte Behandlung an, die für die Verengerung aus Durchfeuchtung maassgebend ist.

---

[12] Aët. a. a. O.: *ὕδατι θερμῷ προςαντλεῖσθαι τὸ πρόσωπον.*

[13] Paul. a. a. O.: *μύρῳ τινὶ θερμαίνοντι.* Aët., ebenso.

[14] Aët. a. a. O. sehr ähnlich: *ἀμμωνιακοῦ θυμιάματος ∠ α', κροκομάγματος ∠ δ', κρόκου ∠ β', ἰοῦ ∠ δ'· λεάνας ἐν ὕδατι ἀνάπλασσε καὶ χρῶ.* — Kh. hat noch (nach Safran-Mischung 4 3), ǵawšīr 1 Dr. (L. gegaçar) = Opoponax-Harz. Vgl. III, c. 26, Anm. 26.

[15] Aët. a. a. O.: *γυμνάζοντας τὰ ἄνω μέρη, ὤμους καὶ χεῖρας, . . . καὶ τρίβοντας ἐπιμελῶς τὴν κεφαλὴν καὶ τὸ πρόσωπον, εἶτα καὶ τοὺς ὀφθαλμούς.* Der Araber bemüht sich, die Anzeigen für die verschiedenen Behandlungsweisen genauer auseinander zu halten.

Aber für diejenige ⟨Pupillen-Verengerung⟩, welche in Verstopfung (Verschluss) der Pupille besteht, gibt es keine Heilung.[16]

Diejenige aber, welche aus Hitze der Mischung ⟨der Traubenhaut⟩ entsteht, ist zu behandeln mit Mitteln, welche abkühlen und anfeuchten.

Siebzigstes Kapitel.

Ueber die Vorwölbung[1], welche in der Traubenhaut entsteht.

Von der Erhebung, welche der Traubenhaut zustösst, gibt es vier Arten. Die erste Art besteht darin, dass die Hornhaut zerrissen wird, und aus der Traubenhaut ein ⟨Gebilde⟩ emporsteigt, das dem Kopf einer Ameise gleicht, so dass, wer es sieht, es für eine Pustel halten möchte. Ueber den Unterschied zwischen dieser ⟨Bildung⟩ und der Pustel werde ich in Bälde reden.

Die zweite Art besteht darin, dass ein grösseres ⟨Gebilde⟩, als jenes, sich emporhebt; es führt den Namen Fliegenkopf. Die dritte Art wird noch grösser, als die beiden erstgenannten und erhebt sich so weit, bis sie die Wimpern berührt; sie schädigt das Auge und ist ähnlich einer Traube (Beere) und wird deshalb als traubenförmige Emporhebung bezeichnet. Die vierte führt den Namen Nagelkopf: sie tritt auf, wenn die Emporhebung chronisch geworden und die Hornhaut darüber verwachsen ist; ⟨dann⟩ wird sie ähnlich dem Kopf eines ⟨Balken-⟩ Nagels, und Paulos bezeichnet diesen Vorfall als Nagel.[2]

---

[16] Das hat man erst 700 Jahre später zu heilen gelernt.

K. 70. [1] Arabisch nutū'. — Ziemlich genau nach dem Kanon der Griechen. Vgl. Paul. III, c. 22, § 25: *Περὶ προπτώσεως. Πρόπτωσίς ἐστι προπέτεια τοῦ ῥαγοειδοῦς χιτῶνος ἐκ διαβρώσεως ἢ ῥήξεως τοῦ κερατοειδοῦς γινομένη· ἥτις μικρὰ μὲν ἔτι οὖσα . . . μυϊοκέφαλον καλεῖται· ἐπὶ πλέον δὲ αὐξηθεῖσα, παραπλησίως ῥαγὶ σταφυλῆς, σταφύλωμα· ἐπὶ πλεῖστον δὲ ὡς ὑπερεκπίπτειν καὶ τὰ βλέφαρα, μῆλον· εἰ δὲ τυλωθείη τοῦτο, ἧλος προσαγορεύεται.* Vgl. auch Aët. Kapitel 35 und 36 (vom Fliegenkopf und von der Beerengeschwulst).

[2] ṯu'lūlā. — Obgleich Ali b. Isa hier den Paulos citirt, so richtet er sich nicht genau nach demselben: er schiebt vor dem Fliegenkopf

Was aber die Ursache dieser ⟨Vorfälle⟩ anlangt, so entstehen sie vom Zerfressen oder von der Spaltung oder von der Fäulniss, welche in der Hornhaut auftritt, oder von einem Katarrh oder von einem Geschwür, wenn du seine Behandlung vernachlässigst.

Behandlung. Du musst gleich im Beginn, bevor die Lippen der Wunde in der Hornhaut sich verdicken, dich beeilen, mit einer runden, dicken Compresse zu verbinden[3]; und zwar soll das Binden recht kräftig sein. Dies geschieht deshalb, weil, wenn der Spalt in der Hornhaut sich verdickt hat, der Vorfall nicht heilt, und die Behandlung nichts nützt.[4] Bestreue das Auge mit Arzneien, welche die Kraft der Zurückstossung vereinigen mit der der Verdichtung und Bindung[5], wie gewaschener Blut-Eisenstein. Damit bestreue das Auge; und wenn du Bleisalbe vorausschickst und die Abkochung von Oelbaumblättern nachschickst oder den Saft des Hirtenstäbchens, so wirkt das noch stärker.

Zu den nützlichen Mitteln gehört auch Zink-Blume, die mit der Abkochung von Oelbaum- oder von Myrten-Blättern gepflegt wird. Hierbei soll der Verband andauern. Ist der Vorfall von der dritten oder vierten Art, so musst du in die Compresse[6] eine Bleiplatte, im Gewicht von 5—10 Drachmen einlassen.[7] Bestreue auch den Vorfall mit dem folgenden Rosen-Mittel.

Recept des Rosen-Mittels[8], das nützt gegen Vorfall und harte Geschwulst (Ganglion)[9] und gegen Erhebung, die in den

---

noch den Ameisenkopf ein und lässt dafür zwischen Beere und Nagel den Apfel aus. Den letzteren hat auch Aët. ausgelassen.

[3] Paul. a. a. O.: *καὶ σπογγοδεθεῖν ἀθλίπτως.* Aët.: *καὶ ἐπίδησον.*

[4] Ein richtiger Zusatz des Arabers.

[5] Paul. a. a. O.: *ταῖς ἀποκρουστικαῖς καὶ πιλούσαις ... χρηστέον δυνάμεσι.*

[6] L. und L. I: in mellicrato?

[7] Den Bleiplatten-Verband finden wir nicht in den erwähnten Stellen der Griechen. Allerdings wurde er gegen Ganglien schon von Galen empfohlen (XII, 232; Oreib. V, 629.) III, c. 16 kommt Ali b. Isa noch einmal darauf zurück.

[8] Das aber keine Rosen enthält! Vielleicht ist es rosenfarben wegen des Blut-Eisensteins. (wardī, rosig.)

[9] mursarǵ. Vgl. III, c. 26, Anm. 2[a].

Häuten des Auges auftritt und gegen feuchte Geschwüre. Man nimmt Bleiweiss $2\,^2/_3$ Drachmen, silberfarbigen Galmei $2\,^1/_3$ Drachmen, arabisches Gummi $1\,^1/_3$ Drachme, persisches Gummi $^1/_2$ Drachme, gebranntes Kupfer 2 Scrupel und 2 Gran, gewaschenen Blut-Eisenstein 4 Scrupel, Opium 2 Scrupel: man zerkleinert es und wendet es an.

Zu dem, was gleichfalls nützt, gehört das folgende Elixir.[10] Beschreibung des Elixirs (Pulvers), das nützt gegen Ganglien und gegen Pusteln und gegen Narben von Geschwüren.

Man nimmt Bleiweiss 8 Drachmen, silberfarbigen Galmei und arabisches Gummi, von jedem 4 Drachmen, gebranntes Kupfer und Opium und Stärke, von jedem 2 Drachmen; wäscht es, zerkleinert es, pflegt es mit dem Schleim von Flohkraut, trocknet es, zerreibt es und wendet es an.

Wenn aber die Krankheit alt geworden, und darüber zwei Jahre vergangen sind; so mache dich nicht daran mit der Behandlung, denn du wirst keine Heilung erzielen.

Bisweilen bricht der ⟨Vorfall⟩ auf, und es ergiesst sich daraus Blut: dann streu' auf Blut-Eisenstein und Siegel-Erde.

Willst du das Auge ⟨nur⟩ verschönern, so behandle es mit dem Eisen[11], — jedoch nicht in der Absicht, dass Sehkraft wiederkehren soll, sondern lediglich zur Verschönerung des Organs. ⟨1.⟩ Alsdann musst du unter den Vorfall eine Nadel einführen, in welcher ein Faden sich befindet, und damit den ⟨Vorfall unter-⟩binden und den Faden zu dir hin spannen und den Vorfall selbst mit der Scheere abschneiden, oder mit der Lanzette wegschneiden.[12] Drücke das Auge herunter mit dem Rosen-Mittel oder mit Blut-Eisenstein oder Spiessglanz, und verbinde das Auge mit Eigelb.

---

[10] al-iksîr = *ξηρόν*. Nachdem das Wort bei den Alchymisten die Bedeutung medicina (incomparabilis etc.) angenommen hatte, bedeutet es in der heutigen Arzneimittellehre eine Flüssigkeit, — gerade so, wie Alkohol.

[11] Paul. VI, c. 19: *Χειρουργοῦμεν δὲ αὐτὸ ⟨τὸ σταφύλωμα⟩, οὐχ ἵνα τὴν ὅρασιν ἀπολωλυῖαν ἀνακαλεσώμεθα, τοῦτο γὰρ ἀδύνατον, ἀλλ' ἵνα μετρίαν εὐπρεπείαν τῷ πάσχοντι χαρισώμεθα.* Vgl. Aët., c 37.

[12] Aët. a. a. O.: *ἔπειτα ἀποτέμνομεν τὴν κορυφὴν τοῦ σταφυλώματος* . . . Paul. beschreibt nur die Abschnürung des Staphyloms, — das zweite Verfahren des Ali b. Isa.

⟨2.⟩ Einige Aerzte aber sind der Ansicht, dass man den Vorfall nicht abschneiden dürfe. Sie führen unter den letzteren eine Nadel mit zwei Fäden, ziehen die Nadel aus und lassen die Fäden zurück. Darauf binden sie den einen Faden nach oben, nach der Richtung des oberen Lids, und knoten ⟨diese beiden Enden⟩ an der Wurzel des Vorfalls; und den andren Faden nach der Richtung des unteren Lids.[13] Das Auge wird nachbehandelt mit Mitteln, welche kühlen und kräftigen, bis der Vorfall eintrocknet und mit den Fäden abfällt.[14]

Einundsiebzigstes Kapitel.

Ueber die Zerreissung der Pupille[1], d. i. die Trennung des Zusammenhangs, welche der Traubenhaut zustösst.

Die Zerreissung der Pupille geschieht auf zwei Arten: entweder ist sie klein und nicht durchgehend, oder gross und durchgehend.

Wenn sie klein ist und nicht durchgeht, schadet sie der Sehkraft nicht merklich. Wenn sie gross ist und durchgeht, fliesst die Eiweiss-Feuchtigkeit ab, bis sie die Hornhaut erreicht[2].

---

[13] Die Umschnürung des Paul. ist etwas mehr zusammengesetzt, aber die Hauptsache hat er ebenso: *τοῦ σταφυλώματος τὸ μὲν ἐπὶ τὰ ἄνω, τὸ δὲ ἐπὶ τὰ κάτω τοῖς ῥάμμασι ἐκδῆσαι.* (Noch zusammengesetzter, aber auch eleganter ist die Umschnürung des Aët., die er selbst *καλλίστη ἀπόσφιγξις* nennt.)

[14] Paul. a. a. O.: *ἄχρις ἀποπτώσεως τῶν ῥαμμάτων ἅμα τῷ σταφυλώματι.*

K. 71. [1] inḫirāq al-ḥadaqa. — Für dies Kapitel haben wir kein Vorbild in unsrem griechischen Text. Das Theoretische entspricht den Anschauungen Galen's.

[2] Manche unklaren Stellen bei Griechen und Arabern werden verständlich, wenn man berücksichtigt, dass beide den grössten Theil des Kammerwassers zwischen Regenbogenhaut und Linse voraussetzten. Galen VII, S. 90: *τῆς ὑγρότητος τῆς λεπτῆς ἣ μεταξὺ τέτακται τοῦ τε κρυσταλλοειδοῦς ὑγροῦ καὶ αὐτοῦ τοῦ ῥαγοειδοῦς.* Vgl. noch XVIII[a], S. 73 und ferner unsren Ali b. Isa I, c. 15.

D. und G. haben hier „bis sie die Hornhaut trifft", Kh. ebenso mit dem Zusatz „nicht". L.: usque quo non obviet cornea. Also ein alter

Hieraus entstehen vier Arten von Schädigung. Erstlich nähert sich die Traubenhaut dem Krystall und trocknet die Feuchtigkeit des letzteren aus. Zweitens kann die Sehstrahlung, welche vom Gehirn herkommt, sich nicht mehr in der Pupille ansammeln, da sie aus den Löchern herausgeht und sich zerstreut. Drittens hat der Krystall nichts mehr, was ihn deckt gegen das Licht von aussen, und dies tritt ihm jetzt zu nahe. Viertens vertrocknet die ⟨Krystall-⟩Feuchtigkeit ⟨auch noch⟩ wegen der geringen Menge der Eiweiss-Feuchtigkeit. Für gewöhnlich befeuchtet diese ja den ⟨Krystall⟩; wenn sie aber zu gering ist, so schadet das jenem, und zwar aus zwei Ursachen: entweder wegen der Schärfe der Mischung, die seinen Zusammenhang trennt, oder von einem dicken Saft, der ihn ausdehnt und seinen Zusammenhang zerreisst.[3]

Behandlung. Beeile dich sogleich, den schädigenden Saft zu reinigen und behandle das Auge mit Mitteln, welche binden und kräftigen, und suche es vermittelst des Verbands zu vereinigen.

Zweiundsiebzigstes Kapitel.

Ueber den Unterschied zwischen Vorfall der Traubenhaut und Pustel der Hornhaut.[1]

Zuerst richte den Blick auf die Farbe der Traubenhaut, ob sie bläulich ist oder dunkel oder grau. Wenn du sie erkannt hast, schliessest du von der Farbe auf die Ursache: hat

---

Fehler der Handschriften. Aber die folgende Stelle des Galen (VII, S. 94) beweist, dass wir den richtigen Text ausgewählt und richtig übersetzt haben: *ὅταν οὖν γένηται μέγα τὸ τοιοῦτον, ὡς διαῤῥαγῆναι μὲν ἱκανῶς τὸν ῥαγοειδῆ, προχυθῆναι δὲ τὴν λεπτὴν ὑγρότητα πρὸς τὸ ἐκτὸς τοῦ χιτῶνος, ὡς ψαύειν ἤδη ⟨τοῦ⟩ κερατοειδοῦς ...*

[3] Dieser wörtlich übersetzte Satz ist nicht ganz klar. Der Araber scheint als Folge von Spaltung der Hornhaut und Iris auch eine solche der Linse anzunehmen, die ja oft genug gleichzeitig erfolgt ist.

K. 72. [1] Aët., c. 31: *ἐπειδὴ δ' ἔστιν ὅτε καὶ κατὰ διάβρωσιν τοῦ κερατοειδοῦς προπίπτει ὁ ῥαγοειδὴς καὶ ποιεῖ φαντασίαν ἐπιπολαίου φλυκταίνης, ἄξιον αὐτὰ ἀκριβέστερον διορίζειν.*

das ⟨Gebilde⟩ nicht die Farbe jener, so weisst du, dass es eine Pustel ist.[2]

Dann sieh' auf die Pupille selbst. Wenn diese kleiner ist und verzogen von der Rundung[3]; so weisst du, dass es ein Vorfall der Traubenhaut ist. Siehst du nichts davon, so ist es eine Pustel.

Ist aber die Farbe der Hervorragung von der der Traubenhaut, dann betrachte die Erhebung und das Loch der Pupille. Wenn du in der Wurzel der Erhebung eine Spur von Weiss[4] siehst, so wisse, dass das Weisse ein Riss der Hornhaut ist, und die Erhebung von der Traubenhaut herrührt. Wenn du nichts von diesem siehst, so ist es eine Pustel.

Dreiundsiebzigstes Kapitel.

Vom Wasser[1] (Star) und seiner Operation.

Bisweilen entsteht zwischen Traubenhaut und Hornhaut eine Erkrankung, welche Wasser (Star) genannt wird. Es ist dies eine Feuchtigkeit (Ausschwitzung), welche gerinnt in der Vorderfläche der Pupille; sie bewirkt eine Unterbrechung zwischen dem Krystall und dem Zusammenhang ⟨desselben⟩ mit dem austretenden Licht. Galen[1a] hat gesagt, sie entstehe „durch Verdickung der eiweissartigen Feuchtigkeit". Er meint aber nicht[2], wenn das abgeschiedene dick geworden in Folge einer kühlen Beschaffenheit; sondern, wenn es dick geworden in Folge

---

[2] Aët. a. a. O.: *ἡ μὲν οὖν ἐπιπολῆς φλύκταινα ὁμοίως πάντοθέν ἐστι μέλαινα ... ἐπὶ δὲ τοῦ ῥαγοειδοῦς τὸ προπεπτωκὸς μέρος ἤτοι μέλαν ἐστὶν ἢ κυανοῦν.*

[3] Aët. a. a. O.: *οὐ γὰρ ἀποσώζει ἡ κόρη ἐπὶ τῆς προπτώσεως τὸ περιφερὲς σχῆμα ἀκριβῶς, ἀλλὰ κατά τι μέρος οἷον παρεσπάσθαι φαίνεται.*

[4] Aët.: *τὸ δὲ μέγιστον σημεῖον, τὴν βάσιν κατὰ κύκλον τῆς προπτώσεως τοῦ ῥαγοειδοῦς εὑρήσεις λευκήν.*

K. 73. [1] Arabisch mā' = *ὑπόχυμα.* Vgl. G. d. A., § 217.

[1a] Von den Urs. d. Symptome I, c. 2 (B. VII, S. 95): *εἰ δὲ ἱκανῶς ἀποτελεσθείη παχὺ ⟨τὸ λεπτὸν ὑγρὸν⟩, καθάπερ ἐν τοῖς ὑποχύμασι γίνεται, διακωλύσει τὸ βλέπειν.*

[2] Jedenfalls sagt er es nicht an der eben erwähnten Stelle.

einer feuchten Beschaffenheit, welche das Uebergewicht gewonnen über seine Mischung, so dass diese Feuchtigkeit durchschwitzt durch das Loch in den Raum hinter der Hornhaut: dann kommt das zu Stande, was das Sehen verhindert.

Die Krankheit ist leicht zu erkennen, wenn sie ⟨schon⟩ fest geworden. Aber im Beginn ist sie schwer zu erkennen.

Immerhin hat sie ein Zeichen, durch das man einen Schluss ziehen kann auf das Vorhandensein der Krankheit. Und dies ist, dass du dich der Pupille gegenüberstellst: dann wirst du etwas darin sehen, was einem Nebel oder einer Wolke ähnlich ist.[3]

Ferner geschieht es demjenigen, welchen diese Krankheit betroffen hat, dass er gleichsam Fliegen oder Mücken vor seinem Auge sieht.[4] Einige sehen etwas Haar-ähnliches[5]; andre sehen etwas, das aussieht, wie die Strahlen der Sterne, wenn sie fallen, und wie der Blitz.

Wenn der Star sich befestigt, geht der Blick (das Sehen) verloren, und es ändert sich die Farbe der Pupille.[5a] Diese Farben sind verschieden; es sind elf.[6] Darunter ist die, welche der Luft ähnlich[7] ist; diese passt für die Operation. Darunter ist auch die, welche ähnlich ist der Farbe des ⟨grünlichen⟩ Glases[8]; diese Farbe ist ebenfalls passend für die Operation. Darunter ist auch eine, welche hinneigt zum Weiss[9] und ähnlich ist der der Schlosse.[10] Darunter[11] befinden sich auch die,

---

[3] Galen, v. d. örtl. Leiden IV, c. 1 (B. VIII, S. 223): *τῆς δὲ θατέρου κόρης ἀχλυωδεστέρας . . . φαινομένης ὑποχύσεώς ἐστιν ἀρχή.*

[4] Galen, von den Ursachen der Symptome I, c. 2, B. VII, S. 96: *φαντασίαν ἐργάσεται . . . ὡς ἐκτὸς ὁρώμενά τινα περιφερόμενα κωνώπια.*

[5] Demosthenes bei Aëtios, c. 53: *τριχοειδῆ ὁρῶσιν.* (Vorher *οἷον κωνώπια.*)

[5a] Demosthenes bei Aëtios: *τελειουμένου δὲ ⟨τοῦ πάθους⟩ ὁ μὲν ἄνθρωπος οὐκ ὄψεται, ἡ δὲ κόρη τὴν χροιὰν ἐπὶ τὸ λευκὸν τρέπει.*

[6] Demosthenes bei Aëtios: *πλείω δὲ τῆς χροιᾶς τὰ εἴδη.* Der Araber ist minutiöser.

[7] Demosthenes: *ἀερίζει.*

[8] Demosthenes: *ὑελίζει.*

[9] Demosthenes: *ἔκλευκα.*

[10] Paul. VI, c. 21: *χαλαζώδη.*

[11] Die folgenden Farben beziehen sich nicht auf gewöhnlichen, einfachen Star.

welche ähnlich sind der Farbe des Himmels, der grünen, der gelben, der rothen, goldartigen Farbe; und die, welche blau, und die, welche gypsähnlich[12] sind und die schwarzen; und ⟨endlich⟩ die dem Quecksilber vollkommen gleichen, wegen der Bewegung im Auge, als ob es wirklich Quecksilber wäre.[13]

Die Ursache dieser Farben ist die Feuchtigkeit (Ausschwitzung), welche unter der Hornhaut auf der Pupille sich befindet: jene wird eben schimmlig und ist ähnlich der Verschimmelung auf der Oberfläche einer fetten Speise und auf dem Saft unreifer Trauben.

Es entsteht aber jene Feuchtigkeit aus vielen Ursachen. Erstlich von heftigem Erbrechen oder von Verletzung oder von einem Stoss, welcher den Kopf oder das Auge trifft.[14] Ferner entsteht sie häufig in Folge grosser Kälte und ebenso auch in Folge von Schwäche des Seh-Geistes.[15] Darum befällt ⟨diese Krankheit⟩ häufig die Greise[15], und ferner auch in Folge einer Schwäche der natürlichen Wärme, und wegen einer Schwäche der Auflösung des Dunstes bei ihnen. Auch befällt diese Krankheit diejenigen, welche krank sind an langwieriger Krankheit[16]; sie erfolgt wegen[17] Beharrung bei Nahrungsmitteln, die feucht und dick machen. Sie entsteht ferner aus chronischem Kopfschmerz. Sie entsteht gleicherweise aus blosser Kälte der Mischung.

---

[12] Paul.: *γυψοειδῆ.*

[13] Diese, welche von den Griechen nicht erwähnt wird, macht der Beobachtung der Araber alle Ehre. Es ist die stark ausgeprägte Krystall-Bildung im vorderen Theil des Glaskörpers (Synchysis scintillans), die dem aufmerksamen Beobachter auch vom blossen Auge sichtbar werden kann und ja auch kurz vor Erfindung des Augenspiegels wieder entdeckt, genauer beschrieben und auch anatomisch klar gelegt ist. Vgl. Einführung in die Augenheilk. (1901, II, 1, S. 186). — In der arab. Handschrift nūr al'ujūn (Licht der Augen) des Ṣalāḫ ad-dīn (1296), VIII, c. 5, heisst es: sie bewegt sich im Auge auf und ab, als ob es Quecksilber wäre. Dieser Schriftsteller, der an Ali b. Isa eng sich anschliesst, hat jene elf Farben noch etwas genauer geschildert und von einander getrennt.

[14] Paul. VI, c. 21: *συμβαίνει δὲ καὶ διὰ βίαιον ἔμετον καὶ διὰ πληγὴν ...*

[15] Paul. a. a. O.: *γίνεται δὲ μάλιστα διὰ ψύξιν τε καὶ ἀσθένειαν τοῦ ὀπτικοῦ πνεύματος· καὶ διὰ τοῦτο γέρουσι μᾶλλον συμβαίνει.*

[16] Paul. a. a. O.: *καὶ τοῖς μακρὰν νόσον νοσήσασι.*

[17] [wegen dicker Arzneien und] Kh., nicht D.

Auch kommt sie vor in Folge von vielen andren[18] Ursachen. Meist entsteht sie in den dunklen Augen, weil ihre Feuchtigkeit grösser ist.

Beweis, dass jene Ausschwitzung zwischen Trauben- und Hornhaut sich befindet.

Wir sehen, dass in einigen der ⟨kranken⟩ Augen die Feuchtigkeit (Ausschwitzung) sich verbreitert, und nichts sichtbar bleibt von der Traubenhaut ausser einem kleinen Theil im Umkreis des Stars.[19] Und, wenn der letztere operativ entfernt worden, wird jene Haut wieder sichtbar, nach ihrer früheren Beschaffenheit. Ihre Pupillen haben nicht diese Erweiterung.[20] Sonst würden sie, wenn der Star aufhört, nichts sehen.

Bewiesen wird dies in gleicher Weise durch Galen im zehnten Buch vom Nutzen der Theile[21], dass der Star sich befindet in dem Raum zwischen der Hornhaut und der Krystall-Feuchtigkeit; und dass die Nadel hin und her geht[21] in einem weiten Raum.[21]

Er sagt aber nicht zwischen Traubenhaut und Krystall.[22] Und, wenn das Instrument die Iris durchbohrte, bis es zur eiweissartigen[22a] Feuchtigkeit gelangte, damit dadurch der Star heruntergehe; dann würde die eiweissartige Feuchtigkeit heraustreten und ausfliessen, sowie das Instrument aus dem

[18] Paul. a. a. O.: *καὶ δι' ἄλλας πλείονας αἰτίας.*

[19] Die Beobachtung ist richtig, die Deutung falsch.

[20] So F., G. und Kh.; D.: „Niemand kann sehen bei dieser Erweiterung." Das scheint ein Glossem zu sein, das in den Text gerückt ist.

[21] Galen, vom Nutzen d. Theile X, c. 4, B. III, S. 780: „Die Hornhaut ist da, wo sie vom Strahlenkranz abgeht, am nächsten zum Krystall; sowie sie von da herauskommt, rückt sie immer weiter ab und am grössten ist ihr Abstand gegenüber der Pupille. Das lernt man in der Anatomie und beim Star-Stich. *ἐν γὰρ τῇ μεταξὺ χώρᾳ τοῦ κερατοειδοῦς χιτῶνος καὶ τοῦ κρυσταλλοειδοῦς ὑγροῦ ὡς ἂν ἁπάντων συνισταμένων τῶν ὑποχυμάτων, τὸ καθιέμενον ὄργανον ὑπὲρ τοῦ παράγειν αὐτὰ διὰ πολλῆς εὐρυχωρίας ἄνω τε καὶ κάτω καὶ τῇδε κἀκεῖσε καὶ ὅλως ἐν κύκλῳ τε καὶ πανταχόσε περιφερόμενον οὐδετέρου ψαύει τῶν εἰρημένων σωμάτων, ὡς ἂν ἱκανῆς μέγεθος οὔσης αὐτῶν τῆς διαστάσεως.*"

[22] Vgl. G. d. A. i. A., S. 339.

[22a] Vgl. Anm. 2, Kap. 71.

Loch (Stich-Kanal) heraustritt, ja sogar vor desssen Herausziehen.[22b] Jedoch siehst du jenes Instrument nur die Hülle der Bindehaut durchbohren. [Merkwürdig[23] ist es, dass er sagt, die Nadel gehe in den Zwischenraum zwischen Hornhaut und Traubenhaut, und doch erklärt, die Nadel durchbohre nichts, als die Bindehaut allein.]

Die Traubenhaut ist glatt und von Feuchtigkeit bedeckt; wenn das Eisen sie berührt, so gleitet es von ihr ab, und sie wird nach innen gedrängt: deshalb ist auch die Spitze der Nadel rund gemacht, damit sie nicht die Traubenhaut verletze; wäre sie ⟨ganz⟩ scharf am Vorder-Ende, so würde dir ⟨ja⟩ ihr Eindringen erleichtert sein.[24]

Die Traubenhaut wächst ferner hervor aus der Aderhaut und ist unmittelbar mit der letzteren verbunden; keine Trennung besteht zwischen beiden. Und doch merkt man nicht in der Zeit des Herumführens der Nadel, dass sie eine andre Haut durchbohrt. Es ist also hieraus klar[24a], dass der Star zwischen Traubenhaut und Hornhaut sich befindet.

Nun könnte aber Jemand sagen: wenn die Sache so ist, wie kann denn der Star aufgehängt werden an den Wimpern

---

[22b] Galen sagt im Gegentheil (Nutzen der Theile X, c. 5, B. III, S. 782): *διελόντι δὲ σοι τὸν κερατοειδῆ χιτῶνα παραχρῆμα μὲν ἀπαντήσει τὸ λεπτὸν ὑγρὸν ἐκχεόμενον, ὃ κἀν ταῖς παρακεντήσεσι φαίνεται πολλάκις ἐκρέον διὰ τῆς τρώσεως.*

[23] Dieser Satz fehlt in Kh. und G., ferner in L., L. I und L. II. Wo Galen dies gesagt, wissen wir nicht. — Man möchte aus dieser Stelle schliessen, dass die Star-Nadel von Ali b. Isa vor der Iris hineingestossen würde. Aber aus seiner späteren Operations-Beschreibung folgt, dass sie hinter der Iris eingeführt wird, und erst in der Pupille — nach seiner Meinung — zwischen Iris und Hornhaut vordringt.

[24] Die Spitze der Star-Nadel war rund bei den Griechen. (Paul. VI, c. 21: *τὴν ἀκμὴν ⟨τοῦ παρακεντητηρίου⟩ στρογγύλην κατὰ τὸ πέρας ὑπάρχουσαν.*) Vgl. G. d. A., S. 284 u. 416.

Die Araber hatten Star-Nadeln mit runder Spitze (mihatt) und solche mit dreikantiger Spitze (miqdaḥ), — beide Arten übrigens auch hohl. Wir werden im zweiten Bande die Abbildungen aller Arten aus den arabischen Handschriften (von Ṣalāḫ ad-din, Ḫalifa u. a.) mittheilen. — Uebrigens heisst hier „rund“ so viel wie „nicht ganz scharf“.

[24a] Uns nicht!

der Traubenhaut?[25] Ich erwidere, dass das Instrument, wenn es zwischen die beiden Häute eingedrungen ist, gleichzeitig mit dem Wasser (Star) auch die Traubenhaut drückt; und es entsteht aus diesem Drücken eine Erweiterung ⟨der Pupille⟩: wie die Gebärmutter bei der Entbindung durch den Austritt der Frucht sich erweitert, weil eben das Band der Gebärmutter locker (elastisch) ist und nach der Austreibung der Frucht zu seinem ursprünglichen Zustand zurückkehrt; geradeso widerfährt es jenem Häutchen bezüglich der Erweiterung, die in Folge des Drucks eingetreten ist. Sowie die Wimpern der Traubenhaut den Star an sich ziehen, dann hört dadurch jener Druck auf, und die Pupille kehrt zu ihrem ursprünglichen Zustand zurück. Alles zusammengefasst, wo der Eiter sich befindet, der sich birgt hinter der Hornhaut, dort ist der Star.

Einige haben gesagt, dass der Star sich nicht an die Wimpern der Traubenhaut hängt; sondern da, wo der sich bergende Eiter[26] hineingeht, dort wird auch der Star hineingehen zur Zeit der Nadel-Operation. Aber dies ist nach meiner Ansicht widersinnig.

Es könnte aber Einer einwerfen: Star ist Verdickung der eiweissartigen Feuchtigkeit. Dem müsste ⟨Folgendes⟩ erwidert werden. Die eiweissartige Feuchtigkeit ist ähnlich dem dünnen Weissen des Eies. Ihre Verdickung beträfe entweder einen Theil oder das Ganze. Ist sie im Ganzen[27], so geschieht dies nur in Folge von Veränderung seitens einer kalten Mischung, welche sie dick macht und verdichtet, fort von ihrer dünnen Beschaffenheit. Das wäre aber ein Zustand, dessen Beseitigung durchaus nicht möglich ist durch das Instrument, sondern nur durch Medicamente.[28]

Der Star ist also eine Feuchtigkeit (Ausschwitzung), welche entsteht zwischen Traubenhaut und Hornhaut. Seine Ursache habe ich in dem Voraufgehenden erwähnt.

---

[25] So D., F. und G. (Auch wohl L.) Kh. hat nicht die fragende, sondern die verneinende Form dieses Satzes.

[26] L.: post corneam, fehlt in D. und Kh.; steht aber in F.

[27] Fehlt nur in D., findet sich in F., Kh. und G., auch in L.

[28] So bei D., bei G. und Kh. findet sich noch scharfe.

Und Paulos, der an der Spitze steht in der Chirurgie, sagt Aehnliches und liefert Bestätigung.[29]

Und Galen sagt im vierten[30] Buch von den Krankheiten und Symptomen: wenn die eiweissartige Feuchtigkeit dick wird, so entsteht in Folge dessen das Heruntersteigen des Wassers (die Bildung des Stars) im Auge. Er sagt aber nicht, dass ihre Verdickung der Star ist. Ḥunain[31] allerdings sagt, dass Verdickung der eiweissartigen Flüssigkeit Star sei, jedoch kein andrer. Und dies ist eine falsche Behauptung von Ḥunain.

---

[29] Allerdings heisst es Paul. III, c. 22, § 36 u. 37: . . . *ἐκ τῶν Ῥούφου . . . τὰ δὲ ὑποχύματα ὑγρῶν παρέγχυσιν πηγνυμένων μεταξὺ τοῦ κερατοειδοῦς καὶ τοῦ κρυσταλλοειδοῦς.* Und VI, c. 21: *ὑπόχυμά ἐστιν ἀργοῦ ὑγροῦ σύστασις ἐπὶ τοῦ κερατοειδοῦς χιτῶνος κατὰ τὴν κόρην.* Diese Lesarten dürfte der Araber zu Grunde gelegt haben; trotzdem ist dann noch keine genaue Uebereinstimmung vorhanden. Uebrigens haben wir darauf aufmerksam gemacht, dass bei Oreibasios (Uebersicht VIII, 49, B. V, S. 453), gleichfalls *ἐκ τῶν Ῥούφου*, die entsprechende Stelle lautet: *τὰ δὲ ὑποχύματα ὑγρῶν παρέμπτωσιν πηγνυμένων μεταξὺ τοῦ ῥαγοειδοῦς καὶ τοῦ κρυσταλλοειδοῦς.* Vgl. G. d. A. i. A. § 217.

[30] D. 4.; G., Kh. und L. 5. Al ʿilal waʾl ʿaḥrād. — Welche Schrift Galen's ist gemeint? ʿIlal bedeutet sowohl Ursache, wie Krankheit (Steinschneider, Die griechischen Aerzte in arab. Uebers., Virchow's Archiv, B. 124), — gerade wie in den hebr. Uebers., — und wie auch causa bei den späteren Römern gebraucht wird. *Περὶ τῶν ἐν νοσήμασιν αἰτιῶν* kann hier nicht gemeint sein. Wohl aber passt *περὶ αἰτιῶν συμπτωμάτων.* Aber diese Schrift hat in unsren Ausgaben nur drei Bücher! Die oben in Anm. 1 aus I, c. 2, dieser Schrift angeführte Stelle deckt sich ungefähr mit dem Citat des Arabers. Alle Schwierigkeiten, auch für andre Citate der Araber aus dem Galen'schen Werk „Ueber die Krankheiten und die Symptome", werden beseitigt, wenn wir annehmen, dass ihnen die bei Usaibiʿa erwähnte, von den Alexandrinern herrührende Zusammenfassung der sechs Galen'schen Abhandlungen in Uebersetzung vorgelegen habe: I. Arten der Krankheiten, II. Ursachen der Krankheiten, III. Arten der Symptome, IV.—VI. Ursachen der Symptome. Darin erkennen wir I. *περὶ διαφορᾶς νοσημάτων*, II. *περὶ τῶν ἐν νοσήμασιν αἰτιῶν*, III. *περὶ τῶν συμπτωμάτων διαφορᾶς*, IV.—VI. *περὶ αἰτιῶν συμπτωμάτων.* Das letztgenannte Werk hat drei Bücher. Dann ist das vierte Buch des Gesamtwerks gleich dem ersten der letztgenannten Schrift. (Vgl. übrigens die kurze Anmerkung bei Leclerc I, S. 47.)

[31] Fehlt in D., steht in Kh., G. und L. Vgl. Galeni (?) de oculis — das ist die Schrift Ḥunain's — IV, 4: Si albugineus fit crassissimus, omnino visum amputat et cataracta dicitur.

Jetzt kehre ich zurück zur Erörterung der Krankheit und erkläre: Nicht[32] alle Gattungen des Stars, die ich genannt, erfahren Nutzen von der Operation, wohl aber der luftfarbige[33], falls er nicht mit Verstopfung ⟨des Sehnerven⟩ im Auge und störender Verengerung complicirt ist; und, wenn ferner der Star weder zu stark geronnen[34] noch zu dünnflüssig[35] ist, — denn der ganz dünne Star kehrt wieder nach der Operaration, — sondern wenn jener Star vorliegt, welcher eine gleichmässige Substanz[36] hat und schon eingewurzelt ist. Aber ⟨dies gilt⟩ nicht vor der Einwurzelung, weil er dann nach der Operation wiederkehrt.

Die übrigen Arten des Stars werden nicht operirt, weil sie zu stark geronnen sind.[37]

Die Prüfung des Stars nun, ob, wenn die Operation ausgeführt worden, der Kranke Nutzen haben und sehen wird, geschieht auf fünf verschiedene Arten.

Die erste ist ⟨so⟩. Du schau'st den Star, wie er der Luft gleicht an Klarheit und Schönheit, wenn er eingewurzelt ist. Das Zeichen der Einwurzelung (Reifung)[38]: Lass den Kranken vor dir stehen in der Sonne und schliesse das Auge, in dem der Star ist, und drücke das Lid des Kranken mit ⟨deinem⟩ Daumen, und bewege es nach dieser und nach jener Seite (nach allen Seiten), darauf öffne das Auge und sieh' zu, wie der Zustand des Stars ist.[38a] Und, falls er noch nicht eingewurzelt oder

---

[32] Fehlt sinnwidrig in D. und L., steht richtig in Kh. und G. und F. Paul. III, c. 22, § 36 u. 37: *τὰ δὲ ὑποχύματα ἰᾶται, οὐ πάντα.*

[33] Galen bei Paul. VI, c. 22: *τὰ κυανόχροα . . . πρὸς καταγωγὴν ἐπιτήδεια.*

[34] *ὑπερπεπηγότα,* Galen bei Paul.

[35] *μηδέπω πεπηγότα,* Galen bei Paul.

[36] *μετρίως πεπηγότα,* Galen bei Paul.

[37] *τὰ δε γυψοειδῆ ἢ χαλαζώδη τῶν ὑπερπεπηγότων ὑπάρχουσι.* Galen bei Paul.

[38] Der folgende Abschnitt ist genau nach Galen bei Paul. VI, c. 21. Vgl. G. d. A. i. A., S. 414—415.

[38a] *Συγκλείσαντες τὸν ὀφθαλμὸν τὸν ὑποκεχυμένον, καὶ τῷ μεγάλῳ δακτύλῳ θλίβοντες τὸ βλέφαρον πρὸς τὸν ὀφθαλμὸν καὶ παράγοντες αὐτὸ μετὰ προπιεσμοῦ τῇδε κἀκεῖσε· ἔπειτα ἀνοίγοντες καὶ κατανοοῦντες τὸν ὀφθαλμὸν θεωρήσωμεν τὸ ὑπόχυμα.*

gesammelt war, so geschieht das Folgende: sowie du ihn mit den Fingern drückst, wird er auseinander gehen und breiter werden, als er vorher war; hernach kehrt er zu seiner ursprünglichen Gestalt zurück. Wenn er aber gesammelt und dicht geworden, so zeigt er überhaupt keine Aenderung bei Druck, in Bezug auf Breite und auf Gestalt[38b]: und dies ist ein gemeinschaftliches Zeichen dessen, der gesammelt und gleichförmig dick geworden ist, sowie dessen, der übermässig fest geworden, dass keine Veränderung auftritt.[38c]

Zu den ⟨Zeichen⟩, die darauf hinweisen, dass er gut von Substanz und gleichmässig von Dicke ist, gehört seine Farbe[38c], welche ähnlich der des Stahls oder des Bleies sein muss.[38d] Hingegen ist die Farbe des schon ganz fest geronnenen ⟨Stars⟩ ähnlich der des Gypses oder der eines Hagelkorns.[38e]

Die zweite Art ⟨der Prüfung⟩[39] besteht darin, dass du den Kranken vor dich hinstellst, sein eines Auge, dasjenige, dessen Operation du nicht beabsichtigst, schliessest, und dem offenen Auge dich gegenüberstellst: wenn du nun beobachtest, dass dessen Pupille hinter[40] dem Star sich erweitert, so weisst du, dass, wenn du die Operation vollziehst, er Nutzen haben und sehen wird; wenn sie sich hingegen nicht erweitert nach dem Verschluss des andren Auges, so wird er nicht sehen, nachdem du die Operation vollzogen. Der Grund liegt in Folgendem. Wenn die Pupille sich ⟨dabei⟩ nicht erweitert, so deutet dies auf Verstopfung des Licht-Nerven (Seh-Nerven).

[38b] *Ἐπὶ μὲν γὰρ τῶν μηδέπω πεπηγότων χύσις τις ἐκ τῆς θλίψεως τοῦ δακτύλου προςγίνεται, καὶ κατὰ μὲν τὸ πρῶτον πλατύτερον φαίνεται, αὖθις δὲ εἰς τὸ οἰκεῖον ἀνατρέχει σχῆμα καὶ μέγεθος. ἐπὶ δὲ τῶν πεπηγότων οὐδεμία παραλλαγὴ οὔτε κατὰ πλατύτητα οὔτε κατὰ σχῆμα ἐκ τῆς παραθλίψεως ἀπαντᾷ.*

[38c] *Ἐπειδὴ δὲ κοινόν ἐστι τοῦτο τεκμήριον τῶν τε μετρίως πεπηγότων καὶ ⟨τῶν⟩ ὑπερπεπηγότων, τῇ χρόᾳ διακρινοῦμεν ταῦτα.* — Kh. etwas anders.

[38d] *τὰ μὲν γὰρ σιδηρίζοντα ἢ κυανόχροα ἢ μολυβδῶδες ἐμφαίνοντα χρῶμα τῶν συμμέτρως πεπηγότων ἐστί . . .*

[38e] *Τὰ δὲ γυψοειδῆ ἢ χαλαζώδη τῶν ὑπερπεπηγότων ὑπάρχουσιν.*

[39] Gleichfalls genau nach Galen, der diesen Gegenstand mehrfach abgehandelt hat, z. B. von den Ursachen der Symptome I, c. 2, B. VII, 89: *οἷς γὰρ εὐρύνεσθαι συμβαίνει τὴν κόρην μύσαντος θατέρου ὀφθαλμοῦ, τούτους μὲν ἐλπὶς ὄψεσθαι παρακεντηθέντας κ. τ. λ.* Vgl. vom Nutzen der Theile X, c. 5; G. d. A. i. A., S. 201 u. S. 324.

[40] Nach Ali b. Isa's Ansicht.

⟨Uebrigens⟩ müssen diese beiden Zeichen zusammen vorkommen, ich meine die Farbe des Stars und dieser Versuch ⟨mit positivem Erfolg⟩; wenn einer von beiden dem andren widerstreitet, so nützt die Operation nicht.

Die dritte ⟨Prüfungs-⟩Art besteht in der Befragung des Kranken, ob er die Sonnen-Strahlen wahrnimmt und ihren Glanz und den Glanz der Kerze, oder nicht. Wenn er diese ⟨Licht-⟩ Wahrnehmung besitzt, wird die Operation nützen; wenn nicht, nicht.[41]

Die vierte ⟨Prüfungs-⟩Art[42] besteht darin, dass du den Kranken aufrecht vor dich hinstellst, sein Gesicht gegenüber dem deinigen, deinen Daumen auf sein oberes Lid legst und dies drückst und reibst, und darauf eilig das Lid emporhebst: siehst du nun, dass jene Ausschwitzung des Stars ein wenig sich verbreitert und wieder verschmälert; dann wird die Operation nützen; und wenn nicht, nicht.

Die fünfte ⟨Prüfungs-⟩Art geschieht ⟨folgendermaassen⟩. Du legst einen Watte-Bausch über das ⟨Star-⟩Auge und blasest tüchtig auf dasselbe mit dem heissen Athem deines Mundes und entfernst jenen sofort wieder: falls der Star sich bewegt und klar ist, nützt die Operation; falls nicht, mache dich nicht daran.[43]

Hüte dich ⟨aber⟩ die Operation anzuwenden, ⟨1.⟩ während der[44] Körper überfüllt ist, oder während in demselben eine Verderbniss der Säfte besteht, oder eine Krankheit, wie Kopfschmerz oder Husten oder Schnupfen u. dgl.; ⟨2.⟩ wenn das ⟨Seh-⟩Loch sich nicht erweitert und verengert, mag der Star auch klar sein.

---

[41] Paul. VI, c. 22: Ἅπαντες οἱ ὑποχυθέντες αὐγὴν ὁρῶσιν ἢ πολλὴν ἢ ὀλίγην.

[42] Dies ist wunderlich, da die vierte Prüfungsart schon bei der ersten mit besprochen wurde. Verständlich wird es, wenn man als erste Prüfung nur die der Farbe ansieht.

[43] Auch dies ist wunderlich und schwer zu deuten.

[44] So F., D. und L.; Kh. und G.: [Kopf und der]. Die hier folgende Regel ist vernünftig und bis auf unsre Tage gekommen. Berühmt war die Formulirung von Jüngken (Augen-Op. 1829, S. 35): „Dyskrasien muss man tilgen, ehe man zur Star-Operation schreitet.“ Leider ist dies oft genug nicht ausführbar.

Du brauchst auch nicht zur Operation des Stars zu schreiten, wenn seine Ursache eine primäre (d. h. eine Verletzung) ist, wie ein Stoss oder ein Fall, weil er dann immer ⟨wieder⟩ sich ergiesst und, wie man ⟨richtig⟩ gesagt hat, ein Theil des Stars im Loch der Pupille selbst verbleibt.[45]

Behandlung. Hast du die Ueberzeugung gewonnen, dass der Anfang des Stars vorliegt, durch die vorher angegebenen Zeichen, die in dem Sehen von Fliegen und Mücken und von strahligen ⟨Gebilden⟩ bestehen; und dass dies eine Folge jenes schlechten Ergusses ist; — jedoch kann eine Gesichts-Erscheinung auch vom Magen her oder vom Hirn her entstehen, ohne dass dabei Star besteht, und ich werde dir den Unterschied zwischen diesen beiden ⟨Arten der Gesichts-Erscheinungen⟩ an der geeigneten Stelle, so Gott will, auseinandersetzen: — so musst du den Körper reinigen mittelst der ⟨verschiedenen⟩ Arten der kräftigen Reinigungsmittel, und besonders durch dasjenige, was das Gehirn reinigt, wie die Pillen aus dem heiligen Bittermittel[46] und die abführenden.[47] Verordne dem ⟨Kranken⟩, dieselben an getrennten Tagen einzunehmen.[48] Geknetet werden sie mit Honig. Danach soll der Kranke Wasser trinken, in welchem Tausendgüldenkraut[49] aufgekocht ist, ferner Mehl von Engelsüss[50] und Turpeth-Winde[51] und Rosinen.

Ist Blut-Entleerung erforderlich, so lass' zur Ader am Ellenbogen[52], — das ist das erste, — und lass' zur Ader am Vorderkopf; das ⟨letztere⟩ ist nützlich nach der Reinigung des Körpers. Verbiete ⟨aber⟩ dem Kranken das Schröpfen[53] und die dicken

---

[45] Dieser Regel liegt wohl die häufige Kapsel-Trübung des Verletzung-Stars zu Grunde.

[46] ijareǵ (K. ijeräǵ) = *ἱερὰ πικρά.* Vgl. K., S. 174.

[47] ḥabb al-qūqūja = *κοκκία*, Pillen. Vgl. K., S. 176.

[48] Paul. III, c. 22, § 36 u. 37: *τὸ διὰ τῆς ἀλόης πικρὸν δώσομεν κατὰ συνέχειαν.*

[49] qanṭūrijūn (A. M. 389). Paul. a. a. O.: *τοῖς διὰ κενταυρίου ἀφεψήματος.*

[50] bāsfājiǵ, Polypodium vulgare, A. M. 164.

[51] Turbud, Convolvulus Turpethum, Turpeth-Winde. (A. M. 174, 358.)

[52] Paul. a. a. O.: *αἵματος ἀπ᾽ ἀγκῶνος ἀφαιρέσει.*

[53] Paul. a. a. O. räth es an.

Speisen[54], und besonders diejenigen, welche feucht machen, wie Rindfleisch, Fett, Oel, Bohnen, Käse, Butter, Linsen, sowie auch das Trinken des Dattelweins[55], besonders des jungen. Verbiete ihm auch den häufigen Besuch des Bades und den Coïtus und das Fasten und das Essen von Gemüsen, wie Lauch, Zwiebeln, Lattich u. dgl. Verbiete ihm besonders das Essen von Fischen. Denn diese ⟨Kost⟩ begünstigt die Ausbildung des Stars. — Freilich, wenn die Aerzte den Star schnell sammeln (reifen) wollen, dann verordnen sie dem Kranken den Genuss von Fischen und von blähenden Speisen! —

Halte ihn ab vom Abendessen und vom Trinken vielen Wassers, insbesondere des kalten, und befiehl ihm, die Diät zu verdünnen.[54] Seine Hauptmahlzeit sei zur Mittagzeit allein; und nicht soll er sich stark anfüllen. Verordne ihm auch zu gurgeln[56] an verschiedenen Tagen. Aber er soll dabei nicht erbrechen.

Gib ihm auch die folgende Latwerge ein, denn sie nützt im Anfang des Stars. Ihr Recept ist: man nehme Kalmus, Asant, Ingwer[57] und Fenchel-Samen zu gleichen Theilen, zerstosse es und knete es mit Honig. Die Tages-Gabe sei ein Miṯqāl.[58] Es ist sehr nützlich. Auch das Einnehmen des grossen Theriak ist sehr nützlich für den Beginn des Stars.

Heisse ihn auch Mairan zu riechen[59] und Jasmin und andre erwärmende Mittel, und bestreiche das Auge mit Arzneien, welche öffnen und reinigen, z. B. mit denjenigen, welche aus den Gallen bereitet werden und aus Fenchel, Honig, Asant, Sagapen-Harz, Balsam-Oel u. dgl. Diese Mittel und die ihnen ähnlichen wirken verdünnend; besonders aber besitzen die Gallen[60] eine verdünnende Kraft.

---

[54] Paul. a. a. O. kurz: *καὶ κεχρῆσθαι τροφαῖς λεπτυνούσαις.* Ebenso Aët., c. 53, nach Demosthenes.

[55] Aët., c. 53, nach Demosthenes: *οἴνου δὲ ἀπέχεσθαι.*

[56] Aët. a. a. O.: *ἀποφλεγματισμοῖς χρῆσθαι.*

[57] zanǵabīl, Amomum Zingiber, Ingwer. A. M. 212.

[58] $1^1/_2$ Drachmen = 6,0.

[59] Aët. a. a. O.: *ἐρρίνοις.*

[60] Aët., c. 99. Galen XII, S. 801: *ἀρχομένην ὑπόχυσιν θεραπεύει γυπὸς χολή* ... S. 724: *ἄλλος ἄλλην ἔμιξε χολήν ... ἐπαγγελίαι μεγάλαι, τὸ δὲ ἔργον ... οὐδέν.* S. 279: *ἐνίων δὲ ζώων ἐξαιρέτως ἐπῄνηται χολὴ παρὰ*

Die wirksameren Gallen sind die der Vögel. Hernach erst kommen die übrigen.

Wisse, dass der Star sich auflöst im Anfang seiner Entstehung, durch derartige Mittel, bei dünner Diät, — aber nicht ⟨mehr⟩, wenn er eingewurzelt ist. Die folgende Salbe ist gut im Anfang des Stars.

Recept. Man nimmt weissen Niesswurz[61] 1 Drachme, weissen Pfeffer $^1/_2$ Drachme, Ammon'sches Harz 1 Drachme; knetet es mit Rettich-Wasser und wendet es an.

Beschreibung der Arznei des Paulos[62], welche nützlich ist im Anfang des Stars. Man nimmt Sagapen-Harz 3 Drachmen, Asant 10 Drachmen, weissen Niesswurz 10 Drachmen, mischt damit einen Becher — d. s. 7 miṯqāl[63] — Honig und wendet es an.

Wenn du das Auge einreibst mit Schweinsgalle und Honig, so ist dies nützlich. Auch Galle von der Eidechse und dem Wolf und dem Sterngucker-Fisch[64] ist ganz nützlich.

Spritz' auch in die Nase die Galle von Hähnen[65] und von Blutegeln: das ist nützlich für den Anfang des Stars.

τοῖς ἰατροῖς ὡς ... ὑποχυμάτων ἀρχὰς διαφοροῦσα, καθάπερ ἥ τε τοῦ ἰχθύος, ὀνομάζουσι δ' αὐτὸν καλλιώνυμον, ὑαίνης τε καὶ τοῦ θαλαττίου σκορπίου καὶ ἀλεκτορίδος καὶ πέρδικος.

[61] ḫarbaq, Helleborus oriental. (A. M. 196, 369.) Der arabische Text hat 1 Unze für Niesswurz und $^1/_2$ für Pfeffer; der lateinische 1, bezw. $^1/_2$ Drachme, — wohl aus einer besseren Handschrift. (Uebrigens L. I und II „Unze".) — Weissen Pfeffer hat F.

[62] III, c. 22, § 36 u. 37: *σαγαπήνου ∠ β̄, ὀποῦ κυρηναϊκοῦ, ἐλλεβόρου λευκοῦ ἀνὰ ∠ ϛ̄· οἱ δὲ καὶ ἐν μέλιτος κοτύλαις ὀκτώ.* Also bestehen nur kleine Unterschiede in der Menge der angewendeten Stoffe. Uebrigens ist die Formulirung des Arabers besser. Ein Becher (= $7^1/_2$ Unzen) genügt für ein örtliches Augenmittel.

[63] Der Becher enthält nicht $7^1/_2$ miṯqāl (zu 6,0), sondern $7^1/_2$ Unzen (zu 30,0).

[64] Šabbūṭ, piscis tenui cauda, lato medio, parvo capite praeditus, laevis contactu et testudinis formam habens. Šabbūṭ entspricht offenbar dem Fisch *καλλιώνυμος* bei Galen a. a. O. (XII, S. 725 u. 279). Dieser ist aber Uranoscopus scaber (Aristot. V, S. 360). Vgl. K., S. 179; und Dozy, s. v.

[65] Galen a. a. O.: *ἀλεκτρυόνος.*

Wenn du das Auge einreibst mit Zwiebel-Wasser[66] allein oder noch dazu mit Honig; so wirkt das reinigend und kupirt den Star. Das Pfefferminz-Wasser[67] hat gleichfalls diese Wirkung.

Und, wenn man einen Teig aus Asant mit Honig bereitet, und damit einreibt, und auch das Essen ⟨davon⟩ ist gleichfalls nützlich. Oder man nimmt Trappen-Magen[68], zerreibt ihn gut und reibt damit ein; das ist nützlich für den Anfang des Stars. Wenn man den Saft des Alpen-Veilchens[69] oder dessen Blätter mit Honig vermischt und damit einreibt, so geht der Star fort.

Ein Kollyr, das erprobt ist für den Anfang des Stars und für Weissfleck und für ⟨Pupillen⟩-Erweiterung. Nimm Rindergalle, thue dieselbe in ein glasirtes, irdenes Gefäss, füge dazu 1 Drachme Asant und thue es in einen Beutel und reibe es, bis das Ganze sich auflöst; dann wirf darauf 1 Drachme Balsam und lass' es trocknen und bereite ein Kollyr daraus. Denn es ist wunderbar.

Zubereitung eines Kollyrs, das dem Gallen-Kollyr gleichwerthig ist und nützlich für den Anfang des Stars und der ⟨Pupillen⟩-Erweiterung. Nimm Wiesen- oder Garten-Raute, armenischen Salpeter, Rettich-Samen[70], Aloë und Safran, Senf und indisches Salz, schwarzen Pfeffer, von jedem 3 Drachmen, Samen des Ammei, Ammon'sches Steinsalz, Grünspan, je $2^1/_2$ Drachmen, gebrannte Kerne von Myrobalanen aus Kabul, Fenchel-Samen, weissen Pfeffer, Meeres-Schaum, je 4 Drachmen, goldgelben Galmei und Feuerstein und gebranntes Kupfer und Kreuzdorn-Saft (Lycium), je 5 Drachmen, verbrannte Schwalben-Jungen mit Ammon'schem Salz, Schalen von getrockneter Weide[71] und Weidenwasser, von jedem 10 Drachmen, klare Myrrhe 6 Drachmen, langen Pfeffer $3^1/_2$ Drachmen, Lilien $3^1/_2$ Drach-

---

[66] Noch heute ein Mittel der Quacksalber gegen Star.

[67] fūdanǵ (Drag. 583).

[68] qāniṣat al ḥubārā, Trappen-Magen. L. I: cortex jecoris. (Dozy: stomacus, gésier, foie.)

[69] baḫūr marjam, *κυκλάμινος* (Theophr.), cyclamen (Scribon. Larg.), Cyclamen europaeum, Li. (Drag. 563.)

[70] bazr al-fuǵl.

[71] ġarab, Salix babylonica. (Drag. S. 163; Ibn el-Beiṭar, No. 1631.)

men, indischen Galmei $3^1/_2$ Drachmen. Die Zahl der Mittel ist 27.[72]

Die Arzneien werden vereinigt und zerrieben mit dem Press-Saft von Raute und Rettich- und Fenchel-Wasser eine Woche lang, und zwar recht gründlich. Man bereitet daraus ein Kollyr und trocknet es im Schatten und reibt damit ein, am Morgen wie am Abend, jedoch nicht bei gefülltem Magen.

Beschreibung des styptischen[73] Kollyrs, das nützlich ist gegen Erschlaffung (Lähmung) im Auge und Verdunklung der Sehkraft und den Anfang des Stars und die ⟨Pupillen-⟩ Erweiterung. Man nimmt goldfarbenen Galmei, schwarzen Pfeffer, Opium, von jedem einzelnen 4 Drachmen, Ingwer[74] 2 Drachmen, arabisches Gummi und Schöllkraut-Salbe, von jedem 3 Drachmen[75]; persisches Gummi (Sarcocoll) und indisches Salz und röthliches Operment, von jedem 1 Drachme, armenischen Salpeter 12 Drachmen, — in einer Handschrift Myrrhe und Aloë je 12 Drachmen.[76] Das Ganze wird mit duftendem Wein geknetet und im Schatten getrocknet und angewendet.

Beschreibung einer Salbe, die mit Balsam[77]-Oel bereitet wird. Goldfarbener Galmei, Bleiweiss, je 8 Drachmen, Syrup von Most 2 Drachmen, weisser Pfeffer und Balsam-Oel, von jedem 5 Drachmen, ägyptisches Opium 4 Drachmen, arabisches Gummi 12 Drachmen. Es wird gemischt, zerstossen

---

[72] Gegen Ende des Recepts treten kleine Unterschiede in den Handschriften zu Tage.

[73] istiftīkūn. Vgl. K., S. 175 (istiftīkān), gleich *στυπτικόν*.

[74] līlang, persisch.

[75] So D. Aber F., G. und Kh.: 8.

[76] In D. und F. noch [in einer Handschrift Safran 4 Dr., Operment 2 Dr.].

[77] Paul. a. a. O.: *καὶ ὀποβαλσάμου*. Sein *κολλύριον δι' ὀποβαλσάμου* (VII, S. 282) ist fast dieselbe Vorschrift, wie die unsres Arabers, nämlich: *καδμίας, ψιμυθίου ἀνὰ <η̅, ὀμφακίου <δ, πεπέρεως λευκοῦ <ιϛ, ὀπίου <δ, ὀποβαλσάμου, κόμμεως ἀνὰ <ιϛ̅· ὕδωρ ὄμβριον*. [Der Pfeffer hat irrig 16 Unzen statt Drachmen. Ersteres wäre an sich zu viel für ein Kollyr, auch zu theuer gewesen, und zu scharf.]

und gesiebt, mit dem Balsam-Oel vereinigt[78], mit Fenchel-Wasser geknetet, eine Salbe daraus bereitet und diese angewendet.

Ein feuchtes Kollyr für den Anfang des Stars. Man nimmt Eidechsen-Galle, Balsam-Oel, altes ⟨Oliven-⟩Oel[79] und Honig. Nach einem andren Recept nimmt man, an Stelle des Oels, Rauten-Wasser und mischt es mit dem Honig.

⟨Ueberhaupt⟩ ist es nothwendig, bei der Behandlung des Star-Anfangs alles das zu Hilfe zu nehmen, was ich in dem Kapitel über die Sehschwäche von der Diät, den Nahrungs- und den Heilmitteln angeführt habe.[80]

[Vierundsiebzigstes Kapitel.]

Beschreibung der Star-Operation.[1]

Wenn der Star sich befestigt hat und durch die vorher erwähnten Zeichen sichergestellt ist und sich zu einem günstigen gestaltet hat; und wenn nun die Nothwendigkeit zur Operation ruft: so schreite dazu mit Vorsicht und Behutsamkeit.[2]

Beherzige, dass zwei Gründe die Operation verbieten: einmal die mächtige Erstarrung des Stars und seine Dicklichkeit und Zähigkeit, wenn sie ⟨nämlich⟩ so gross ist, dass das Instrument den Star nicht beseitigen kann[3]; oder im Gegentheil

---

[78] In einzelnen Handschriften gedrittet: ein Schreibfehler. L.: misceatur.

[79] Paul. a. a. O.: μέλιτος καὶ ἐλαίου παλαιοῦ.

[80] Durch diese ausführliche Erörterung hat Ali b. Isa kund gethan, dass er als praktischer Augenarzt von der Wichtigkeit und Häufigkeit der Star-Krankheit eine richtige Ueberzeugung besitzt. In dieser Beziehung überragt er sowohl Aëtios als auch Paulos. Aehnliches gilt von seinen Kapiteln über Ophthalmie und Trachom.

K. 74. [1] [und ihres Hergangs] Kh. und G., nicht F. Die Ueberschrift „Vierundsiebzigstes Kapitel" fehlt in Kh., und mit Recht. Vgl. S. 34 und S. 213.

[2] Bei keinem der Griechen finden wir eine solche Anmerkung. (Celsus sagt allerdings, dass die Star-Operation zu den feinsten gehört. G. d. A., S. 282.)

[3] Ausgedehntere Kapsel-Trübung bei überreifem Star: dann schafft Verschiebung der Linse kein freies Pupillen-Gebiet.

⟨allzu grosse⟩ Dünnigkeit, so dass, wenn die Nadel den Star zu beseitigen sucht, er wieder aufsteigt, da eben der Star, wenn er noch nicht eingewurzelt ist, wieder zurückkehrt.

Wenn also diese schlimmen Anzeichen in ihm nicht vorliegen, und es sich um einen klaren und eingewurzelten (reifen) Star handelt; dann lass' den Kranken sitzen, dem Hellen zugewandt, im Schatten, gegenüber der Sonne[4], — nachdem du ihn vorher entleert hast durch Abführmittel und durch Aderlass aus der Ellenbogen-Ader und durch Reinigung des Kopfes und des Körpers, so viel es dir möglich ist. Es sei der Tag ein nördlicher und kein südlicher, und es sei ein Sonnen-Tag.[5]

Hüte dich vor den Dingen, vor welchen ich dich gewarnt habe. Lass den Kranken[6] auf einem weichen Kissen sitzen und binde seine Knie zusammen gegen seine Brust hin und auch seine Hände, eine an die andre, gegen seine Schenkel. Du aber sitze auf einem Stuhl entsprechend höher[7] zu seinem Sitz. Verbinde sein gesundes Auge mit einer Binde von gleichmässiger Dicke[8], recht sorgsam. Hierin liegt ein zwiefacher Nutzen: erstlich, dass dieses Auge sich nicht bewegt zur Zeit der Operation und nicht durch seine eigne Bewegung die des andren anregt; zweitens, dass, wenn diese Kur glücklich gelungen ist, und du ihm einen Gegenstand vorzeigst, den

---

[4] Paul. VI, c. 16: *καθίσαντες τὸν ἄνθρωπον πρὸς αὐγὴν χωρὶς ἡλίου.* Wenn wir bei der Operations-Beschreibung hauptsächlich Stellen aus Paulos citiren, so geschieht dies deshalb, weil nur dieser, nicht aber seine Quelle Antyllos, uns griechisch erhalten ist.

[5] So F., Kh. und G.; dagegen D.: es sei ein Tag von nördlicher Sonne, nicht von südlicher. Gemeint ist offenbar ein heller, sonniger Tag in der Zeit zwischen Herbst- und Frühlings-Sonnenwende. Ṣalāḥ ad-dīn: „Man muss den Kranken im Schatten sitzen lassen, an einem Orte der Art, dass sein Gesicht den Strahlen der Sonne entgegengesetzt ist, an einem nördlichen Sonnentage, nicht an einem südlichen, an einem wolkenlosen Tage."

[6] Hiervon hat Paulos nichts, Celsus (G. d. A., S. 284) den höheren Sitz des Arztes.

[7] So Kh. Auch L. hat altior eo altitudine aequali. L. II ähnlich.

[8] Paul. a. a. O.: *καταδήσομεν ἐπιμελῶς τὸν ἀπαθῆ ὀφθαλμόν.*

du ihm nicht nennst, er ihn alsdann nicht mit dem gesunden (nicht operirten) Auge sehe.[9]

Ferner befiehlst du einem Gehilfen hinter ihm zu stehen und seinen Kopf zu halten.[10] Darauf erhebst du das Oberlid des Auges, dass es sich vom unteren trennt, und dir das ganze Auge frei liegt.[11] Nunmehr befiehlst du dem Kranken, dass er das Auge gegen den grösseren Winkel (d. h. zur Nase)[12] hinwende.[13]

Sodann entfernst du das Instrument von dem Kranz ⟨des Auges, dem Hornhaut-Umfang,⟩ gegen den kleineren Augenwinkel hin um so viel, wie das ⟨untere⟩ Ende des Instruments ⟨breit⟩ ist.[14] Dann markire den Ort, welchen du durchbohren willst, mit dem Schwanz-Ende des Instruments[15], dass es einen Eindruck bewirkt und darin eine Art von Aushöhlung hervortrete, und zwar aus zwei Gründen[16]: erstlich, damit der Kranke sich gewöhnt zu erdulden, und du ihn prüfest; zweitens, dass für das spitze Ende ein Ort geschaffen werde, auf dem es feststeht und nicht abgleite, wenn du durchbohren willst; ⟨sonst⟩ könntest du zurückgestossen werden durch den Widerstand.

Die Marke sei gegenüber der Pupille und gegen deren Nachbarschaft ein ganz klein wenig höher, nicht[17] aber nach unten abweichend.

Deine Operation soll so sein[18]: einmal am rechten Auge

---

[9] Paul. vermeidet die Seh-Prüfung unmittelbar nach der Operation.

[10] Paul. spricht nicht von dem Gehilfen, — vielleicht nur aus Versehen!, wohl aber Celsus a. a. O.

[11] Paul. a. a. O.: *διαστείλαντες τὰ βλέφαρα.*

[12] Nicht bei Paul. oder Celsus — aber bei den Indern (Suçruta). G. d. A., S. 39.

[13] G. und F. [mit seinem Blick zu dir hin, gleichsam ein Hinwenden (Schielen) zum grösseren Winkel und Abwenden vom kleineren Augenwinkel weg]. Ein Einschiebsel, das entbehrlich scheint.

[14] Paul. a. a. O.: *διαστήσομεν ἀπὸ τῆς καλουμένης ἴριδος πρὸς τῷ μικρῷ κανθῷ ὅσον πυρῆνος μήλης τὸ μέτρον.*

[15] Paul. fährt fort: *καὶ τότε προςτυποῦμεν τῷ τοῦ παρακεντητηρίου πυρῆνι τὸν μέλλοντα παρακεντεῖσθαι τόπον.*

[16] Dieselben fehlen bei Paulos.

[17] F., G. und D.; fehlt aber in Kh. (und L.). L. I und II: non.

[18] Paul. a. a. O.: *ἐπὶ μὲν τοῦ εὐωνύμου ὀφθαλμοῦ τῇ δεξιᾷ χειρὶ ἐνεργοῦντες, ἐπὶ δὲ τοῦ δεξιοῦ τῇ εὐωνύμῳ.*

mit der linken Hand, das andre Mal am linken Auge mit der rechten Hand.

Jetzt drehe das Instrument um, setze seine dreieckige, scharfe Spitze auf die Stelle, welche du markirt hast, und drücke kräftig darauf mit dem Instrument, bis die Bindehaut durchbohrt wird, und du mit dem Instrumente fühlst, dass es an einen geräumigen Ort gelangt ist.[19]

Indem du auf das Instrument drückst, sei das spitze Ende desselben ein wenig nach dem kleineren Augenwinkel hingeneigt, weil es so am sichersten für die Augenhäute ist. Selbst, wenn die Nadel ausgleitet, wirst du sicher sein.

Bevor du aber die Nadel eindrückst, muss der Daumen und der Zeigefinger ⟨deiner andren⟩ Hand, in welcher die Nadel sich nicht befindet, des Augapfels von oben und von unten her sich bemächtigen, und zwar soll dies oberhalb der Lider geschehen, — damit das Auge sich nicht dreht, und du durch seine Bewegung nicht gestört werdest. Es sei das Maass dessen, was von der Nadel eindringt, nur so viel, wie bis zu der Pupille reicht[20], ohne sie zu überschreiten. Und wenn sie es um das

---

[19] Paul a. a. O.: *καὶ ἀναστρέψαντες τὴν ἀκμὴν, στρογγύλην κατὰ τὸ πέρας ὑπάρχουσαν, τοῦ παρακεντητηρίου, ἐρείδομεν εὐτόνως, καὶ διὰ τοῦ προςτετυπωμένου μέρους ἄχρι κενεμβατήσεως φθάνομεν.* Die Nadel des Paul. (und Celsus) hatte eine runde Spitze, die des Isa ben Ali nach allen Handschriften eine dreieckige, wie sie auch bei Abulqāsim, Ṣalāḥ ad-dīn u. A. abgebildet wird.

[20] Ṣalāḥ ad-dīn ebenso. Auch Qaisī. Für diesen wichtigen Punkt empfiehlt es sich, die andren Texte zu vergleichen.

Antyllos (im Continens des Rases, Venet. 1506 u. 1529, Fol. 41[b]): et quantitas instrumenti proportionetur ad locum pupille, ut non transgrediatur metam suam nisi ad quantitatem grani ordei ad plus et non sit ultra locum, et si acies instrumenti erit longior, obvolvatur in ea aliquid, ut non transgrediatur.

Antyllos (nach der arabischen Handschrift des Ṣalāḥ ad-dīn): Das Maass des Eindringens der Nadel ist der Abstand zwischen dem Rand der Pupille und dem der Hornhaut.

Dies stimmt überein mit Paul. VI, c. 21: *μέτρον δέ σοι γενέσθω τῆς ἐπὶ τὸ βάθος φορᾶς, ὅσον ἀπὸ τῆς κόρης ἐπὶ τὴν ἶριν ὑπάρχει διάστημα.*

Abulqāsim II, xxiii: La profondeur à laquelle doit pénétrer l'instrument, n'est autre que la distance qui sépare la pupille de la circonférence externe de la cornée transparente.

Maass eines halben Gerstenkorns überschreitet, so geht das noch an; wenn es aber mehr ist, so schadet es und wirkt zerstörend.[21]

Indem das Instrument eindringt, halte fest des ⟨Kranken⟩ Kopf[21] mit den Fingern deiner ⟨andren⟩ Hand und lege auf die Unterfläche deines Daumens[21], mit dem du die Operation ausführst, die Nadel auf, als ob sie dort ruhen wollte, und rede gut dem Kranken zu mit gütiger Rede, damit seine Angst sich lege.[22]

Der Kranke soll aber nichts gegessen haben; denn sonst stösst ihm ⟨dann⟩ bisweilen Erbrechen zu. Merkst du doch etwas davon, so lass' ihn etwas von sauer-süssen Getränken schlürfen, wie Syrup von Sauer-Ampfer und von Trauben und Tamarinden. Hierauf legst du auf das Auge einen Bausch von neuer Baumwolle und blasest ein wenig darauf mit warmem Hauch; und, wenn du es[23] vorziehst zu saugen, so sauge, wie bei dem Trinken, — um das Auge von seiner Unruhe zu befreien.[24] Hierauf drehe die Nadel ein wenig, bis du sie über dem Star[25] erblickst. Denn das Erz ist sichtbar wegen der Klarheit der Hornhaut.[26] Aber die Traubenhaut wird in dem

---

[21] Fehlt bei Paulos, steht bei Antyllos.

[22] Diese menschenfreundliche und überaus nützliche Regel des Arabers finden wir bei keinem Griechen; eine Andeutung bei den menschenfreundlichen Hindu! Vgl. Jolly (indo-arische) Medizin, 1901, S. 114.

[23] Der arabische Text ist hier etwas in Unordnung gerathen und in allen Handschriften verschieden. L. hilft so weit, dass der Gedanke erkennbar wird: et si volueris sugare (!) suge: ac si sugeris aliquid bibendo, ut quiescat oculus a terrore. Unsre Uebersetzung schliesst sich enger den erkennbaren Worten des arabischen Textes an. Dass wir Recht haben, folgt aus dem Parallel-Text bei Ṣalāḥ ad-dīn: Wenn du willst, magst du saugen, als ob du ein Getränk einschlürfst, zur Beruhigung des Auges von seiner Unruhe.

[24] Dieser Zwischen-Akt der Star-Operation fehlt bei Paulos. Aber Antyllos hat die erste Hälfte desselben (Continens F. 41 B: et cum instrumentum est in oculis, ponatur super oculos os tuum et insuffletur in eis, ut pupilla recta permaneat).

[25] Paul. a. a. O. fährt fort: *Ἄνωθεν οὖν κατὰ κορυφὴν τοῦ ὑποχύματος τὸ παρακεντητήριον ἄγοντες . . .*

[26] Paul. a. a. O. fährt fort: *ὁρᾶται γὰρ ὁ χαλκὸς προφανῶς διὰ τὴν διαφάνειαν τοῦ κερατοειδοῦς χιτῶνος . . .*

Augenblick, wo du die Nadel herumdrehst, zurückgestossen und nicht durchbohrt[27], weil auf ihr eine Zottigkeit[28] sitzt; dieselbe ist rund (convex) und glatt. Deshalb wird auch der Kopf der Nadel nicht scharf hergestellt, damit er eben jene ⟨Traubenhaut⟩ nicht durchbohre. Läge diese Rücksicht nicht vor, so würde man schon den Kopf der Nadel scharf machen, damit er schneller durchsteche. Hierauf sieh' dir die Nadel an, an welchem Ort sie sich befindet. Ist sie noch nicht zu dem Ort des Stars gekommen, so drücke sie ein wenig ⟨vor⟩. Ist sie darüber hinausgelangt, so ziehe sie ein wenig zurück, nach hinten, bis sie genau über dem Star sich befindet.[27] Hast du dies gethan, so hebe ganz wenig den unteren Theil (den Stiel) der Nadel in die Höhe[28a]; denn der Star senkt sich dann nach unten[29], und es zieht ihn an der Sammtkörper der Traubenhaut mittelst seiner Zotten.[30]

Wenn nun der Star sogleich niedersteigt, so warte ein wenig[31], und beeile dich nicht, die Nadel herauszuziehen, damit er nicht wieder aufsteige und zurückkehre. Und, wenn er doch aufsteigt[32], so drücke ihn wieder herunter.

Bisweilen ist die sammetartige Oberfläche schlüpfrig und nimmt den Star nur mit Mühe an sich. Bisweilen ist der Star dünn. Gelegentlich gibt es aber Stare, die, wenn die Nadel darauf drückt, herunterfallen, wie ⟨ein Stein⟩ in einen Brunnen; und keine Spur bleibt von ihnen zurück. Andre gibt es, die Mühe machen, bis sie herabsteigen.

Wenn er aber mühsam und schwierig ist und immer wieder zurückkehrt: dann musst du ihn zerstreuen (zerstückeln)[33] in

---

[27] Fehlt bei Paulos.

[28] Vgl. I, c. 15.

[28a] Eine ganz richtige Regel, die bei Paulos fehlt. L. hat noch: et comprime caput instrumenti ad inferius.

[29] Paul. f. f.: *κατάγομεν δι᾽ αὐτοῦ εἰς τοὺς ὑποκειμένους τόπους τὸ ὑπόχυμα.*

[30] Dieser Gedanke scheint den Arabern eigenthümlich zu sein.

[31] Paul. f. f.: *καὶ εἰ μὲν εὐθὺς κατενεχθείη, ἐπιμένομεν ἠρεμοῦντες ὀλίγον.*

[32] Paul. f. f.: *εἰ δὲ ἀναπλεύσῃ, πάλιν αὐτὸ κατάγομεν.*

[33] Davon ist nicht bei Paulos, wohl aber bei Celsus die Rede. G. d. A., S. 417, Anm. 2 und S. 284.

die Gegenden nach unten und nach oben und nach den beiden Augenwinkeln hin.

Wenn er Arbeit gemacht hat, so lass den Ort bluten, — dadurch dass du mit der Nadel die Gegend des kleinen Augenwinkels drückst, damit ein wenig Blut herauskommt, und sich mit dem Star mischt und mit ihm herabsteigst: dann wird er nicht wieder aufsteigen.[34]

Wenn aber unbeabsichtigte Blutung erfolgt, so mische ⟨das Blut⟩ mit dem Star; dann drücke es hinab, denn das ist sicher, weil es den Star zerreisst.[34]

Fordere auch den Kranken auf, dass er dich unterstütze im Herabziehen, indem er nach unten schnaubt[35], von seinem Munde, nicht von seiner Nase her; denn das hilft, den Star nach unten zu ziehen.

Ist er herabgestiegen, so ziehe die Nadel aus, ganz allmählich, durch Drehen, nach aussen hin.[36]

Der Schmerz der Operation ist gering.[37]

Wenn du nun die Nadel herausgezogen und das Auge unversehrt findest, so verbinde es mit Eigelb, das in Rosen-Oel geschlagen ist.[37a]

Siehst du aber Blut an der Stelle ⟨des Einstichs⟩, so verbinde mit zerstossenem Salz.[38] Denn dieses löst. Verbinde auch beide Auge zusammen[37a] mit einer festen Binde und lass den Kranken in einem dunklen Zimmer auf dem Hinterkopf schlafen[39] und stütze seinen Kopf von beiden Seiten ⟨mit Kissen⟩. Gebiete ihm auch, dass er wie todt daliege und sich nicht

---

[34] Nicht bei den Griechen.

[35] Nicht bei den Griechen, wohl aber bei den Hindu. G. d. A., S. 39.

[36] Paul. f. f.: *μετὰ δὲ τὴν καταγωγὴν τοῦ ὑποχύματος κομίζομεν τὸ παρακεντητήριον κατὰ περιστροφὴν ἠρεμαίως.*

[37] Deswegen und, weil aufrechtes Sitzen des Kranken nothwendig schien, und vielleicht auch Prüfung des Erfolgs; ist bei der Star-Operation von Betäubung nicht die Rede.

[37a] Paul. f. f.: *καὶ ἐπιθέντες ἔξω ἔριον λεκίθῳ ὠοῦ σὺν ῥοδίνῳ δευθὲν ἐπιδήσομεν, συνεπιδέοντες καὶ τὸν ὑγιῆ . . .*

[38] Paul. a. a. O., allgemein: *λύσαντες ὕδατι βραχύ τι καππαδοκικῶν ἁλῶν τὸν ὀφθαλμὸν ἐγχυματίσομεν.*

[39] Paul. f. f.: *Καὶ κατακλίναντες ἐν οἰκίσκῳ κατωγείῳ.*

bewege.[40] Auch soll ein Mensch bei ihm weilen und ununterbrochen mit seiner Bedienung beschäftigt sein.[41] Wenn er etwas ⟨haben⟩ will, soll er es mit seiner Hand andeuten. Seine Schläfen soll man mit betäubenden Arzneien bepflastern, um den Kopfschmerz zu verhüten.

Nimm ihn in Acht vor Husten und Niessen und Reden und den sonstigen Bewegungen. Falls ihm doch Niessen zustösst, soll er die Nasenspitze reiben, und zwar kräftig; denn dann weicht das Niessen. Ebenso soll er, wenn er Husten⟨-Reiz⟩ verspürt, ein wenig Rosen-Wasser mit Mandel-Oel trinken: dann hört das auf.[42]

Seine Nahrung sei dünn[43] und bestehe nicht aus solchen Dingen, welche beim Kauen Mühe machen, sondern vielmehr aus solchen, welche ⟨leicht gekaut werden⟩[44] und leicht sind und schnell zu verdauen, wie die Gemüse und die Schlürf-Eier. Verringere seine Nahrungs-Menge und halte ihn ab vom Trinken vielen Wassers.

Am zweiten Tage löse den Verband[45], während er schläft, im Ganzen; entferne die Binde allmählich und wasche das Auge mit Baumwolle, die mit Rosen-Wasser benetzt ist, und zwar so zart, dass das Auge deine Hand nicht spürt, und du es nicht öffnest. Darauf benetze einen Bausch von Baumwolle mit zartem Eiweiss und lege das auf das Auge und verbinde wieder insgesammt (d. h. beide Augen).

Wenn du aber den Verband nicht lösest bis zum dritten Tage hin, so ist es noch besser. Also, wenn der dritte Tag zu Ende geht, dann löse ⟨den Verband⟩ und wasche das Auge mit Wasser, in dem Rosen gekocht sind.

Lass ihn dann sitzen, hinter ihm ein Kissen, damit er sich anlehne; und verharre wie bisher, bei möglichst geringer Bewegung. Hänge vor sein Gesicht ein schwarzes Läppchen

---

[40] Paul. f. f.: *κελεύσομεν παντοίως ἠρεμεῖν.*

[41] Eine Regel des Arabers, die noch heute von vorsichtigen Aerzten befolgt wird.

[42] Nicht bei den Griechen.

[43] Paul. f. f.: *λεπτῶς διαιτῶντες.*

[44] Nur L.

[45] Paul. lässt ihn, für gewöhnlich, bis zum siebenten.

und ernähre ihn gering bis zum siebenten Tage. Und wenn du Pulver liebst, so streue ein Blut-Eisenstein oder schwarzen Spiessglanz allein.

Wenn in diesen Tagen ⟨der Nachbehandlung⟩ der Star wieder emporsteigt, so wende zum zweiten Mal die Nadel (miḥatt) an, — falls nicht ein entzündlicher Abscess entstanden ist, — und zwar in dem nämlichen Loch. Denn es schliesst sich ⟨das Loch⟩ nicht so schnell, weil es sich um einen Knorpel handelt.[45a]

Wisse, die Bindehaut ist bisweilen schlaff, die Nadel dringt nicht in dieselbe ein: dann steche ⟨erst⟩ mit einer Lanzette (mibḍaʿ), die eine rundliche Spitze hat, und darauf führe die Nadel ein.[46]

Nimm dich in Acht, dass der Körper des Kranken nicht zu voll sei, oder dass er nicht an Kopfschmerzen leide. Denn dies zerstört das, was du machst.

Ich habe diese Erörterung wiederholt, damit Sicherheit bestehe.

Mitunter entsteht an dem Ort, welchen du durchbohrt hast, wildes Fleisch: dann fürchte dich nicht, sondern schneide es ab mit der Scheerenspitze, und es heilt, wenn Gott will.[47]

Ende des zweiten Abschnittes[48] von der Erinnerung der Augenärzte.

[45a] Vgl. K., S. 163.

[46] Nicht eigentlich das indische Verfahren (G. d. A., S. 39), aber doch Verwendung von zwei Instrumenten.

ʿAmmār räth immer so zu operiren; Abulqāsim nur gelegentlich, wenn es nothwendig scheint.

[47] Nicht bei Paulos.

Wenngleich die Grundlagen der ganzen Operations-Beschreibung aus Paulos entnommen sind (oder aus dessen Quelle, wohl aus Antyllos), so zeugt doch der arabische Text von eigner Erfahrung und eignem Nachdenken des Ali b. Isa.

[48] F. „über die sichtbaren Krankheiten. Lob sei Gott für seine ⟨Wohlthaten⟩ und das Gebet über seinen Propheten Mohammed und dessen Familie.“ Offenbar ein Einschiebsel, da Ali b. Isa ein Christ gewesen.

⟨III.⟩

Das dritte Buch der Erinnerungs-Schrift für Augenärzte handelt von denjenigen Krankheiten des Auges, welche der sinnlichen Wahrnehmung verborgen[1] erscheinen, und über ihre Ursachen und über die Diagnose einer jeden von diesen Krankheiten und über ihre Behandlung; und es enthält siebenundzwanzig Kapitel.

Kap. 1. Ueber den Unterschied zwischen denjenigen Gesichts-Erscheinungen, welche vom Star herrühren, und denjenigen, welche von Magenleiden herkommen, und denjenigen, welche von Hirnleiden herstammen, und über die Behandlung einer jeden von diesen drei Arten.

Kap. 2. Ueber die Krankheiten der Eiweiss-Flüssigkeit.

Kap. 3. Ueber die Krankheiten der Krystall-Feuchtigkeit und der Spinngewebshaut.

Kap. 4. Ueber die Krankheiten des Sehgeistes.

Kap. 5. Ueber die Behandlung desjenigen, der in die Ferne sieht, und nicht in der Nähe, und der das, was gross ist von Dingen, sieht, und nicht das, was klein ist.

Kap. 6. Ueber denjenigen, welcher in der Nähe sieht und nicht in die Ferne, und das Kleine sieht, und nicht das Grosse.

Kap. 7. Ueber den Nachtblinden (šabkūr), d. h. über denjenigen, welcher am Tage sieht, und nicht in der Nacht.

Kap. 8. Ueber den Tagblinden (rūzkūr), d. i. über denjenigen, welcher bei Nacht sieht und nicht bei Tage.

---

[1] ἀφανής Galen.

Kap. 9. Ueber die Krankheiten der Glaskörper-Feuchtigkeit.

Kap. 10. Ueber die Krankheiten der Netzhaut.

Kap. 11. Ueber die Krankheiten des Lichtnerven.

Kap. 12. Ueber die Ausdehnung und ihre Behandlung.

Kap. 13. Ueber Verstopfung und Pressung und entzündliche Anschwellung im Sehnerven.

Kap. 14. Ueber die Zusammenhangs-Trennung der Sehnerven.

Kap. 15. Ueber die Krankheiten der drei Muskeln an der Einmündung des Sehnerven.

Kap. 16. Ueber das Hervortreten des ganzen Augapfels und seine Behandlung.

Kap. 17. Ueber die Abmagerung (Schrumpfung) des ganzen Auges.

Kap. 18. Ueber die Krankheiten der Aderhaut.

Kap. 19. Ueber die Krankheiten der Traubenhaut.

Kap. 20. Ueber die Krankheiten der Bewegungs-Muskeln des Auges.

Kap. 21. Ueber die Behandlung des Schielens, welches die Kinder befällt.

Kap. 22. Ueber die Schwäche der Sehkraft und ihre Behandlung.

Kap. 23. Ueber die Erhaltung der Gesundheit des Auges.

Kap. 24. Ueber den Kopfschmerz und die Migräne, welche dem Augenschmerz folgt.

Kap. 25. Ueber das Ausschneiden der Arterien und ihre Kauterisation.

Kap. 26. Ueber die Behandlung aller zum Auge herabsteigenden Materien.

Kap. 27. Ueber die Kräfte der einfachen Arzneien (Augenheilmittel).

Erstes Kapitel.

Ueber den Unterschied zwischen denjenigen Gesichts-Erscheinungen[1], welche vom Star herrühren, und denjenigen, welche von Magenleiden herkommen, und denjenigen, die von Hirnleiden herstammen, und über die Behandlung einer jeden von diesen drei Arten.

Wisse, dass hier die der Sinnes-Wahrnehmung verborgen bleibenden Krankheiten anfangen; diese letzteren erkennt man lediglich durch Vermuthung und durch solche offenbare Dinge, welche auf die verborgenen hinweisen.

Den Unterschied zwischen den ⟨verschiedenen⟩ Gesichts-Erscheinungen erkennt man auf fünf Arten.

Das erste[1a] Verfahren besteht darin, dass man beide Augen zusammen betrachtet. Wenn die Gesichts-Erscheinung in beiden gleich ist an Farbe, Maass und Zeit; und nicht zuerst in einem Auge aufgetreten ist, um in dem andren zu folgen, bis dass sie gleich geworden: so kommt dies von einem Magenleiden her.[2] Ist sie aber verschieden in Zeit und Farbe und Wesen, und[3] kommt sie ⟨überhaupt⟩ nur in einem Auge vor; so ist dies ein Hinweis auf den Star.[4]

K. 1. [1] Arabisch ḫajālāt. Bei Paul. und Aët. fehlt ein besonderes Kapitel über diesen Gegenstand, findet sich aber auch K. IV, c. 9—11. Diese Doctrin von den *φαντασίαι* geht zurück auf Galen (von den Ursachen der Symptome I, c, 2, B. VII, S. 96, und von den örtlichen Leiden IV, c. 2, B. VIII, S. 221) und ist in Uebereinstimmung mit der bei den Griechen herrschenden Theorie des Sehens. (Vgl. G. d. A., S. 320.)

Galen VIII, S. 221: *τοῖς γοῦν τῶν ὑποχεομένων φαντάσμασιν ὅμοια φαίνεται . . . ἐπὶ συμπαθείᾳ τῇ κατὰ τὸ στόμα τῆς κοιλίας ἢ κατὰ τὸν ἐγκέφαλον.*

[1a] Galen a. a. O.: *πρῶτον μὲν τῷ τὸν ἕτερον μόνον ὀφθαλμὸν ἢ ἀμφοτέρους ὁμοίως φαντάζεσθαι.*

[2] Galen a. a. O.: *τοὐπίπαν γὰρ αἱ μὲν ἐπὶ τῇ κατὰ τὴν γαστέρα κακοχυμίᾳ γινόμεναι φαντασίαι τοῖς ὀφθαλμοῖς ἀμφοτέροις ὡσαύτως συμβαίνουσι.*

[3] D. und F. „oder in Bezug auf andres und“.

[4] Galen f. f.: *αἱ δ' ἐπὶ ταῖς ὑποχύσεσιν οὔτ' ἄρχονται κατ' ἀμφοτέρους, οὔθ' ὁμοίως φαίνονται.*

Das zweite Verfahren besteht darin, die Pupille des Kranken zu betrachten. Ist sie von Natur nicht ganz klar, so achte auf Gleichheit der beiden Pupillen: ist die eine von beiden trüber, so ist die Krankheit ein Star.[5] Wenn aber die Trübung beider insgesammt dieselbe ist, und sich vergrössert und verkleinert; so handelt es sich um Dünste des Magens.

Das dritte Verfahren besteht darin, den Kranken über die zeitlichen Verhältnisse zu befragen.[6] Ist ihm eine Frist von drei bis vier Monaten[7] vergangen, seitdem ihn die Gesichts-Erscheinung betroffen hat, während du noch keine Spur von Nebel in seinem Auge findest, sondern das letztere in seiner ⟨natürlichen⟩ Klarheit und Reinheit ⟨verblieben⟩ ist; so rührt ⟨die Gesichts-Erscheinung⟩ vom Magenleiden her. Ist noch nicht ⟨seit ihrem Beginn⟩ eine so lange Zeit verflossen[8]; so frage ihn, ob diese Gesichts-Erscheinungen andauern, oder ob sie zu einer gewissen Zeit zunehmen, zu einer andren abnehmen. Wenn sie zu- und abnehmen, so rühren sie vom Magenleiden[9] her. Wenn sie aber zunehmen, und nicht abnehmen, oder wenn sie in ihrem Zustand verharren; so ist das Star.[10]

Das vierte Verfahren besteht darin, den Kranken zu befragen, ob die ⟨Erscheinung⟩ sich ihm verstärkt bei der Anfüllung ⟨des Magens⟩ mit Speisen und bei der Unverdaulichkeit; und sich verringert bei guter Verdauung oder bei leichterer Diät.[11] Wenn es so ist, so rührt es von Magenleiden her. Wenn er

---

[5] Galen a. a. O., S. 223: *τῆς δὲ θατέρου κόρης ἀχλυωδεστέρας . . . φαινομένης, ὑποχύσεώς ἐστιν ἀρχή.*

[6] Galen a. a. O., S. 222: *δευτέρῳ δ᾽ ἐφεξῆς τῷ κατὰ χρόνον.* (Bei Galen ist dies das zweite Moment oder Verfahren.)

[7] Galen f. f.: *εἰ γὰρ ἤτοι τριῶν ἢ τεττάρων μηνῶν ἢ καὶ πλειόνων, ἤδη φαίνοιτο τὰ τῶν ὑποχεομένων συμπτώματα, σοὶ δὲ κατασκεψαμένῳ τὰς κόρας μηδὲν ἀχλυῶδες ἐμφαινόμενον εὑρίσκοιτο, διὰ τὸ στόμα τῆς κοιλίας αὐτοὺς πάσχοντας εὑρήσεις.*

[8] Galen f. f.: *οὔπω δ᾽ ὄντος ἀξιολόγου τοῦ χρόνου, πρῶτον μὲν ἐρωτήσεις, εἰ διηνεκῶς . . . οὕτω διατελεῖ φαινόμενα.*

[9] Galen a. a. O.: *τὸ δὲ διαλεῖπον ὑποψίαν τῶν κατὰ τὴν γαστέρα ⟨ἔχει⟩.*

[10] Galen a. a. O.: *τὸ μὲν γὰρ διηνεκὲς ὡς ἔνδειξιν ὑποχύσεως ἔχει.*

[11] Galen a. a. O.: *καὶ μᾶλλον ὅτ᾽ ἂν ἐπὶ ταῖς ἀκριβέσιν εὐπεψίαις μηδὲν ἑαυτῷ λέγῃ φαίνεσθαι.*

aber nichts von dem eben Erwähnten merkt, vielmehr die ⟨Erscheinung⟩ fest in ihrem Zustand verharrt, so ist das Star.

Das fünfte Verfahren besteht darin, den Kranken zu befragen, ob er zur Zeit der Gesichts-Erscheinungen ein Beissen[12] in seinem Magen empfindet, und eine Erleichterung beim Erbrechen fühlt[12] und nach dem Einnehmen des Bittermittels. Hat er Erleichterung beim Einnehmen des letzteren, so kommt es von Magenleiden her. Empfindet er keine Erleichterung beim Erbrechen und bei dem Einnehmen des Bittermittels[13]; so handelt es sich um Star.

Mitunter treten solche Gesichts-Erscheinungen bei denjenigen auf, deren Augenfeuchtigkeiten klar[13a], und deren Sehkraft sehr empfindlich ist, — gerade wie das Ohrenklingen[14] bei scharfer Sinnes-Empfindung ⟨auftritt⟩.

Aber diejenige Gesichts-Erscheinung, welche vom Hirnleiden herkommt, rührt her von einer Krankheit, welche griechisch phrenitis[15] heisst, d. i. ein akuter Abscess im vorderen Theil des Gehirns.

Diese ⟨Erscheinung⟩ entsteht so: wenn heisse, trockne Feuchtigkeit, die im Gehirn sich befindet, von der Fieberhitze verbrannt wird, so bildet sich davon in jenem ein Rauch[16],

---

[12] Galen a. a. O.: *πολὺ δὲ μᾶλλον ὅταν ἅμα τῇ γενέσει τῶν φαντασμάτων αἰσθάνηταί τινος ἐν τῷ στόματι τῆς κοιλίας δήξεως, ἔτι δὲ μᾶλλον ὅταν ἐπὶ τοῖσδε, τῶν δακνόντων ἐμεθέντων, παύηται τὰ σύμπτωματα.*

[13] Gal. a. a. O. ⟨es ist ein Augenleiden⟩: *ἐὰν τοῦ δι᾽ ἀλόης φαρμάκου λαβὼν ὁμοίως ἔχῃ.*

[13a] Dies ist auch nach Galen, aber aus einer andren Schrift, von den Ursachen der Symptome I, c. 2, B. VII, S. 97: *Καὶ μὴν καὶ ὅσοις ἀκριβὴς μὲν ἡ ὄψις ἐστὶν, ὡς μηδὲ τὸ σμικρότατον αὐτὴν λανθάνειν τῶν αἰσθητῶν, ἀναθυμιάσεις δέ τινες ἀπὸ τῆς γαστρὸς ἀναφέρονται, καὶ μάλιστα ὅταν μηδὲ πέψωσι καλῶς, ὅμοια τοῖς ὑποχεομένοις γίγνεται τὰ συμπτώματα.*

[14] ṭanīn.

[15] Arabisch kranitis, wie auch bei Ibn Sina, K. II, c. 28 und IV, c. 23. (Vgl. K., S. 170.) Es ist wohl ein Schreibfehler für franitis, der möglicher Weise schon in der arabischen, für Ibn Sina und Ali b. Isa gemeinschaftlichen Quelle stand. Doch hat Kh. richtig franitis.

[16] Vgl. Galen VIII, S. 225: *παραπλήσια δὲ τοῖς τῶν ὑποχεομένων συμπτώματα γίνεται πολλάκις ἐγκεφάλου πάσχοντος ἔν τισι φρενιτίδων εἴτε εἴδεσιν εἴτε διαφοραῖς* ... S. 227: *ὅταν γὰρ ἀθροισθῇ τις ἐν ἐγκεφάλῳ χολώδης*

ähnlich dem des Oels, wenn du dies im Feuer verbrennst. Dieser Rauch muss, wenn er in das Auge hineingelangt, — durch die Adern, welche von dem Gehirn zum Auge hinziehen, — in dem letzteren die erwähnten Gesichts-Erscheinungen erzeugen. Das Kennzeichen hierfür besteht darin, dass diese Krankheits-Erscheinung ausschliesslich denjenigen betrifft, der an einer akuten Krankheit leidet, wie an Entzündung im Kopf u. dgl., und dass du ⟨dabei⟩ siehst, dass beide Augen gesund sind; und dennoch klagt der Kranke über Schwäche in seinem Blick, trotzdem du in seinen Augen keine sichtbare Krankheit wahrnimmst.

Behandlung. Wenn diese Krankheit von Dünsten des Magens herkommt, so reinige den ⟨Kranken⟩ mit dem heiligen Bittermittel[17], mit Rosen-Honig[18] und mit Anis-Abkochung und mit Baumwollen[18a]-Samen und mit Katzenkraut-Samen; und verbessere die Nahrung, damit die Verdauung gut von Statten gehe: denn dies bewirkt rasche Heilung. In das Auge thue einige Sonden ⟨voll⟩ des von Aziz angegebenen Pulvers[19].

Rührt es aber von Galle her, welche den Magen beisst, so führe ab mit Myrobalanen und Zucker; denn das ist nützlich. Das Auge reibe ein mit solchen Mitteln, welche das Organ kräftigen, wie das aschfarbige und das staubförmige ⟨Pulver⟩.

Kommt es von Hirnleiden her, so verordne dem Kranken, Gerstenwasser zu trinken und Sandelholz und Rosenwasser zu riechen und mache einen Umschlag auf die Schläfen mit kühlenden und zusammenziehenden Mitteln und thue nichts in's Auge und verdünne die Diät.

χυμὸς ἅμα πυρετῷ διακαεῖ, παραπλήσιόν τι πάσχει τοῖς ὑπὸ πυρὸς ὀπτωμένοις, καὶ κατὰ τοῦτο λιγνύν τινα γεννᾷν πέφυκεν, ὥσπερ κἀν τοῖς λύχνοις τοὔλαιον· ἥτις λιγνὺς συνδιεκπίπτουσα τοῖς ἐπὶ τὸν ὀφθαλμὸν ἀφικνουμένοις ἀγγείοις αἰτία γίγνεται τῶν φαντασμάτων αὐτοῖς.

[17] Paul. III, c. 22, § 36 u. 37: *ὅσοις δὲ παροράσεις γίγνονται, . . . τὸ διὰ τῆς ἀλόης πικρὸν δώσομεν φάρμακον.*

[18] ǵalanǵabīn, mel aut sacharum rosatum.

[18a] Kh.: Sellerie.

[19] Vgl. III, c. 22.

Kommt die Gesichts-Erscheinung ⟨nur⟩ von Schärfe der Sinnes-Wahrnehmung her, so sind die narkotischen[20] Mittel nützlich für den ⟨Betroffenen⟩.

Handelt es sich um den Anfang des Stars, so behandle den Kranken mit den schon vorher erwähnten Mitteln.

Zweites Kapitel.

Ueber die Krankheiten der Eiweiss-Feuchtigkeit.[1]

Es gibt deren sieben: Farben-Veränderung, Vertrocknung, Vertrocknung einiger Theile derselben, Verkleinerung, Vergrösserung, Verdünnung, Verdickung: das ist das, was der Eiweiss-Feuchtigkeit zustösst, — ein Schaden in Bezug auf Quantität oder Qualität.

Der in Bezug auf Quantität ⟨tritt ein⟩, wenn sie zu reichlich oder zu gering wird.[2] Wenn sie nämlich zu reichlich wird, so bildet sie eine Scheidewand zwischen Pupille und Licht. Wenn sie zu gering ist, bewirkt sie nicht die genügende Trennung zwischen beiden; davon entstehen diejenigen Krankheiten, welche wir in dem Kapitel über ⟨Pupillen-⟩Zerreissung aufgezählt haben, nämlich im 71. Kapitel ⟨des zweiten Buches⟩.

In Bezug auf Qualität[3] ⟨ändert sich die Eiweiss-Feuchtigkeit⟩ auf zweierlei Weise, entweder in ihrer Substanz oder in ihrer Farbe.

In ihrer Substanz, wenn sie dicker wird.[3] Diese Verdickung kann mässig sein oder übermässig. Ist sie mässig, so

---

[20] Durchaus vernünftig, wie die ganze Eintheilung der Behandlung in diesem Kapitel.

K. 2. [1] In der vollständigsten Sonder-Abhandlung über Augenkrankheiten, die wir von den Griechen besitzen, bei Aët. (VII, c. 2), steht von der Eiweiss-Feuchtigkeit nur das Folgende: *ἀλλὰ καὶ τὸ ὠοειδὲς ὑγρὸν πλεῖον ἑαυτοῦ γιγνόμενον ἢ παχύτερον ἐμποδίζει τὸ ἀκριβῶς ὁρᾶν, καὶ μειούμενον δὲ ξηραίνει τὸ κρυσταλλοειδὲς ὑγρόν.* Mehr hat Galen in seinen allgemein-pathologischen Schriften (von den Ursachen der Symptome I, c. 2, B. VII, S. 94). Vgl. G. d. A., S. 323.

[2] Galen a. a. O., S. 95: *εἴτε πλείων, εἴτε ἐλάττων γένοιτο, βλάπτει τὴν ὄψιν.*

[3] Galen a. a. O.: *καὶ εἰ παχυτέρα κατὰ τὴν σύστασιν, ἢ ἀλλοιοτέρα κατὰ τὴν χροιὰν ἀποτελεσθείη, καὶ οὕτως ἐργάσεταί τι σύμπτωμα …*

16 *

hindert sie das Auge am Fernsehen[4], lässt aber das Nahesehen vollkommen. Ist die Verdickung übermässig, so hindert sie, wenn sie total wird, das Sehen; dies bewirkt die Star-Bildung im Auge.[5] Ist sie partiell, so besteht sie entweder aus zusammenhängenden oder aus getrennten Theilen. Wenn aus zusammenhängenden Theilen, so befindet sie sich entweder in der Mitte oder im Umkreis ⟨der Pupille⟩. Wenn sie in der Mitte sich befindet, so sieht der damit Behaftete in jedem Seh-Gegenstand ein Loch[6], weil er wähnt, dass dasjenige, was er von dem Gegenstand nicht wahrnimmt, herausgegraben[7] sei. Besteht ⟨jene Eiweiss-Verdickung⟩ in dem Umkreis des ⟨Pupillen-⟩Centrums, so hindert sie das Auge, mit einem Male viele Gegenstände zu übersehen[8]; vielmehr muss der Kranke wegen der Engigkeit des Blick-(Sehstrahlen-)Kegels jeden einzelnen Gegenstand für sich allein betrachten.

Besteht die Verdickung aus getrennten Theilen, so sieht der Betroffene Körper vor sich, wie die Abbildungen jener dicken Theile; ihre Gestalt gleicht Mücken und Fliegen und Haaren u. dgl.[9]

Zuweilen betrifft dies die Kinder beim Aufstehen nach dem Schlaf, und ebenso die vom Fieber heimgesuchten Kranken.[10]

---

[4] Galen a. a. O.: *εἰ μὲν δὴ παχύτερον ἑαυτοῦ γίγνοιτο τὸ ὑγρὸν τοῦτο, τήν τε ἀκρίβειαν τῆς ὄψεως ἀφαιρήσεται καὶ τὸ μῆκος κωλύσει, ὡς μήτε τὰ πόρρω βλέπειν, μήτε ἀκριβῶς τὰ πλησίον.* — Der Araber (auch L. II) stimmt nur zur Hälfte mit dem Griechen überein.

[5] Galen f. f.: *εἰ δὲ ἱκανῶς ἀποτελεσθείη παχὺ, καθάπερ ἐν τοῖς ὑποχύμασι γίγνεται, διακωλύσει τὸ βλέπειν.*

[6] Galen a. a. O.: *κατὰ δὲ τὸ κέντρον τῆς κόρης εἰ γένοιτο σύστασις ὑποχύματος μικροῦ ... ἅπαντα φαίνεται ... οἷον θυρίδας ἔχοντα. τὸ γὰρ ἐν μέσῳ τὸ μὴ βλεπόμενον ἐκκεκολάφθαι δοκεῖ.* (Text *ἐγκ.*)

[7] Arabisch „tief", aus dem griechischen *ἐκκεκολάφθαι.*

[8] Schilderung der concentrischen Gesichtsfeld-Beschränkung, auch bei Galen angedeutet: *ὁρῶσι δι᾽ ἐκείνου ⟨καθαροῦ μέρους⟩ τὰ ἐκτὸς ... οὐ μὲν οὐδ᾽ ὑφ᾽ ἕνα χρόνον τὰ πολλὰ διὰ τὸ στενώτερον ἑαυτοῦ γεγονέναι τὸν τῆς ὄψεως κῶνον.*

[9] Galen a. a. O., S. 96: *εἰ δὲ διασπασμένα τὰ παχυμερῆ σώματα ..., φαντασίαν ἐργάσεται ... ὡς ἐκτὸς ὁρώμενά τινα περιφερόμενα κωνώπια.*

[10] Galen a. a. O.: *ἡ τοιαύτη δὲ τῶν εἰδώλων γένεσις μετὰ ἐξανάστασιν ὕπνου φαίνεται τὰ πολλά, μάλιστα δὲ παισὶ ...*

In Bezug auf die Farbe ⟨ändert sich die Eiweiss-Feuchtigkeit⟩ in dreifacher Weise. Entweder verändert sie sich ganz und gar: dann wird der ganze Körper in demjenigen Farbenton gesehen, welchen das Eiweiss ⟨angenommen⟩ hat. Ist diese Farbe grau, so sieht der Mensch alle Körper, wie im Nebel oder im Rauch.[11] Nach Maassgabe der Eiweiss-Farbe wird ihr Aussehen roth, bei der Durchblutung (dem Blutfleck); oder auch gelb, bei der Gelbsucht. Oder die Farbe ⟨des Eiweisses⟩ ändert sich nur zu gewissen Zeiten, wegen des vom Magen zu jenem emporsteigenden Dunstes[12]: dann sieht der ⟨Kranke⟩ alle Gegenstände durch diesen Dunst. Drittens ändern sich mitunter nur einige Theile ⟨des Eiweisses⟩: dann sieht der Betroffene Körper vor sich, die an Farbe und Gestalt dem verfärbten Theile jener Feuchtigkeit ähnlich sind.[13] Diese Erscheinungen gleichen den Symptomen im Beginn des Stars und beim Aufsteigen der Dünste vom Magen zum Auge, — allerdings ist dabei das Eiweiss von trefflicher Sehkraft und klar, — und denen beim Nasenbluten.[14]

Aehnlich verhält es sich mit der Austrocknung des Eiweisses. Entweder betrifft sie das Ganze: dann entsteht daraus eine Seh-Unfähigkeit des Auges; oder sie betrifft nur einen Theil; oder getrennte Theile, — wovon die Diagnose analog ist der über die Verdickung.

Trocknet das Eiweiss an vielen getrennten Theilen ein, so sieht der Mensch alles, was ihm begegnet, wie durchlöchert. Trocknet es an einem Ort, so sieht der Mensch gewissermaassen ein Loch.[15]

Trocknet aber das Eiweiss in allen seinen Theilen ein, so verkleinert sich dabei der Augapfel, und der Mensch sieht gar nicht mehr.

---

[11] Galen f. f.: *εἰ δὲ κατὰ τὴν χροιὰν ἐξαλλαχθείη . . . ἐπὶ μὲν τὸ φαιότερον ἀποκλῖνον, ὡς δι᾽ ὁμίχλης ἢ καπνοῦ ποιήσει τὸν ἄνθρωπον ὁρᾶν.*

[12] Vgl. III, c. 1, Anm. 13.

[13] Galen a. a. O.: *καὶ μὲν γὰρ τὴν χροιὰν ἐκείνου καὶ τὴν σύστασιν καὶ τὸ σχῆμα δοξοῦσιν ὁρᾶν ἐκτός.*

[14] Galen a. a. O., S. 97: *καὶ τῶν ἐκ ῥινὸς αἱμοῤῥαγεῖν . . . μελλόντων.*

[15] So in Kh., nicht in D. So auch in L. I, jedoch mit Text Verderbniss. In L. II findet sich hier eine grössere Lücke.

Behandlung. Kommt die Krankheit von Dünsten aus dem Magen, so muss der Magen gereinigt und der Kopf gestärkt werden, so dass er das zu ihm Emporsteigende zurückstossen kann. Das Auge werde eingerieben mit reinigenden, lösenden und stärkenden Mitteln. Kommt sie aber von Verdickung ⟨der Eiweiss-Feuchtigkeit⟩ her oder von ihrer Vermehrung und ihrer Verflüssigung; so behandle mit der von mir geschilderten Kur des Stars, weil die Behandlung dieser Zustände und die des Stars identisch ist. Kommt sie aber von ihrer Austrocknung und Verkleinerung her; so behandle mit denjenigen Mitteln, welche anfeuchten und sammeln, und die ich, so Gott will, bei der Behandlung der Augapfel-Schrumpfung anführen werde.

Drittes Kapitel.

Ueber die Krankheiten der Krystall-Feuchtigkeit und der Spinngewebshaut.

Krankheiten der Krystall-Feuchtigkeit[1] gibt es sechzehn. Es sind Verschiebung[2] nach rechts, Verschiebung nach links, Erhebung nach oben, Senkung nach unten, Veränderung[3] nach dem Schwarzen hin, Veränderung nach dem Weissen hin, Veränderung zum Rothen, Veränderung zum Gelben, Tiefsenkung, Vorschiebung, Verkleinerung, Vergrösserung, Austrocknung, Verflüssigung, Entblössung, Aufhebung des Zusammenhangs.[4]

Damit verhält es sich folgendermaassen. Wenn diese ⟨Krystall-⟩Feuchtigkeit nach rechts oder nach links sich verschiebt, so entsteht daraus das Schielen, welches den Kindern zustösst.[5] Wenn sie aber nach oben oder nach unten sich ver-

---

K. 3. [1] Auch hierfür haben wir bei Aët. und Paul. kein Vorbild, wohl aber bei Galen a. a. O. VII, S. 86 u. 87.

[2] Galen a. a. O.: *τῷ κρυσταλλοειδεῖ . . . καὶ ὀργανικὸν συμπίπτει νόσημα τῆς μετάστασεως . . .*

[3] Die folgenden fehlen bei Galen ausser der letzten.

[4] Galen a. a. O.: *ἡ δὲ τῆς συνεχείας λύσις ἐπὶ πᾶσι . . . κοινόν.*

[5] Galen a. a. O.: *τῆς μεταστάσεως, εἰ μὲν ἤτοι πρὸς τὸν μέγαν ἢ τὸν μικρὸν γίγνοιτο κανθὸν, οὐδὲν ἀξιόλογον βλαπτούσης.*

schiebt, und dies nur das eine der beiden Augen betrifft; so sieht der Mensch jeden einzelnen Gegenstand doppelt[6], weil die Gleichheit des Lichtes verschieden gemacht wird.[7]

Aendert sich ihre Farbe um nach einer der vier ⟨genannten⟩ Farben, so sieht der Mensch alle Dinge in derjenigen Farbe, welche der Krystall angenommen hat.

Wenn der Krystall nach aussen (vorn) hervortritt, so macht dies das Auge blau; wenn er nach hinten zurücksinkt, so macht dies das Auge dunkel.[8] Dies bewirkt keinen offenbaren Schaden für die Sehkraft.

Wenn aber der Krystall gewaltig sich vergrössert, so verdunkelt dies das Auge; der Betroffene sieht alles kleiner, als es ist. Die Ursache dafür liegt darin, dass jener ⟨vergrösserte Krystall⟩ den Sehgeist, der durch den Nerven vordringt, zudeckt, so dass er zu schwach wird, nach dem Seh-Gegenstand hin sich auszudehnen.

Tritt Verkleinerung ⟨des Krystalls⟩ ein, so sieht der Mensch alles grösser, als es ist. Die Ursache dafür ist Austreten des ⟨inneren⟩ Lichtes in naturwidrigem Lauf.

Trocknet der ⟨Krystall⟩ ein, so entsteht davon Verbläuung[9]

---

[6] Galen f. f.: *εἰ δ' ἄνω ἢ κάτω, διπλᾶ ποιούσης ἅπαντα φαίνεσθαι τὰ ὁρώμενα.* Vgl. G. d. A., S. 319 u. S. 202 (Galen's Theorie vom Einfachsehen).

[7] Der Araber scheint den richtigen geometrischen Ausdruck nicht gefunden zu haben. Gemeint ist, „weil dann die Blick-Achsen nicht mehr in derselben Ebene liegen".

Kh. hat „weil der Mensch (insān) des Lichts verschieden ist". Das ist ein Schreibfehler für Pupille. Diese heisst arabisch insān al-ʿain. (G. d. A., S. 65.) Diese Lesart entspricht Galen's Worten *τῶν κορῶν ἑτέραν ὑψηλοτέραν.* (Vom Nutzen der Theile X, c. 13.)

[8] Im arabischen Text (auch von F.) haben die beiden Beiworte dunkel (kaḥlā) und blau (zarqā) ihre Stellen mit einander vertauscht. Dies ist ein Fehler, wie aus I, c. 4 und c. 5, sowie aus den daselbst angeführten griechischen Stellen hervorgeht. Der Schreibfehler muss ziemlich alt sein, da er auch in L. sich findet (acuitas ad exteri⁹ facit oculū nigrū). Ebenso L. I, doch accuatio! L. II hat richtigen Text, aber die Reihenfolge der beiden Sätze vertauscht: das erklärt die Entstehung des Schreibfehlers. Vgl. auch K., S. 96.

[9] zurqa.

(Glaucoma) des Auges, und die Sehkraft wird zerstört.[10] Wenn er sich aber verflüssigt über das Maass, so verflüssigt sich davon das Auge. Wenn er gerinnt und sich eindickt, so hört davon die Sehkraft auf.

Aber die Lösung des Zusammenhangs entsteht durch Geschwüre, die in ihm sich niederlassen, — entweder von einer scharfen Ausschwitzung oder von einer reichlichen, dicken: dann entsteht daraus Abschilferung oder Zerreissung.

Alle Krankheiten dieser Feuchtigkeit sind schwer zu heilen. Ihre Verschiebung wird mit der Kur des Schielens behandelt, die ich, so Gott will, später erörtern werde. Aber ihre Farben-Veränderung und ihre Verflüssigung und ihre Vergrösserung wird durch Entleerung behandelt, nach Maassgabe der überwiegenden Mischung; und mit der Kur des Star-Anfangs. Bei der Verkleinerung geschieht die Behandlung durch Massage des Gesichts und des Auges und durch Einträuflung von lauem Wasser. Für die Vertrocknung ⟨des Krystalls⟩ gibt es keine Heilung; doch soll im Beginn dein Verfahren in der Anwendung der anfeuchtenden Mittel bestehen.

Die Krankheiten der spinngewebigen Schicht bestehen darin, dass öfters zu ihr eine scharfe Materie sich ergiesst und ihren Zusammenhang trennt.

Viertes Kapitel.

Ueber die Krankheiten des Sehgeistes.[1]

Eine Schädigung kann den Sehgeist[2] auf zwei Arten treffen, entweder in Bezug auf seine Menge oder in Bezug auf seine Beschaffenheit. Die ⟨Schädigung⟩ auf dem Pfade der Quantität kann gleichfalls auf zwei verschiedene Arten sich ereignen.

---

[10] Galen, vom Nutzen der Theile X, c. 6, B. III, S. 788: *Γλαύκωσις ξηρότης . . . τοῦ κρυσταλλοειδοῦς ὑγροῦ, τυφλοῖ δέ.* Vgl. G. d. A., S. 391.

K. 4. [1] Auch hierfür haben wir bei Paul. und Aët. kein Vorbild, wohl aber bei Galen VII, S. 98 flgd.

[2] Galen a. a. O.: *οὕτω δὲ καὶ τὸ πνεῦμα τὸ ψυχικὸν ἢ ἀκριβῶς ἐστι καθαρὸν ἢ ὑγρὸν καὶ θολερὸν . . . καὶ κατὰ τὸ ποσὸν τῆς οὐσίας ἤτοι πλέον ἢ ἔλαττον.* Die Eintheilungen der Griechen sind von dem Araber noch mehr scholastisch ausgearbeitet.

Ist nämlich der ⟨Sehgeist⟩ reichlich[3], so dehnt sich der Blick aus; der Mensch sieht in die Ferne, ohne dass[3a] ihm das Nahe Schwierigkeit bereitet. Ist aber ⟨der Sehgeist⟩ spärlich[4], so sieht der Mensch das Nahe, aber das Ferne bleibt ihm verborgen wegen der Sparsamkeit des Sehgeistes und wegen seiner Schwäche.

Die ⟨Schädigung⟩ auf dem Pfade der Qualität hat gleichfalls zwei Arten. Entweder ist ⟨der Sehgeist⟩ dick; dann sind die Dinge undeutlich, der Blick unscharf.[5] Oder er ist dünn[6]; dann erfasst er die Dinge ganz klar und erkennt sie in ihrer wirklichen Natur, falls er sich ihnen nähern kann; aber nicht, wenn er fern bleiben muss. Bisweilen erfolgen Zusammensetzungen ⟨dieser Aenderungen⟩. Der ⟨Sehgeist⟩ wird reichlich und dick, reichlich und dünn, sparsam und dünn, sparsam und dick: gemäss der ⟨beistehenden⟩ Figur. Dies musst du wissen.[7]

---

[3] Galen f. f.: *ἐὰν μὲν οὖν ⟨τὸ πνεῦμα τὸ ψυχικὸν⟩ ἅμα πολύ τε καὶ αἰθερῶδες, καὶ τὰ πλεῖστον ἀπέχοντα θεᾶται καὶ ἀκριβῆ τὴν διάγνωσιν αὐτῶν ποιεῖται· ἐὰν δὲ ὀλίγον μὲν ᾖ, καθαρὸν δὲ, τὰ μὲν ἐγγὺς ἀκριβῶς διαγινώσκει, τὰ δὲ πόρρωθεν οὐχ ὁρᾷ· ἐὰν δὲ ὑγρότερόν τε ἅμα καὶ πολὺ τύχῃ, μέχρι μὲν πλείστου, οὐκ ἀκριβῶς δὲ ὁρᾷ· ὥσπερ γε καὶ εἰ ὑγρόν τε ἅμα καὶ ὀλίγον εἴη, οὔτ' ἀκριβῶς οὔτ' ἄχρι πλείστου ὁρᾷ.* [3a] Kh. und L. II: während.

[4] Satz 2 der Anm. 3. In diesen beiden Sätzen ist die griechische Lehre von den Einstellungen des Auges (Refraction) enthalten.

[5] Satz 3 der Anm. 3. (Ein feuchter Sehgeist wird als dick angesehen. Vgl. Kap. 5.)

[6] Dieser Fall ist von Galen übergangen, aber von Ali b. Isa (und von Ibn Sina, K., S. 132) hinzugefügt. Ebenso die Zusammensetzungen.

[7] So Kh. L. hat: et illa componitur secundum illud exemplum. (L. II hat gar: secundum hanc spissitudinem!) Also besteht in einer Handschriften-Gattung eine Lücke, welche in D. folgendermaassen ausgefüllt ist: [Diese Zusammensetzung geschieht nach der folgenden Figur:

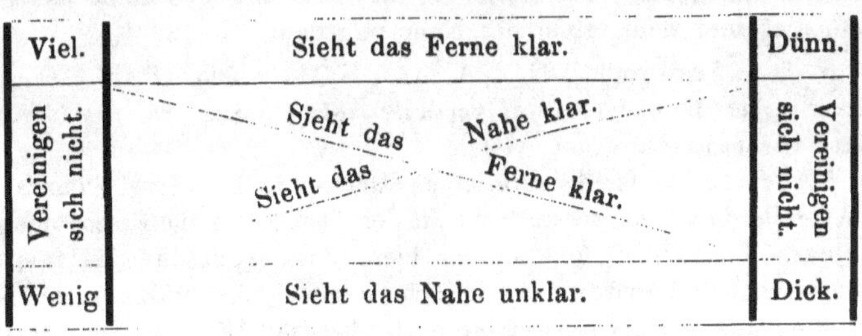

]

Um dieses merkwürdige Beispiel scholastischer Weisheit aus dem Arabischen in das Deutsche zu übertragen, musste man natürlich das

Fünftes Kapitel.

Ueber die Behandlung desjenigen, der in die Ferne sieht und nicht in der Nähe, und der das, was gross ist von den Dingen, sieht, und nicht das, was klein ist.

Dies entsteht aus Beimischung einer Feuchtigkeit zu dem Sehgeist oder aus einer Verdickung des letzteren. Blickt nun der Mensch nach einem fernen Gegenstand und dehnt seinen Blick zu diesem hin; so wird wegen der Grösse der Entfernung der ⟨dicke oder feuchte⟩ Sehgeist verfeinert und in der Luft verdünnt. Deshalb sieht er wohl, was fern ist. Aber was sehr klein, vermag er nicht zu erkennen, insofern er zu fern ist; nähert er sich aber ⟨dem kleinen Gegenstand⟩, so verdichtet sich jene Feuchtigkeit oder es verdickt sich der Sehgeist; und er sieht jenen nicht.

Am meisten betrifft dies ⟨Leiden⟩ die Greise.[1] Es ist schnell[2] zu heilen.

Behandlung. Zuerst muss man den Körper entleeren mit den heiligen Bittermitteln und den Abführpillen. Halte den ⟨Kranken⟩ zurück von der Anwendung aller Oele und von allen anfeuchtenden Nahrungsmitteln u. dgl., ordne die Nahrung, verbiete ihm Bohnen, Fische, Milch u. dgl.; halte ihn zurück vom Schröpfen und thue in's Auge das styptische Mittel und

---

Spiegelbild der Figur entwerfen. — F. hat hier: Dies setzt sich nach folgendem Schema zusammen. Dünn und dick vereinigen sich nicht; viel und wenig vereinigen sich nicht; dünn und viel sieht das Ferne genau, dünn und wenig sieht das Nahe genau; dick und viel sieht das Ferne genau, dick und wenig sieht das Nahe ungenau.

K. 5. [1] Presbyopie. G. d. A. i. A., S. 111 u. 395. Paul. III, c. 22, § 42: *Ἐναντία δὲ πάσχουσιν οἱ γηρῶντες τοῖς μύωψιν· τὰ γὰρ ἐγγὺς μὴ ὁρῶντες τὰ πόρρω βλέπουσιν.*

[2] Auch L. hat facilis curationis. Ebenso L. II. Sonst könnte man den Ausfall von nicht vermuthen. In der That ist ja die Presbyopie ganz unheilbar. Von Wichtigkeit scheint hier, dass optische Hilfsmittel nicht erwähnt werden. Geschliffene Sammelgläser waren ja den Alten ganz unbekannt. Aber sie wussten doch, dass mit Hilfe der Schusterkugel die kleinsten Buchstaben vergrössert und verdeutlicht werden. (Seneca, nat. quaest. I, c. 6.) Vgl. G. d. A., S. 175.

Lidschminke, denn das ist nützlich. Behandle ihn mit allen abwischenden (reinigenden) Mitteln, wie die Sehschwäche behandelt wird, und heisse ihn Mairan riechen.

Sechstes Kapitel.

Ueber denjenigen, welcher in der Nähe[1] sieht und nicht in der Ferne, und das Kleine sieht und nicht das Grosse.

Dieser ⟨Zustand⟩ entsteht entweder wegen der Trockenheit des aus dem Gehirn herausströmenden Sehgeistes oder wegen seiner Sparsamkeit, — oder wegen einer Vergrösserung der Krystall-Feuchtigkeit.[2] Die Sache verhält sich folgendermaassen. Der Sehgeist besitzt ⟨wegen seiner Trockenheit⟩ keine Fähigkeit, sich auszudehnen, um Fernes zu sehen; oder wegen seiner Sparsamkeit vermag er eine grosse Figur nicht zu umgreifen. Diese Krankheit ist schwer zu heilen.[1]

Behandlung.[3] Kommt es von Trockenheit des Sehgeistes her, oder von Sparsamkeit desselben; so muss man die ⟨Mittel⟩, welche den Körper mässig anfeuchten, anwenden. Auch sollen die anfeuchtenden Nahrungsmittel in Anwendung gezogen werden. Entsteht es aber von Vergrösserung der Krystall-Feuchtigkeit, so wende die Abführung an und thue in's Auge lediglich die lösenden Mittel.

K. 6. [1] Paul. III, c. 22, § 42: *Περὶ μυωπιάσεως. Μυωπίαι δὲ λέγονται οἱ ἐκ γενετῆς τὰ μὲν ἐγγὺς βλέποντες, τὰ δὲ ἐξ ἀποστάσεως οὐχ ὁρῶντες. ἀνίατος δὲ ἐστιν ἡ τοιαύτη διάϑεσις, ὑπὸ ἀσϑενείας γινομένη τοῦ ὀπτικοῦ πνεύματος.* Oreibas. (V, S. 457) hat den gleichen Text; Galen (?) XIX, 436, XIV, 776, Aët. (c. 47) und Akt. (II, S. 449) einen ähnlichen. Vgl. G. d. A., S. 395.

[2] Vgl. Kap. 4.

[3] Ausdrücklich sei hervorgehoben, dass nicht die geringste Andeutung von einer Anwendung zerstreuender Gläser sich findet. Die Fabel von Nero's Concav-Glas mag noch so oft wiederholt werden, — sie bleibt stets eine Fabel. — Bei den Griechen findet sich (wegen *ἀνίατος*) keine Bemerkung über Behandlung der Kurzsichtigkeit.

Siebentes Kapitel.

Ueber den Nachtblinden[1] (šabkūr), **d. h. über denjenigen, welcher am Tage sieht und nicht in der Nacht.**[2]

Diese ⟨Krankheit⟩ entsteht aus vier Ursachen: entweder aus einer Feuchtigkeit (Erguss) der Eiweiss-Flüssigkeit, oder aus einer Verdickung des seelischen Geistes[3], oder aus einer Verdickung der Krystall-Feuchtigkeit oder aus Trübung derselben, oder aus zu lange fortgesetztem Aufenthalt in der Sonne.[4] Die Sache verhält sich folgendermaassen. Zur Tageszeit verdünnt sich die genannte ⟨Eiweiss-⟩Feuchtigkeit, und ebenso jene Dicke ⟨des seelischen Geistes⟩, wegen der Hitze der Tag-Luft: so wird der Blick verfeinert. Zur Nachtzeit aber verdicken sich jene Absonderungen, wegen der Kälte und Feuchtigkeit der Nacht-Luft: somit kann der Kranke Nachts nicht sehen. Bei der Art aber, welche von zu langem Aufenthalt in der Sonne entsteht, schwächt die Hitze der Sonne den Sehgeist, weil sein feinerer ⟨Antheil⟩ sich verflüchtigt, und nur sein dickerer zurückbleibt: der letztere verdickt sich dann gleichfalls durch die Feuchtigkeit der Nacht-Luft und hindert das Sehen. Zuweilen entsteht es von Dünsten aus dem Magen. Es besteht ⟨nämlich⟩ ein Unterschied zwischen diesem und dem, was vom Gehirn herkommt (ausströmt). Denn das letztere bleibt in allen Zuständen gleich und unverändert, während das, was aus dem Magen emporsteigt, zwar leicht ist bei Reinigung des Magens, aber sich vermehrt bei seiner Füllung.

K. 7. [1] šabkūr ist persisch (šab = ὕπνος, Nacht; kūr = blind). — Der arabische Name für Nachtblindheit ist ʿašā. Vgl. K., S. 169. Kh. hat: šabkara, d. i. ʿašā, bezw. umgestellt. (Glossem!)

[2] Vgl. G. d. A., § 51—53 und § 244. Paul. III, c. 22, § 35: *Νυκτάλωπα λέγουσιν, ὅταν συμβῇ τὴν μὲν ἡμέραν βλέπειν, δυομένου δὲ ἡλίου ἀμαυρότερον ὁρᾶν, νυκτὸς δὲ γενομένης οὐδαμῶς ὁρᾶν.* Ebenso Oreib. V, S. 451; Aët., S. 116; Akt. II, S. 447, und zwar, wie der erstere angibt, aus Galen.

[3] Aët. a. a. O.: *γίγνεσθαι δὲ τοῦτο δοκεῖ μᾶλλον διά τινα ἀσθένειαν περὶ τὴν κεφαλήν, καὶ μάλιστα διὰ τὴν τοῦ ὀπτικοῦ πνεύματος παχύτητα καὶ τῶν λοιπῶν περὶ τὸν ὀφθαλμὸν ὑγρῶν καὶ χιτώνων.* (Vgl. unten Kap. 8.)

[4] Richtige Ursache der heilbaren Form der Nachtblindheit, — wie es scheint, bei den Griechen nicht auffindbar.

Am meisten stösst diese Krankheit den grossen und dunklen Augen zu, wegen ihrer Feuchtigkeit.[5]

Behandlung. Zunächst muss man die Diät verdünnen[6] und dem ⟨Kranken⟩ die Abend-Mahlzeit verbieten. Wenn die Nothwendigkeit zum Abführen[7] mittelst einer Arznei ruft, so verordne ihm das heilige Bittermittel; denn das ist nützlich. Heisse ihn Abkochung von trocknem Ysop und Raute trinken.[8] Auch Aderlass an den Thränenwinkeln[9] ist nützlich für diese Krankheit, wenn sie chronisch geworden. Das Auge reibe ein mit scharfen Arzneien, welche verdünnen: z. B. wird langer Pfeffer in ein Stück Ziegenleber eingepflanzt[10], und diese gebraten und herausgenommen und getrocknet und zerrieben und damit das Auge eingerieben.

Während die Ziegenleber gebraten wird[11], neige der Kranke sich über ihren Dampf und reibe auch mit der Brühe, welche daraus hervorkommt, das Auge ein. Es ist auch nützlich, die gebratene, in Sagapen-Harz getauchte und zerkleinerte Ziegenleber zu verzehren. Auch Kollyr vom Saft unreifer Trauben ist nützlich und ebenso Lid-Schminke.[12]

---

[5] G. d. A. i. A., S. 100 u. 101. — Aristot., *Zγε*, I, 779^{b}; 780^{a}, 16: *οἱ δὲ νυκτάλωπες καλούμενοι τοῖς μελανοφθάλμοις.* Auch bei Aristot. ist *νυκτάλωψ* = nachtblind.

[6] Aët. (c. 58): *δίαιτα δὲ λεπτύνουσα ἔστω πᾶσιν.*

[7] Aët. a. a. O.: *καθαίροντα.*

[8] Paul. a. a. O.: *διδόναι δὲ πρὸ τροφῆς ὕσσωπον πίνειν ἢ πήγανον.* (Aët. ähnlich.)

[9] Paul. a. a. O.: *κενοῦντας ἀπ᾽ ἀγκῶνος καὶ τῶν κανθῶν.*

[10] K., S. 140, meldet noch seltsamere Kochkunststücke.

[11] *ἧπαρ τράγειον ὀπτήσας τὸν ἐν τῇ ὀπτήσει ⟨ἀπορρέοντα⟩ ἰχῶρα συναγαγὼν ἔγχριε, αὐτὸ δὲ τὸ ἧπαρ ἐσθίειν δίδου, καὶ ἑψομένου δὲ τὸν ἀτμὸν τοῖς ὀφθαλμοῖς ἀνεῳγόσι δέχεσθαι κέλευε.* So Paul. a. a. O. Aber fast ebenso schon Dioscur. m. m. II, 47; Galen XII, S. 802; ferner Aët., c. 58; Alex. Trall. II, S. 47; Theoph. Nonn. I, S. 247.

[12] Ali b. Isa ist mit örtlichen Mitteln gegen Nachtblindheit wieder enthaltsamer, als Ibn Sina und als Aët.

Achtes Kapitel.

Ueber den Tagblinden (rūzkūr)[1], d. i. wenn Jemand bei Nacht sieht und nicht bei Tage.[2]

Diese Krankheit ist das Gegentheil der vorhergehenden. Sie entsteht aus drei Ursachen: entweder aus allzu grosser Trockenheit des Sehgeistes, oder aus Sparsamkeit und Schwäche desselben, oder aus übermässiger Auflösung (Verflüchtigung) desselben. Somit ist das Sehen am Tage schwach, weil der letztere heisser ist, als er sein müsste, und den ⟨so beschaffenen⟩ Sehgeist auflöst (verflüchtigt).[3] Daher wird ⟨dann⟩ das Auge lichtempfindlich.[4] Aber in der Nacht, wenn die Luft feucht ist, macht sie auch die Trockenheit ⟨des Sehgeistes⟩ feucht, und hindert die Auflösung (Verflüchtigung) desselben.

Am meisten betrifft diese Krankheit blaue Augen und graue[5], und zwar deshalb, weil die blauen Augen in der Nacht und im Mondschein gut sehen.

Behandlung. Man soll diese ⟨Kranken⟩ behandeln mit dem, was Kopf und Hirn anfeuchtet, mit dem, was in die Nase eingezogen wird, mit Milch und Veilchen-Oel. Davon lege auf den Kopf und sende den ⟨Kranken⟩ häufig in's laue Süsswasser-Bad. Denn das ist nützlich, so Gott will. Halte ihn aber zurück von schlechten, scharfen, salzigen, säuerlichen und zusammenziehenden Nahrungsmitteln.

Kap. 8. [1] rūz-kūr ist persisch (rūz = Tag, kūr = blind); rūzkūri, Tagblindheit. Arabisch ǵahar = Tagblindheit. Vgl. K., S. 170. Contin. meldet, dass diese Menschen Fledermäuse genannt werden. — Kh. hat wieder: rūzkūr, d. h. ǵahar. (Glossem!)

[2] Aët. a. a. O.: *τισὶ δὲ συμβαίνει, νυκτὸς μὲν βέλτιον ὁραν, ἡμέρας δὲ χεῖρον.*

[3] Aët. a. a. O.: *ἐπὶ δὲ τῶν νύκτωρ μὲν βέλτιον ὁρώντων, ἡμέρας δὲ χεῖρον, ἡμεῖς τεκμαιρόμεθα, λεπτύνεσθαι ἐπὶ πολὺ . . . κἀκ τούτου ἡμέρας σκιδνάμενον ἐπὶ πολὺ τὸ πνεῦμα ἀμαυροῦν τὴν ὄψιν, νύκτωρ δὲ παχυνόμενον καὶ συνιστάμενον κινεῖν τὴν αἴσθησιν.*

[4] jaqmar = praestrictus fuit oculus (ex conspectu nivis).

[5] Vgl. Anm. 5, Kap. 7.

Neuntes Kapitel.

Ueber die Zahl der Krankheiten der Glaskörper-Feuchtigkeit.[1]

Deren gibt es elf: 1. Veränderung ihrer Farbe in's Röthliche, 2. Veränderung ihrer Farbe in's Gelbliche, 3. Veränderung ihrer Farbe in's Schwärzliche, 4. Veränderung ihrer Farbe in's Weissliche, 5. ihre Verflüssigung, 6. ihre Austrocknung, 7. ihre Vergrösserung, 8. ihre Verkleinerung, 9. ihre Gerinnung, 10. ihre Verdickung, 11. Trennung ihres Zusammenhangs.

Jeder Schaden, welcher dieser Feuchtigkeit zustösst, schadet auch der Krystall-Feuchtigkeit.[2]

Diese ⟨Krankheiten⟩ stossen ihr zu in Folge einer Mischungs-Verderbniss, entweder einer einfachen oder einer zusammengesetzten. Die einfache ist warm, kalt, feucht, trocken. Ist sie warm oder kalt, so kann sie mit oder ohne Materie bestehen. Wenn ohne Materie, verursacht sie keinen offenbaren Schaden. Wenn mit Materie, so entsteht dann Veränderung ihrer Farbe, nach einer von den vier ⟨genannten⟩ Farben hin, wie dies auch dem Krystall zustösst. Ja, von hier (von dem Glaskörper her) stösst dem Krystall ⟨erst⟩ eine derartige Veränderung zu. Oder, wenn er ⟨der Glaskörper⟩ befeuchtet wird, so wird auch deswegen der Krystallkörper befeuchtet. Oder, wenn über ihn Trockenheit vorherrscht, so trocknet deshalb auch der Krystallkörper ein.

Zusammengesetzt aber ist die feuchte und heisse ⟨Mischung der Glaskörper-Feuchtigkeit⟩; und daraus erwächst ihr Vergrösserung: ist sie aber zu gross geworden, so sperrt sie das Licht ab vom Eindringen in den Krystall. ⟨Zusammengesetzt⟩ ist auch die heisse und trockne ⟨Mischung⟩; dann erwächst ihr Verkleinerung: ist sie aber zu klein geworden, so

---

K. 9. [1] Von diesen handeln weder die uns erhaltenen griechischen Compendien, noch selbst Galen a. a. O. Allerdings ist auch das, was der Araber bringt, mehr theoretisch ausgeklügelt, um das System zu vervollständigen, als erfahrungsgemäss dargestellt. Das folgt auch schon aus den beigefügten allgemeinen Erörterungen über die Krankheiten.

[2] Das ist allerdings vollkommen richtig.

wird der Blick schwach, und zwar deshalb, weil ja durch Vermittlung des Glaskörpers das ⟨innere⟩ Licht mit dem Krystall in Verbindung tritt. Oder die kalte und feuchte ⟨Mischung⟩; davon erwächst ihr die Dickflüssigkeit. Oder die kalte und trockne; davon erwächst ihr die Gerinnung. Oder es ist eine heisse, scharfe Feuchtigkeit (Materie) zugegen; dann entsteht davon Fressen. Oder ⟨die Materie⟩ ist reichlich; dann entsteht daraus Lösung des Zusammenhangs. Die Sache verhält sich folgendermaassen. Wenn die Materie, die zu einem der Organe sich ergiesst, einfach ist; so entsteht daraus eine einfache Krankheit. Wenn jene aber mit einer andren Materie sich mischt, so entsteht davon eine zusammengesetzte Krankheit. Man diagnosticirt auch die Krankheiten aus ihren Ursachen und aus ⟨dem Erfolg⟩ der Behandlung. Damit verhält es sich folgendermaassen. Die Ursachen der heissen Krankheit sind nach dem, was Galen in dem Buch über die Krankheiten und die Symptome[3] erwähnt hat, fünf[4]; die Ursachen der kalten Krankheit acht[5]; die Ursachen der feuchten Krankheit fünf[6]; die Ursachen der trocknen Krankheit gleichfalls fünf.[7]

Die Behandlung dieser Krankheiten geschieht nach Maassgabe der im Körper und im Kopf vorherrschenden Mischung; und zwar durch gute Diagnose und Schätzung, nach Maassgabe der Verschiedenheit der Materien.

---

[3] S. Galen, v. d. Ursachen in den Krankheiten B. VII, S. 1 flgd. Vgl. unser II, c. 73, Anm. 31.

[4] a. a. O. c. 2, S. 2.

[5] a. a. O. c. 3, S. 10. (Man könnte, da Galen keine Zahl nennt, aus seinen Worten eher neun herauszählen.)

[6] a. a. O. c. 5, S. 19.

[7] a. a. O. c. 4, S. 19.

Zehntes Kapitel.

Ueber die Krankheiten der Netzhaut.[1]

Krankheit stösst dieser Haut zu entweder in Folge einer Mischungs-Verderbniss (Dyskrasie), sei es einer einfachen, sei es einer zusammengesetzten; oder in Folge einer Zusammenhangstrennung.[2]

Die Ursache der letzteren bilden heisse, scharfe Absonderungen, die sich zur <Netzhaut> vom Gehirn her ergiessen und sie verbrennen: dann entweicht das in ihr enthaltene Licht nach allen Theilen des Auges; und so hört das Sehen des Menschen auf.

Diese Krankheit heisst Licht-Ausgiessung über das ganze Auge.

Elftes Kapitel.

Ueber die Zahl der Krankheiten des Licht-Nerven.[1]

Die Krankheiten dieses Nerven[2] sind dreifacher Art.

Die erste Art enthält die acht Krankheiten der gleichartigen Theile[2], wie die warme und kalte und feuchte und trockne, seien sie nun einfach oder zusammengesetzt; wie[3] <ferner> die Erweiterung und Verengerung und ebenfalls die Ausdehnung (Verflüchtigung) des Sehgeistes.

Die zweite Art enthält die organischen[4] Erkrankungen, wie Verstopfung und Zusammenpressung und entzündliche Anschwellung u. dgl.

K. 10. [1] Auch diese werden von den Griechen nicht besprochen. Vgl. Anm. 1 des vorigen Kapitels.

[2] So F. und Kh., correcter als D. und L.

K. 11. [1] Auch diese Krankheiten werden in den griechischen Compendien (des Paul. und Aët.) nicht besprochen, wohl aber bei Galen, von den Urs. d. Symptome I, c. 2, B. VII, S. 86 u. 87.

[2] Galen a. a. O.: *ὀκτὼ δὲ καὶ τούτων ἑκατέρου <τοῦ νεύρου καὶ τοῦ ἐγκεφάλου> τὰ γένη, τά γε ὡς ὁμοιομερέσιν αὐτοῖς γινόμενα νοσήματα, τὰ δὲ ὡς ὀργανικοῖς, ἐμφράξεις τε καὶ θλίψεις, ὅσα τε δι' ἐπιῤῥοὴν ὑγρῶν ὄγκον ἐργάζεται παρὰ φύσιν. ἡ δὲ τῆς συνεχείας λύσις ἐπὶ πᾶσι τοῖς εἰρημένοις κοινόν . . .*

[3] Die folgenden nennt Galen nicht.

[4] Vgl. den zweiten Satz in Anm. 2.

Die dritte Art ist die Lösung des Zusammenhangs[5], wie Durchschneidung, Zerreissung, Abhäutung, Verbrennung u. dgl.

Alle Krankheiten dieses Nerven schaden der Sehkraft — das Gleiche gilt für alle im Auge entstehenden Krankheiten, — in dreifacher Abstufung: entweder ist die Krankheit kräftig, der Schaden durch ihre Wirksamkeit gross; oder sie ist schwach, der Schaden klein; oder sie ist von mittlerer Stärke, der Schaden nach ihrem Maass.[6]

Mitunter schwindet die Sehkraft durch Abschneiden des Sehgeistes, der vom Gehirn durch den Nerven läuft, ohne Verstopfung oder Krankheit des Nerven selber. Dann ist Ursache eine ähnliche Krankheit in den Hohlräumen (Ventrikeln) des Gehirns.[7] Dies wird erkannt durch gute Diagnose und richtige Unterscheidung.

Zwölftes Kapitel.

Ueber die Ausdehnung[1] (Licht-Zerstreuung) und ihre Behandlung.[1]

Die Ausdehnung (Licht-Zertreuung) im Auge entsteht auf drei Arten.

Die erste kommt von Erweiterung der Pupille her; ihre Ursache und Behandlung ist bereits vorher ⟨II, c. 68⟩ auseinandergesetzt.

---

[5] Vgl. den dritten Satz in Anm. 2.

[6] Dieser interessante Satz findet sich nicht a. a. O. des Galen, — aber einige Seiten weiter, nämlich S. 97: *ὅσα ... εἴρηται, ἐπ' ὀλίγον μὲν ἐξιστάμενα τοῦ κατὰ φύσιν ὀλίγον τι καὶ τὴν ἐνέργειαν ἀδικεῖ· ἐπὶ πλέον δὲ ἀποχωροῦντα πρὸς λόγον τῆς σφετέρας βλάβης καὶ τὴν τῆς ἐνεργείας βλάβην αὐξάνει· ἐπὶ πλεῖστον δὲ ἐκτρεπόμενα τελέως ἀναιρεῖ τὴν ἐνέργειαν.* Wenigstens ist der Gedanke ähnlich und vorbildlich.

Jedenfalls muss man dem Araber das Zeugniss ausstellen, dass er die hauptsächlich benutzten öden Compendien, wie die des Paulos, durch Auszüge aus den besten pathologischen Schriften des grossen Galen zu vervollständigen bemüht war.

[7] Galen a. a. O., S. 86: *τὰ δὲ τῆς δυνάμεως ἢ τῷ τὸ νεῦρον ἢ τὸν ἐγκέφαλον πεπονθέναι.*

K. 12. [1] Arabisch intišār = Licht-Zerstreuung; zu unterscheiden von ittisā' = Pupillen-Erweiterung. Was Ali b. Isa hier meint, würde sich

Die zweite entsteht aus Zusammenhangs-Trennung der Netzhaut; diese diagnosticirt man aus der plötzlichen Entstehung.

Die dritte stammt aus einer Erweiterung des Lichtnerven und[2] zerstreut das Licht über alle Theile des Auges. Verursacht wird sie von einem Erguss, welcher den Nerven ausdehnt, oder von einer Schwäche desjenigen Muskels, welcher die Oeffnung des Nerven schliesst und erweitert. Diese Form diagnosticirt man aus der allmählichen Entstehung.

Der Unterschied zwischen der Erweiterung seitens des ⟨Seh-⟩Nerven und derjenigen seitens der Traubenhaut ist der folgende. Bei derjenigen Ausdehnung, die ihre Ursache im Nerven hat, erscheint das Licht über die inneren Theile des Auges zerstreut. Bei derjenigen, die ihre Ursache in der Traubenhaut hat, erscheint vom Licht überhaupt keine Spur, so dass, wer die Krankheit nicht kennt, wähnen möchte, dass ein schwarzer Star[3] vorliege, weil eben das Licht von dem Nerven in gerader Richtung heraustritt und wegen der Erweiterung der Pupillen-Oeffnung nicht im Auge bleibt.

---

mit dem heutigen Begriff einer Erblindung ohne Befund (functionellen oder symptomatischen Amaurose, bezw. Amblyopie) ziemlich gut decken. Er unterscheidet: I. Fälle von Amaurose mit starker Pupillen-Erweiterung; II. Fälle ohne eine solche: a) akute (wie Embolie und Thrombose der Netzhaut, akute Entzündung des Sehnerven), b) chronische (wie Sehnerven-Schwund u. dgl., aber namentlich auch Netzhaut-Ablösung u. dgl., wo man aus der Tiefe des blinden Auges helle Reflexe wahrnimmt). IIb ist ein ähnlicher Krankheits-Begriff, wie der des amaurotischen Katzen-Auges von Joseph Beer. — Vgl. Rasis lib. divisionum, c. 33: intensio alintisar est dispersio luminis propter dilatationem pupillae. — Extensio wäre richtiger.

[2] In der Tübinger Umschreibung der tadkira heisst es: und es zerstreut sich das Licht über alle Theile des Auges. Dieser Satz würde sich auf alle drei Arten beziehen und die Definition von intišār bilden.

[3] mā' 'aswad. Wir haben darunter ein schwarzgefärbtes, körperliches Seh-Hinderniss in der Pupille zu verstehen: ὑπόχυσις der Griechen, mā' der Araber. In der Liste der Farben des Stars bei Demosthenes (Aët., c. 53) fehlt die schwarze, in der unsres Arabers (II, c. 73) findet sie sich. (Heute heisst schwarzer Star eine Erblindung, bei welcher die Pupille ihre gewöhnliche schwarze Färbung beibehalten hat!)

Die Neueren[4] aber bringen die Ausdehnung mit dem ⟨Seh-⟩Nerven und nicht mit der Pupille in Zusammenhang. Ihre Absicht ist dabei eine Behandlung, welche derjenigen der von der Traubenhaut ausgehenden Erweiterung entgegengesetzt ist.

Der wahre Unterschied zwischen der Erweiterung und der Ausdehnung ist der folgende. Die Erweiterung entsteht in der Traubenhaut oder im ⟨Seh-⟩Nerven, die Ausdehnung aber betrifft die Licht⟨-Strahlung⟩. Ueberhaupt ist die Erweiterung eine Krankheit, die Ausdehnung aber ein Symptom. Beweis ist der Satz, den Galen in seinem Werk über Krankheit und Symptome[5] anführt; der Text lautet wie folgt. „Die Erweiterung der Pupille besteht entweder mit ⟨gleichzeitigem⟩ Vorhandensein der Ausdehnung oder nach deren ⟨früherem⟩ Vorhandensein; in beiden Fällen ist sie schlimm, weil der Sehgeist ⟨dabei⟩ sich zerstreut und verflüchtigt aus dem weiten Loch. Die schlimmste Art der Erweiterung ist diejenige, welche nach der Ausdehnung entsteht, weil sie von schlimmen Krankheiten herkommt“

Sein Ausdruck „weil“ weist darauf hin, dass sie der Ausdehnung folgt; und mit seinen Worten „dies ist die Ausdehnung“ meint er die Zerstreuung des Lichts.

Meist entsteht diese Krankheit von heftigem Kopfschmerz, und von dicken Speisen, wie Rind- und Büffel-Fleisch u. dgl.

Behandlung. Beeile dich mit der Behandlung des Kopfschmerzes mittelst der Dinge, die ich dir auseinandersetzen werde. ⟨III, c. 24.⟩ Das Auge bestreiche mit dem styptischen Kollyr und mit allen Gallen-Arten und mit allen Mitteln gegen den Star-Anfang, denn das hilft gegen die Ausdehnung ebenfalls.

---

[4] Diese stehen offenbar im Gegensatz zu den alten Griechen und können wohl nur Araber sein.

[5] Nicht nachzuweisen. Wir finden nur (VII, S. 89) den folgenden Satz: *ὅταν ἡ κόρη γίγνεται μείζων, . . . οὐκ ἐκπληροῦται καλῶς ὑπὸ τοῦ πνεύματος ἅπασα· χεῖσθαι τοίνυν ἀναγκάζεται καὶ διαλύεσθαι καὶ σκεδάννυσθαι.*

Dreizehntes Kapitel.

Ueber Verstopfung und Pressung und entzündliche Anschwellung im Sehnerven.[1]

Die *Verstopfung*[2] kommt von kalten, feuchten Absonderungen, welche vom Gehirn zum ⟨Seh-⟩Nerven herabsteigen und in ihm mit der Zeit sich anhäufen. Damit füllt er sich, verhindert den Austritt des Sehgeistes, und die Sehkraft des Kranken wird verstopft (gehemmt). Du diagnosticirst dies folgendermaassen. Du stellst den Kranken vor dich[3] hin, drückst sein gesundes Auge zu und schauest in die Pupille des andren ⟨kranken⟩, ob sie sich erweitert oder nicht. Wenn sie sich erweitert, so besteht im Nerven keine Verstopfung. Wenn sie sich aber nicht erweitert, so wisse, dass eine Verstopfung vorliegt.[4]

K. 13. [1] Dies Kapitel fehlt in unsren griechischen Compendien, doch finden sich dahin gehörige Bemerkungen z. B. in des *Aët.* c. 50: *περὶ ἀμαυρώσεως, Δημοσθένους καὶ Γαληνοῦ.*

[2] *Aët.* a. a. O.: *ἔμφραξις τοῦ ὀπτικοῦ νεύρου, παχέων καὶ γλίσχρων ὑγρῶν ἐμπεσόντων ἐν αὐτῷ.* Vgl. *Galen* VIII, 218: *ἐμφραττομένου τοῦ πόρου τοῦ κατὰ ⟨τὸ ὀπτικὸν νεῦρον⟩.*

[3] *Galen*, von den Lehren des Hippokrates und Plato VII, c. 4 (B. V, S. 615): *ἄλλοις δέ τισι συνέβη μὴ βλέπειν, ὑποχύματος χωρίς, ἐφ᾽ ὧν εἰ κλεισθείη θατέρου τὸ βλέφαρον, ἡ κόρη τὸν ἴσον ὁρᾶται κύκλον ἔχουσα τῷ πρόσθεν, ὡς ἂν μηκέτι πνευματικῆς οὐσίας ἀφικνουμένης εἰς τὸν ὀφθαλμὸν, ὑφ᾽ ἧς διατείνεται πληρούμενος ἔνδοθεν ὁ ῥαγοειδὴς χιτών.*

[4] Diese Regel entspricht der *Galen*'schen Doctrin (vgl. Anm. 3 und ferner I, c. 19, Anm. 8), ist aber unrichtig. Sind beide Sehnerven normal, so findet eine *geringe* Erweiterung der geprüften Pupille statt, bei erhaltener Licht-Contraction derselben. Ist nur der Sehnerv vom verschlossenen Auge leitungsunfähig, so findet keine Erweiterung der geprüften Pupille statt; sie zeigt aber gleichfalls Licht-Contraction. Ist andrerseits nur der Sehnerv vom geöffneten Auge leitungsunfähig, so findet *starke* Pupillen-Erweiterung desselben statt, ohne directe Licht-Contraction, aber mit deutlicher indirecter. Sind beide Sehnerven leitungsunfähig, so findet keine Pupillen-Aenderung statt, — ausser bei Bewegungen der Augäpfel.

Nur den ersten Satz der im Text gegebenen Regel kann man gelten lassen, wenn man vor *erweitert* einfügt *ein wenig*.

Die Pressung aber und die entzündliche Anschwellung kommt von reichlicher Feuchtigkeit, die in den Nerven selbst sich ergiesst und ihn drückt und zur Entzündung bringt. Zuweilen trifft ihn auch der Druck von seiten einer entzündlichen Anschwellung in der Ader- oder Leder-Haut. Die Unterscheidung zwischen der Verstopfung und der entzündlichen Anschwellung geschieht durch Befragung des Kranken.

Wenn er Schwere empfindet und Anfüllung, besonders in der Tiefe der Augenhöhle[5], so weisst du, dass Materie vom Gehirn zum Sehnerven geflossen ist und den letzteren zusammengedrückt und seinen Gang (Kanal) verschlossen hat[6]; und nach Maassgabe ihrer Menge entsteht Dunkelheit im Auge. Wenn aber der Kranke weder Schwere noch Anfüllung empfindet; so ist das ein Zeichen dafür, dass das Leiden eine Verstopfung im Sehnerven darstellt. Wenn du das Auge genau betrachtest, wirst du die Ursache der Krankheit erkennen, besonders wenn sie in Folge von Lungen-Entzündung oder einer ⟨andren⟩ akuten Krankheit oder eines Kopfleidens[7] eingetreten ist.

Ueberhaupt ist der Unterschied zwischen Verstopfung und Compression der folgende. Bei der Verstopfung hört die Sehkraft gänzlich auf, ohne dass damit Schmerz oder Schwere oder Anfüllung oder Spannung verbunden ist. Bei der Compression und der entzündlichen Anschwellung sieht der Kranke noch ein wenig und empfindet dabei Schmerz und Anfüllung.[8]

Behandlung. Behandle den Kranken mit der Kur der Pupillen-Verengerung und der des Star-Anfangs. Die besondere Behandlung für Verstopfung ⟨des Sehnerven⟩ besteht in der Entleerung des Körpers mit Bittermittel- und Abführ-Pillen und

[5] Arab.: in der Tiefe dessen, was auf die Augengrube folgt. Auch bei den Griechen hiess die Augenhöhle nur *χώρα ὀφθαλμοῦ*. Vgl. G. d. A., S. 58, Anm. 1.

[6] Galen bei Aët. a. a. O.: *ʻὅταν δὲ διὰ πλῆθος ὑγρῶν παχέων ἢ γλίσχρων ἔμφραξιν ἀθρόως ὑπομένῃ ὁ πόρος . . ., ἀνάγκη βάρος παρέπεσθαι τῆς κεφαλῆς καὶ μάλιστα ἐν βάθει κατὰ τὰς ῥίζας τῶν ὀφθαλμῶν.*

[7] Arab. ṣudāʿ = Kopfschmerz.

[8] Man wird nicht verkennen, dass der Unterschied zwischen vollkommenem Schwund des Sehnerven und zwischen gewissen Formen von Entzündung desselben richtig angedeutet ist.

in Blut-Entziehung an den Augenwinkeln und in dem Ansetzen von Blut-Egeln an die Schläfen, und zwar an die untere Schläfengegend.[9] Dauert die Sache lange, so wende die Dinge an, welche Niessen erregen und Erbrechen im nüchternen Zustande, und die Kollyrien gegen den Star-Anfang.

Die folgende Arznei ist gleichfalls nützlich bei dieser Krankheit. Man nehme Safran 2 Scrupel, Eidechsen-Galle $1^1/_2$ Drachmen, Pfeffer 35 Körner, Fenchelsaft 2 Unzen, Ammon'sches Harz $1^1/_2$ Drachmen, Honig 4 Becher[10], im Betrag von 3 Unzen: das Ganze wird gemischt, nachdem es, so weit es nöthig scheint, zerkleinert worden, und in eine eherne Büchse gethan und angewendet.

Reibe das Auge ein, nachdem der Kranke in's Bad gegangen; und wasche sein Gesicht mit heissem Salzwasser, und reibe das Auge gleichfalls damit ein, denn das ist nützlich.

Wenn die Krankheit von einer Verstopfung ⟨des Sehnerven⟩ herkommt, so ist sie schwer zu heilen; wenn sie aber von einer Pressung oder Entzündung ⟨des Sehnerven⟩ herrührt, so hört sie auf mit dem Aufhören der Entzündung.

Vierzehntes Kapitel.

Ueber die Zusammenhangs-Trennung des Sehnerven.[1]

Das Kennzeichen der Zusammenhangs-Trennung des Sehnerven besteht darin, dass du das Auge tiefliegend, zurückgeschrumpft findest, nachdem es vorher vorgetrieben gewesen[2]; und dass es blind geworden ist. Dies entsteht von einem Fall

---

[9] Dort werden sie noch heute gesetzt — von solchen, die ihre Unwirksamkeit noch nicht erkannt haben.

[10] quṭūlī = *κοτύλη*, aber bei den Griechen von $7^1/_2$ Unzen. (Andre Les-Art: ein Becher.)

K. 14. [1] Aët., c. 50: *γίγνεται δὲ ἐνίοτε ἡ ἀμαύρωσις καὶ ἐπὶ πληγαῖς ἰσχυραῖς κατὰ τῆς κεφαλῆς καὶ καταπτώσεσιν ἐξ ὑψηλοῦ, παραλυθέντος ἐνίοτε τοῦ ὀπτικοῦ ⟨νεύρου⟩ ἢ καὶ ἀποῤῥαγέντος.* (Vgl. Galen, v. Nutzen d. Th. X, c. 8, am Ende.)

[2] Aët. a. a. O.: *πρῶτον μὲν προπετετέστερος ὁ ὀφθαλμὸς ⟨γίνεται⟩, ὕστερον δὲ κοιλαίνεται καὶ ἀτροφεῖ.* („Enophth. traumat.")

auf den Kopf oder von einem Schlag auf den Schädel oder in Folge von heftigem Erbrechen. Dies ist eine Krankheit, für die es keine Heilung gibt und keine Behandlung. Das merke dir.[3]

Fünfzehntes Kapitel.

Ueber die Krankheiten der drei Muskeln an der Einmündung des Sehnerven.[1]

Diesen Muskeln stossen zwei Krankheiten zu: die eine ist Krampf, die andre ist Lähmung. Stösst ihnen ein Krampf zu, so ist dies dem Auge nützlich, weil er das letztere bindet und festigt. Wenn ihnen aber eine Lähmung zustösst, so entsteht daraus ein Vorfall des ganzen Auges. Ist die Lähmung stark, so wird die Sehkraft zerstört, weil der Sehnerv ⟨gleichfalls⟩ sich ausdehnt; ist sie aber gering, so erfolgt nur Schwächung der Sehkraft.

Behandlung. Reinige Kopf und Körper mit schleimlösenden ⟨Mitteln⟩, wie Bittermittel- und Abführ-Pillen; und gib ihm die kleine Emblica-Latwerge[2] und heisse ihn gurgeln mit dem Bittermittel und reibe das Auge ein mit bindenden und kräftigenden ⟨Mitteln⟩, und bestreiche Schläfen, Stirn und Vorderhaupt mit Ladan-Harz; denn das bindet und kräftigt.

---

[3] Ein einwandfreies Kapitel!

K. 15. [1] Vgl. I, c. 18, Anm. 3. — Galen, v. d. Kr. d. Theile IV, c. 1: *τῶν περιεχόντων τὸ μαλακὸν νεῦρον ⟨μυῶν⟩ εἰδέναι χρὴ τὴν παράλυσιν ὅλον τὸν ὀφθαλμὸν ἐργαζομένην προπετῆ· καὶ βλέπουσί γε τούτων οἱ πλείους ἀβλαβῶς, ἐπεκτεινομένου μὲν ἠρέμα τοῦ νεύρου, πάσχοντος δὲ οὐδέν· ὡς ἂν γε πάθῃ τι, χεῖρον ὁρῶσιν οἱ οὕτως παθόντες· εἰ δὲ καὶ μεῖζον αὐτῷ συμβαίη τὸ πάθημα, πρόδηλον ὡς οὐδ' ὅλως ὄψονται.* Vgl. Galen, vom Nutzen der Theile X, c. 8, am Ende.

[2] Die Latwerge aus Emblica mit Terminalia Chebula und T. Bellirica ist unter dem Namen Atrifel bekannt. (A. M. 146.) — „Atrifel vient du mot *τρυφερόν*, delicat". Dozy.

Sechzehntes Kapitel.

Ueber das Hervortreten des ganzen Augapfels und seine Behandlung.[1]

Das Hervortreten des Augapfels ist Glotzäugigkeit nach aussen; das Auge bleibt draussen. Dies entsteht aus drei Ursachen: entweder von Lähmung des den Sehnerven zurückhaltenden Muskels[2] oder vom ⟨Versuch des⟩ Aufhängens (der Erdrosselung) oder in Folge von Wehenschmerz.

Behandlung.[3] Wenn es von Muskel-Lähmung herrührt, so ⟨passt⟩ die schon ⟨im vorigen Kapitel⟩ erwähnte Behandlung. Wenn es aber von heftigem Würgen (Erdrosseln) herrührt, so lasse man zur Ader am Ellenbogen und verordne danach Abführung mit Kügelchen aus Veilchen. Wenn es aber eine Folge von Geburtswehen darstellt, so ist das Hervorrufen der monatlichen Reinigung nützlich; verordne ihr also Mittel, welche diese befördern. Ueberhaupt lass schröpfen, — am Nacken und an beiden Schultern. Lass sie auf dem Rücken schlafen, erleichtere ihre Diät, halte sie zurück vom Niessen und Erbrechen und von der Ueberfüllung mit Speisen. Auf das Auge streiche die zusammenziehenden Kollyrien und gebrauche andauernden Verband mittelst leichter Binden. Hierbei sollen

---

K. 16. [1] **Der griechische Kanon über diese Krankheit lautet bei Oreibas. (Synops. VIII, 52, B. V, S. 456) und bei Paul. III, c. 22, § 37, S. 77:** *Ἐκπιέζονται οἱ ὀφθαλμοὶ ἐνίοτε ὥστε διαμένειν ἐξέχοντας. Τοὺς μὲν οὖν ὑπ' ἀγχόνης ἐκπιεσθέντας ἀπ' ἀγκῶνος φλεβοτομεῖν· εἰ δὲ ἄλλως γένοιτο, φαρμακεύειν ἐλλεβόρῳ μέλανι ἢ σκαμμωνίᾳ. Τὰς δὲ ἐκ τῶν ὠδίνων ἐκθλίψεις τῶν ὀφθαλμῶν, πολλάκις μὲν καὶ αἱ τοῖς τοκετοῖς ἐπιγινόμεναι καθάρσεις λύουσιν, ὅθεν δεῖ συνεργεῖν ταύταις. Ἐπὶ δὲ τῶν ἀνδρῶν μετὰ τὴν φλεβοτομίαν, εἰ μὴ κατασταίη, σικύαν τῷ ἰνίῳ προςβάλλειν, ἐπιτιθέναι δὲ ἔριον μέλιτι κεχρισμένον ἢ κροκίδα μεθ' ὕδατος, ἄνωθέν τε πτύγμα ἐπιδεῖν ἡσυχῇ. Συμφέρει δὲ τούτοις καὶ θάλασσα ψυχρὰ προςαντλουμένη τῷ προσώπῳ καὶ σέρεως χυλὸς καὶ πολυγόνου μετὰ μηκωνείου ἐπιχριόμενος καὶ τἄλλα ὅσα δύναται στέλλειν καὶ συνάγειν.* **Ganz ähnlich bei Aët., c. 57.**

[2] **Uebrigens ist das, allgemein ausgedrückt, ganz richtig. Wird der gesamte Muskeltrichter gelähmt, z. B. durch Verletzung, so tritt der Augapfel hervor. (Vgl. Goldzieher, Centralbl. f. A., Juni 1903, S. 171).**

[3] **Vgl. Anm. 1, worin das meiste der hier verordneten Mittel angedeutet ist.**

die Compressen befeuchtet werden mit Endivien- oder Knöterich[4]-Wasser oder mit dem Saft des Hirtenstabs oder der Oelbaum-Blätter oder der Mohnkapseln oder der Akazie und mit allen sammelnden und zusammenziehenden Dingen.

Wasche auch das Gesicht und das Auge ⟨des Kranken⟩ mit kaltem Salzwasser. Wenn das Erfolg hat, so ist es gut. Wenn nicht, so binde über ⟨das Auge⟩ eine Bleiplatte.[5] Denn das ist nützlich, so Gott will.

Siebzehntes Kapitel.

Die Abmagerung (Schrumpfung) des ganzen Auges.[1]

Die Schrumpfung ist eine Verkleinerung und Abflachung des Auges.[1] Diese Kranken musst du mit Gymnastik[2] behandeln und Massage des Kopfes, des Gesichts und der Augen, ohne Unterbrechung. Besprenge ihr Gesicht mit lauem, süssem Wasser und salbe[2] ihren Kopf mit Oel.

Die Behandlung dieser Krankheit ist dieselbe wie die der von Trockenheit entstehenden Pupillen-Verengerung. Verordne diesem Kranken ölige Speisen, wie Nierenfett und Eigelb, und Brei-Speisen und süsse Milch; und lass ihn durch die Nase Mark von Rinderschenkeln und von Schaf-Vorderfüssen mit Veilchen-Oel aufziehen. Halte ihn zurück von sauren, salzigen und scharfen Speisen. Heisse ihn schlafen und ruhen. Das Auge aber reibe ein mit der leichten umfassenden[3] Salbe.

Ihr Recept ist so. Man nimmt gepflegte Tutia aus Kirman 1 Drachme, Stärke 1 Drachme, Schöllkraut 3 Drachmen, Silber-

---

[4] baṭbāṭ = Polygonum (A. M. 233; vgl. Ibn el Beiṭar, No. 1547).

[5] Vgl. II, c. 70, Anm. 7.

K. 17. [1] Paul. III, c. 22, § 34: *ἡ δὲ ἀτροφία ὅλον τὸν ὀφθαλμὸν μικρότερον καὶ ταπεινότερον ποιεῖ.* Ebenso Aët., c. 56.

[2] Paul. f. f.: *θεραπεύειν δὲ τούτους χρὴ γυμνάζοντας καὶ τρίβοντας ἐπιμελῶς τήν τε κεφαλὴν καὶ τὸ πρόσωπον καὶ τοὺς ὀφθαλμούς, καὶ χρίοντας τὴν κεφαλὴν μύρῳ τινὶ θερμαίνοντι.*

[3] al-ǵāmiʿ al-lajjin. Aët., c. 46 (*περὶ ἀτροφίας ὀφθαλμοῦ*), verwirft dabei jedes Kollyr. Paul. a. a. O.: *ὑπαλείφειν δὲ τοὺς ὀφθαλμοὺς ἀραιοῦντι καὶ δριμυτέρῳ φαρμάκῳ.*

Galmei $1/2$ Drachme, Perlen $1/2$ Drachme, Aloë $1\,1/2$ Scrupel, Safran 1 Scrupel: man zerkleinert es und wendet es an.

Achtzehntes Kapitel.

Ueber die Krankheiten der Aderhaut.[1]

Der Aderhaut stösst zu eine Verderbniss der Mischung, entweder eine einfache, wie die warme, kalte und feuchte und trockne, — also Härte, Feuchtigkeit, Trockenheit u. dgl., — oder eine zusammengesetzte, wie die warme-trockne und kalte-feuchte und kalte-trockne, — also Verdickung, Ueberfüllung, entzündliche Anschwellung, Pressung[2] u. dgl. Wissen musst du, dass, wenn die Mischung dieser Haut verdorben ist, auch die der Krystall-Feuchtigkeit verdorben wird[3], weil der letzteren die Nahrung von der ersteren zukommt, — durch die von mir vorher erwähnte Vermittlung. ⟨I, c. 11.⟩

Ebenso wird, wenn dieser Haut eine Krankheit zustösst, die zu den entzündlichen Anschwellungen gehört, davon der Lichtnerv bedrängt; und aus dieser Bedrängung entsteht eine Schwächung der Sehkraft. Ebenso wird, wenn diese ⟨Haut⟩ eintrocknet, die Nahrung für die Krystall-Feuchtigkeit unzureichend: ebenso, wenn ihre Mischung sich geändert hat, durch einen Schlag ⟨oder⟩ durch eine Verderbniss der Mischung, eine Verhärtung oder Verdickung oder Durchfeuchtung u. dgl. in Folge von Verderbniss des zu ihr hinströmenden Blutes, — sei es mit, sei es ohne Materie.

Neunzehntes Kapitel.

Ueber die Krankheiten der harten Haut.[1]

Es stösst ihr dies zu von Mischungsverderbniss, gerade so, wie der Aderhaut, oder eine Zusammenhangs-Trennung. Die

K. 18. [1] Nicht in unsren griechischen Compendien. Aber die Behandlung des Gegenstandes ist rein speculativ.

[2] Kh. u. D.: „Schwäche". Fehlt in F. L. I impressio, L. II debilitatio.

[3] Ist ganz richtig.

K. 19. [1] Arabisch: der harten Haut, aṭ-ṭabaqa aṣ-ṣalba. L. hat uvee, was man vorziehen m ö c h t e, da im dritten Buch nur von den Krankheiten

Diagnose dieser Krankheiten und ihrer Ursachen wird nur durch Vermuthung gestellt und nach Maassgabe der im Kopf und im Körper vorwaltenden Mischung. Nach deren Maassgabe geschieht auch die Entleerung und die Behandlung.

Zwanzigstes Kapitel.

Ueber die Krankheiten der Bewegungs-Muskeln[1] des Auges.

Zwei Krankheiten befallen diese Muskeln, entweder Lähmung oder Krampf. Wenn der obere Muskel sich zusammenkrampft, zieht er das Auge nach oben; und, wenn derselbe gelähmt ist, geht das Auge nach unten.[2] Wenn der untere Muskel gelähmt ist, geht das Auge nach oben[3]; und, wenn derselbe sich krampft, geht das Auge nach unten. Hieraus entsteht dasjenige Schielen, welches ein Ding als zwei sieht[4] (d. h. mit Doppeltsehen verbunden ist).

Ist aber der im grösseren (nasalen) Augenwinkel befindliche Muskel gelähmt, so zieht sich das Auge nach dem kleineren (temporalen) Augenwinkel zurück[5]; wenn derselbe krampft, zieht er das Auge nach dem grösseren Augenwinkel hin. Der im

---

der inneren Theile die Rede sein sollte. Aber die Krankheiten der Traubenhaut sind bereits II, c. 67—71 abgehandelt!

K. 20. [1] Paul. hat nichts, Aët. ein Kapitel (51): *περὶ παραλύσεως ὀφθαλμῶν· Δημοσθένους*, worin von Lähmung des Lids und von der des ganzen Augapfels die Rede ist. Am besten aber ist die Abhandlung von Galen, v. d. Kr. der Theile IV, c. 2 (B. VIII, S. 218), worin er die Aufhebung der Bewegung des Augapfels von Lähmung des zweiten Hirnnerven-Paares (unsres Oculomotorius) ableitet und ausdrücklich hervorhebt, dass Lähmungen einzelner Muskeln vorkommen. Defin. der Paralysis, Galen VII, 111; Defin. des Spasmus, Galen VII, 639.

[2] Galen VIII, S. 219: *εἰ μὲν ὁ ἀνασπῶν ⟨τὸν ὀφθαλμὸν⟩ πάθοι ⟨παράλυσιν⟩, κατεσπασμένος φαίνεται σύμπας ὁ ὀφθαλμός.*

[3] Galen f. f.: *εἰ δὲ ὁ κατασπῶν, ἀνεσπασμένος.*

[4] Galen a. a. O., S. 220: *ἡ δὲ ἄνω καὶ κάτω ⟨διαστροφὴ ὀφθαλμοῦ⟩ κάθαπέρ γε καὶ αἱ λοξαὶ διπλᾶ φαίνεσθαι ποιοῦσι πάντα τὰ ὁρώμενα.* Ueber diese Galen'sche Lehre vom Doppeltsehen vgl. G. d. A., S. 319.

[5] Nach dem Satz in Anm. 3 fährt Galen fort: *εἰ δὲ ὁ πρὸς τὸν μικρὸν κανθὸν ἀπάγων, ὡς πρὸς τὸν μείζονα παρεσπασμένος.*

kleineren Augenwinkel befindliche Muskel verhält sich entsprechend.[6] Hiervon entsteht das Schielen, welches die Kinder befällt.[7]

Wenn aber einer von den beiden Drehmuskeln des Auges gelähmt wird, oder sich krampft; so ruft er am Auge eine Schiefstellung hervor.[8]

Einundzwanzigstes Kapitel.

Ueber die Behandlung des Schielens.[1]

Das Schielen, welches die Kinder bei der Geburt befällt, hört dadurch auf, dass man auf das Gesicht einen Lappen[2] legt, damit ihr Blick geradeaus nach vorn gerichtet werde; denn dieses Schielen entsteht durch Dehnung der den Augapfel

---

[6] Galen f. f.: *εἰ δὲ πρὸς τοῦτον, ὡς τὸν ἕτερον.* Wir sehen also, dass der Araber diesen Text des Galen vor Augen hatte. Er hat ihn nur durch Einschiebung des Krampfes eines der vier Muskeln schematisch vervollständigt.

[7] Da das Schielen der Kinder gewöhnlich ohne Doppeltsehen verläuft, was Galen a. a. O. S. 220 von der seitlichen Verdrehung des Auges ausdrücklich hervorhebt.

[8] Vgl. Anm. 4. — Kh. und D.: beide Drehmuskeln.

K. 21. [1] Die Behandlung des Schielens lautet in dem griechischen Kanon der Augenheilk. (Oreibas. V, 455; Paul., S. 77): *Αἱ ἐκ γενετῆς στραβότητες τῶν νηπίων θεραπεύονται προσωπείου περιθέσει, ὅπως εἰς τὸ εὐθὺ βλέπωσι, σπασμώδης γάρ ἐστιν τῶν κινούντων τὸν βολβὸν μυῶν διάθεσις ὁ στραβισμός, καὶ τοῦ λύχνου δὲ ἄντικρυς τιθεμένου καὶ μὴ ἐκ πλαγίου παραφαίνοντος. καὶ ὅταν ἔτι πρὸς τὴν ῥῖνα συννεύσωσι τοὺς ὀφθαλμούς, κροκίδας φοινικίνας παρακολλᾶν καὶ τοῖς πρὸς τοὺς κροτάφους κανθοῖς, ὅπως πρὸς ταύτας ἀτενίζοντες διορθῶσι τοὺς ὀφθαλμούς.* Vgl. Ioann. Akt. II, 448.

[2] Die Maske fehlt, — bei Ali b. Isa ebenso wie bei Ibn Sina (K. II, c. 29). Sie war wohl in den theaterlosen Ländern des Islam nicht zu beschaffen oder überhaupt nicht genügend bekannt. Hatte der Lappen zwei Löcher, entsprechend den beiden Augen, — etwa wie Dieffenbach's Schielbrille aus zwei durchbohrten Nussschalen? Gewiss nicht. Der Lappen bedeckte nur das andre, nicht abgelenkte Auge. Dies geht aus einem Satz des Alkindī hervor, der im Continens citirt wird: Cum puer respicit ex transverso suspendatur ex parte opposita pannus niger, et cum hoc rectificabitur visus.

bewegenden Muskeln[2a]: und es wird ebenfalls geheilt durch eine Kerze[2b], die gerade gegenüber gestellt wird und deren Licht nicht von der Seite des Auges her leuchtet.

Wenn das Auge ⟨noch weiter⟩ nach der Richtung zur Nase sich hinneigt, so klebt man an den der Schläfe benachbarten Augenwinkel Wolle[2c], rothe oder schwarze, damit der Blick[3] des ⟨Kindes⟩ darauf sich richte, und seine beiden Augen gerade werden.

Ist aber das Schielen ⟨im späteren Leben⟩ durch Zufall erworben, so entsteht es von Hitze und Trockenheit, womit dann mancherlei Kopf-Krankheiten verbunden sind, wie heftiger Kopfschmerz, Schwindel und Betäubung. Wenn du dann eine ⟨Kalbs-⟩Lunge nimmst, und sie zerreibst und ihr Wasser auspressest und damit das Kollyr pflegst, und dasselbe anwendest; so nützt dies gegen ⟨derartiges⟩ Schielen. Kommt das Schielen von Trockenheit her, so behandle es mit der Kur des Blutflecks ⟨II, c. 39⟩, wie mit Taubenblut und mit Milch. Nützlich gegen Schielen ist auch der Saft von Oelbaum-Blättern.

Zweiundzwanzigstes Kapitel.

Ueber die Schwäche der Sehkraft[1] und ihre Behandlung.

Die Schwäche der Sehkraft entsteht aus vielen Ursachen, von denen die meisten bereits vorher aufgezählt sind.[2] Es sind solche, wie Verstopfung[3] ⟨des Sehnerven⟩ und Verengerung und Erweiterung (der Pupille⟩ und Runzelung der Hornhaut[3a]

[2a], [2b] und [2c] Vgl. Anm. 1 dieses Kapitels.

[3] Vgl. K., S. 90, Anm. 3. Unsre dortige Uebersetzung wird hier gerechtfertigt.

K. 22. [1] Vgl. Paul. III, c. 22, § 38 u. 39: *περὶ ἀμαυρώσεως καὶ ἀμβλυωπίας* und besonders Aët., c. 49: *περὶ ἀμβλυωπίας, Γαληνοῦ*, sowie c. 50: *περὶ ἀμαυρώσεως, Δημοσθένους καὶ Γαληνοῦ.*

[2] Darum fasst Verf. sich ziemlich kurz. Ibn Sina (K., S. 127–138) ist weit ausführlicher.

[3] Aët., c. 50: *ἔμφραξις τοῦ ὀπτικοῦ νεύρου.*

[3a] Aët., c. 49: *ἐπὶ δὲ τῶν γεγηρακότων ... ῥυτίδωσις ... τῶν ἐν τῷ ὀφθαλμῷ χιτώνων.* Vgl. Galen, v. d. Urs. d. Sympt. I, c. 2.

u. dgl. Aber auch von seiten des Gehirns[4] entsteht Sehschwäche; dann sei dein Ziel, das Gehirn selbst zu behandeln: Zeichen dafür ist ⟨der Umstand⟩, dass der Kranke im Kopf einen Schmerz, sowie Ohrensausen und Summen empfindet. Ferner entsteht ⟨Sehschwäche⟩ von andauerndem Weinen[5] und von fortgesetztem Fasten. Auch betrifft sie die ⟨von schwerer Krankheit[5]⟩ Genesenden.

Behandlung. Wisse, dass die gemeinsame Behandlung der Sehschwäche dieselbe ist, welche ich bereits ⟨II, c. 73) für den Star-Anfang[6] erwähnt habe.

Halte den Kranken zurück von Verdauungs-Störungen und von vielem Schlafe, besonders unmittelbar nach der Mahlzeit[6a], weil dies einen dicken, feuchten Dunst entwickelt; aber ebenso von fortgesetztem Wachen, weil dies den seelischen Geist verflüchtigt. Ferner[7] von salzigen Speisen und von sauren, und von Fisch und Oel und Salz, da die Aerzte besonders die Ansicht vertreten, dass alles Salzige die Sehkraft schwächt, und von Milch und Bohnen und Zwiebeln und Lauch und Basilienkraut und Dill und Kohl und Linsen, und überhaupt von allem, was feuchten, dicken Dunst erzeugt und starke Austrocknung bewirkt; und von jeder langsam verdaulichen Speise, wie Rindfleisch u. dgl. Er meide den Coitus. Halte den Kranken auch zurück von beständiger (häufiger) Trunkenheit und ⟨überhaupt⟩ vom Trinken schweren Weines.[8] Ferner vom beständigen Blick

---

[4] So auch bei den spätesten Griechen. Vgl. Ioann. Akt., S. 448: *ἢ μὲν καὶ διά τινας τοῦ ἐγκεφάλου κατ᾽ ἐκεῖνο τὸ μέρος βλάβας.* Doch hat auch schon Galen unter den Ursachen der Sehstörung *τῷ τὸν ἐγκέφαλον πεπονθέναι.* (VII, S. 86.)

[5] Aët., c. 49: *συμβαίνει δὲ ἀμβλυωπεῖν καὶ τοὺς πολυχρονίῳ νόσῳ συσχεθέντας καὶ ἐπὶ λύπαις ἰσχυραῖς.* Doch ist Trauer und Weinen nicht ganz dasselbe.

[6] Aët., c. 49: *βοηθήματα δὲ κοινῶς καὶ τοῖς ἀμβλυώττουσι συντίθεται ἐκ τῆς αὐτῆς ὕλης ἐξ ἧς κἀπὶ τῶν ἀρχομένων ὑποχύσεων.* Gemeinsam bezieht sich auf die beiden Arten von Leiden (Sehschwäche und Star), was im Arabischen noch weniger klar hervortritt, als im Griechischen.

[6a] Aët., c. 50: *οὐδὲ ἡμέρας καθεύδειν.*

[7] Aët., c. 50: *ἀπεψίαι συνεχεῖς.*

[8] Unter den Ursachen der Amaurose erwähnt Aët., c. 50, auch *συνουσία ἄμετρός τε καὶ ἄκαιρος καὶ ἀκρατοποσίαι.*

in die Sonne[9]; besonders, wenn man zur Zeit der Verfinsterung die Sonnenscheibe betrachtet, wird die Sehkraft schwach und bleibt in diesem Zustand.[10] Halte ihn auch zurück von der Blut-Entleerung und besonders vom Schröpfen; und vom Lesen feiner Handschrift[11] und von beständigem Schlaf auf dem Hinterkopf. Auch vom Gehen gegen kalte[12] Winde, besonders Nordwinde, und von der Kälte, und vom Sehen auf Schnee und weisse Farbe, und vom Rauch und Staub und vom Begegnen der Hitze und der Gluth.[13] Ferner vom Sehen auf glänzende Gegenstände und besonders auf stark polirte. Verordne ihm, die Extremitäten zu massiren, denn das ist nützlich gegen Sehschwäche; und gib ihm ein Wermut⟨-Syrup⟩ oder Honig-Essig von Meerzwiebeln: denn Wermut hilft gegen Verdunklung des Auges und Meerzwiebel-Honig-Essig verdünnt die dicke Absonderung.

Lass ihn Zimmt essen[14], denn das nützt gegen Schwäche des Auges, sowohl das Essen wie das Einreiben; denn es wärmt und verdünnt die dicken Säfte, besonders die in der Hornhaut.

Wenn mit der Sehschwäche Schwere im Kopf verbunden ist, und wenn du weisst, dass der Körper rein ist; so mach' eine Blut-Entziehung von den Stirn-Adern oder von den Augenwinkeln[14a]: dies geschehe aber nach der Reinigung des Kopfes und des Körpers.

Zu den erprobten Mitteln gehört es, Zwiebelwasser mit Honig zu mischen und damit einzureiben; das nützt gegen

---

[9] Ferner *ἡλίωσις*.

[10] Galen, v. Nutzen d. Theile X, c. 3 (B. III, S. 777): *καὶ μέντοι καὶ αὐτὸν εἴ τις ᾿ἐθέλοι τὸν ἥλιον ἀσκαρδαμυκτὶ θεάσασθαι, ταχέως ἂν διαφθαρείη τὰς ὄψεις, καὶ πολλοὶ κατὰ τὰς ἐκλείψεις ... ἔλαθον ἑαυτοὺς τελέως τυφλωθέντες.* Von d. Urs. d. Sympt. I, c. 2 (B. VII, S. 41): *οἷον καὶ τοῖς τὸν ἥλιον ἀσκαδαρμυκτὶ θεωμένοις συμβαίνει· ἐκείνων δ' οὖν ἔνιοι μὲν ἐτυφλώθησαν, ἐβλάβησαν δ' ἅπαντες, ὡς μόγις ἀνακτήσασθαι τὴν ὄψιν.*

[11] Auch *συνεχὴς ἀνάγνωσις μετὰ τροφὴν* rechnet Aët. a. a. O. zu den Ursachen der Amaurose.

[12] Ferner *κατάψυξις*.

[13] Ferner *ἔκκαυσις*.

[14] Schon Diosc. I, c. 12 u. 13: *⟨κασσία⟩ ἁρμόζει εἰς τὰ πρὸς ὀξυδορκίαν ὀφθαλμικά. — ⟨κιννάμωμον⟩ τὰ ταῖς κόραις ἐπισκοτοῦντα ἀποκαθαίρει.*

[14a] Aët., c. 50: *ἀπὸ τῶν ἐγκανθίων φλεβῶν τὴν κένωσιν ποιησόμεθα.*

Schwäche des Blicks und stärkt den letzteren. Zu dem, was gleichfalls nützt, gehört das folgende Kollyr.

Recept des Kollyrs, welches den Blick schärft und kräftigt.[15] Man nehme Sagapen-Harz, Opoponax-Harz, Steinsalz, Grünspan, weissen Pfeffer, Asant, Balsam-Oel, Stiergalle, langen Pfeffer, Ingwer, zu gleichen Theilen: die Zahl der Arzneien ist zehn; man knete sie mit Fenchelsaft, nachdem man sie fein zerstossen hat, und reibe damit das Auge ein.

Auch, wenn du ein wenig von dem Opoponax-Harz in Basilienkraut-Wasser auflösest und damit das Auge einreibst, so nützt dies. Oder man nimmt Saft von grünen, unreifen Granat-Aepfeln und kocht ihn ein auf die Hälfte und fügt halb so viel Honig hinzu, und lässt es in der Sonne 20 Tage lang stehen, und reibt damit ein; denn das schärft den Blick.

Wunderbare Wirkung hat gleichfalls die Lid-Schminke und das Mittel des Aziz.[16]

Recept des Aziz-Mittels, welches gegen Verdunklung nützt und den Blick schärft. Man nehme goldfarbenen Galmei und Zink-Blume und Aloë aus Sokotra und Kupfer-Hammerschlag und gebranntes Kupfer und gewaschenen Blut-Eisenstein, von jedem 1 Drachme; Pfeffer und langen Pfeffer und Ammon'sches Salz und Safran, von jedem $^1/_2$ Drachme; Basilienkraut-Blätter und Seekrebs, von jedem $1^1/_2$ Drachmen; Moschus 1 Scrupel: die Gesamtzahl der Arzneien beträgt dreizehn; sie werden zerstossen und angewendet.

Recept eines andren Aziz-Pulvers, das den Blick schärft und erhält und das Auge stärkt, und auch nützt gegen Schielen, Jucken und Weissfleck. Man nehme Zink-Blume, Galmei und Spiessglanz, Blut-Eisenstein, Zimmtblätter aus Indien, Aloë aus Sokotra, Kupfer-Hammerschlag, von jedem 1 Drachme; Pfeffer und langen Pfeffer und Ammon'sches Salz, von jedem $^1/_2$ Drachme; Steinsalz und Basilienkraut und Meeres-Schaum, von jedem 2 Scrupel, Safran $1^2/_3$ Drachmen, Moschus 1 Karat: die Gesamt-

---

[15] *ὀξυδερκικόν, τὰ πρὸς ὀξυδερκίαν ὀφθαλμικά, ὀξυωπίας φάρμακα*, — schon bei Dioscurides, natürlich bei Galen, Oreibas., Aët., Paul. Vgl. G. d. A., S. 217 u. 81 u. 358, und Galen XI, S. 178 und XII, S. 779, 784, 785, 725.

[16] Ob „Mittel des Aziz“, oder „beliebtes M.“, bleibt unentschieden.

zahl der Arzneien ist fünfzehn; man zerstösst sie und siebt sie ⟨durch Seide⟩[17] und wendet dies an.

Wenn aber der Blick schwach ist von beständigem Weinen und von Trockenheit und Austrocknung, so geschieht die Behandlung so, dass man durch die Nase Veilchen- und Seerosen-Oel aufziehen lässt, und ⟨ferner⟩ mit den Mitteln, welche den Körper anfeuchten, wie das Bad, sowie die feuchtenden Nahrungsmittel.

Aber der Sehschwäche, welche Genesenden zustösst, tritt man überhaupt nicht entgegen, ausser mit dem, was den Körper kräftigt[18]: heisse den Kranken über den Dampf von heissem, süssem Wasser sich beugen, und Grünes anblicken und in den Gärten spazieren; denn das gehört zu dem, was seinen Blick kräftigt.

Dreiundzwanzigstes Kapitel.

Ueber die Erhaltung der Gesundheit des Auges.[1]

Die Gesundheit wird nur erhalten durch die Lebensweise. Folgendermaassen sei dieselbe, um den Zustand, in welchem das

---

[17] D., nicht in F. und Kh.

[18] Sehr gut.

K. 23. [1] Die Grundlinien der antiken Augen-„Hygiene“, aus der z. B. von den Arabern er-Razī (Almans. IV, c. 22) und Ibn Sina (K. I, c. 5) die entsprechenden Kapitel ihrer Werke geschöpft haben, während Ali b. Isa seiner mehr systematischen Bearbeitung des Gegenstandes nur einzelne Sätze daraus einverleibt hat, besitzen wir in des Oreibasios Synops. V, 27 (B. V, S. 222) und fast wörtlich damit übereinstimmend bei Paul. Aegin. (I, 31). *Πρὸς ἀχλὺν ὀμμάτων. Ὅπως δὲ μὴ ἀχλὺν ἔχῃ τὰ ὄμματα, ὅτε δύνουσι κατὰ ὕδατος ψυχροῦ, μακρὸν ἀναβλέπειν· προςδίδοται γὰρ ἔνθεν ἰσχὺς τῇ ὁράσει· μὴ λείπεσθαι δὲ μηδὲ ἀναγνώσεως τόν γε ἔμπειρον. Καὶ δύςορατα βιαζέσθωσαν βλέπειν, ὑφοράσθωσαν δὲ οἶνον τὸν παχὺν καὶ γλυκὺν καὶ τροφὰς ὅσαι ἄνω πολὺ μένουσι, καὶ ὅσαι δύςτρεπτοι καὶ ὑγρὰ γεννῶσιν ἀργὰ καὶ παχέα, καὶ τὰ εὔζωμα καὶ τὰ πράσα, καὶ πάντα ὧν ἡ δριμύτης ἄνω φέρεται. Φυλάσσεσθαι δὲ καὶ κατάκλισιν ὑπτίαν ἐπὶ μακρὸν, καὶ κρύος, καὶ ἀνέμους τοὺς ἐναντίους καὶ καπνὸν καὶ κόνιν. Ἐγχεῖν δὲ τοῖς ὀφθαλμοῖς ἑκάστης ἡμέρας ὧδε πεποιημένον ὕδωρ· ἐπὶ μῆνα καὶ ἡμέραν μάραθρα βάλλειν χλωρὰ εἰς ἄγγος κεραμεοῦν ἔξωθεν πίσσῃ κεχρισμένον καὶ ὕδωρ ὄμβριον, ἔπειτα ἀποκείμενον ἔχειν ἐξελό-*

Auge sich befindet, zu bewahren, — denn Gesundheit[2] ist der Zustand des Körpers in seinem natürlichen Verlaufe.

Die gesunde Lebensweise ist verschieden[3], weil jeder Mensch in seinem Temperament anders geartet ist, als sein Nachbar. Die einen sind warm, die andren kalt, die andren feucht, die andren trocken; und ebenso in Bezug auf die Zusammensetzungen: die einen warm-feucht, die andren warm-trocken, die andren kalt-feucht und noch andre kalt-trocken. Deshalb muss auch ihre Lebensweise verschieden sein. Ebenso besteht ein Unterschied in Bezug auf Alter und Zeit und Land. Wer eine gesunde Lebensweise erstrebt, muss erwägen, welcher Art die Gesundheit ist. Wenn er die Betrachtung irgend eines Moments davon vernachlässigt, so tritt in seiner Lebensweise eine entsprechende Herabminderung ein. Die Bedeutung von ⟨richtiger⟩ Lebensweise und Bewahrung ist identisch.[4]

Bei der Bewahrung der Gesundheit des Auges musst du den Körper und das Gehirn gleichfalls in Betracht ziehen. Denn wenn in diesen eine Ueberfüllung oder eine schlechte Feuchtigkeit vorhanden ist, so nützt die Bewahrung der Gesundheit des Auges gar nichts. Besonders, wenn man schon die Entwicklung einer Krankheit in Folge vom Ueberwiegen einer Feuchtigkeit wahrnimmt, dann musst du eine solche Lebensweise vorschreiben, welche — durch Entleerung der bereits zur Wirkung bereiten Feuchtigkeit (Materie) — verhindert, dass der Mensch ⟨überhaupt⟩ in die Krankheit verfällt.

Diese Lebensweise heisst die vorbeugende Erhaltung.

Die Diät der Gesundheit theilt sich in drei Theile.[5] Der erste heisst Diät schlechtweg und wirkt durch das Gleiche. Der zweite umfasst die präventive Bewahrung, das ist die Vorsorge gegen das in Krankheit Verfallen.

μενον τὰ μάραθρα. In der ausführlichen Gesundheitslehre des Galen (*τὰ ὑγιεινά*) finden wir (VI, c. 12; B. VI, S. 439) den folgenden Satz: *Ὀφθαλμοὺς δὲ τονώσεις τῷ διὰ τοῦ Φρυγίου λίθου χρώμενος ξηρῷ κολλυρίῳ, τοῖς βλεφάροις ἐπάγων τὴν μήλην, χωρὶς τοῦ προσάπτεσθαι τοῦ κατὰ τὸν ὀφθαλμὸν ἔνδον ὑμένος. οὕτω γοῦν πράττουσιν ὁσημέραι αἱ στιμμιζόμεναι γυναῖκες.*

[2] Galen VI, S. 21. [3] Galen VI, S. 434.

[4] Galen V, S. 884: *τὸ ὑγιεινὸν ἢ φυλακτικόν.*

[5] Galen f. f.: *εἰς τρία τεμεῖς, τό τε ἀναληπτικὸν καὶ τὸ κατ' εἶδος ὑγιεινὸν καὶ τὸ εὐεκτικόν.* Genau stimmt das nicht zu unsrem Text.

Der **dritte** Theil umfasst die übertragende[6] Bewahrung; das ist die Lebensweise, welche speciell für die Gesundheit des Auges in Betracht kommt, weil sie durch das Entgegengesetzte wirkt. Wenn nun Jemand sagt, dass diese ⟨letztgenannte⟩ Behandlung ⟨bereits⟩ ein Mediciniren sei, da es durch den Gegensatz bewirkt wird; so kann man erwidern: das Mediciniren wird auf kranke Glieder angewendet, aber dieses Glied ist gesund. Bliebe es in dem Zustand, in welchem es sich befindet; so würde dies seiner Thätigkeit nicht schaden.

Also, wenn die Mischung des Auges heiss und feucht ist, musst du seine Gesundheit bewahren durch das Gegentheilige, — d. h. durch das, was kühlt und trocknet, wie Zink-Asche u. dgl., — und nicht durch das, was dem ⟨Auge⟩ in Bezug auf Wärme und Feuchtigkeit ähnlich ist, weil, wenn man letzteres thäte, man beständig die Materie zum Auge hinziehen würde. Ist hingegen seine Mischung feucht und kühl, so geschieht die Bewahrung durch das Gegentheil von jenem, z. B. durch indische Zimmtblätter. Galen[7] sagt in der kleinen Kunst: Schnell eilt das Unheil zum Auge von den seiner Mischung gleichen Dingen; dagegen nützen ihm die entgegengesetzten, in mässiger Anwendung.

Berücksichtige bei der Bewahrung der Gesundheit auch die allgemeinen Ursachen, die bei der Gesundheit und der Krankheit betheiligt sind. Dazu gehören die umgebende Luft, Speisen und Getränke, Bewegung und Ruhe, Schlaf und Wachen, Entleerung und Verstopfung und die seelischen Zustände. Vermeiden soll man die Begegnung grosser Hitze und grosser Kälte[1], und ferner schlechte Speisen[1] und Getränke, welche schlechten Dunst verursachen. Auch sei ihre Ordnung eine richtige. Man reiche niemals eine zweite Speise, wenn der Magen noch nicht frei ist von der ersten; sonst wird dies eine Ursache zur Verderbniss, selbst wenn ⟨die Speise an sich⟩ vorzüglich ist. Verdorben wird die Mischung auch von übertriebenem Kaltwasser-Trinken, wenn damit nur die Begierde befriedigt wird, oder vom maasslosen Trinken des Dattelweins: denn diese und ähnliche Dinge vermehren die Feuchtigkeit im Körper.

---

[6] nāqil, vielleicht ἀναληπτικὸν des Galen.

[7] Vgl. Anm. 5 zu II, c. 1.

Auch übertriebene Bewegung ⟨ist schädlich⟩, weil sie den seelischen Geist verflüchtigt, und Erwärmung oder Abkühlung oder Austrocknung des Auges bewirkt, wenn sie im Uebermaass geübt wird. Auch wenn die Bewegung unmittelbar nach der Nahrungsaufnahme und nach langer Ruhe erfolgt, so gehört sie gleichfalls zu dem, was die Feuchtigkeiten im Körper vermehrt.

Auch zu viel Schlaf[1] ⟨ist schädlich⟩, denn er fördert ⟨zu sehr⟩ die Verdauung und vermehrt das Aufsteigen der Dünste und macht deshalb den ⟨Seh⟩Geist dick; und ebenso wirkt das anhaltende Wachen, denn es löst den Geist und schwächt ihn.

Aber Entleerung und Klystier-Anwendung erfordern eine feste ärztliche Fürsorge, weil die dauernde Entleerung den Blick schwächt; und die Verstopfung Dünste hervorruft und den Blick verdunkelt. Von den seelischen Zuständen macht Zorn u. dgl. das Herz heiss und verursacht rauchigen Dunst. Es wird dir wohl möglich sein, die übrigen Affecte zu mässigen.

Wisse, die Dinge, welche die Gesundheit ⟨des Auges⟩ bewahren, bestehen ⟨einerseits⟩ in der Enthaltung von allem dem, was nach meiner Auseinandersetzung den Blick schwächt und ⟨andrerseits⟩ in der Einreibung[1] von solchen Arzneien[8], welche die Feuchtigkeiten hindern, in das Auge sich zu ergiessen, als da sind Feuerstein, Zink-Asche, Glas, Galmei, Perlen u. dgl.

Ein Kollyr, das den Blick erhält und schärft. Sein Recept ist so. Man nimmt Zink-Blume, sie wird gewaschen, gepflegt und 7 Mal eingeweicht und dann getrocknet. Davon nimmt man 5 grosse Drachmen (miṯqāl), ferner gepflegten Spiessglanz und Feuerstein, beide ein oder zwei Mal eingeweicht, von jedem eine grosse Drachme.

Dies wird vereinigt und gepflegt mit süssem Wasser, drei Tage lang an jedem Tage eine Stunde hindurch. Darauf wird es mit dem Wasser von gereinigtem Mairan besprengt und am Feuer getrocknet. Endlich wird 1 grosse Drachme Moschus und 1 Scrupel Kampfer hinzugethan, zerrieben und angewendet.

[8] Noch heute fordern Tausende vom Augenarzt Arzneimittel zur Erhaltung und Stärkung der Sehkraft; und Abertausende gebrauchen, ohne Befragung des Arztes, solche Dinge, denen sie die genannten Eigenschaften zuschreiben.

Recept eines Kollyrs, welches die Gesundheit ⟨des Auges⟩ erhält und den Blick schärft; es führt den Namen „Klärer der Bildhauer-Augen“.[9] Man nimmt süsse Granatäpfel sowie ordentlich saure und presst sie aus und thut den Saft, jeden für sich, in ein ehernes Gefäss und verbindet die Oeffnung sorgsam und stellt sie in die Sonne, vom 1. Juni bis zum letzten August.[10] In jedem Monat einmal wird es von seinem Schaum geklärt und der Schaum fortgegossen. Darauf werden die beiden ⟨Flüssigkeiten⟩ zusammen gethan, und, für jedes halbe Pfund der ⟨Mischung⟩, von Aloë und Pfeffer und langem Pfeffer und Ammon'schem Salz je 1 Drachme genommen, gut zerrieben und hineingethan und ⟨das Ganze⟩ aufgehoben: je älter, desto besser.[11] Damit wird eingerieben; denn es ist wunderbar, es bewahrt die Gesundheit ⟨des Auges⟩ und schärft den Blick.

Recept eines Kollyrs, das die Gesundheit ⟨des Auges⟩ bewahrt und den Blick schärft. Man nimmt Zink-Blume, pflegt sie eine Woche lang mit Fenchelwasser, trocknet sie dann und wendet sie an. Zu dem, was den Blick bewahrt, so dass er nicht dunkel wird, und ihn kräftigt, gehört es auch, dass der Mensch in kaltes, süsses Wasser sich eintauche und darin beide Augen längere Zeit hindurch offen halte[1]; denn das verleiht dem Auge viel Licht.

Recept des Zimmtblätter-Kollyrs, welches die Gesundheit des Auges bewahrt und das letztere stärkt. Man nimmt Spiessglanz 6 Drachmen, Feuerstein 4 Drachmen, Galmei 2 Drachmen, Korallen 2 Drachmen, Perlen und Safran je $^1/_2$ Drachme, indischen Zimmt 1 Drachme, Moschus 1 Karat: es wird zerstossen und gesiebt und angewendet.

Recept eines Kollyrs, das **Mamun**[12] anzuwenden pflegte; es bewahrt und stärkt die Gesundheit des Auges. Man nimmt

---

[9] Razī (im Continens) „und der Perlen-Bohrer“. Es stammt aus Oreib. (Eupor. IV, 24): *Ὀξυδερκές . . . ζωγράφοις καὶ δακτυλιογλύφοις καὶ χρυσοχόοις ἁρμόττει καὶ πρεσβύταις.*

[10] Arabisch: „vom ersten Ḥazīrān bis letzten Āb“.

[11] Wie in der Hexenküche des Faust von Goethe. — Schon Oreib. hat: *παλαιούμενον γὰρ βέλτιον γίνεται.*

[12] Chalif Mamūn, in F. Fehlt in D. — L. hat imperator.

Eierschalen 4 Drachmen, Dornstrauchsaft (Lycium) aus Mekka 3 Drachmen, Safran 3 Drachmen, Kampfer 1 Scrupel; man zerstösst es und wendet es an.

Ein andres Recept, welches das Auge erhält und den Blick stärkt und das Thränen kupirt. Man nimmt Spiessglanz, — der mit Regenwasser einundzwanzig[13] Tage hindurch angefeuchtet worden, oder mit dem Wasser von Beeren[14], — und zwar 20 Drachmen, von Feuerstein 8 Drachmen, von grüner, gepflegter Zink-Blume 12 Drachmen, von goldfarbenem Galmei 12 Drachmen, Perlen 2 Drachmen, Moschus 1 Scrupel, Kampfer 2 Scrupel, Safran und indische Zimmtblätter, von jedem 1 Drachme; zerreibt die Zink-Blume, den Spiessglanz, die Perlen und den Feuerstein mit Wasser drei Tage lang, trocknet dies und fügt die übrigen Arzneien hinzu und wendet es an.

Ein wunderbares Kollyr, welches die Gesundheit des Auges erhält. Man nimmt Blut-Eisenstein 6 Theile, Zink-Blume 3 Theile, goldfarbenen Galmei 1 Theil, vermischt es nach dem Einweichen in diesen Gewichtsmengen und wendet es an. Denn es hat dieselbe Wirkung, wie das Kollyr, welches Galen aus dem Phrygischen[15] Stein bereitet hat.

Recept eines wunderbaren Kollyrs, welches dem Auge nützt und seine Gesundheit bewahrt und seine Feuchtigkeit beseitigt; es ist dies das persische Kollyr. Man nimmt Zink-Blume und Feuerstein und Galmei, von jedem 5 Drachmen, und weicht sie ein, und Perlen 2 Drachmen, indische Zimmtblätter, Safran und Narden, von jedem 1 Drachme, Kampfer 2 Scrupel, Moschus 1 Scrupel: man mischt es und reibt damit ein, Morgens und Abends.

Zu dem, was die Gesundheit des Auges erhält, gehört auch, dass man Dornstrauchsaft (Lycium) mit Wasser vereinigt und damit einreibt, alle Wochen ein Mal; denn es ist mässig warm

---

[13] F., Kh. und L.; D. elf.

[14] quṭr al-ḥabb.

[15] afrūǵī = *Φρύγιος λίθος.* Es ist eine Art von Bimstein (Sprengel, in Dioscur. II, S. 653). L. hat offerughi; L. II floschi refrengii. Galen (XII, S. 726) rühmt sich seines Mittels zur Bewahrung der Augengesundheit: *τὸ ὑπ᾽ ἐμοῦ συντεθὲν καὶ διὰ τοῦτο παρὰ πολλοῖς ὂν ἐν χρήσει, σχεδὸν ἐν ἅπασι τοῖς ἔθνεσιν ὧν ἄρχουσι Ῥωμαῖοι.*

(erwärmend) und hat in sich eine Kräftigung in Folge der Zusammenziehung und verdünnt die Verdickung gegenüber der Pupille.

Wenn du Blut-Eisenstein zu dem aschfarbigen Kollyr hinzufügst und dies anwendest, so gehört das auch zu dem, was die Gesundheit des Auges erhält.

Vierundzwanzigstes Kapitel.

Ueber den Kopfschmerz und die Migräne, welche dem Augenschmerz folgt.[1]

Der Kopfschmerz und die Migräne, welche dem Augenschmerz folgen, gehören zu den schlimmsten Symptomen.[2] Oft entstehen sie nur von schlechter Qualität der Mischung, bisweilen aber von der Quantität schlechter Feuchtigkeiten, bisweilen von beiden. In jeder von diesen beiden Krankheiten[3] besteht andauernder Schmerz des Kopfes. Beide regt[3a] auf der starke Ton, wie z. B. von einem Schlag, oder Geschrei, und oft regt sie auf der Glanz des Feuers und das Weintrinken; es regt sie auf alles das, was den Kopf mit Dünsten anfüllt, und gleichfalls alles, was schlecht riecht, wenn man es einzieht. Der Kranke vermeint[4], dass sein Kopf gehämmert werde; mancher glaubt, dass die eine Seite seines Kopfes gehämmert werde, — diese Krankheit heisst Migräne.[5]

K. 24. [1] Dieses Kapitel beruht wohl auf Paulos III, c. 5: *περὶ κεφαλαγίας καὶ ἡμικρανίας*, und auf Galen, B. XII, S. 591 flg. Galen ist Quelle des Paulos. Das ganze zweite Buch von Galen's Schrift über die örtlichen Heilmittel handelt vom Kopfschmerz und seiner Heilung. Vgl. noch Oreibas., B. V, S. 691; Alex. Trall., B. I, S. 485.

[2] Dieser Satz dient dem Araber nur zur Einleitung. Eine Darstellung des vom Auge herrührenden Kopfschmerzes ist ihm nicht gelungen.

[3] Paul a. a. O.: *Τούτων τῶν παθῶν ἑκάτερον παραμόνιμός ἐστι τῆς κεφαλῆς ὀδύνη.*

[3a] Paul f. f.: *παροξυνομένη ἐπί τε ψόφοις καὶ κραυγαῖς καὶ λαμπρῷ φωτὶ καὶ οἰνοποσίᾳ καὶ τοῖς πληροῦσι τὴν κεφαλὴν ὀσφραντοῖς.*

[4] Paul. f. f.: *δοκοῦσι δὲ πλήττεσθαι τὴν κεφαλὴν, οἱ μὲν ἅπασαν, οἱ δὲ κατὰ θάτερον μέρος, οὓς καὶ ἡμικρανικοὺς ὀνομάζουσιν.*

[5] Arabisch šaqīqa = „die Hälfte“.

Migräne[6] ist also ein heftiger Kopfschmerz, der auf der einen Seite des Kopfes auftritt, mitunter auf der rechten, mitunter auf der linken: die Trennungslinie zwischen der schmerzenden und zwischen der gesunden Gegend ist die Pfeilnaht in der Mitte des Kopfes. Meist bewegt sich diese Krankheit in Anfällen.[7] Ihre Ursache[8] sind Dünste, welche zum Kopf hin gelangen, oder Feuchtigkeiten. Diejenigen, welche von dieser Krankheit befallen werden, merken sie meistentheils an dem Schmerz, welcher in den Schläfenmuskeln auftritt.[9] Es gibt Leute, welche nicht die Berührung der Hand zu ertragen im Stande sind[10]; dies weist darauf hin, dass ihre Krankheit von einem Schmerz derjenigen Schicht herrührt, welche den Schädel umgibt, ohne dass aber die Cutis frei von Schmerz ist.[11] Zuweilen aber sitzt die Krankheit innerhalb des Schädels: das Zeichen ist Ausdehnung des Schmerzes bis zur Wurzel des Auges hin.[12]

Nach dem Maass der Neigung der Materie ist der Kopfschmerz. Der Weg der Feuchtigkeit zum Kopfe hin ist entweder in den Arterien oder in den Venen oder in beiden zugleich.[13] Auf das Aufsteigen[14] in den Venen weist hin deren

[6] Dieser Satz ist hinwiederum aus Galen XII, 591: *Περὶ ἡμικρανίας. Πάθος ὀδυνηρὸν γίγνεται κατὰ τὸ ἥμισυ μέρος τῆς κεφαλῆς, ἐνίοτε μὲν τὸ δεξιὸν, ἔστι δ' ὅτε καὶ κατὰ θάτερον, ὁριζόμενον τῇ κατὰ τὸ μῆκος αὐτῆς ἐκτεταμένῃ ῥαφῇ.*

[7] Galen f. f.: *καὶ τὰ πολλά γε κατὰ περίοδον παροξύνεται.*

[8] Galen f. f.: *τῆς ὀδύνης αἰτίαν ἐχούσης ἐπιῤῥοὴν ἀτμῶν ἢ χυμῶν ἤτοι πολλῶν ἢ θερμῶν ἢ ψυχρῶν.* [9] Galen f. f.: *ἔνιοι μὲν οὖν αὐτῶν κατὰ τοὺς κροταφίτας μῦς ἀλγοῦσι σφοδρῶς ...*

[10] Galen f. f.: *καὶ τινές γε οὕτω σφοδρῶς ἀλγοῦσιν, ὡς μηδὲ τὰς ἐπιβολὰς τῶν χειρῶν εὐκόλως φέρειν.*

[11] Galen f. f.: *ἐφ' ὧν εὔδηλός ἐστιν ὁ περικράνιος ὑμὴν πάσχων, οὐκ ἀπαθοῦς τὸ πάμπαν οὐδὲ τοῦ δέρματος ὑπάρχοντος.*

[12] Dieser Satz steht bei Galen an andrer Stelle, aber bei Paul., als Fortsetzung des in Anm. 4 angeführten: *καὶ οἷς μὲν ἡ διάθεσις ἔνδον ὑπάρχει τοῦ κρανίου, ὁ πόνος εἰς τὰς τοῦ ὀφθαλμοῦ ῥίζας διήκει.*

[13] Galen f. f.: *εὔδηλον οὖν ἐστι τὴν ἐπιρροὴν τῶν λυπούντων ἀτμῶν ἢ χυμῶν ἢ ἀμφοτέρων ἤτοι διὰ τῶν φλεβῶν ἢ ἀρτηριῶν ἢ δι' ἀμφοῖν γίνεσθαι, — ποτὲ μὲν αὐτῶν μόνον τῶν ἔνδον τοῦ κρανίου, τουτέστιν ἐγκεφάλου τε καὶ μηνίγγων, τὸ περιττεῦον ἐν αὐτοῖς ἀπωθουμένων ἐκτὸς, ποτὲ δὲ τοῦ κάτω τῆς κεφαλῆς σώματος ἀναπέμποντος ἀτμοὺς ἢ χυμοὺς μοχθηρούς.*

[14] Zusatz des Arabers.

Anfüllung und Ausdehnung. Auf das Aufsteigen in den Arterien weist hin deren schnelle Bewegung und Ausdehnung; man empfindet bei ihrer Ausdehnung und Zusammenziehung einen Schmerz, wie von einem Schlag mit dem Hammer.[15] Bisweilen stossen die inneren Theile des Schädels, ich meine das Gehirn und seine Häute, den Schmerz[16], welcher in ihnen ist, nach aussen: das Zeichen davon besteht im Ausstrahlen des Schmerzes nach der Wurzel des Auges.

Diejenigen[17] Schmerzen, welche mit Beissen verbunden sind, weisen auf Schärfe der Feuchtigkeiten oder der Dünste. Diejenigen, mit denen Pulsation verbunden ist, weisen hin auf heisse Entzündung.[18] Diejenigen, mit welchen Dehnung oder Spannung verbunden ist, wenn sie ohne Schwere und Pulsation bestehen, weisen hin auf einen dicken, aufblähenden Wind.[19]

Wenn aber Schwere damit verbunden ist, so weist dies hin auf die Menge der im Innern der Häute eingeschlossenen Feuchtigkeiten.[20] Wenn aber gelegentlich die Feuchtigkeit gefault ist, entsteht dem ⟨Kranken⟩ Kopfschmerz mit Fieber.[21] Es fiebern meist auch diejenigen, welche in Folge einer heissen Entzündung von Kopfschmerz befallen werden.[22]

Behandlung. Zunächst forsche nach der vorherrschenden Mischung.[23] Den Hinweis liefern einerseits die bereits erwähnten

---

15 D. [dies heisst kafār]. Fehlt in Kh.

16 alam, L. dolorem. Allerdings hat Galen (vgl. den zweiten Theil der Anm. 13) *περιττεῦον*.

17 Paul a. a. O.: *τὰ δὲ μετὰ δήξεως ἢ χυμῶν ἢ ἀτμῶν δριμύτητα ⟨δηλοῖ⟩*.

18 Paul. a. a. O.: *τὰ δὲ μετὰ σφυγμῶν, φλεγμονήν*.

19 Paul. a. a. O.: *τὰ δὲ μετὰ τάσεως, εἰ μὲν ἄνευ βάρους καὶ σφυγμοῦ, πνεύματος λεπτοῦ καὶ φυσώδους πλῆθος*. Der Grieche hat dünn, der Araber dick. Aber L. hat subtilem! Kh.: dicken, blähenden, dünnen!

20 Paul. a. a. O.: *εἰ δὲ μετὰ βάρους, πλῆθος ἐντὸς τῶν ὑμένων ἰσχόμενον*.

21 Paul. f. f.: *εἰ δέ που καὶ σαπεὶς ὁ χυμὸς θερμότερος γένηται, καὶ σὺν πυρετῷ κεφαλαλγοῦσι*.

22 Paul. f. f.: *πυρέττουσι δὲ τοὐπίπαν καὶ οἱ διὰ φλεγμονὴν ὀδυνώμενοι*.

23 Galen a. a. O.: *διὸ ... ἐπισκεψάσθω πρότερον ὁποίας δεῖται καθάρσεως* ... und S. 505: *πλῆθος ⟨αἵματος⟩ ἢ φλέγματος ἢ χολῆς ξανθῆς ἢ μελαίνης* ...

Anzeichen, andrerseits die folgenden: Ist gelbe Galle[24] die vorherrschende Feuchtigkeit, so empfindet der Kranke heftige Schmerzen im Kopf und Trockenheit in den Nasenknorpeln und ⟨leidet an⟩ Schlaflosigkeit, ohne Schwere im Kopf, mit Gelbfärbung des Gesichts[25], Trockenheit der Zunge, quälenden Durst und häufigen Puls. Befrage ihn nach der voraufgegangenen Behandlung, seinem Alter und seinem Temperament.

Wenn ⟨das Leiden⟩ vom Blut herkommt, so fühlt der Kranke neben der Hitze noch Schwere und ⟨zeigt⟩ Röthung im Gesicht und in den Venen des Auges und Hervortreten der Augen bei strotzenden Venen: auch wird ⟨die genannte Ursache⟩ erwiesen durch Zeit und Lebensalter und durch Grösse des Pulses.

Aber bei der ⟨Art⟩, welche vom Schleim herkommt, empfindet der Kranke Schlafsucht und Schwere, wie Ohnmacht, — ohne Strotzen der Venen — ferner Feuchtigkeit des Mundes und der Nase: ⟨die genannte Ursache⟩ wird auch erwiesen durch die Zeit und das Lebensalter.

Aber bei der ⟨Art⟩, welche von der schwarzen Galle herkommt, zeigt der Kranke Trockenheit und Schlaflosigkeit ohne deutliche Hitze, und ⟨ferner zeigt er⟩ Dunkelheit der Haut. Bei derjenigen ⟨Art⟩, welche vom Wind oder Dunst herkommt, empfindet der Kranke Drehen im Kopf und Tönen und Ohrensausen und Uebertragung des Kopfschmerzes von einer Stelle zur andren und hat Freude an warmen Dingen. Bei derjenigen ⟨Art⟩, welche von heisser Entzündung im Kopf herstammt, besteht der Höhepunkt des Schmerzes; der letztere gelangt bis zur Augenwurzel. Gleichzeitig erfolgt Raserei[26] und Hervortreten der Augäpfel.

---

[24] Paul. III, c. 4: *περὶ τῶν ἐπὶ χολώδει χυμῷ κεφαλαλγούντων.* (Nach Galen XII, S. 558.)

[25] Paul. a. a. O.: *ὠχρότης προσώπου.*

[26] Text: Zusammenmischung ⟨des Verstandes⟩, d. i. Delirium. Freytag: iḫtilāt, corruptam mentem habuit. Zusammenmischung ⟨der Flüssigkeiten⟩ — L. hat commixtio humorum — wäre *σύγχυσις,* metastatische Ophthalmie bei Hirnhaut-Entzündung. Wir haben der ersteren Deutung den Vorzug gegeben. Alex. Trall. (I, 485) hat bei dem von Hirn-Phlegmone herrührenden Kopfschmerz keinen Hinweis auf dieses Symptom. Paul. erwähnt (III, c. 6) bei der Hirnhaut-Entzündung die *παρακοπή.*

Diejenige ⟨Art⟩, welche in Verbindung mit einem andren Organ entsteht[27], wird verringert mit der Besänftigung jenes Gliedes, und aufgeregt durch Erregung des letzteren. Diejenige ⟨Art⟩, die vom Gehirn selbst herkommt, ist ununterbrochen; einen Hinweis bildet der Kopfschmerz und die voraufgehende Behandlung.[28]

Du musst nun den Körper entleeren nach Maassgabe der vorherrschenden Feuchtigkeit (Materie). Ist diese blutig, so lass zur Ader[29] an der Kephalica und erleichtere die Natur mit Pflaumen und Tamarinden und Kassia und Manna. Wenn es von gelbgalliger Materie herkommt, so erleichtere die Natur mit einer Abkochung von Myrobalanen und Zucker; und wenn es von einer schleimigen Feuchtigkeit oder von einem dicken Winde herkommt, mit Bittermittel- und Abführ-Pillen. Danach mache dich an die Behandlung des Kopfschmerzes und der Migräne, mit Umschlägen[30] und mit Massage der Extremitäten. Empfindet der Kranke zur Zeit des Schmerzes heftige Hitze, dann wende die kühlenden Dinge an, die ich, so Gott will, noch nennen werde. Liegt die Sache gegentheilig, so wende die erwärmenden Dinge an. Mische aber mit allem etwas Kräftigendes und Zusammenziehendes. Wende auch das Klystier[31] an und die Schröpfung des Schenkels und die Umschnürung der Extremitäten und ihre Massage; denn das ist nützlich, da es den Dunst und die Feuchtigkeiten vom Kopfe abzieht.[32]

Wenn der Kopfschmerz im hinteren Theil ⟨des Schädels⟩ belegen ist, so lass die Stirn- und Nasen-Venen zur Ader; wenn aber im vorderen Theil, so schröpfe die Nackengrube. Halte den Kranken zurück von langer Schlaflosigkeit, weil diese die Verdauung stört und zum Kopf schlechte Dünste emporzieht,

---

[27] Paul. a. a. O.: *περὶ τῆς κατὰ συμπάθειαν κεφαλαγίας.*

[28] So L.; L. I ist sinnlos. Im Arabischen: „und geschieht ein Hinweis auf den Kopfschmerz durch die voraufgehende Kur“.

[29] Paul. a. a. O.: *εἰ μὲν εἴη πλῆθος . . . φλεβοτομήσομεν . . . τὴν φλέβα τέμνειν.*

[30] Paul. a. a. O.: *ἐπίθεμα πρὸς κεφαλαίας.*

[31] Paul. a. a. O.: *καὶ κλύσμασι χρηστέον δριμυτέροις.*

[32] Galen XII, 564: *κλυστῆρσι μὲν οὖν ἡ ἀντίσπασις γίνεται καὶ διαδέσεσι τῶν ἄκρων καὶ τρίψεσι πλείοσι τῶν κάτω μερῶν.*

aus denen Kopfschmerz entsteht; und von zu langem Schlaf ebenfalls, weil dieser die Verdauung vermehrt und den Kopf mit Feuchtigkeiten anfüllt, aus denen Kopfschmerz entsteht. Verdünne die Diät des Kranken nach Kräften und vermindere seine Nahrung und halte ihn zurück von solchen Dingen, welche schlechten Dunst erzeugen, wie Zwiebeln, Knoblauch, Porre, Rauken-Kohl[33], Basilien-Kraut, Datteln, Wein, besonders dem dicken, und Honig.

Ist der Schmerz heftig, geht er zumal bis zum Grunde des Auges; so ist nichts nützlicher, als Entleerung der Natur und Einreibung der Stirn und der beiden Schläfen mit zusammenziehenden, kühlenden Dingen, wie mit dem Wasser von frischen Dornstrauch-Blättern und dem Wasser von grünen Myrthen. Zu dem, was gleichfalls gegen Kopfschmerz nützt, gehört das Gurgeln und das Erregen von Niessen[34], nach dem beständigen Abführen; denn es besänftigt den Kopfschmerz. Das heisst, wenn du dies vor der Abführung anwendest, so zieht es die Materie von dem übrigen Körper nach dem Hirn hin.

Wenn mit dem Kopfschmerz ein Katarrh verbunden ist, so behandle ihn nur mit Massage der Extremitäten und tauche die letzteren in warmes Wasser. Wenn der Kopfschmerz von einer heissen Entzündung herrührt, so mache, nach Entleerung der vorwiegenden Feuchtigkeit, einen Umschlag ⟨auf den Kopf⟩ mit folgendem Mittel.

Man nehme Rosen und Granatblüthen und Linsen und Emblica und Sumach und Granat-Rinde zu gleichen Theilen, zerkleinert sie und knetet sie mit Wasser und macht damit einen Umschlag auf den Kopf und träufelt auch ihr Wasser über den Kopf.

Recept einer Salbe gegen Kopfschmerz aus Hitze. Man nimmt Sandel 3 Drachmen, Safran 1 Drachme, Schöllkraut 2 Drachmen, Mandragora-Wurzel 1 miṯqāl (= $1^1/_2$ Drachmen), Teichrosen 3 Drachmen, Rosen 2 Drachmen, Opium $^1/_2$ Drachme,

---

[33] ǵirǵīr, Eruca sativa (Brassica Eruca), Garten-Rauke. (A. M. 359; Drag. 257.)

[34] Paul. a. a. O.: *χρηστέον τοῖς ἀποφλεγματισμοῖς καὶ ταῖς διὰ τῶν ῥινῶν κενώσεσιν.*

Lattich-Samen 2 Drachmen: man knetet es mit dem Wasser von Rosen- und von Weidenblättern und wendet es an; es nützt, so Gott will.

Recept einer Salbe, die gegen Kopfschmerz, der von Hitze herkommt, Nutzen schafft. Man nimmt Kürbis-Schale und Seetang und Hauswurz[35], mischt es mit Wein-Essig und Rosen-Oel und wendet es an.

Eine Salbe gegen Kopfschmerz und Migräne. Man knetet Asche mit Wein-Essig und macht davon einen Umschlag auf die Schläfen.

Lass den Kranken gurgeln mit einer Abkochung von Veilchen, Rosen, Teichrosen und Mairan; denn es ist nützlich. Gegen Migräne hilft es, Erdwachs, in Veilchen-Oel gelöst, in die Nase aufziehen zu lassen. Hört bei diesen Mitteln der Kopfschmerz nicht auf, ist vielmehr der Schmerz im Kopf stark; dann gib dem ⟨Kranken⟩ durchgeseihtes Aloë-Wasser.

Sein Recept ist so. Man nehme von dem Wasser zerstossener, ausgepresster und gesottener Endivien 1 Pfund, füge dazu von guter Aloë 1 Unze, stelle es in einem Glasgefäss für einige Tage in die Sonne und gebe davon 1 bis 3 Unzen, nach Maassgabe des Kräftezustands vom Kranken. Ist aber die ⟨verursachende⟩ Feuchtigkeit ⟨sehr⟩ dick, so verabreiche ⟨dem Kranken⟩ Manna[36], zubereitet mit Honig; auch das heilige Bittermittel[37] ist nützlich; und verabreiche ihm von den Aloë-Abkochungen diejenige, deren Recept hier folgt. Man nehme schwarze Myrobalanen und gewöhnliche und Emblica und Wurzeln von Petersilie[38] und von Fenchel und von Kameels-Heu[39] und von Süssholz, je 10 Drachmen, duftende Narde und Mastix und Kalmus, von jedem 3 Drachmen; Eseldistel und Sporndistel, von jedem 5 Drachmen; Koloquinthen-Pulpe 2 Drachmen, rothe entkernte Rosinen 36 Drachmen: koche das Ganze mit 5 Pfund

---

[35] ḥajj al ʿalam = Sedum Telephium oder Sempervivum tect.; Drag., S. 266, 267.

[36] taranǵabīn, Ros melleus, Feuchthonig, Manna. (A. M. 355.)

[37] Galen a. a. O. empfiehlt Aloë mit Safran.

[38] karafs, Petroselinum sativum. (Drag. 488.)

[39] iḏḫir, schoenanthum.

Wasser, bis 1 Pfund übrig bleibt, kläre es und füge hinzu von guter Aloë 1 bis 2 Unzen, nach Maassgabe des Alters. Auch Aloë-Pillen sind nützlich.

Wenn der Kopfschmerz chronisch geworden, und andauert mit Röthe und Stichen; so ist das nützlichste von Allem, dem Kranken die Schläfen-Arterien heraus zu ziehen (schneiden).

Wenn[40] der Kopfschmerz von dickem Dunst herkommt, so koche eine Taube in Essigwein und Rosen-Oel und salbe damit dem ⟨Kranken⟩ den Kopf und heisse ihn Mairan riechen; denn dies ist nützlich.

Ist die Hitze vorwaltend, so mache einen Umschlag aus Gerstenmehl und Hirtenstab, Baumwollen-Samen und Koriander-Wasser. Tritt der Kopfschmerz heftig auf, so scheere das Haupt[41] ⟨des Kranken⟩ und schröpfe ihm die Nackengrube und setze Blutegel an seine Schläfen.

Zu dem, was gegen Kopfschmerz hilft, gehört es auch, die Extremitäten zu umschnüren und sie zu kneten und sie mit warmem Wasser zu bähen. Ist der Kopfschmerz eingewurzelt, und hat das Ausschneiden der Adern nicht geholfen; dann wende das Brennen auf der Scheitelnaht an, und zu beiden Seiten des Kopfes: denn das ist nützlich.

Recept einer Salbe gegen alten Kopfschmerz. Man knetet Henna mit Essig und reibt damit die Stirn und die beiden Schläfen ein. Zu dem, was gegen Kopfschmerz hilft, gehört auch das Umbinden des Kopfes mit einem Band; denn es presst die Arterien und die Venen und hindert die Dünste, von ihnen zum Kopf emporzusteigen.

Recept einer Arznei gegen Kopfschmerz und kalte Migräne. Man nimmt Senf 1 Theil, Läusekraut 2 Theile; zerstösst es und knetet es mit Wasser und Essig und macht damit einen Umschlag auf beide Schläfen.

Gegen kalten[42] Kopfschmerz hilft auch das Pflastern mit

---

[40] D. und L.; fehlt in Kh.

[41] Galen a. a. O., S. 512: *ἐπὶ τῶν χρονιζουσῶν κεφαλαλγικῶν διαθέσεων ἀναγκαῖον γενέσθαι ξυρὰν τὴν κεφαλὴν* . . . (sic!).

[42] Paul. a. a. O.: *περὶ τῶν ἐπὶ ψυχρᾷ δυσκρασίᾳ κεφαλαλγούντων.*

angewärmtem Salz und Hirse[43]; und zwar nach der Entleerung. Auch beständige Massage des Kopfes mit dicken Handtüchern, bis der Kopf roth wird, ist nützlich dagegen. Ein erprobtes Mittel gegen alten Kopfschmerz besteht darin, dass der Kranke einen Maulwurf, der lange todt und verwest ist, auf sein Haupt binde; das ist gesund und erprobt. Auch die Anwendung von Niessmitteln, die viel Schleim herausbefördern, ist nützlich.

Recept[44] eines Niessmittels, das nützt gegen Kopfschmerz und kalte Migräne. Man nimmt Schwarzkümmel[45] 1/2 Drachme, Koloquinthen-Pulpe 1 Scrupel, persischen wilden Mairan[46] 1 1/2 Scrupel, Seifenkraut[47] 1 Drachme, Aloë 2 Scrupel, Safran 1 Scrupel: man knetet es mit Mairan-Wasser und wendet es an.

Ist der Kopfschmerz halbseitig, so wendet man es nur auf dieser Seite an; besteht ⟨allgemeiner⟩ Kopfschmerz, so ⟨bringt man⟩ es in beide Nasen⟨höhlen⟩.

Galen[48] erklärt, dass Umschlag von Wolfsmilch allein ihm genügt hat. Auch Kamillen-Oel ist nützlich.[49]

Ein Niessmittel gegen heissen Kopfschmerz. Man nehme Opium, Zink-Asche (Spodium), weissen Traganth, von jedem 1 Theil; Safran 1/6 Theil; zerstösst es und knetet es und lässt dann in die Nase einziehen, 3 Tage hindurch jeden Tag 1 Scrupel, mit der Milch[50] einer jungen Frau und Veilchen-Oel.

Recept eines Niessmittels, das nützlich ist gegen heftigen Kopfschmerz und Pulsation des Auges und gegen Geschwüre und Pusteln. Man nimmt weissen Zucker und Safran und Zink-Asche, von jedem 1 Drachme; Opium 2 Drachmen: zerstösst es

---

[43] A. M. 177.

[44] Nach Paul. a. a. O. (III, c. 5): *Ἔῤῥινον πρός τε χρονίας κεφαλαγίας ... Μελανθίου γ. η, ἁλὸς ἀμμωνιακοῦ ...*

[45] A. M. 223.

[46] A. M. 227.

[47] A. M. 252.

[48] X, 396 und a. a. O., besonders aber XII, 595: ... *χρήσασθαι πρὸς τὰς κεχρονισμένας ἡμικρανίας ... εὐφορβίου γ.* S.

[49] Hier beginnt die grosse Lücke von Kh., die fast bis zum Ende des Werkes reicht!

[50] Galen XII, 588, bei Beschreibung eines Rosenmittels gegen Kopfschmerz, *διεὶς γυναικείῳ γάλακτι.*

und knetet es und lässt davon, mit der Milch einer jungen Frau und mit Veilchen-Oel, in die Nase einziehen.

Wisse, dass die ⟨verschiedenen⟩ Arten des Kopfschmerzes durch feine Diagnose und Vermuthung erkannt werden und durch die voraufgegangene Behandlung und durch die Zeit. Hast du die erzeugende Ursache richtig erkannt, so ändre die Behandlung nicht, auch wenn du davon keinen Erfolg siehst.[50a] Dies geschieht deshalb, weil öfters die Krankheit so stark ist, dass die Behandlung keinen Eindruck auf dieselbe macht, ausser nach sehr langer Zeit, — da sie eben einer sehr kräftigen Behandlung bedarf. Oder es ist öfters auch die Feuchtigkeit sehr dick, und bedarf einer gehörigen Zeit, bis sie verdünnt wird: dann behandle den ⟨Kranken⟩ andauernd mit den scharfen Arzneien, zumal wenn die Krankheit schon eingewurzelt gewesen. Wisse auch, dass die Behandlung der Krankheit gar leicht ist, die Diagnose aber recht schwierig.[51] Deshalb sagt Galen[52]: Es ist nicht möglich, dass der Arzt die Krankheit am ersten oder zweiten Tage erkenne, vielmehr am dritten. Er meint „⟨erst⟩ durch die Krankheit, dann durch die ⟨hilfreiche⟩ Arznei."[53]

Fünfundzwanzigstes Kapitel.

Ueber das Ausschneiden der Arterien und über ihre Kauterisation.[1]

Damit behandelt man Migräne und Kopfschmerz und jene Kranken, denen chronische Augenkrankheit zustösst, oder scharfe beissende Katarrhe und Hitze mit Entzündung in den Schläfenmuskeln, so dass mitunter Verlust der Sehkraft zu

---

[50a] Ist gar nicht übel.

[51] Das muthet Einen an, wie ein Satz der Modernsten. „In der Diagnose war ich manchmal irrend, in der Therapie nie", sagte mir ein 83jähriger Arzt, den ich am Star operirt hatte. H.

[52] Die entsprechende Stelle ist nicht zu finden.

[53] ex juvantibus.

K. 25. [1] Paul. VI, c. 5: περὶ ἀγγειολογίας καὶ καύσεως.

befürchten steht; und öfters davon im Auge mässige Chemosis auftritt.[2]

Alsdann befiehl den Kopf zu scheeren[3] und, nachdem du den Ort durch Massage und heisse Bähung erwärmt hast, suche die Adern mit den Fingern: dies soll aber geschehen nach sanfter Umschnürung des Halses, bis die Adern zum Vorschein gekommen. Dann bezeichne sie mit Tinte. Hierauf[4] ziehst du mit den beiden Fingern deiner linken Hand die Haut zu dir hin und spaltest sie mit der Scheere gleichmässig, aber nur die Haut allein. Darauf[5] ziehst du die Ader mit einem Haken zu dir hin, bis sie ganz frei ist von der Umgebung und hebst sie empor.

Ist die Ader fein[6], so führe darunter eine Lanzette und schneide sie ein; oder, wenn du es vorziehst, schneide sie mit der Spitze der Scheere ein. Lass das Blut ausfliessen, jedoch in mässiger Weise. Wenn du so vorgehst und mit der Lanzette gleichmässig spaltest, so werden die Wundlippen der Ader unter die Haut sich zurückziehen. Alsdann musst du die Blutung kupiren und verbinden.

Ist aber die Ader gross[7], so muss man in eine Nadel einen Faden aus Baumwolle oder Seide einführen; hierauf die Ader

---

[2] Paul. a. a. O.: *Ἐπί τε τῶν ἡμικρανικῶν καὶ χρονίως ῥευματιζομένων ἢ καὶ ὀξέως τοὺς ὀφθαλμοὺς θερμῷ καὶ δριμεῖ ῥεύματι ὥστε καὶ θέρμην κατὰ τοὺς κροταφίτας σὺν οἰδήματι γίνεσθαι μῦς, τὴν ἐν τούτοις ἀγγειολογίαν ἅπαντες ἐδοκίμασαν.*

[3] Paul. f. f.: *Προξυρήσαντες τὰς κατὰ τοῦ κροτάφου τρίχας σημειωσόμεθα ⟨τὰ ἀγγεῖα⟩ τοῖς δακτύλοις, προπυριάσαντες ἢ καὶ τῇ διασφίγξει τοῦ τραχήλου χρησάμενοι.*

[4] Paul. f. f.: *τὰ δὲ ἀγγεῖα ὑπ' ὄψιν ἐλθόντα μέλανι σημειωσάμενοι κουφίσομεν . . . τὸ δέρμα διά τε τῶν τῆς ἀριστερᾶς ἡμῶν χειρός δακτύλων . . . καὶ κατ' αὐτοῦ τοῦ ἀγγείου δώσομεν ἐπιπολαίαν διαίρεσιν.*

[5] Paul. f. f.: *εἶτα . . . ἀγκίστροις ἀνατείναντες . . . καὶ . . . γυμνώσαντες μετεωρήσομεν.* (Der arabische Text hat hier eine alte Verderbniss: und brennst und . . . L.: cauterisa.)

[6] Paul. f. f.: *καὶ εἰ μὲν λεπτὸν εἴη, τῷ τυφλαγκίστρῳ τοῦτο ἀνατείναντες καὶ περιστρέψαντες ὑφ' ἓν ἐκτέμνομεν.* Hier weicht das Verfahren des Arabers von seinem griechischen Vorbild ab.

[7] Paul. f. f.: *εἰ δὲ μέγα τυγχάνοι, διὰ βελόνης διπλοῦν ὑποβαλόντες βρόχον ἤτοι ὠμόλινον ἢ ἄλλον τινὰ ἰσχυρὸν καὶ πρῶτον φλεβοτόμῳ διελόντες ἐπ' ὀρθὸν τὸ ἀγγεῖον καὶ σύμμετρον τοῦ αἵματος ἀποκενώσαντες κατὰ τὰ δύο πέρατα τὸ γυμνωθὲν ἀπολινώσομεν.*

bloslegen, in der beschriebenen Weise, dieselbe eröffnen und Blut herauslassen, so viel als zu genügen scheint. Danach unterbinde die Ader, während sie blosgelegt ist, an zwei Stellen und schneide[8] das Stück zwischen den beiden Unterbindungsstellen heraus, entweder sofort, oder zu einer andren (späteren) Zeit, wenn du lösen und zum zweiten Mal Blut[9] entleeren willst.

Einige Aerzte[10] brennen die Adern mit kleinen Brennern, ohne zu schneiden. Die Brennung geschieht so tief, bis die Vene gespalten wird. Danach behandle den Ort der Brennung, bis er geheilt ist.

Nach[11] der Behandlung mit dem Eisen (dem Schneiden) musst du den Ort mit alter Baumwolle allein ausfüllen, darauf einen Bausch legen und verbinden. Wenn du[9] aber zur Baumwolle einer Arznei bedarfst, so sei es eine trocknende, blutstillende, wie die aus Weihrauch und Drachenblut und persischem Gummi u. dgl. Nach der Lösung[12] behandle nach mit den trocknenden Arzneien, welche Fleisch wachsen lassen und mit den Salben, welche den Ort vernarben, so Gott will.

Sechsundzwanzigstes Kapitel.

Ueber die Behandlung aller zum Auge herabsteigenden Materien.

Die Materien, die von der Aussenseite[1] des Schädels zum Auge herabsteigen, sind leicht zu behandeln. Denn sie

---

[8] Paul. f. f.: *τὸ δὲ μεταξὺ ἐκτεμόντες ἢ εὐθέως ἢ κατὰ τὸν καιρὸν τῆς ἐπιλύσεως ἀφέλομεν.*

[9] Davon spricht der Grieche nicht.

[10] Paul. f. f.: *τινὲς δὲ καὶ χωρὶς τοῦ τέμνειν πυρηνοειδέσι καυτηρίοις τὰ ἀγγεῖα διακαίουσι ἄχρι συχνοῦ βάθους.*

[11] Paul. f. f.: *μετὰ δὲ τὴν χειρουργίαν διαμοτώσαντες ξηροῖς τιλτοῖς καὶ σπλήνιον ἐπιθέντες ἐπιδήσομεν.*

[12] Paul. f. f.: *μετὰ δὲ τὴν ἐπίλυσιν τοῖς σαρκωτικοῖς ξηρίοις καὶ ἐμμότοις καὶ τοῖς ἀπουλωτικοῖς φαρμάκοις τὴν ἀποθεραπείαν ποιησόμεθα.* Hier haben wir ein Beispiel, wie der Araber den „Paulos, der an der Spitze steht in der Chirurgie", nicht blos hochschätzt, sondern abschreibt, ohne ihn zu nennen.

K. 26. [1] Zu dieser Lehre vergl. II, c. 47, Anm. 1.

heilen durch Salben und Blutentziehung aus den Kopf-Adern und durch Brennung der letzteren. Ihr Zeichen ist Röthe des Gesichts und der Augen und Hitze der Stirn und Füllung der Kopf-Venen. Aber diejenigen Materien, welche von der Innenfläche des Schädels herabsteigen, bringen Niessen und Jucken in der Nase mit sich und sind schwer zu heilen, wie ich dies im Kapitel vom Sabal[2] bereits erwähnt habe.

Behandlung. Zuerst muss man forschen, ob Materie sich zu dem Gliede hin ergiesst; dann muss man wissen, was für eine Feuchtigkeit es ist, die sich ergiesst; und woher sie sich ergiesst. Wenn nun Materie zu dem Gliede sich ergiesst, so muss man die Heilung durch zwei Indicationen erstreben. Die erste besteht im Kupiren des Ergusses und in der Hemmung des Ergiessens. Die zweite ist Kräftigung des Gliedes, dass es von der Materie das Zuströmende nicht annimmt.

Die erste Indication wird durchgesetzt durch Enthaltung von denjenigen Nahrungsmitteln, welche die Ueberfüllung im ganzen Körper erzeugen, und insbesondere von denjenigen, welche zum Kopf hin dünsten und jene störende Materie erzeugen. Danach muss man zusehen, ob die Ursache des Materien-Ergusses durch Ueberfüllung allein im Kopf oder vielmehr im ganzen Körper bedingt ist. Liegt es allein im Kopf, so mach' dich allein an den Kopf.[3] Ist die Ursache des Ergusses hingegen eine Ueberfüllung im ganzen Körper, so musst du zuerst den Aderlass anwenden. Denn dieser stellt eine kräftige Behandlung dar für die aus Ueberfüllung (Plethora) bestehende Erkrankung. Danach erleichtere die Natur, wenn es der Kräftezustand ⟨des Kranken⟩ erlaubt, und zwar mittelst derjenigen Dinge, welche die Krankheit-wirkende Materie entleeren ⟨und zwar⟩ aus dem zu entleerenden Orte.

Das zweite Ziel aber, die Kräftigung des kranken Gliedes, nämlich des Auges, wird erreicht durch Anwendung von Salben und Umschlägen, welche dem Glied Kraft verleihen. Reinige die zum Auge hin gelangte Absonderung mittelst geringer Nahrung und Enthaltung von der Bewegung und vom Coïtus

---

[2] II, c. 45.

[3] Galen X, S. 939: *χρὴ τὴν κεφαλὴν ἰάσασθαι πρότερον.*

und sei darauf bedacht, die Materie nach unten zu ziehen. Das geschieht durch Aderlass an der Saphena und durch scharfes Klystier und durch Schröpfen der Schenkel und durch häufiges Abführen; danach durch Entleerung der Materie aus dem Gehirn selber, indem sie durch Niessmittel aus der Nase abgezogen wird. Dazu bläst man die wärmenden, scharfen Mittel in die Nase; dann fliesst die Materie zur Nase hin, weil sie von diesen Mitteln angezogen wird. Diese Kur ist gleichfalls nützlich für die chronische, dauerhafte Augen-Entzündung, die schwierig zu heilen ist. Ferner lässt man zur Ader an der Stirn; auch das gehört zu dem, was den Kopf reinigt.

Danach wendet man Salben auf Stirn und Lider an, und zwar, wenn die Materie scharf ist, mittelst der hemmenden und zusammenziehenden, abkühlenden Stoffe, wie Myrten-Wasser und Wasser von frischen, grünen Dornen und Schöllkraut und Safran und Akazie. Wenn aber die Materie kalt ist, und du siehst, dass die Farbe des Auges weiss ist; so reibe — nach der Entleerung und nach der Verdünnung der Diät — die Stirn mit einer Salbe ein, deren Recept hier folgt: Man nimmt gelben Schwefel 1 Theil, Borax 2 Theile, pflegt es mit Wasser und salbt damit die Stirn.

Oder man nimmt von Theriak und macerirt es mit styptischem Wein und reibt damit die Stirn ein. Das nützt gegen Katarrh; übrigens auch, wenn es getrunken wird.

Recept einer Salbe, nützlich gegen Materien, die zum Auge hinabsteigen. Man nimmt Mühlenstaub 2 Theile, Akazie 1 Theil, Weihrauchstaub $^1/_2$ Theil, Opium $^1/_4$ Theil, pflegt es mit Eiweiss, denn es nützt; oder man pflegt auch Galläpfel[4] mit Myrten-Wasser, und reibt damit die Stirn ein. Alsdann sieh nach; und wenn das Auge ⟨selber⟩ noch der Behandlung bedarf, so geschehe dies nach Maassgabe dessen, was nützlich scheint.[5]

[4] ʿafṣ.

[5] F. al-mušābiha.

Siebenundzwanzigstes Kapitel.

Ueber die Kräfte der einfachen Arzneien[I] (Augenheilmittel).

Wer Augenkrankheiten richtig behandeln will, muss die Kraft der Arzneien, mit denen jene behandelt werden, genau kennen. Natürlich, wenn der Arzt nicht die Natur einer jeden Krankheit, die er behandeln will, genau kennt, noch den Weg, den er zur Heilung einer jeden von ihnen erstrebt; wenn er nicht die Kraft und Wirkung einer jeden von den einfachen Arzneien kennt: so ist seine Behandlung nicht correct. Ferner ist er ⟨auch dann⟩ im Widerspruch mit der Ansicht des Galen[II], wenn seine Ansicht die Analogie (Homöopathie) vertritt, während doch die ⟨wahre⟩ Heilkunde jeden Zustand mit seinem Gegentheil behandelt.

Ferner muss der Arzt wissen, ob eine Krankheit heiss oder kalt ist; und die Kraft der Arzneien kennen: und danach die Krankheit mit ihrem Gegentheil behandeln. „Das Gegentheil" wird nicht zufällig (indifferent) angewendet, sondern es sei gemäss dem vorliegenden Zustand. Ist es reichlicher, als nöthig, so schadet es, und der ⟨Zustand⟩, wogegen es angewendet wird, verwandelt sich in eine andre Krankheit. Ist es weniger, als gebraucht wird; so genügt es nicht zur Heilung, sondern bleibt hinter derselben zurück. Vielmehr muss es an Kraft der Krankheit entsprechend sein, — oder ein wenig mehr, — und auch der natürlichen Mischung des Organs entsprechen.

Durch fünf Momente wird die Behandlung vollendet: 1. Durch das Gewicht der Qualitäten der Arzneien. 2. Durch das Gewicht der Quantitäten. 3. Durch die richtige Art ihrer

---

K. 27. [I] Arab. „Arzneien", L.: de med. simpl. oculor. Ein merkwürdiges und wichtiges Kapitel, über dessen Vorarbeiten wir schon in unsrer Einleitung berichtet haben.

[II] System d. Heilkunst II, c. 22 (B. X, S. 939): *ἐκ μὲν τοῦ γένους τῶν δυσκρασιῶν οὖσαν ⟨εὑρόντες τὴν διάθεσιν αὐτῆς⟩, ἐνδεικνυμένην δὲ θεραπείαν ἐναντίαν ἑαυτῇ.* (Der ⟨eingefügte⟩ Satz, der eine Wiederholung zu sein schien, ist vom Abschreiber ausgelassen worden!) Vgl. noch zahlreiche Stellen bei Galen I, 71, 261; VI, 34, 361; X, 557, 761, 767; XIV, 678.

Anwendung. 4. Durch Bestimmung der für ihre Anwendung passenden Zeit. 5. Durch die Güte ihrer Auswahl.

Auch musst du, wenn du eine für das Auge ⟨bestimmte⟩, zusammengesetzte Arznei betrachtest, nachdem du die Krankheit erkannt hast, den Gedanken erfassen, welcher den Verfertiger dieser Arznei geleitet hat.

Und, wenn dir ferner viele Arzneien in die Hände kommen, die für eine bestimmte Augenkrankheit zusammengesetzt sind, musst du von ihnen diejenige auszuwählen verstehen, welche leichter und besser und kleiner an Zahl ⟨der Bestandtheile⟩ und grösser an Nutzen ist. Sie sollen passend und angemessen sein für die Krankheit, für welche sie gebraucht werden. Das Angemessenste ist, diejenigen Arzneien anzuwenden, welche du durch Erfahrung kennst, nachdem du den Weg ihrer Anwendung erkannt hast.

Jetzt muss ich die Arzneien aufzählen, welche wir bei der Behandlung des Auges anwenden und ihre Wirkung am Auge, da mein Buch für das Auge specialisirt ist. Ich sage also das Folgende.[III]

1. (Abanūs.) Ebenholz[1] wirkt abwischend (reinigend); es verdünnt und reinigt Verdunklung und Bedeckung der Pupille und alte Geschwüre.

[III] Die folgende Sammlung von einfachen Augenheilmitteln ist nach dem arabischen Alphabet geordnet. Deshalb haben wir die arabische Bezeichnung stets (in Klammern) voraufgeschickt.

Ueber die sogenannten Qualitäten und Grade der einfachen Arzneien haben wir zahlreiche Belege bei Galen, z. B. XIII, 572: *τὸ μὲν γὰρ μόνον ἐπίστασθαι γινώσκειν ἐστὶν, εἰ ξηραίνειν τὸ φάρμακον ἢ ὑγραίνειν ἢ ψύχειν ἢ θερμαίνειν ἡμᾶς πέφυκε· τὸ δ' ἀκριβῶς ἐπίστασθαι πρὸς τούτῳ καὶ τὸ ποσὸν τῆς δυνάμεώς ἐστιν ἐγνωκέναι.* Vgl. ferner Paul VII, c. 2: ... *Ἀρκεῖ δὲ καθ' ἑκάστην ἐπικράτειαν τέσσαρας ὡς πρὸς τὴν χρείαν ποιήσασθαι τάξεις· θερμὸν μὲν ὀνομάζοντα κατὰ τὴν πρώτην τάξιν, ὅτι ἂν ἡμᾶς θερμαίνῃ, μὴ μέντοι ἐναργῶς* ... Wir werden die einzelnen Arzneien in den griechischen Quellen (Dioscur., Galen) nachweisen, hauptsächlich aber Paulos als Gewährsmann unsres Arabers entdecken. Zum Vergleich wird Abū Manṣūr und Ibn al-Baiṭār herbeigezogen.

[1] Vgl. Aegypten, S. 68, 1890, und G. d. A., S. 27. Im Papyrus Ebers (1500 v. Chr.) werden Feilspäne von Ebenholz (chpe n hebnë) gegen Pupillensperre und Weissfleck empfohlen. Diosc. m. m. I, 129: *Ἔβενος κρατίστη*

2. (Abār.) Blei.[2] Dies ⟨gibt⟩ eine kühlende Lösung, die trocknet, mit Schärfe. Wenn es gewaschen wird, geht die Schärfe von ihm fort. Es füllt die Gruben der Hornhaut und nützt gegen harte Geschwulst (Ganglion).[2a]

3. (Iklīl al-malik.) Königskrone (Steinklee).[3] Beisst und zieht zusammen und ist dabei lösend.

4. (Anzarūt.) Sarcocoll (persisches Gummi).[4] Es ist warm und trocknend, besitzt etwas lösende Wirkung, ohne Beissen; reinigt die Geschwüre des Auges, löst die Reste der Augen-Entzündung, lässt Fleisch in den Geschwüren wachsen und ist gut gegen Augen-Absonderung und gegen Verklebung des Auges.

ἡ αἰθιοπική . . . δύναμιν δὲ ἔχει σμηκτικὴν τῶν ἐπισκοτούντων ταῖς κόραις· ποιεῖ δὲ καὶ πρὸς τὰ παλαιὰ ῥεύματα καὶ φλυκτίδας. Vgl. Plin. XXIV, c. 52, 89; ferner Galen XI, 867, der die Worte des Diosc. fast unverändert anführt, und Paul. VII (S. 235), der wieder den Galen ausgeschrieben, — nur dass in seinem Text durch Irrthum *τὰ ταῖς κόραις ἐπιστατοῦντα* für *ἐπισκοτοῦντά* gedruckt ist. Vgl. endlich Ibn Sina's Kanon l. II, f. II, c. 230, I. al-B., Nr. 9 und Abū Manṣūr (N. 48, S. 155). Aus Paulos hat unser Ali b. Isa sein Wissen: so umspannt dies Heilmittel über 2500 Jahre. Der ägyptische Wortstamm ist in alle neueren europäischen Sprachen eingedrungen.

[2] A. M., No. 39 (S. 153 u. 315) ganz ähnlich. Dioscur., m. m. V, c. 95: *⟨μόλυβδος⟩ δύναται ψύχειν . . . πληροῦν τὰ κοιλώματα.* Galen XII, S. 230 und danach Paul. VII (S. 247): *δυνάμεώς ἐστι ψυκτικῆς, ἔχει δὲ καὶ ὑγρὰν οὐσίαν πλείστην ὑπὸ ψύξεως πεπηγυῖαν . . . καὶ γαγγλία δὲ διαχεῖ . . .*

[2a] Das Wort mursarǵ, dessen Bedeutung aus den Wörterbüchern nicht zu ermitteln ist, und auch nicht aus L., da es hier mit el miseng „übersetzt" ist, aber an den beiden andren Stellen unsres Werks einfach ausgelassen wird, möchten wir nach der in Anm. 2 erwähnten Stelle des Paulos als Ganglion, harte Geschwulst, Ueberbein u. dgl. deuten. Vgl. II, c. 48, Anm. 2 und II, c. 70, Anm. 9.

[3] A. M., No. 21 (S. 150 u. 340); Melitotus officinalis (Papilion.), Steinklee, Honigklee.

Paul. a. a. O.: *μελίλωτον μικτῆς ἐστι δυνάμεως, στυπτικῆς τε καὶ διαφορητικῆς καὶ συμπεπτικῆς.*

[4] A. M., No. 46 (S. 155, 342), von Penaea sarcocolla u. a. — I. al-B., No. 171.

Paul. (S. 252): *Σαρκοκόλλα . . . ἐμπλαστικὸν καὶ ἀδήκτως ξηραῖνον.* Galen XII, S. 118 ebenso. Diosc. m. m. III, c. 79: *δύναμιν δὲ ἔχει κολλητικὴν τραυμάτων καὶ ἐφεκτικὴν τῶν ἐν ὀφθαλμοῖς ῥευμάτων.*

5. (Ās.) Myrte.[5] Kalt im ersten und trocken im zweiten Grade. Stark trocknend, das Auge kräftigend und stopfend, hemmt den Thränenfluss und hindert den Katarrh, zum Auge herabzusteigen, wenn damit die Stirn eingerieben wird.

6. (Isfīdāǵ.) Bleiweiss[6], kalt verstopfend, verklebend.

7. (Afijūn.) Opium[7], kalt, trocken im vierten Grade, betäubend; hält die Materien zurück und lindert den Schmerz.

8. (Aṣl al-murǵān.[8]) Korallen-Wurzel, kalt, trocknend, kräftigt das Auge, kupirt das Thränen.

9. (Aqāqijā.[9]) Akazie, kalt im zweiten und trocken im dritten Grade; wenn sie nicht gewaschen worden, kalt im ersten Grade; hindert die Materie und den Fluss, in's Auge sich zu ergiessen. Es ist der Saft des Mimosenbaumes aus Jemen.

10. (Ušna.) Baum-Moos[10], etwas zusammenziehend, kupirt die Feuchtigkeit, kräftigt das Auge, ist gemässigt.

---

[5] A. M., No. 10 (S. 145, 337), Myrtus communis, Myrte. I. al-B., No. 69.

Galen XII, 81 und Paul., S. 248: *μυῤῥίνη ... ἐπικρατεῖ ἐν αὐτῇ ... ψυχρόν ... ὅθεν ἰσχυρῶς ξηραίνει.*

Diosc. I., c. 145: *⟨ὁ καρπὸς μυρσίνης⟩ ... καταπλασθεὶς φλεγμονὰς τὰς ἐν ὀφθαλμοῖς παρηγορεῖ καὶ πρὸς αἰγίλωπα δὲ ἐπιπλάττεται.*

[6] A. M., No. 38 (S. 153). — I. al-B., No. 73.

Paul. (S. 250): *ψιμύθιον ἐμψυκτικόν τέ ἐστι καὶ ἐμπλαστικόν.* Galen XII, S. 244.

[7] A. M., No. 49 (S. 155). Bei Paul. (S. 249) steht nur *ὄπιον*, der dazu gehörige Text ist durch ein Versehen ausgefallen. — Galen. XIII, 273: *τὸ ὄπιον ἰσχυρότατόν ἐστι τῶν ναρκούντων τὴν αἴσθησιν ὕπνον τε καρώδη φερόντων.* — Gegen Augen-Schmerz und Entzündung X, S. 869 und I, S. 125. — I. al-B., No. 116.

[8] A. M., No. 74 (S. 166): Bussad, Korallen, ... reinigen die Augen Vgl. No. 13. — I. al-B., No. 282.

[9] A. M., No. 488 (S. 243), qaraz, *ἀκακία* des Diosc., Mimosa nilotica. „Das Gummi des Baumes heisst aqaqija, ... beseitigt die Augenbeschwerden."

Paul. S. 229: *Ἀκακία τρίτης μέν ἐστι τῶν ξηραινόντων τάξεως, πρώτης δὲ τῶν ψυχόντων, εἰ δέ τι πλυνθείη, δευτέρας.* Genauer stimmt noch mit des Arabers Worten Galen XI, 816. — Diosc. I, c. 133: *ἁρμόζει δὲ πρὸς τὰ ὀφθαλμικά ...*

[10] A. M., No. 19 (S. 149), Muscus arboreus, Usnea, *βρῦον.* Diosc. I, c. 20. A. M., S. 340, sagt Achundow, dass ušna aus dem lateinischen usnea stammt. Das Umgekehrte ist richtig. — I. al-B., No. 85.

Paul., S. 233: *Βρῦον ... ἐν δρυσὶν ... εὑρισκόμενον διαφορητικόν,* Diosc. I, c. 20: *δύναμιν ἔχει στυπτικήν.*

11. (Uššaq.[11]) Ammon'sches Gummi-Harz, heiss im zweiten Grade, löst die Lid-Verdickung und Krätze (Trachom) und hemmt die Lidwarzen.

12. (Iṯmid.) Antimon[12] (Spiessglanz), kalt, trocknend, zusammenziehend, nützt gegen harte Geschwulst (Mursaǵ), kräftigt die Wimpern, vernarbt die Geschwüre, stärkt das Auge und bewahrt seine Gesundheit.

13. (Bussaḏ.) Koralle[13], kalt, trocken, kräftig trocknend; zieht mässig zusammen, stärkt das Auge und kupirt das Thränen.

14. (Ba'r aḍ-ḍabb.) Eidechsen-Koth[14], wischt kräftig ab und beseitigt den Weissfleck.[14a]

15. (Bārzad.) Mutterharz[15], heiss, trocken; lindert und löst die klebrigen Feuchtigkeiten, nützt gegen Lidkrätze und Hagelkorn und Pusteln, die im ⟨Auge⟩ entstehen.

---

[11] A. M., No. 44 (S. 154 u. 342), Drag., S. 497; K., S. 160. Gummi Ammoniacum, von Dorema Ammoniacum (Peucedanum A.). Paul., S. 230: *Ἀμμωνιακὸν θυμίαμα, ὀπός ἐστι μαλακτικῆς δυνάμεως ... ὥστε σκίῤῥους καὶ πώρους διαλύειν.* Diosc. III, c. 88: *γεννᾶται δὲ ἐν Λιβύῃ κατὰ Ἄμμωνα. Δύναμιν δὲ ἔχει μαλακτικὴν ... διαφορητικὴν σκληρωμάτων ... σμήχει δὲ καὶ τὰ ἐν ὀφθαλμοῖς λευκώματα καὶ τραχύτητας βλεφάρων τήκει.* — I. al-B., No. 83.

[12] Vgl. G. d. A., S. 24. Das Wort Antimonium stammt aus dem arabischen iṯmid oder aṯmud; das arabische aus dem griechischen *στίμμι*; das griechische aus dem ägyptischen stm. Somit sind Antimon und stimmi, so verschieden sie auch klingen, dennoch beide nur Umwandlungen derselben ägyptischen Wurzel stem.

Vgl. A. M., No. 163 (S. 190) und K., S. 175. — I. al-B., No. 18.

Paul., S. 254: *Στίμμι, πρὸς τῷ ξηραίνειν ἔχει καὶ στύψιν, ὅθεν καὶ τοῖς ὀφθαλμικοῖς μίγνυται κολλυρίοις.* (Nach Galen XII, S. 236.) Diosc. V, c. 99: *Δύναμιν δὲ ἔχει ... καθαρτικὴν ... τῶν ἐν ὀφθαλμοῖς ἑλκῶν.*

[13] A. M., No. 74 (S. 166). Vgl. No. 8.

Paul., S. 248: *κοράλλιον ὥσπερ δενδρῶδές ἐστι φυτὸν* ⟨*ἐνάλιον*, Diosc.⟩ ... *δύναμιν ἔχει ξηραντικὴν ἱκανῶς, καὶ μετρίως στυπτικήν.* Diosc. V, c. 138.

[14] Fehlt bei A. M., der allerdings einige andre Koth-Arten anführt.

Galen XII, S. 307: *περὶ κόπρου τῶν χερσαίων κροκοδείλων ... ῥυπτικὴν δύναμιν ἔχει ...* Paul., S. 242: *ἡ δὲ τῶν χερσ. κροκοδ. ἀλφοὺς ἀπορύπτει.*

[14a] Vgl. II, c. 55, Anm. 9.

[15] qinnā, bārzad, Galbanum, Mutterharz. A. M., No. 452 (S. 244 u. S. 391); K., S. 178. — I. al-B., No. 238 u. 1841. (B. ist persisch.)

Paul., S. 249: *χαλβάνη, θερμαίνει μὲν πλησίον τῆς τρίτης ἀποστάσεως,*

16. (Baṣal.) Zwiebel[16], ist heiss im vierten Grade; Einreibung mit ihrem Saft nützt gegen Star-Anfang und gegen Verdunklung des Blicks in Folge von dicken Säften; sie regt an das Hervortreten der Haare und öffnet die Mündungen der Hämorrhoïden.

17. (Bāqilā.) Bohnen[17], kalt, trocken im ersten Grade.... Das ⟨Mittel⟩ ist von gemässigter Mischung und löst und trocknet. Im Umschlag auf's Auge nützt es gegen Pupillen-Erweiterung aus primitiver Ursache (Verletzung).

18. (Būraq.) Salpeter[18], heiss, trocken[18a]; lindert, kupirt klebrige Feuchtigkeiten, reinigt die alten Weissflecke und trocknet im dritten Grade.

19. (Bazr al-ḫass.) Lattich[19]-Samen, kalt, trocken, betäubend; wenn damit ein Umschlag gemacht wird, so nützt es gegen den Kopfschmerz und hindert den Fluss.

ξηραίνει δὲ πλησίον τῆς δευτέρας, μαλακτικῆς τε καὶ διαφορητικῆς ὑπάρχουσα δυνάμεως.

Galen XII, S. 153. Diosc. III, c. 87. — Wie bārzad (15) von ǵašmīzaǵ (25) sich unterscheide, ist schwer zu sagen. Vielleicht sind es zwei Sorten desselben Harzes.

[16] A. M., No. 61 (S. 161). — I. al-B., No. 296.

Paul., S. 243: *κρόμμυον, ἐκ τῆς τετάρτης τάξεώς ἐστι τῶν θερμαινόντων, . . . ὅθεν αἱμοῤῥοΐδας ἀναστομεῖ προστιθέμενον . . . παρορμᾷ τὰς τρίχας. ὁ δὲ χυλὸς αὐτοῦ τοὺς ὑποχεομένους ἢ ἀμβλυώττοντας διὰ παχὺν χυμὸν ὠφελεῖ.* Galen. XII, S. 48. Diosc. II, c. 180: *ὁ δὲ χυλὸς ἐγχριόμενος . . . βοηθεῖ ἀμβλυωποῦσι . . . καὶ ἀρχομένοις ὑποχεῖσθαι.*

[17] A. M., No. 50 (S. 156): „Die getrocknete ist kalt und trocken im zweiten Grade, die frischen kalt und feucht im ersten."

Paul. S. 249: *Κύαμος, οὐ πολὺ τῆς μέσης ἀφέστηκε κράσεως κατά τε τὸ ψύχειν καὶ ξηραίνειν.*

[18] A. M., No. 63 (S. 162): „trocken im zweiten Grade." Vgl. daselbst S. 316, und K., S. 179. — I. al-B., No. 381.

Νίτρον fehlt bei Paul., doch hat er *ἀφρόνιτρον* ⟨ohne das erste ρ⟩ und *ἀφρὸς νίτρου.*

Galen XII, S. 225: *νίτρον ξηραίνει καὶ διαφορεῖ.*

[18a] [im vierten Grade] muss ein Einschiebsel sein, da es mit dem Folgenden im Widerspruch steht.

[19] A. M., No. 169 (S. 193): Chas, Lactuca sativa, Garten-Salat. Doch mag auch Lactuca virosa (Drag. 691) gemeint sein. — So hier, bei Ali b. Isa. Paul. S. 238: *Θρίδαξ, ὑγρὸν καὶ ψυχρόν . . . ἡ δὲ ἀγρία ἧττον ψύχει . . .* Diosc. II, c. 165: . . . *ὑπνωτική* . . . I. al-B., No. 792.

20. (Banǵ.) Bilsenkraut[20], kalt, trocken im dritten Grade, betäubend; wenn man einen Umschlag davon auf stark pulsirende Anschwellung macht, so wird die Empfindlichkeit der letzteren aufgehoben.

21. (Baiḍ.) Ei[21], mit seinem Eiweiss, kühlt es mässig, verklebt, verstopft, mildert das Beissen im Auge; mit seinem Gelb, wenn es über das Auge gebunden wird, hemmt es die sich ergiessenden Materien und hindert das Entstehen von entzündlichen Anschwellungen.

22. (Tūtiā.) Zink-Blume[22], trocknet ohne Beissen, nützt gegen Geschwüre und Pusteln und gegen Fluss im Auge. Die gewaschene bewahrt die Gesundheit des Auges.

23. (Tūtiā maḥmūdī.[23]) Die Zink-Blume von der besten Sorte trocknet ohne Beissen, nützt gegen krebsartige und andre Geschwüre.

Die Hascharische (ḥašarī) ist stärker an Wirkung. Die aus den Minen kupirt den Fluss und trocknet das Thränen.

---

[20] A. M., No. 78 (S. 167), Hyoscyamus. Vgl. K., S. 174 und Drag., S. 569. Paul. (S. 249) hat eine Lücke, die aus Galen XII, S. 147 zu ergänzen ist: *Ὑοσκύαμος ... καρωτικός ... ἐκ τῆς τρίτης που τάξεως ὑπάρχων τῶν ψυχόντων.* Diosc. IV, c. 69: *εἰς κολλύρια ἀνώδυνα ... πρὸς ὀφθαλμῶν φλεγμονάς* ... I. al-B., No. 356.

[21] A. M., No. 50 (S. 262). Paul., S. 259: *Ὠοῦ τὸ μὲν λευκόν τε καὶ λεπτὸν τῶν ἀδηκτοτάτων ἐστὶ, μετρίως ἐμψῦχον. χρηστέον οὖν αὐτῷ ἐπὶ ⟨τῶν⟩ ὀφθαλμῶν ... καὶ ἡ λέκυθος δὲ ... ἀφλεγμάντοις μίγνυται φαρμάκοις* ... I. al-B., No. 392.

[22] A. M., No. 95 (S. 174 u. 316): Pompholyx, Zink-Oxyd. Vgl. G. d. A., S. 25 u. S. 223; K., S. 180. Paul. S. 251: *Πομφόλυξ, ἀδήκτως ξηραίνει ... μίγνυται δὲ καὶ ὀφθαλμικαῖς δυνάμεσιν.* Galen XII, S. 234: *περὶ πομφόλυγος καὶ σποδίου ... μίγνυται εἴς τε τὰ κατὰ τοὺς ὀφθαλμοὺς ῥεύματα συντιθέμενα κολλύρια καὶ ὅσα φλυκταίνας τὰς ἐν αὐτοῖς ἢ ἕλκη θεραπεύει.* (Text incorrect.) Diosc. V, c. 85.

[23] Das Wort maḥmūdī hat uns viel Schwierigkeiten bereitet.

Wir finden bei unsrem Verf. tūtiā aus Kirman und tūtiā maḥmūdī an verschiedenen Stellen, hier noch solche aus Ḥašar (?) und solche, die aus den Minen stammt. T. m. kann nicht heissen „Zink-Blume des Machmud“ oder „aus M.“ Dozy hat aus Mosta'īnī (Ms. Leyden): „Es gibt eine Art, welche Meeres-Tutia (al-tūtiā al-baḥrī) heisst und nach dem

24. (Tūbāl al-ḥadīd.[24]) Eisen-Hammerschlag, trocknet und zieht zusammen und nützt gegen böse Geschwüre. — (Tūbāl ar-rūj.) Kupfer-Hammerschlag[24a] vermindert das wilde Fleisch und verflüssigt dasselbe. Jedem Hammerschlag[24b] kommt Zusammenziehung und Beissen zu. — (Tūbāl as-šaburqān.[24c]) Der Stahl-Hammerschlag hat stärkere Wirkung in der Verflüssigung des Fleisches, als Kupfer-Hammerschlag.

25. (Ǵašmīzaǵ.) Galban-Harz[25] ist lösend und nützlich gegen Augen-Entzündung und gegen Fremdkörper, die in das Auge gefallen sind.

26. (Ǵawšīr.[26]) Opopanax-Harz, heiss, lindernd und lösend; nützt gegen den Anfang des Stars.

27. (Ǵa'da.) Berg-Polei[27] ist warm, reinigt (beseitigt) die Dunkelheit des Blicks und schärft denselben; und zwar,

---

Meere benannt wird; und ferner al-tūtiā al-maḥmūdī, die in Syrien, Afrika und Andalusien vorkommt."

Vielleicht gelingt die Erklärung des Worts auf folgende Weise. Aët. beschreibt uns (c. 11) πομφόλυγος τὸ κάλλιστον, und ebenso (c. 34): πομφόλυγα καλλίστην, die beste Sorte: diese ist gemeint. Vgl. auch Oreibas. V, 82: στίμμι κράτιστον. Auch A. M., No. 95, S. 174, spricht von vier Sorten der Tutia, der besten weissen, der grünen, der Chorasanischen, der Kirmanischen. Aehnlich I. al-B., No. 437.

[24] A. M., No. 164, S. 190. Paul., S. 244: λεπὶς ... σιδήρου στύψεως πλείονος μετέχει. I. al-B., No. 438 u. 1795.

[24a] Paul. a. a. O.: ἡ τοῦ χαλκοῦ ξηραίνει πλέον. — D.: t. an-nuḥās.

[24b] Paul. a. a. O.: λεπὶς πᾶσα μὲν ἰσχυρῶς τε ξηραίνει καὶ στύφει καὶ δακνώδης ἐστὶν ...

[24c] Galen XII, S. 224: καὶ ταῦτ' ἔτι μᾶλλον ἡ τοῦ στομώματος, διὸ καὶ πρὸς τὰ κακοήθη τῶν ἑλκῶν ⟨ἀμφότεραι⟩ ἀμείνους εἰσὶ τῆς τοῦ χαλκοῦ. D.: t. as-sājerkān. (Dozy: šāburqān, persisch. Vgl. I. al-B., No. 645.)

[25] Paul., S. 249: χαλβάνη ... μαλακτικῆς καὶ διαφορητικῆς δυνάμεως, Ali b. Isa verwendet Klebmittel nicht zur Entfernung von Fremdkörpern. wohl aber Aët. Vgl. II, c. 40, Anm. 5. — (Vgl. bārzad, No. 15.)

[26] A. M., No. 94, S. 360. Nach A. M., No. 114, S. 179, ist ǵawšīr = Opoponax, — nach Drag., S. 496 gaoschir = Galbanum (?). Jedenfalls kann es hier nicht Sagapen-Harz bedeuten, da dies unter No. 66 folgt. Rasis, Continens, Ed. Venet. 1559, fol. 530: Opoponacum appellatur arabice gensir. Ebenso I. al-B., No. 459.

[27] Drag., S. 569: Teucrium Polium Li. A. M., No. 115, S. 180: dschu'da, Polei-Gamander. Paul., S. 251: πόλιον τὸ μικρότερον ... τῆς τρίτης ἐστι τῶν θερμαινόντων τε καὶ ξηραινόντων τάξεως.

wenn sein Saft mit Honig vermischt und damit eingerieben wird. Ebenso ⟨wirkt⟩ Andorn.[27a]

28. (Ǵand bādastar.) Bibergeil[28], heiss und trocken, kupirend und reifend; nützt gegen den Eiter hinter der Hornhaut und erwärmt die Nerven.

29. (Ǵulnār.) Granatapfel-Blüthe[29], kalt und trocken, zusammenziehend; hält die Materien ⟨vom Auge⟩ ab, wenn damit die Stirn eingerieben wird.

30. (Ǵauz.[30]) ⟨Muskat-⟩Nuss ist heiss und dünn (verdünnend).

31. (Ḥuḍuḍ.[31]) Dornstrauch-Saft (Lycium). Der beste ist der indische. Derselbe ist zusammengesetzt aus verschiedenen Kräften: es ist darin die Kraft der Wärme, die Kraft

---

[27a] farāsijūn = *πράσιον*. Vgl. K., S. 174 unter frasijun. Paul., S. 251: *πράσιον . . . καταπλασσόμενον δὲ ῥύπτει καὶ διαφορεῖ.*

[28] A. M., No. 120 (S. 180). K., S. 174. Paul., S. 240: *καστόριον θερμαίνει καὶ ξηραίνει.* Diosc. II, c. 26. I. al-B., No. 516.

[29] Vgl. K., S. 179 unter rummān. Galen XI, S. 787: *τῆς τρίτης τάξεως τῶν ξηραινόντων . . . βαλαύστιον.* XI, S. 847. Paul., S. 232: *Βαλαύστιον, ἄνθος ἐστὶν ἀγρίας ῥοιᾶς ἰσχυρῶς στυπτικὸν, ξηρὰν τε καὶ ψυχρὰν ἔχον τὴν δύναμιν . . . ῥεύματα ἵστησιν.*

[30] L.: nux moscata. Auch nach einer Randnote von D. „Nach einer Notiz des Joanna und Ibn Maza und des Ibn Masua ist die Muskat-Nuss heiss und trocken." A. M., No. 111 (S. 179): dschuz i buwwa, Myristica moschata, Muskat-Nuss. I. al-B., N. 526. — Erscheint griechisch zuerst bei Simeon Sethi (1070 n. Chr.) als *κάρυον ἀρωματικόν*, später als *μοσχοκάρυον, μοσχοκαρύδιον.* Dagegen ist *βάλανος μυρεψική* (Paul., S. 232) die Behen-Nuss; nicht, wie Gorr. und Thes. l. gr. und A. behaupten, die Muskat-Nuss. Drag., S. 218. A. M., No. 111, S. 179: dschuz i buwwa, heiss . . . wird zu Augenpulvern verwendet. — Hier haben wir ein Mittel, das erst die Araber eingeführt.

[31] K., S. 178. I. al-B., No. 680. Nach A. M., No. 139 (S. 187) ist huzuz = Rhamnus infectorius, Lycium gallicum. Auch nach Drag., S. 413 wäre huzuz = *λύκιον* des Galen, aus Rhamn. inf. Doch erwähnt er (S. 588), dass man das Mittel auch von Lycium mediterraneum ableiten könnte. S. 232 fügt er hinzu, dass Lycium indicum der Griechen aus Berberis Lycium u. a. bereitet sei.

Paul., S. 240: *Λύκιον, ἐξ ἑτερογενῶν συγκεῖται δυνάμεων, τῆς μὲν θερμῆς . . . τῆς δὲ γεώδους, ψυχρᾶς καὶ ἠρέμα στυφούσης, ὥστε ξηραίνειν κατὰ τὴν δευτέραν ἀπόστασιν, κατὰ δὲ τὸ θερμαίνειν καὶ ψύχειν μέσον. διόπερ ὡς ῥυπτικῷ μὲν αὐτῷ χρῶνται ἐπὶ τῶν ἐπισκοτούντων ταῖς κόραις . . . προτερεύει δὲ τὸ ἰνδικόν.* (Vgl. No. 89, ʿausaǵ.)

der Erde; — er ist trocken im dritten Grade und von gemässigter Wärme; — ferner ist darin eine mässige Zusammenziehung; er wischt ab und verdünnt die Verdickung gegenüber der Pupille und stärkt den Blick (die Sehkraft) und wischt ab (beseitigt) die Verdunklung.

32. (Ḥazaf.) Kresse.[32] Die gebrannte ⟨Kresse⟩ wirkt eröffnend, reinigt das dicke, in den Adern eingeschlossene Blut und ist nützlich gegen Hornhautfell.

33. (Ḥiltīt.) Assa foetida[33] (Asant), warm, trocken, dünn, lösend; stärker als alle Gummi, und mehr lösend, als diese; nützt gegen Star-Anfang.

34. (Ḥulba.) Bockshornklee[34], heiss im zweiten Grade; löst die Aposteme.

35. (Ḥanżal.) Koloquinthen[35], heiss im dritten Grade; nützt gegen Star-Anfang.

36. (Ḫaṭāṭīf.) Schwalben[36]-Asche, mit Honig gemischt, nützt gegen Verdunklung des Blicks und gegen den Anfang des Stars.

---

[32] Drag., S. 252: Lepidium sativum, Kresse, das Kardamon des Hipp. und Diosc., lepidion des Galen und Scrib. Larg., der es auch nasturtium benannt hat, aṣab des Ibn al-Baiṭār u. A.

Paul., S. 244. *Λεπίδιον ... ἐκ τῆς τετάρτης ἐστὶ τῶν θερμαινόντων τάξεως, ὅμοιον μὲν ὑπάρχον καρδάμῳ ...*

[33] K., S. 175. I. al-B., No. 688. Drag., S. 495: hiltît, Asa foetida, Teufelsdreck, aus Ferula Persica. A. M., No. 147, S. 188: hiltit, Gummi von Ferula Asa foetida, heiss und trocken im dritten Grade ... vertreibt den Star. Paul., S. 249: *Ὀπὸς, ὅ τε κυρηναϊκὸς καὶ μηδικὸς καὶ ὁ συριακὸς, καθ' ὑπεροχὴν λέγονται, θερμοί τε ὄντες καὶ πνευματώδεις.* Galen XII, S. 90. Diosc. III, c. 84: *Περὶ σιλφίου ... ὑποχύσεως διασκεδαστικὸς ...*

[34] K., S. 174: *τῆλις*, Foenum graecum, Trigonella foenum graecum. A. M., No. 128, S. 183. Drag., S. 316. Paul., S. 248: *Τῆλις, θερμὴ μὲν ἐκ τῆς δευτέρας ἐστὶ τάξεως ... τὰς δὲ ἧττον θερμὰς ⟨φλεγμονὰς⟩ διαφοροῦσα.* Galen XII, S. 141, 257; X, S. 938; XII, S. 700. G. d. A., S. 341, 342 und a. a. O. I. al-B., No. 682.

[35] A. M., No. 137, S. 185. Drag., S. 649. K., S. 175. Paul., S. 241: *κολοκυνθίς.* Galen XII, S. 34. Diosc. IV, c. 175.

[36] Ein alter Aberglaube! Diosc. II, c. 60: *Περὶ χελιδόνος ... ἡ ἀπ' αὐτῶν τέφρα ... μετὰ μέλιτος χρισθεῖσα ὀξυδορκίαν ποιεῖ.* Galen XIV, S. 240: *ὁ δὲ τῆς χελιδόνος ⟨ἐγκέφαλος⟩ πρὸς ὑποχύσεις ποιεῖ.* Paul., S. 258: *χελιδόνων καυθεισῶν ἡ τέφρα ... ποιεῖ καὶ ὀξυδορκίαν.* Aehnlich Galen

37. (Ḫar' al-fa'r.) Mäusedreck[37], reinigt die Hornhaut-Feuchtigkeiten und lässt dichte Wimpern hervorspriessen.

38. (Ḫilāf.) Weiden[38]: wenn sie während der Blüthe abgeschält werden, und der Saft von ihnen genommen und eingerieben wird, so beseitigt derselbe die Verdunklung des Blicks. Mit Essig vermischt, entfernt er die Warzen.

39. (Ḫarbaq.) Weisser Niesswurz[39], ist heiss, trocken im zweiten Grade, wischt ab und kupirt den in's Auge herabsteigenden Star.

40. (Dār ṣīnī.) Zimmt[40], heiss im dritten Grad, verdünnend, reinigt das Gehirn und schärft den Blick.

41. (Dausar.) Lolch[41], ist lösend für harte, heisse Abscesse, nützt gegen harte Geschwulst (Mursarǵ) und heilt die Thränenfistel.

42. (Duhn al-balsān.) Balsam-Oel[42], ist heiss, trocken, verdünnend; löst den Star, der in's Auge hinabsteigt.

XII, S. 359, allerdings nicht so zuversichtlich: *χρῶνται ἔνιοι τῇ τέφρᾳ* ... A. M., S. 211.

[37] Ueber die Verordnung von Koth verschiedener Thiere vgl. A. M., S. 263. Paul., S. 242: *ἡ δὲ τῶν μυῶν ⟨κόπρος⟩ ῥυπτικωτέρα τῶν ἄλλων οὖσα ἀλωπεκίαις ἁρμόττει.*

[38] A. M., No. 175, S. 195. [Das Mittel ist kalt und feucht im zweiten Grade.] Der eingeklammerte Zusatz findet sich in D., nicht in Kh. und L.

Paul., S. 239 ist bei diesem Mittel sehr kurz; seine Quelle, Galen XI, S. 891, scheint von dem Araber benutzt zu sein: *Περὶ ἰτέας ... ἔστι γὰρ ἡ δύναμις αὐτῶν ξηραντικὴ καὶ ἄδηκτος, ἔχει δὲ καὶ στύψιν ... ἔνιοι δὲ κατὰ τὸν καιρὸν τῆς ἀνθήσεως ἐντέμνοντες τὸν φλοιὸν ὀπὸν ἀθροίζουσί τινα καὶ χρῶνται πρὸς τὰ ταῖς κόραις ἐπισκοτοῦντα.* Diosc. I, c. 135.

[39] Helleborus (Olympicus) Drag., S. 222; A. M., No. 180 (S. 196). Paul., S. 236: *Ἐλλέβορος ἑκάτερος θερμαίνει καὶ ξηραίνει κατὰ τὴν τρίτην ἀπόστασιν.* Galen XI, S. 874.

[40] A. M., No. 253, S. 205: Laurus Cinamomum. Paul., S. 241: *Κιννάμωμον, ἄκρως ἐστὶ λεπτομερές, οὐ μὴν ἄκρως γε θερμόν, ἀλλ' ἐκ τῆς τρίτης που τάξεως, οὐδὲν δὲ οὕτω ξηραίνει* ... I. al-B., No. 841.

[41] Lolium in tritico, Lolium temulentum (Drag., S. 86; A. M., S. 227, bei beiden arabisch scheilam!)

Paul., S. 229: *Αἶρα, θερμαίνει καὶ ξηραίνει πλησίον τῆς τρίτης ἀποστάσεως.*

[42] A. M., No. 202, S. 199: Duhn ul-balasân, Oleum Amyris gileadensis, Oel des Balsam-Baums, heiss und scharf. — Den Griechen war vom Balsam-Baum das Holz, das Harz und die Frucht bekannt (Paul., S. 233), aber nicht das Oel.

43. (Dibq.) Mistel[43], heiss, scharf, zieht stark die dicken Feuchtigkeiten aus der Tiefe und erweicht und löst dieselben auf und nützt gegen Fisteln.

44. (Dār filfil.) Langer Pfeffer[44], heiss, trocken im zweiten Grade, nützt gegen Nachtblindheit[44a] und verdünnt die klebrigen Feuchtigkeiten.

45. (Dam al-'aḫawain.[45]) Drachenblut, ist kalt und zusammenziehend, bildet Fleisch (Substanz) in Geschwüren an und kräftigt das Auge.

46. (Duḫān al-qawārīr.) Lampen-Russ[46], ist heiss, lässt die Thränen herabsteigen, löst; brennt den Sabal (das Hornhautfell) und schmelzt ihn fort und kupirt ihn.

47. (Dam al-ḥamām.) Tauben-Blut[47], ist heiss, löst die

---

[43] A. M., No. 259, S. 206: Viscum album (und Loranthus Europaea, Drag., S. 182). Paul., S. 238: *Ἰξὸς, θερμαίνει μετὰ δριμύτητος, ἕλκει γοῦν ἐκ τοῦ βάθους ἰσχυρῶς, καὶ διαφορεῖ* . . . I. al-B., No. 848.

[44] A. M., No. 254, S. 205. Vgl. K., S. 174: fulful. Drag., S. 154: Der lange Pfeffer ist der unreife Fruchtstand von Piper Chaba. Paul., S. 250 (nach Galen XII, S. 97): *Πεπέρεως . . . ὁ δὲ καρπὸς, ὁ μὲν ἄρτι βλαστάνοντος αὐτοῦ τὸ μακρόν ἐστι πέπερι . . . θερμαίνει καὶ ξηραίνει.*

[44a] šabkur. Vgl. III, c. 7, Anm. 1.

[45] A. M., No. 263, S. 207. Vgl. K., S. 174. (Wörtlich „Blut der beiden Brüder".) Nach Drag., S. 96, stammt das sogenannte Drachenblut (ein rothes Harz) von Daemonorops Draco (Calamus Draco) oder auch von Pterocarpus-Arten, selten wohl von Dracaena Boerhavi. (S. 124.) Diosc. V, c. 119: *Περὶ κινναβάρεως . . . ἐνόμισάν τινες αὐτὸ εἶναι αἷμα δράκοντος . . . ἁρμόζον εἰς ὀφθαλμικά.* Plin. 33, 38. — I. al-B., No. 882.

[46] Wir würden den § 46 lieber nach den beiden folgenden setzen. — duḫān al-qawārīr, Flaschen-Rauch, ist jedenfalls nicht Glas-Schaum (*ὑέλου ἄχνη*, Aët., S. 196), da dies letztgenannte Mittel im § 60, unter dem Namen zabad al-qawārīr, beschrieben wird. Aber Lampenruss (*αἰθάλη*, Aët., S. 160, *λιγνύς*, Paul., S. 245) dürfte es bedeuten, zumal für denjenigen, der die folgende Stelle aus muntaḫab des 'Ammār b. Ali berücksichtigt: Man nehme bellirische Myrobalanen und Veilchen-Oel, je 10 Drachmen; mache davon einen Docht und zünde ihn an. Darüber werde ein Glasbecher gestülpt, bis Rauch aufsteigt und von dem Docht nicht das Geringste übrig bleibt. Dann nimm diesen Russ und bewahre ihn in einem Glasgefäss . . .

[47] A. M., No. 267, S. 207. Paul., S. 229: *Αἷμα, ψυχρὸν οὐδέν ἐστι . . . τὸ δὲ τῶν περιστερῶν καὶ φάττης καὶ τρυγόνος . . . τὰ ἐν τοῖς ὀφθαλμοῖς ὑποσφάγματα ἰᾶται, θερμὸν ἐνσταζόμενον.*

Blut-Reste im Auge, welche von primitiver Ursache (Verletzung) herstammen.

48. (Dam al-ḫuššāf.[48]) Blut von Fledermaus, mit Honig; nützt gegen Anfang des Stars, der in das Auge hinabsteigt.

49. (Duḫān al-kundur). Weihrauch-Russ[49], verschönt das Auge und nützt gegen das Ausfallen der Wimpern, gegen Lidrand-Entzündung, Thränen und Jucken.

50. (Ḍarq al-ḫaṭāṭīf.) Schwalben-Koth[50], wischt ab, reinigt, beseitigt den Weissfleck von der Hornhaut.

51. (Rāzijānaǵ.) Fenchel[51], heiss im dritten Grade, trocken im zweiten Grade; wischt ab, in wässrigem Zustand eingerieben; nützt gegen den Anfang des Stars im Auge.

52. (Ramād qaḍīb.) Rohr-Asche[52], wärmt, trocknet im zweiten Grade.

53. (Zanǵabīl.) Ingwer[53], heiss, trocken im zweiten Grade; löst die Feuchtigkeiten; nützt gegen Krätze (Trachom), kräftigt die schwache Sehkraft, beseitigt und löst die Verdunklung.

54. (Za'farān.) Safran[54], heiss im zweiten Grade, zu-

---

[48] Paul. a. a. O.: *τὸ δὲ τῶν νυκτερίδων* ... Galen XII, S. 258.

[49] A. M., No. 480 (S. 250): Weihrauch ... sein Rauch ist trockner und heisser, als das Gummi selbst, und reinigt Augen-Geschwüre.

Paul., S. 245: *Λιγνύς. καιομένων τινῶν εἰδῶν ὥσπερ αἰθάλη τις ἐστιν, οἷον λιβανωτοῦ ... χρῶνται δὲ αὐτῇ μάλιστα κατὰ τὰς ὀφθαλμικὰς καὶ καλλιβλεφάρους δυνάμεις.*

[50] So I. al-B., No. 810, nach K. Paul., S. 248 hat unter *κόπρος* nichts von der Schwalbe, aber vom Krokodil das Folgende: *ἡ τῶν νειλοκροκοδείλων λευκώματα λεπτύνειν πεπίστευται.* Umgekehrt lautet es bei Tobias II, 9: *καὶ τῶν ὀφθαλμῶν μου ἀνεῳγότων, ἀφώδευσαν τὰ στρουθία θερμὸν εἰς τοὺς ὀφθαλμούς μου, καὶ ἐγεννήθη λευκώματα ἐν τοῖς ὀφθαλμοῖς μου.*

[51] K., S. 179; A. M., No. 277 (S. 210): r., Anethum foeniculum, Fenchel. Drag., S. 491: bei Galen marathron. Paul., S. 246: *μάραθρον, θερμαίνει μὲν κατὰ τὴν τρίτην τάξιν, ξηραίνει δὲ κατὰ τὴν ᾱ ... τοῖς ὑποχεομένοις βοηθεῖ.* — I. al-B., No. 1019.

[52] A. M., No. 286, S. 211: ramād. Paul., S. 225: *Τέφρα.* Die des Rohrs wird nicht erwähnt.

[53] A. M., No. 244 (S. 212): Amomum Zingiber.

Paul., S. 237: *Ζιγγιβέρεως ἡ ῥίζα, θερμαίνει μὲν ἰσχυρῶς.*

Diosc. II, c. 189: *ποιεῖ καὶ πρὸς τὰ ἐπισκοτοῦντα ταῖς κόραις.*

[54] A. M., No. 289 (S. 212); Drag., S. 139: Crocus sativus; K., S. 181. Paul., S. 243: *κρόκος, δευτέρας μέν ἐστι τάξεως τῶν θερμαινόντων, πρώτης τῶν ξηραινόντων, στύφει τε καὶ συμπέπτει.* I. al-B., No. 1110.

sammenziehend; trocken im ersten Grade, reift, trocknet das Auge, wischt ab.

55. (Zuǵāǵ.) Glas[55], kräftigt das Auge und reinigt es.

56. (Zirnīḫ.) Arsenik[56], gebrannt; beide Arten sind heiss im vierten Grade; beide entfernen den Rest des abgestorbenen Blutes, das von einer Verletzung herrührt.

57. (Zinǵār.) Grünspan[57], heiss, trocken im vierten Grade; löst, vermindert wildes Fleisch, nützt gegen Krätze (Trachom), beseitigt den Weissfleck, wenn es den ⟨Augen-⟩Mitteln beigemischt wird.

58. (Zunǵufr.[58]) Zinnober, von gemässigter Wärme, zusammenziehend; besitzt auch brennende Kraft und löst.

59. (Zāǵ.) Vitriol[59], gebrannt, ist heiss, trocken im vierten Grade, stark zusammenziehend; es beisst, jedoch weniger, als

---

[55] A. M., No. 299 (S. 214): „Fein zerrieben und verbrannt, zu Augenpulvern gemischt, reinigt es die Hornhaut und vermehrt dadurch die Sehkraft." Damit nicht ein Blöder Brillengläser wittre! Paul., S. 248, unter *ὕαλος* und Galen XII, S. 206 erwähnen nicht die Anwendung des Glases bei Augen-Krankheiten, wohl aber Aët., S. 196, der fein gepulvertes Glas auf Thränensack-Fisteln aufstreut.

[56] K., S. 181. Diosc. V, c. 120 u. 121 beschrieb *ἀρσενικόν* (davon zwei Unter-Arten), das Rauschgelb (dreifach-Schwefel-Arsen, Arsen-Sulfid); und *σανδαράχη*, das rothe Schwefel-Arsen, Realgar (zweifach-Schwefel-Arsen, Arsen-Sulfür). A. M., No. 295 (S. 214) unterscheidet drei Arten, das rothe, das gelbe und das weisse. Letzteres ist Arsen-Säure und schon bei ar-Razī beschrieben. Somit sind bei unsrem Araber die beiden erstgenannten Arten, das Arsen-Sulfür und das Arsen-Sulfid, gemeint. Galen (XII, S. 212) und Paul. sprechen nur von einer Art. Letzterer sagt S. 233: *Ἀρσενικὸν, καυστικῆς ἐστι δυνάμεως.* Aber S. 252: *Σανδαράχη, καυστικῆς ἐστι δυνάμεως, ὥσπερ καὶ τὸ ἀρσενικόν.* I. al-B., No. 1100, 1336.

[57] A. M., No. 296 (S. 214). Paul., S. 238: *Ἰὸς, . . . διαφορητικὸς καὶ καθαιρετικὸς καὶ τμητικὸς ὑπάρχων* . . . Diosc. V, c. 92: *Δύναται δὲ πᾶς ἰὸς στύφειν, θερμαίνειν, ἀποσμᾶν τὰς ἐν ὀφθαλμοῖς οὐλὰς καὶ λεπτύνειν, δάκρυον ἄγειν* . . . Vgl. I. al-B., No. 1131.

[58] A. M., No. 297 (S. 214): Quecksilber-Sulfid, rothes. Während Diosc. mit *κιννάβαρι* auch das sogen. Drachenblut beschreibt (s. oben N. 45), bedeutet dieses Wort bei Galen XII, S. 221, und Paul., S. 241 unsren Zinnober: *κιννάβαρι δριμείας μετρίως δυνάμεώς ἐστι.* Vgl. I. al-B., No. 1132.

[59] A. M., No. 300 (S. 514). Vgl. K., S. 180. Galen XII, S. 230: *ἱστόρηταί μοι καὶ περὶ χαλκάνθου κατὰ τύχην εἰς χαλκῖτιν μεταβάλλοντος . . . μετὰ ἔτη σχεδὸν κʹ.* Danach wäre hier qulqutār = *χάλκανθος*, blaues Kupfer-

qulqutār. Galen sagt, dass qulqutār, wenn es alt wird, in Vitriol (zāǵ) sich umwandelt.

60. (Zabad al-qawārīr.) Glas-Schaum[60], enthält Schärfe, wischt ab die Narben von der Hornhaut.

61. (Zabad al-baḥr.) Meeres-Schaum[61], heiss, scharf; trocknet, löst, wischt ab und beseitigt die Narben des Weissflecks aus dem Auge.

62. (Salīḫa.) Zimmt-Kassie[62], heiss, trocken im fünften Grade, dünn, scharf; besitzt Zusammenziehungs- und Kupirungs-Vermögen, löst die dicken Feuchtigkeiten und schärft den Blick.

63. (Sunbul al-ṭīb.) Duftende Narde[63], heiss im ersten Grade, dünn, besitzt Zusammenziehung und Schärfe, hindert den Erguss der Materie und trocknet die Feuchtigkeit.

64. (Sādaǵ hindī.) Zimmtblätter[64], sind wie griechische (römische, rūmī) Narde in Stärke und Mischung.

65. (Sadāb.) Raute[65], heiss, trocken im dritten Grade, kupirend, löst die dicken, klebrigen Feuchtigkeiten; mit

---

Vitriol, übrigens eisenhaltig; und zāǵ = *χαλκῖτις*, auch ein Eisen-Kupfer-Vitriol. Vgl. G. d. A., S. 224. Paul., S. 257: *χαλκῖτις ... καυθεῖσα* ... Vgl. unten No. 102.

[60] A. M., No. 299 (S. 217). Vgl. Aët., S. 196 (*ὑέλου ἄχνη*). S. oben Anm. 55 u. 46.

[61] A. M., No. 301 (S. 215); K., S. 180. Vgl. G. d. A., S. 84 (Schwämme und Korallen). Paul., S. 330: *Ἀλκυόνια, ῥύπτει μὲν πάντα καὶ διαφορεῖ.*

[62] A. M., No. 316, S. 218: Laurus Cassia, Zimmt-Kassie. Vgl. die gründliche Erörterung bei Drag., S. 239. Paul., S. 240: *Κασσία θερμαίνει καὶ ξηραίνει κατὰ τὴν τρίτην που τάξιν καὶ λεπτομερὴς ἱκανῶς ἐστι καὶ δριμεῖα καὶ μετρίως στύφουσα, τέμνει τε καὶ διαφορεῖ* ... Hier haben wir eine fast wörtliche Uebereinstimmung zwischen dem Araber und dem Griechen.

[63] Wörtlich Narde des Duftes. Vgl. K., S. 180. A. M., No. 315 (S. 218): Valeriana Jatamansi, indischer Narden-Baldrian. Paul., S. 248: *Ναρδόσταχυς· ἡ ῥίζα ταύτης θερμαίνει μὲν κατὰ τὴν πρώτην ἀπόστασιν* ... *ἔχει δὲ καὶ στύφον τι καὶ δριμὺ* ... *ἰσχυροτέρα δέ ἐστιν ἡ ἰνδικὴ τῆς συριακῆς* ... Vgl. I. al-B., No. 1237.

[64] A. M., S. 378: Malabathrum, Blätter von Laurus Cassia. Paul., S. 246: *μαλαβάθρου φύλλον ναρδοστάχυι παραπλησίαν ἔχει δύναμιν.*

[65] A. M., No. 313 (S. 217): Ruta graveolens. Drag., S. 351 = peganon bei Galen. Paul., S. 250: *Πήγανον* ... *τὸ δὲ ἥμερον τῆς τρίτης* ⟨*τάξεως τῶν θερμαινόντων καὶ ξηραινόντων*⟩ ... *τέμνον τε καὶ διαφοροῦν τοὺς*

Honig gemischt, nützt sie gegen Verdunklung des Blicks, schärft den letzteren und kupirt den in's Auge hinabsteigenden Star.

66. (Sakbīnaǵ.) Sagapen-Harz[66], heiss, trocken im zweiten Grade, dünn, wischt ab und verdünnt die Narben im Auge und den Weissfleck und die von dicker Feuchtigkeit entstehende Verfinsterung des Blicks, löst den Anfang des Stars und löst Gersten- wie Hagel-Korn.

67. (Silḫ al-afʿā.) Vipern-Haut[67], mit Honig zerrieben und in's Auge eingestrichen, schärft den Blick.

68. (Saraṭān baḥrī.) Seekrebs[68], wischt ab und trocknet, beseitigt die Narben und die Krätze und das Flügelfell aus dem Auge; trocknet die Geschwüre und reinigt dieselben.

69. (Siwār al-hind.) Die Isora[69]-Pflanze ist von der Art der Zink-Asche, nützt gegen Feuchtigkeit des Auges.

70. (Saʿtar.) Mairan[70], heiss, trocken; nützt, aufgezogen durch die Nase; nützt gegen phlegmatische Anschwellung; gegessen, nützt es gegen Bedeckung des Blicks, die von Feuchtigkeit herkommt.

71. (Sakasbūta.) Fünffingerkraut[71], ist warm, trocken,

παχεῖς καὶ γλίσχρους χυμούς ... Diosc. III, c. 45: ἔστι δὲ καὶ ὀξυωπὲς ... καὶ ἀμβλυωπίαις βοηθεῖ μετὰ μέλιτος ἐγχριόμενος ⟨ὁ χυλός⟩.

[66] K., S. 179. A. M., No. 322. I. al-B., No. 1200. Paul., S. 252: Σαγαπηνὸν, ὀπός ἐστιν οἷον νάρθηκος θερμὸς καὶ λεπτομερὴς, ἔχει δέ τι καὶ ῥυπτικὸν, ὡς καὶ ταῖς ἐν ὀφθαλμοῖς οὐλαῖς καὶ ὑποχύσεσιν ἁρμόττειν.

[67] Galen (vom Theriak, c. 9) XIV, S. 242: τὸ δὲ τῆς ἀσπίδος γῆρας τριφθὲν μετὰ μέλιτος καὶ ὑπαλειφόμενον ὀξυδερκέστατόν ἐστι. Also eine wörtliche Uebersetzung. Bei Paul. steht diese Stelle unter γῆρας ὄφεως, S. 234.

[68] A. M., No. 327 (S. 221): beseitigt das Flügelfell. Paul., S. 240: καρκίνων κεκαυμένων ἡ τέφρα ... ἡ δὲ τῶν θαλαττίων ὑπερβάλλουσα⟨ν⟩ ἔχουσα τὴν ξηρότητα ...

[69] A. M., S. 398: Isora corylifolia (Helicteres Isora, Stercul.). Drag., S. 431. Diese Pflanze fehlt bei Diosc., Galen, Paul.

[70] A. M., No. 366 (S. 227): Origanum, Dosten, wilder Mairan. Paul., S. 249: Ὀρίγανοι πᾶσαι τμητικῆς τε καὶ λεπτυντικῆς καὶ ξηραντικῆς καὶ θερμαντικῆς εἰσι δυνάμεως. Galen XII, S. 91. Diosc. III, c. 29: καὶ διὰ ῥινὸς ἄγει.

[71] Drag., S. 277: Potentilla reptans = Pentaphyllon des Galen, quinquefolia des Scrib. Larg. Paul., S. 250: Πεντάφυλλος, ξηραίνει μὲν κατὰ τὴν τρίτην τάξιν. Galen XII, S. 96; Diosc. IV, c. 42.

lösend; nützlich gegen Nachtblindheit und Dicklichkeit des Krystalls.

72. (Sukkar.) Zucker[72], heiss, gemässigt, abwischend, lösend, nützt gegen den dünnen Weissfleck.

73. (Sukkar al-ʿušar.) Manna-Zucker[73], ist stärker, als der vorige, an Wirkung und wischt den Weissfleck fort.

74. (Šaḥm al-afʿā.) Vipernfett[74], verhindert das Wachsen der Wimpern in den Lidern und das Herabsteigen des Stars zum Auge.

75. (Šaqāʾiq an-nuʿmān.) Windröschen (Anemone)[75], heiss im ersten Grade; besitzt reinigende, lösende Kraft; reinigt die Geschwüre im Auge; macht man einen Umschlag mit ihren Blättern, so beruhigt dies die entzündliche Anschwellung und reinigt den Weissfleck und die Verdunklung und beseitigt den Aussatz und schwärzt das Haar.

76. (Šîrḫusk.) Manna[76], ist heiss, scharf, reinigt die Narben in der Hornhaut.

77. (Šabaḫ). Stechdorn[77]-Asche, ist kalt, trocknet mässig; trocknet das Thränen und füllt die Gruben-Geschwüre.

78. (Šabb al-jamanī.) Alaun[78] aus Jemen, heiss, trocken im vierten Grade, stark zusammenziehend.

---

[72] Diosc. II, c. 114: *σάκχαρον . . . καθαίρει καὶ τὰ τὰς κόρας ἐπισκοτοῦντα ἐπιχριόμενον.* Bei Galen (XII, S. 71) und Paul. (S. 274) muss man *σάκχαρ* unter *μέλι* suchen.

[73] Vgl. A. M., No. 91 (S. 173): tarandschabîn, Ros melleus.

[74] Paul., S. 254: *τὸ τῶν ἐχιδνῶν ⟨στέαρ⟩ ἄτριχόν τέ φασι καὶ ὑποχύσεις κωλύον γενέσθαι.* Vgl. Diosc. II, c. 94.

[75] A. M., No. 347 (S. 224): Anemone. Galen XI, S. 831 und Paul., S. 231: *Ἀνεμῶναι πᾶσαι δριμέας καὶ ῥυπτικῆς εἰσι . . . δυνάμεως. ὅθεν . . . ὁ χυλὸς . . . καὶ τὰς ἐν ὀφθαλμοῖς οὐλὰς λεπτύνει.* Der zweite Theil des Satzes fehlt bei Paul., so dass der Araber doch zu Galen und andren Quellen zurückgehen musste.

[76] A. M., S. 355; Drag., S. 163; I. al-B., No. 1380.

[77] Drag., S. 410: Paliurus aculeatus. Paul., S. 250: *Παλιούρου τὰ φύλλα καὶ ἡ ῥίζα στύφει . . .* Diosc. I, c. 121. I. al-B., No. 1278.

[78] A. M., No. 354 (S. 225); K., S. 179; G. d. A., S. 220. Diosc. V, c. 122. Paul., S. 254: *Στυπτηρία πᾶσα μὲν στρυφνοτάτη ἐστί.* Galen XII, S. 236: *σφοδροτάτην γὰρ ἔχει ⟨τὴν στύψιν⟩.* I. al-B., No. 1279.

79. (Šadînaǧ.) Blut-Eisenstein[79], kalt, trocken, trocknend, zusammenziehend; nützt gegen Rauhigkeit der Lider, wenn sie mit entzündlicher Anschwellung verbunden ist; hindert das Wuchern des Fleisches in den Geschwüren; nützt gegen Vorfall des Auges[79a] und gegen das Austreten des daraus sich ergiessenden Blutes und bewahrt die Gesundheit des Auges.

80. (Šarāb.) Wein[80], heiss, trocken im zweiten Grade; stärkt das Auge und löst die dicken Feuchtigkeiten.

81. (Šamaʿ.) Wachs[81], reift gemässigt; enthält ⟨auch⟩ eine scharfe Substanz, welche löst; nützt gegen Gersten- und Hagel-Korn.

82. (Ṣabr.) Aloë[82] aus Sokotra, heiss im zweiten Grade; stösst die sich ergiessenden Materien zurück; löst, wischt ab und verdünnt.

83. (Ṣamġ al-ʿarabī.) Arabisches Gummi[83], kalt, trocken, verstopfend, klebend.

---

[79] A. M., No. 353 (S. 225); K., S. 179; G. d. A., S. 226. Diosc. V, c. 143. Paul., S. 245: *Λίθοι ... ἀλλ' ὁ μὲν αἱματίτης στυπτικὸς καὶ ξηραντικὸς ἱκανῶς ἐστιν, ὥστε καὶ τραχώμασιν ὀφθαλμῶν ἁρμόττειν, ἀφλεγμάντοις μὲν σὺν ὕδατι, φλεγμαίνουσι δὲ σὺν ᾠῷ.* Aber der Araber scheint doch aus des Paul. Quelle, Galen (XII, S. 195), geschöpft zu haben: *καὶ μόνῳ δ' ἂν αὐτῷ χρήσαιο, τραχέων γεγονότων βλεφάρων.* Bei diesem Text konnte er leichter übersehen, dass die von den Arabern sogenannte Lidkrätze (Trachom) gemeint ist.

[79a] Einschiebsel [hindert das Wuchern des Fleisches in den Geschwüren].

[80] A. M., No. 166 (S. 191): ḫamr. Paul., S. 249: *Οἶνος, ἐκ τῆς δευτέρας τάξεώς ἐστι τῶν θερμαινόντων καὶ ξηραινόντων.*

[81] A. M., No. 344 (S. 224). Paul., S. 241: *Κηρὸς ... τῶν ἠρέμα ῥυπτικῶν ἂν εἴη, ἔχει γάρ τι βραχὺ διαφορητικῆς καὶ θερμῆς δυνάμεως.*

[82] A. M., No. 369 (S. 227); Drag., S. 117; K., S. 179. Paul., S. 230 ist ziemlich kurz, ausführlicher Galen XI, S. 821: *Ἀλόη ... τῶν μὲν ξηραινόντων τῆς τρίτης ἐστὶν ἀποστάσεως, τῶν δὲ θερμαινόντων ... τῆς δευτέρας ... ἁρμόζει δὲ πρὸς τὰς ... ἐν ὀφθαλμοῖς φλεγμονάς.* Bezüglich ihrer Herkunft täuscht sich Galen. Er hält die aus Syrien für schlecht, die aus Arabien für besser, die indische aber für die beste. Doch ist sie in Indien erst ziemlich spät eingeführt worden. — I. al-B., No. 1388.

[83] A. M., No. 367 (S. 227); K., S. 179. Paul., S. 248: *Κόμμι, ξηραντικῆς ἐστι καὶ ἐμπλαστικῆς δυνάμεως ...* — I. al-B., No. 1407.

84. (Ṣamġ al-buṭm.) Terebinthen-Gummi[84], heiss im zweiten Grade, lösend, abwischend; es ist dünn (verdünnt).

85. (Ṣadaf.) Muscheln[85], gebrannt und eingerieben auf den Ort der überschüssigen Haare, hindern das Wachsthum der letzteren.

86. (Ṭīn rūmī.) Griechische Thonerde[86], trocknend, zusammenziehend, ⟨nützlich gegen⟩ Lid-Abscesse; mit Endivien-Wasser kupirt sie das Blut, das vom Auge sich ergiesst.

87. (Ṭīn armanī.) Armenischer Thon[87], trocknet sehr stark. [Mit Wasser macerirt und in's Auge geträufelt, nützt er gegen den Blutfleck.]

88. (ʿAfṣ.) Gallapfel[88], kalt im zweiten Grade, stösst den Fluss zurück.

89. (ʿAusaǵ.) Dornstrauch-Extract[89] (Lycium), kalt, zusammenziehend; hindert, als Stirnsalbe, den Fluss, in das Auge sich zu ergiessen.

90. (ʿAkar.) Rückstand von altem Oel[90], heiss, trocken; löst den herabsteigenden Star.

---

[84] A. M., No. 62 (S. 162); K., S. 174 (von Pistacia Terebinthus). Paul., S. 252: *Ῥητίναι . . . ἀλλ' ἡ μὲν τερεβινθίνη πρωτεύει, διαφορητική τε καὶ . . . λεπτομερὴς ὑπάρχουσα καὶ ῥυπτική.*

[85] A. M., No. 371, S. 228. Paul., S. 249: *Ὀστρέων τὸ ὄστρακον καυθὲν . . . ῥύπτει.* Galen XII, S. 345.

[86] Man hat die Wahl zwischen der Samischen und der Kimolischen Thon-Erde u. a. A. M., No. 377 u. 380, S. 229 u. 230. Paul., S. 234: *Γῆ πᾶσα ξηραίνει· τῆς δὲ φαρμακώδους γῆς ἡ μὲν Λημνία, μίλτος ἢ σφραγὶς ὀνομαζομένη, καὶ τὰς αἱμορραγίας ἵστησιν ἁπάσας.* Ausführlicher Galen XII, S. 168; Diosc. V, S. 169 fgd. Vgl. G. d. A., S. 221.

[87] Paul. a. a. O.: *ἡ δὲ ἀρμενία, ἣν καὶ βῶλον ὀνομάζουσιν, ἄκρως ξηραίνει.* A. M., No. 374 (S. 229). Die Klammer [ ] findet sich in D. auf dem Rande, fehlt in Kh. und K.

[88] A. M., No. 399 (S. 234). Paul., S. 241: *Κηκὶς . . . στρυφνὸν ἱκανῶς ἐστι φάρμακον . . . ἀποκρούεται τὰ ῥεύματα.* I. al-B., No. 1564.

[89] A. M., No. 407 (S. 236 u. S. 385); Drag., S. 588; K., S. 174. Vgl. No. 31 (ḥuḍuḍ). Was von Rhamnus infectorius, was von Lycium mediterr. stammt, ist schwer auseinander zu halten.

[90] Galen XI, S. 824. Paul., S. 230: *Ἀμόργη, τῆς δευτέρας τάξεως τῶν θερμαινόντων καὶ ξηραινόντων.*

91. (ʿAsal.) Honig[91], heiss, trocken, abwischend, nützt gegen Star-Anfang und Verdunklung des Blicks.

92. (ʿĀqirqarḥā.) Speichelwurz[92], scharf, dünn, nützt gegen Lähmung.

93. (ʿAdas.) Linsen[93] nützen gegen heisse Aposteme.

94. (ʿAqīq.) Gebrannter Carneol[94] ⟨-Edelstein⟩ stärkt das Auge.

95. (ʿUrūq.) Die Wurzeln[95] ⟨des Schöllkrauts⟩ sind heiss; kräftigen das Auge, schärfen den Blick und reinigen den Weissfleck.

96. (ʿAnbar.) Ambra[96] stärkt das Hirn.

97. (Ġubar ar-raḥā.) Mühlenstaub[97], trocknet, kupirt die Materien.

98. (Farbiūn.) Wolfsmilch[98] (Euphorbion) kupirt den in das Auge hinabsteigenden Star.

---

[91] A. M., No. 299 (S. 233). Paul., S. 247: *Μέλι θερμαίνει καὶ ξηραίνει . . . ἔστι τε ῥυπτικόν.* Diosc. II, c. 101: *ἀποκαθαίρει καὶ τὰ ἐπισκοτοῦντα ταῖς κόραις.*

[92] A. M., No. 404 (S. 235): Anthemis Pyrethrum. Drag., S. 673. Paul., S. 251: *Πυρέθρου ἡ ῥίζα καυστικὴν ἔχει δύναμιν . . . καὶ παρειμένους ὠφελεῖ.* I. al-B., No. 1507.

[93] A. M., No. 391 (S. 233). Galen XVII[b], S. 304: *καταπλαττομένη τοῖς φλεγμαίνουσιν ἕλκεσι φακή.* Paul. (S. 249) unter *φακός* hat nichts davon.

[94] Von den Alten Sarda genannt (Plin. 37, 31). Bei Diosc., Galen, Paul. nicht erwähnt. I. al-B., No. 1566.

[95] Nach A. M., No. 405 (S. 235 u. S. 385), sowie Drag., S. 248 bedeutet uruq-i-sutr oder uruq asfar die Schöllkraut-Wurzel. Nach Rasis, Continens, fol. 555, bedeutet uruq sowohl die Wurzel vom Färberkraut als auch besonders die vom Schöllkraut und nützt den Augen.

[96] *Ἄμβαρ*, nomen est barbarum, sed tamen a quibusdam Graecis recentioribus usurpatum. (Gorr. def. m., S. 27, a. 1578.) Aber es findet sich in keinem griechischen Wörterbuch, auch nicht im Thes. l. gr., und ist denjenigen griechischen Aerzten, aus welchen unser Araber schöpfen konnte, völlig unbekannt. Nach Berendes (Gesch. d. Pharmacie II, S. 131, 1891) gehört es zu den Mitteln, welche ar-Razī eingeführt hat, — ebenso wie Kampfer, Moschus, Manna u. a.

[97] Rasis, a. a. O.: gobaz erraha est pulvis tritici inventus in parietibus molendini.

[98] A. M., No. 350 u. No. 581 (S. 224 u. 284) beschreibt unter schabram und jatuʾ Euphorbium-Arten. Paul., S. 237: *Εὐφόρβιον, καυστικῆς ἐστι δυνάμεως καὶ λεπτομεροῦς . . .* Diosc. III, c. 86: *δύναμιν δὲ ἔχει ὁ ὀπὸς διαφορητικὴν τῶν ὑποχυμάτων ἐγχριόμενος.*

99. (Filfil abjaḍ.) Weisser Pfeffer[99], heiss trocken im vierten Grade; heisser und trockner, als der lange Pfeffer.

100. (Filfil aswad.) Schwarzer Pfeffer[100], heiss, löst die Feuchtigkeiten; kupirt das Thränen und die Verdunklung.

101. (Fūfal.) Palmen-Catechu[101], nützt gegen Blutfleck.

102. (Qulquṭār.) Kolkotar[102], stärker an Wirkung als Vitriol.

103. (Qušūr baiḍ.) Eierschalen[103], stärken das Auge, beseitigen das Thränen, entfernen den Weissfleck vom Auge.

104. (Qaranful.) Gewürznelken[104], heiss, trocken im dritten Grade; lösen die dicken Feuchtigkeiten und schärfen den Blick.

---

[99] Paul., S. 250: *Πεπέρεως . . . τὸ δὲ οἷον ὄμφαξ τὸ λευκόν ἐστι, δριμύτερον ὑπάρχον τοῦ μέλανος . . . ἄμφω δὲ θερμαίνει καὶ ξηραίνει.*

[100] A. M., No. 422, S. 239. Vgl. Paul. in Anm. 99.

[101] A. M., No. 434 (S. 240): Areca Catechu. I. al-B., No. 1711.

[102] L. hat (nach qulquṭār) noch zwei Paragraphen:

Calcanthum est valde restrictivum cum vehementi calore, desiccans carnes humidas.

Calcadis restrictiva subtilis, et si comburatur, crescit subtilitas ejus et dicitur (?) mordicatio.

Dass in der That in älteren Handschriften diese beiden Paragraphen vorhanden gewesen, folgt erstlich aus Kh., zweitens aus der Tübinger Umschreibung der Taḏkira, woselbst nach qulquṭār steht:

qalqant, sehr zusammenziehend, mit starker Hitze, trocknet das feuchte Fleisch.

qalqadis, sehr zusammenziehend, mit starker Hitze, ⟨dabei⟩ milde; wenn es gebrannt wird, vermehrt sich seine Milde, und sein Stechen ist gering.

Also ist in L. minuitur statt dicitur zu lesen. (L. I. hat ersteres.)

Alle drei arabischen Namen qulquṭār, qalqant und qalqadīs hängen mit *χαλκῖτις* und *χάλκανθος* zusammen. Aber sachlich ist zu bemerken, dass unser Ali b. Isa zāǵ = *χαλκῖτις*, Kupfer-Eisen-Vitriol, setzt; qalqant ist gleich *χάλκανθος*, ein mehr Kupfer und wenig Eisen enthaltender Vitriol (grün genannt, also blau); qulquṭār ist gelb, ein nur wenig Kupfer enthaltender Eisen-Vitriol; qalqadīs ist weiss, also Zink-Vitriol, obwohl der Name klar auf *χαλκῖτις* hinweist. Vgl. K., S. 181. Man kann übrigens nicht darauf rechnen, dass diese Stoffe streng getrennt werden. Namentlich wird qulquṭār mit qalqant verwechselt. Vgl. auch G. d. A., S. 224.

[103] Vgl. Massīḫ bei I. al-B., No. 392.

[104] Drag., S. 472; A. M., No. 457 (S. 245): Caryophyllus aromaticus (Eugenia caryophyllata). Gehört zu den Pflanzen, die Paul. dem Arznei-

105. (Qāniṣat al-ḥubārā.) Trappen-Magen[105], ist heiss, besitzt Kraft zur Beseitigung der Hornhaut-Narben; löst den in's Auge herabsteigenden Star.

106. (Qušūr ar-rummān al-ḥulw.) Schalen von süssen Granatäpfeln[106], kalt, trocken, zusammenziehend, nützen gegen heisse Schwellung und Chemosis.

107. (Qlīmia.) Galmei[107], abwischend, gemässigt in seiner Wärme.

108. (Qarn muḥraq.) Gebranntes Horn[108], kalt, trocken, verstopfend; besitzt Kraft der Reinigung.

109. (Kundur.) Weihrauch[109], heiss im dritten Grade, trocken im ersten, besitzt Zusammenziehung, löst die dicke Materie von den Geschwüren des Auges und wischt sie ab und füllt die hohlen Geschwüre und versiegelt sie und reinigt das Gegenüber der Pupille.

110. (Kirš al-baḥr.) Meerbarsch[110], heiss-trocken, scharf-trocken, beseitigt den Weissfleck vom Auge.

111. (Kundus.) Seifenkraut[111], heiss, trocken im vierten Grade, scharf; verursacht Niessen.

Schatz des Diosc. und Galen hinzufügte. (Berendes, Gesch. d. Pharmacie II, S. 94.) Paul., S. 240: *Καρυόφυλλον, οὐ πρὸς τοὔνομα καὶ τὴν οὐσίαν ἔχει· ἀλλ' ἐκ τῆς Ἰνδίας οἷον ἄνθη τινὰ δένδρου καρφοειδῆ μέλανα . . . φέρεται, ἀρωματίζοντα καὶ δριμέα, ὑπόπικρα, θερμά τε καὶ ξηρὰ περί που τρίτης τάξεως, ἃ πολύχρηστά ἐστιν ἐν ὄψει καὶ ἑτέροις φαρμάκοις.* I. al-B., No. 1748.

[105] Vgl. II, c. 73. Anm. 68. I. al-B., No. 564.

[106] Paul., S. 252: *Ῥοιαὶ . . . τούτων δ' ἔτι μᾶλλον* <*στυπτικώτερα*> *τὰ λέμματα, σίδια προσαγορευόμενα.*

[107] iqlimia, K., S. 175; G. d. A., S. 222. Paul., S. 239: *Καδμίαι ἀμφότεραι ξηραίνουσιν . . . καὶ γίνεται χρήσιμος εἰς τὰ πληρώσεως ἕλκη δεόμενα κατά τε τους ὀφθαλμούς* . . . I. al-B., No. 1826.

[108] Paul., S. 240: *Κέρας αἰγός τε καὶ ἐλάφου κεκαυμένον . . . μίγνυται δὲ καὶ ὀφθαλμικαῖς δυνάμεσι.* Galen XII, S. 335: *ἔστι γὰρ . . . ἡ δύναμις ξεραντική.*

[109] K., S. 170; A. M., No. 480 (S. 250); Drag., S. 366. Paul., S. 250: *Λιβανωτὸς, θερμαίνει μὲν κατὰ τὴν δευτέραν τάξιν, ξηραίνει δὲ κατὰ τὴν πρώτην, ἔχει δέ τι καὶ ὑπόστυφον ὀλίγον . . . ἀνακαθαίρει καὶ πληροῖ τὰ ἐν ὀφθαλμοῖς ἕλκη.* Kundur pers., luban arab. I. al-B., No. 1974.

[110] Vgl. II, c. 55, Anm. 12.

[111] K., S. 176; A. M., No. 485 (S. 252); Drag., S. 206 u. 207. (Saponaria officinalis u. a.) Galen XIJ., S. 131: *Στρουθίου τῇ ῥίζῃ μάλιστα*

112. (Kamūn.) Kümmel[112], heiss, trocken; schärft den Blick; lässt Thränen herabsteigen; zusammen mit Gummi auf den Ort der Wimpern in den Lidern eingerieben, hindert er das Wachsthum der Haare.

113. (Kāfūr.) Kampfer[113], heiss, trocken im dritten Grade, stillt das Blut und die Hitze und die Schärfe.

114. (Kaṯīrā.) Traganth[114], verklebend, verstopfend, beruhigt die Schärfe und das Beissen.

115. (Luffāḥ.) Mandragora[115], kalt im dritten Grade; ihre trocknen Schalen bewirken Betäubung, bringen in Schlaf und nützen gegen Kopfschmerz.

116. (Laban.) Milch[116] ist kühlend, abwischend wegen ihrer Wässrigkeit. In der Milch sind nämlich drei Stoffe, der käsige, der buttrige und der wässrige. Die beste Milch für das Auge ist die Frauen-Milch, weil sie zart und rein ist. Danach komm Eselinnen-Milch.

117. (Līlağ.) Flieder[117] ist kalt, trocken im ersten Grade; besitzt eine geringe Zusammenziehung, stärkt; kupirt das Tröpfeln des Blutes, zertheilt die lockeren Aposteme und widerstrebt allen schlechten, schädlichen Dingen.

χρώμεθα ... θερμῇ δὲ καὶ ξηρᾷ ἐκ τῆς τετάρτης δήπου τάξεως ... καὶ πταρμοὺς κινεῖ. Scheint bei Paul. zu fehlen.

[112] K., S. 176; A. M., No. 473 (S. 248). Paul., S. 244: *Κύμινον, θερμαντικῆς ἐστι δυνάμεως.* Galen XII, S. 52.

[113] Gehört zu den von den Arabern (ar-Razī) eingeführten Mitteln. (S. No. 96.) Stammt von Laurus camphora. — Diosc., Galen, Paul. kennen den Kampfer nicht, wohl aber Aët., Akt., Simeon Sethi. (*Κάφουρα*, Gorr. def. med., S. 280.) I. al-B., No. 1868.

[114] K., S. 176; A. M., No. 482 (S. 251): von Astragalus verus u. a.; Drag., S. 322. Paul., S. 256: *Τραγάκανθα, παραπλησίαν ἔχει τῷ κόμμι δύναμιν.* I. al-B., No. 1889.

[115] Vgl. G. d. A., S. 227—232; K., S. 177; A. M., S. 402; Drag., S. 597. Paul., S. 146: *Μανδραγόρας, τῆς τρίτης ἐστὶν τῶν ψυχόντων τάξεως· τὰ δὲ μῆλα ... καὶ κωματώδη τὴν δύναμίν ἐστι.* Diosc. IV, c. 76. I. al-B., No. 2034.

[116] Paul., S. 232: *Γάλα πᾶν ἐκ τριῶν οὐσιῶν σύγκειται, τυρώδους, ὀῤῥώδους, λιπαρᾶς ... ὅλον τὸ γάλα πρὸς τὰ κατ' ὀφθαλμοὺς δριμέα ῥεύματα ἁρμόζει· εὐκρατότατον δὲ τὸ γάλα τῆς γυναικός ἐστι· ... εἶτα τὸ ὄνειον ...*

[117] Drag., S. 525, Syringa vulgaris. Stammt aus Persien und scheint den Griechen unbekannt gewesen zu sein.

118. (Lu'lu'.) Perlen[118], kalt, trocknend, stärkend, bewahren die Gesundheit des Auges.

119. (Māmīrān.) Schöllkraut[119], heiss im ersten Grade, trocken im dritten; besitzt reinigende Kraft, klärt den Blick und schärft ihn, verdünnt Narben und Weissflecke der Hornhaut.

120. (Misk.) Moschus[120], heiss im dritten Grade, trocken im zweiten; stärkt die Glieder und die Nerven, wenn sie schwach sind, und lässt die Arzneien in das Innere des Auges gelangen.

121. (Marqašītā.) Feuerstein[121], löst kräftig Aposteme und geronnenes Blut; bewahrt die Gesundheit ⟨des Auges⟩: ebenso wirkt der Mühlstein.

122. (Misann.) Wetzstein[122], kalt, besitzt reinigende Kraft, beseitigt den Weissfleck aus dem Auge und kräftigt dasselbe.

123. (Milḥ.) Salz[123], verdünnend, abwischend, zusammenziehend, trocknend.

124. (Murr.) Myrrhe[124], heiss im zweiten Grade, trock-

---

[118] A. M., No. 515, S. 266. Die therapeutische Anwendung der Perlen war den Griechen unbekannt, während die Araber von diesem mehr kostspieligen als wirksamen Mittel einen reichen Gebrauch machen. I. al-B., No. 2046.

[119] K., S. 177: Chelidonium majus, Schöllkraut. Diosc. II, c. 211; A. M., S. 204; Drag., S. 248. Der arabische Name findet sich bei späteren Griechen, wie Paul. und Leo. (Berendes II, 94 vermag 1891 *μαμιράς* ebensowenig zu deuten, wie Gorr. im Jahre 1578.)

Paul., S. 246: *Μαμιράς οἷον ῥιζιόν τι πόας ἐστιν . . . ὅπερ οὐλάς τε καὶ λευκώματα λεπτύνειν πεπίστευται.* Dass es *χελιδόνιον* ist, scheint er nicht erkannt zu haben. — *Μαμηρέ, χελιδόνιον τὸ μικρόν.* Gloss. iatr. graecobarb. Ducange.

[120] Kommt in der ganzen griechischen Augenmittel-Lehre nicht vor, sondern ist von den Arabern (ar-Razī) in die Wissenschaft eingeführt worden. A. M., No. 541, S. 277. Vgl. I. al-B., No. 2127.

[121] Vgl. K., S. 177. Paul., S. 245: *Λίθοι . . . ὁ δὲ πυρίτης τῶν ἰσχυρῶς ἐστι διαφορούντων ὄγκους τε καὶ θρόμβους· οὗ μὴ παρόντος τῷ μυλίτῃ χρῶνται.*

[122] A. M., No. 156 (S. 189). Paul., S. 245: *τό γε τῆς ναξίας ἀκόνης ἀπότριμμα ψυκτικὸν εἶναί φασιν.* [123] Paul., S. 229: *Ἅλες ξηραντικῆς ἱκανῶς καὶ στυπτικῆς εἰσι δυνάμεως.*

[124] K., S. 178; A. M., S. 274; Drag., S. 367; Myrrhe, von Commiphora Myrrha. Paul., S. 248: *Μύῤῥα . . . ἐκ τῆς δευτέρας ἐστὶ τῶν θερμαινόντων τάξεως . . .* I. al-B., No. 2102.

nend, beseitigt die Narbe vom Auge und löst die Feuchtigkeit (Ausschwitzung), welche in der Hornhaut auftritt.

125. (Marzanǵūš.) Mairan[125], heiss, trocken im dritten Grade, dünn, lösend; nützt gegen die Winde, die im Kopf entstehen.

126. (Māmīṯā.) Rother Hornmohn[126], trocken, besitzt Zusammenziehung, kühlt mässig, stärkt das Auge; nützt gegen akute Anschwellungen im Lid und gegen Chemosis.

127. (Mīwīzaǵ.) Läusekraut[127], heiss im dritten Grade, scharf, beseitigt die Feuchtigkeiten; eingestrichen nützt es gegen Läuse in den Wimpern.

128. (Mirārāt.) Gallen[128], scharf, trocken, verdünnend; schärfen den Blick, kupiren den in's Auge herabsteigenden Star.

129. (Nānḫawāh.) Ammei[129] (kleiner Eppich), heiss, trocken im dritten Grade, dünn. Sein ausgepresster Saft, in's Auge geträufelt, löst das geronnene Blut, das von Verletzung herrührt.

130. (Našā'.) Stärke[130], kalt, trocken, verstopfend.

131. (Nawā at-tamr al-muḥraq.) Gebrannte Dattelkerne[131], ziehen zusammen, lassen Wimpern wachsen und verschönen dieselben.

132. (Nuḥās muḥraq.) Gebranntes Kupfer[132], heiss, trocken; vernarbt die Geschwüre im Auge, wenn das ⟨Mittel⟩ ge-

---

[125] A. M., No. 530 (S. 273); Drag., S. 582; K., S. 177. Paul., S. 249: *Ὀρίγανοι πᾶσαι τμητικῆς τε καὶ λεπτυντικῆς καὶ ξηραντικῆς δυνάμεως κατὰ τὴν τρίτην ἀπόστασιν.*

[126] A. M., No. 524 (S. 272); Drag., S. 248; K., S. 177. Paul., S. 234: *Γλαύκιον, στύφει ... ψύχει σαφῶς ὥστε καὶ ἐρυσιπέλατα θεραπεύειν ...*

[127] A. M., No. 545 (S. 277); Drag., S. 226; K., S. 178. *Σταφὶς ἀγρία* oder *ἀσταφίς.* Paul., S. 232: *Ἀσταφίς, ... ἡ δὲ ἀγρία δριμείας ἰσχυρῶς ⟨μετέχει δυνάμεως⟩ ...*

[128] Paul., S. 250: *χολὴ ... ὑποχύσεσι καὶ ἀμβλυωπίαις καὶ λευκώμασιν ἁρμόζει.* Galen XII, S. 275. I. al-B., No. 2118.

[129] Drag., S. 489: Sison Amomum. Paul., S. 253: *Σίσων, θερμός.*

[130] Paul., S. 230: *Ἄμυλον ... δύναμιν ἔχει ψυκτικήν τε μετρίως καὶ ξηραντικὴν καὶ πραϋντικὴν τῶν δριμέων.*

[131] Bei Paul. (und Galen) nicht zu finden, wohl aber bei Aët. als *ὀστᾶ δακτύλων κεκαυμένα.*

[132] Paul., S. 257: *χαλκὸς κεκαυμένος ἔχει μέν τι δριμὺ καὶ στύψεως μετέχει· κάλλιστον οὖν ἐστι πρὸς συνούλωσιν ἑλκῶν.*

waschen ward; nützt gegen Flügelfell, zerstört das überschüssige Fleisch.

133. (Nūšādir.) Ammon'sches Salz[133], dünner und kräftiger, als ⟨gewöhnliches⟩ Salz, wischt ab den Weissfleck vom Auge.

134. (Naṭrūn.) Natron[134] hat trocknende und lösende Kraft, jedoch weniger, als Salpeter; erweicht den dicken, klebrigen Saft und entfernt den Weissfleck.

135. (Waǵǵ.) Kalmus[135], heiss, trocken im dritten Grade; sein Saft wischt Verdickungen von der Hornhaut ab.

136. (Ward.) Rose[136], zieht zusammen, kühlt, trocknet kräftig; ihr Same ist noch kräftiger, hindert die Materien in's Auge sich zu ergiessen, nützt gegen Chemosis.

137. (Wada'.) Dione[137], gebrannt, beseitigt den Weissfleck und nützt gegen Rauhigkeiten der Lider.

138. (Hindibā.) Cichorie[138], kalt, besitzt etwas Bitterkeit und Zusammenziehung; eingerieben nützt sie gegen Aposteme des Lids.

139. (Halīlaǵ aswad.) Schwarze Myrobalanen[139] ziehen den

---

[133] K., S. 178. Findet sich nicht in den echten Schriften des Galen und auch nicht bei Paulos, wohl aber bei Aët. vielfach. Es ist Steinsalz. Allerdings hat schon Diosc. V, c. 125: *Τῶν δὲ ἀλῶν ἐνεργέστερον μέν ἐστι τὸ ὀρυκτόν.* Gelegentlich ist Salmiak gemeint. I. al-B., No. 2241.

[134] A. M., No. 559 (S. 280). Galen XII, S. 225: *Νίτρον . . . ξηραίνει καὶ διαφορεῖ.* Fehlt bei Paul. unter dem Buchstaben N, doch hat derselbe S. 232 *Ἀφ⟨ρό⟩νιτρον, διαφορητικῆς ἐστι καὶ ῥυπτικῆς δυνάμεως.* Es ist im Wesentlichen kohlensaures Natron, doch wurde gelegentlich Salpeter damit verwechselt.

[135] K., S. 180; A. M., S. 281; Drag., S. 102 (= Acorus Calamus, oder auch Iris Pseudacorus). Paul., S. 239: *Κάλαμος ὁ μὲν ἀρωματικὸς θερμαίνει καὶ ξηραίνει κατὰ τὴν δευτέραν τάξιν . . .*

[136] A. M., No. 563 (S. 280); Drag., S. 281. Paul., S. 252: *Ῥόδα σύνθετα τὴν φύσιν ἐστὶν ἐξ ὑδατώδους οὐσίας θερμῆς καὶ στυφούσης τε καὶ πικρᾶς.* Galen XII, S. 114. Also etwas abweichend. Dagegen stimmt besser damit überein Diosc. I, c. 130: *Ῥόδα ψύχει καὶ στύφει.*

[137] A. M., No. 566 (S. 281): Venus Dione.

[138] K., S. 175 = Cichorium Endivia, Endivie; aber auch Cichorium Intybus, Wegwart, Cichorie, *σερίς.* Drag., S. 694; A. M., S. 282 (404). Paul., S. 253: *Σερίς, ὑπόπικρόν ἐστι λάχανον, ψῦχον ἱκανῶς καὶ ὑγραῖνον, ἔχει δέ τι καὶ στύψεως.*

[139] Die Griechen verwechselten Myrobalane (Terminalia) mit Behen-Nuss (Moringa). Erst Akt. und Nicol. Myreps. scheinen sie besser ge-

Blick zusammen, die gelben kühlen und kräftigen; beide kühlen und hindern das Thränen. Die bellirische Myrobalane (balīlaǵ) ist an Kraft gleich der gelben.

140. (Lāzaward.) Lasurstein[140], besitzt reinigende Kraft, mit etwas Zusammenziehung; lässt die Wimpern wachsen.

141. (Lāḏan.) Ladan-Harz[141], heiss am Ende des ersten Grades, zusammenziehend, dünn, lindernd, reifend, zieht die Poren zusammen, reinigt die schlechten Feuchtigkeiten, reift, bindet.

Dies ist die Gesammtheit der Heilmittel, welche du anwendest bei der Behandlung der Krankheiten des Auges[142].

So habe ich an dich das, worum du mich gebeten, gelangen lassen, mit eifriger Spende.

Gott verlängere dein Leben und verleihe dir Nutzen dadurch und auch den übrigen Menschen, welche in dem Buch lesen. Und ich bitte dich, und Gott stärke dich, dass, wenn du es liest, du es gut betrachtest.

Denn ich bin schnell gewesen bei der Abfassung und Sammlung des Buches[143], weil die Befriedigung deines Bedürfnisses Eile erforderte. Da es so ist, so verbessere es nach gehöriger Betrachtung, und als Belohnung für die Erfüllung deines Bedürfnisses lege ein viele Fürbitten. [Zu Ende ist das dritte

---

kannt zu haben und zählen fünf Arten auf. Den Arabern waren sie schon vor diesen Schriftstellern bekannt gewesen. Vgl. Drag., S. 479: Terminalia Chebula, Catappe, Ostindien. Die unreifen Früchte als Myrobalani nigrae, die reifen als M. Chebulae, mildes Purgans. Terminalia belerica, Indien. Vgl. K., S. 174: halilši.

[140] K., S. 176; A. M., S. 283. Bei Diosc. V, c. 156: *Λίθος σάπφειρος . . . τὰς ἐν τοῖς ὀφθαλμοῖς ὑπεροχὰς καὶ σταφυλώματα καὶ φλυκταίνας στέλλει καὶ τὰς ῥήξεις τῶν ὑμένων συνάγει.* Galen XII, S. 207 und Paul., S. 246 erwähnen denselben, ohne über seine Anwendung auf das Auge etwas beizubringen.

[141] K., S. 176; A. M., S. 409; Drag., S. 446. Paul., S. 244: *Λάδανον, ἀπὸ τοῦ κισθοῦ . . . γίνεται . . . θερμὸν περί που τῆς δευτέρας ἀποστάσεως καὶ λεπτομερὲς μαλακτικόν τε μετρίως καὶ διαφορητικὸν καὶ συμπεπτικόν.*

[142] So in D. und Kh. — In F. fehlt der letzte Theil des Satzes.

[143] F.: „um dein Bedürfniss schnell zu befriedigen. Und, wenn darin ein Fehler steht, so verbessere denselben."

Buch, und damit ist erfüllt das Sendschreiben des Ali b. Isa über die Augenkrankheiten, betitelt Erinnerungsbuch der Augenärzte.

Lob sei Gott zu jeder Zeit![144]]

---

[144] So Kh. D. hat dafür nur das folgende kurze Schlusswort [Lob sei Gott dem Herrn der Welten. Zu Ende ist es mit Hilfe Gottes und seiner schönen Unterstützung.]

L. hat nur Explicūt tractatus de oculis Jesu fili Hali.

I

Register der in der Taḏkira erwähnten Autoren.

Zusatz. Die von uns citirten Ausgaben der griechischen Aerzte sind die folgenden:

Hippokrates, Ausg. von Littré, Paris 1839—1861.
Hippocr. opera rec. H. Kuehlewein, I, II, Lips. 1894 u. 1902.
Dioscorid. opera, ed. C. Sprengel, Lips. 1829 u. 1830.
Cl. Galeni opera omnia. Ed. cur. D. Carol. Gottlob Kühn, Lips. 1821—1833. (XX Volumina.)
Oeuvres d'Oribase, par Bussemaker et Daremberg, Paris 1851—1876. (Sechs Bände.)
Die Augenheilk. d. Aëtios, herausgegeben von J. Hirschberg, Leipzig 1899.
Alexander von Tralles, herausg. von Th. Puschmann, Wien 1878/9, II B.
Paul. Aegin., Basileae 1538. (Die Paragraphen nach G. d. A.)
La chirurgie de Paul. d'Égine, par R. Briau, Paris 1855.

II
Register der hauptsächlichen Recepte.[1]

[1] Es sind achtzig. Unsre wortgetreue Uebersetzung dieser achtzig Recepte möge genügen, um uns einen Einblick in diesen Theil der arabischen Heilkunde zu gewähren. Eine Sammlung von 24 findet sich im Liber divisionum Rasis, fol. 83; eine grössere, aber wenig geordnete im 5. Buch des Kanon.

Anmerkung. Ein Register der 116 „einfachen“ Augenheilmittel, nach dem arabischen Alphabet geordnet, ist im letzten Kapitel der Taḏkira, III, c. 27, enthalten, so dass wir auf dieses nur zu verweisen brauchen.

Papier | Fördert gute Waldnutzung
FSC® C083411

Zeitfracht Medien GmbH
Ferdinand-Jühlke-Straße 7
99095 Erfurt, Deutschland
produktsicherheit@kolibri360.de